MEDICAL LABORATORY TECHNOLOGIST
임상병리사
최종모의고사

시대에듀

2025 시대에듀 임상병리사 최종모의고사

Always with you

사람의 인연은 길에서 우연하게 만나거나 함께 살아가는 것만을 의미하지는 않습니다.
책을 펴내는 출판사와 그 책을 읽는 독자의 만남도 소중한 인연입니다.
시대에듀는 항상 독자의 마음을 헤아리기 위해 노력하고 있습니다. 늘 독자와 함께하겠습니다.

임상병리사 윤리강령

하나. 임상병리사는 고도의 의료과학수준을 유지하기 위하여 계속적인 학문연구와 기술개발을 도모하고 평생교육에 힘쓴다.

하나. 임상병리사는 신속 정확한 검사 성적을 위하여 최선의 방법과 노력을 경주한다.

하나. 임상병리사는 업무수행에 있어서 안전관리와 환경청결로 감염예방에 적극 노력한다.

하나. 임상병리사는 의료봉사를 행함에 있어서 직업의식에 충실하고 사회적 인식에 부응하는 품위를 지킨다.

하나. 임상병리사는 국민보건향상과 복지 사회구현의 일익을 담당하는 전문 직업인으로서의 긍지와 자부심을 갖는다.

하나. 임상병리사는 협동과 인화 단결로써 회원상호와 공동체의식으로 협회 발전에 솔선 참여한다.

출처 : 대한임상병리사협회

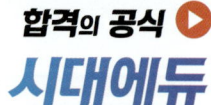

자격증・공무원・금융/보험・면허증・언어/외국어・검정고시/독학사・기업체/취업
이 시대의 모든 합격! 시대에듀에서 합격하세요!
www.youtube.com → 시대에듀 → 구독

머리말 PREFACE

임상병리학(Medical laboratory science)이란 환자의 생체 및 검체로 다양한 진단기술을 이용하여 질병의 진단 및 판단을 이끌어내는 학문입니다. 그러다보니 많은 이론 분야를 대학의 커리큘럼 내에서 배우게 됩니다. 다년간 임상병리사 국가고시 강사로 강의를 하며 쌓은 경험을 토대로 단기간에 좋은 결과를 이끌어 내는 '효율적인 공부방식'을 본 책에 담았습니다.

지금까지 많은 수험생들이 국가시험을 앞두고 다시 책을 폈을 때 방대한 학업량에 힘들어 하는 모습들을 보았습니다. 그래서 어떻게 하면 수험생들이 단기간에 국가시험에서 합격할 만큼의 실력으로 높일 수 있을지 고민하였고, 합격에 맞추어 문제를 잘 풀 수 있는 힘을 드리고 싶다는 마음을 담아 정성껏 만들었습니다.

실전 모의고사를 풀고 요약된 해설을 보면서 빠르게 요점을 파악할 수 있고 단기간에 많은 지식을 습득하실 수 있도록 구성하였습니다. 이론만 주구장창 본다고 해서 문제를 잘 풀 수 있는 것은 아닙니다. 요즘 추세인 문제 해결형 지문이 디딤돌이 되어 처음 보는 유형의 문제도 잘 풀 수 있는 힘이 될 수 있을 것이라 생각합니다.

❶ 과거 출제경향부터 최신 출제경향까지 분석한 핵심문항 정리
1973년에 의료기사 국가시험이 제정된 이후로 대부분의 이론이 문항으로 출제되었습니다. 이후로 개정 및 조합형(K형) 문항 폐지, 긍정형 문항 출제, 문제 해결형 문항 증가 등 크고 작은 변화가 있었지만 다양한 유형으로 반복 출제되고 있습니다. 그래서 과거부터 최신까지 출제 문항들을 분석하여 높은 빈도로 출제된 핵심문항들을 본 문제집에 담아 단기간에 핵심이론과 다양한 문제유형을 습득할 수 있도록 하였습니다.

❷ 다양한 문제유형에 대비한 자세한 이론적 해설
하나의 이론은 다양한 유형의 문항으로 만들어질 수 있습니다. 이를 위해서는 단순히 해당 문제유형에 대한 답만 익히고 넘어가는 것이 아닌, 이와 연관된 넓은 이론적 지식을 습득하는 것이 중요합니다. 이를 위하여 본 문제집에 실린 문제유형에만 국한된 해설뿐만 아니라 다양한 문제유형에 대비할 수 있도록 자세한 이론적 해설을 담았습니다.

❸ 최신 개정된 의료관계법규 반영
가장 최근에 개정된 의료관계법규를 모두 반영하여 문제와 해설을 수록하였습니다.

1년에 한 번밖에 없는 국가고시. 그 중요한 시험에 본 책이 큰 도움이 되었으면 좋겠습니다. 행동의 가치는 그 행동을 끝까지 이루는 데에 있습니다. 포기하지 않고 끝까지 나아간다면 분명 좋은 결실을 맺을 수 있을 것입니다.

임상병리사 국가시험을 위하여 지금도 쉼 없이 달리고 있는 수험생 여러분을 진심으로 응원합니다.

저자 **장정권, 이지혜** 드림

임상병리사란? INTRODUCE

🔸 정의
보건의료인의 일원으로서 검체 또는 생체를 대상으로 병리적·생리적 상태의 예방·진단 예후 관찰 및 치료에 기여하고, 신뢰성을 보장하기 위하여 신속하고 정확한 검사결과를 제공한다. 검사결과의 연관성을 해석하고 현재 사용 중인 검사법의 평가와 개선을 꾀하여 새로운 검사법을 평가하는 보건의료전문가인 동시에 전문 의과학 기술인을 말한다.

🔸 주요업무
▶ **임상병리사 업무** : 의료기사 등에 관한 법률에 의사 또는 치과의사의 지도를 받아 각종 화학적 또는 생리학적 검사업무에 종사한다고 명시되어 있다.

▶ **임상병리사 업무범위** : 의료기사 등에 관한 법률 시행령에 의거하여 기생충학·미생물학·법의학·병리학·생화학·세포병리학·수혈의학·요화학·혈액학·혈청학 분야, 방사성 동위원소를 사용한 가검물 분야 및 기초대사·뇌파·심전도·심폐기능 등 생리기능 분야에서 검사업무를 수행한다. 그리고 검사물 등의 채취·검사, 검사용 시약의 조제, 기계·기구·시약 등의 보관·관리·사용, 혈액의 채혈·제제·제조·조작·보존·공급 등에 관한 업무를 취급한다. 기타 생리기능에 관한 검사는 보건복지부장관 유권해석에 따라 유발전위검사, 근전도검사, 안전기생리검사, 전기생리검사, 전정기능검사, 신경전도검사, 뇌혈류/경동맥초음파검사, 심장초음파검사, 수면다원검사 등으로 분류할 수 있다.

🔸 진출 분야

구분	내용
국가기관	대한적십자혈액원, 대한결핵협회, 보건소, 국립보건연구원, 검역소, 군무원
민간병의원	의과대학, 대학병원연구소, 대학부속병원, 종합병원, 병원/의원, 한방병원
민간기업	임상관련회사, 시약관련업체, 의료관련업체, 생명과학연구소, 제약회사연구소, BIO 산업기관, 보험회사관련

🔸 면허신고제

구분	내용
면허신고 대상	모든 임상병리사(면허 정지 중에 있는 사람, 면허를 재발급 받은 사람도 포함)
신고주기 및 기간	면허 취득, 재발급 또는 신고일로부터 3년마다
신고요건	연간 8시간 이상 보수교육 이수
미신고 시 행정처분	면허의 효력정지
행정처분 후 효력회복	효력정지 행정처분을 받은 후라도 면허신고를 하면, 신고 즉시 면허 효력회복(신고일자 기준 소급)

시험안내 INFORMATION

❂ 응시자격

1. 다음의 자격이 있는 자가 응시할 수 있음

- 취득하고자 하는 면허에 상응하는 보건의료에 관한 학문을 전공하는 대학·산업대학 또는 전문대학을 졸업한 자(복수전공 불인정)
  ※ 단, 졸업예정자의 경우 이듬해 2월 이전 졸업이 확인된 자이어야 하며 만일 동 기간 내에 졸업하지 못한 경우 합격 취소
- 보건복지부장관이 인정하는 외국에서 취득하고자 하는 면허에 상응하는 보건의료에 관한 학문을 전공하는 대학과 동등 이상의 교육과정을 이수하고 외국의 해당 의료기사 등의 면허를 받은 자
  ※ 단, 1995.10.06. 당시 보건사회부장관이 인정하는 외국의 해당 전문대학 이상의 학교에 재학 중인 자는 그 해당 학교 졸업자

2. 다음에 해당하는 자는 응시할 수 없음

- 정신질환자
  ※ 단, 전문의가 의료기사 등으로서 적합하다고 인정하는 사람은 그러하지 아니함
- 마약·대마 또는 향정신성의약품 중독자
- 피성년후견인, 피한정후견인
- 관련법을 위반하여 금고 이상의 실형의 선고를 받고 그 집행이 종료되지 아니하거나 면제되지 아니한 자

❂ 외국대학 졸업자 안내

1. 외국대학 졸업자의 국가시험 응시절차

외국대학 인정심사 접수 → 인정심사 → 인정결과 통보 → 응시

2. 외국대학 인정심사 신청기한

- 외국대학 인정심사 신청안내는 국시원 홈페이지 [고객소통] → [공지사항]에 공지
- 매년도 공지 시마다 마감일은 변동이 있을 수 있으니 해당 공지사항을 확인

시험안내 INFORMATION

◉ 응시원서 접수안내

1. 인터넷 접수 대상자

방문접수 대상자를 제외하고 모두 인터넷 접수만 가능

※ 방문접수 대상자 : 보건복지부장관이 인정하는 외국대학 졸업자 중 국가시험에 처음 응시하는 경우

2. 인터넷 접수 준비사항

▶ **회원가입 등**
- 회원가입 : 약관 동의(이용약관, 개인정보 처리지침, 개인정보 제공 및 활용)
- 아이디/비밀번호 : 응시원서 수정 및 응시표 출력에 사용
- 연락처 : 연락처 1(휴대전화번호), 연락처 2(자택번호), 전자우편 입력
  ※ 휴대전화번호는 비밀번호 재발급 시 인증용으로 사용

▶ **응시원서**
- 국시원 홈페이지 [시험안내 홈] → [원서접수] → [응시원서 접수]에서 직접 입력
- 실명인증 : 성명과 주민등록번호를 입력하여 실명인증을 시행, 외국국적자는 외국인등록증이나 국내거소 신고증상의 등록번호 사용. 금융거래 실적이 없을 경우 실명인증이 불가능함

▶ **공지사항 확인**
  ※ 원서접수 내용은 접수기간 내 홈페이지에서 수정 가능(주민등록번호 성명 제외)

▶ **사진파일** : jpg 파일(컬러), 276×354픽셀 이상 크기, 해상도는 200dpi 이상

3. 접수결과 확인

▶ **방법** : 국시원 홈페이지 [시험안내 홈] → [원서접수] → [응시원서 접수결과]
▶ **영수증 발급** : www.easypay.co.kr → [고객지원] → [결제내역 조회] → [결제수단 선택] → [결제정보 입력] → [출력]

4. 응시원서 기재사항 수정

- ▶ **방법** : 국시원 홈페이지 [시험안내 홈] → [마이페이지] → [응시원서 수정]
- ▶ **기간** : 시험 시작일 하루 전까지만 가능
- ▶ **수정 가능 범위**
  - 응시원서 접수기간 : 아이디, 성명, 주민등록번호를 제외한 나머지 항목
  - 응시원서 접수기간~시험장소 공고 7일 전 : 응시지역
  - 마감~시행 하루 전 : 비밀번호, 주소, 전화번호, 전자우편, 학과명 등
  - 성명이나 주민등록번호는 PC에서 국시원 홈페이지 → [마이페이지] → [나의 정보관리] → [개인정보 정정 신청] → [개인정보 정정 온라인 신청] → 주민등록초본 또는 기본증명서 파일 업로드
    ※ 시험일 또는 합격자 발표 임박 시 처리 보류될 수 있음

5. 응시수수료 결제

- ▶ **결제 방법** : 국시원 홈페이지 [응시원서 작성 완료] → [결제하기] → [응시수수료 결제] → [시험선택] → [온라인계좌이체/가상계좌이체/신용카드] 중 선택
- ▶ **마감 안내** : 인터넷 응시원서 등록 후, 접수 마감일 18:00까지 결제하지 않았을 경우 미접수로 처리

6. 응시표 출력

- ▶ **방법** : 국시원 홈페이지 [시험안내 홈] → [응시표 출력]
- ▶ **기간** : 시험장 공고 이후 별도 출력일부터 시험 시행일 아침까지 가능
- ▶ **기타** : 흑백으로 출력하여도 관계없음

시험안내 INFORMATION

❯ 시험일정

구 분	일 정	비 고
응시원서 접수	• 인터넷 접수 : 2025년 9월경 • 국시원 홈페이지 [원서접수] • 외국대학 졸업자로 응시자격 확인서류를 제출하여야 하는 자는 접수기간 내에 반드시 국시원 별관에 방문하여 서류확인 후 접수 가능	• 응시수수료 : 110,000원 • 접수시간 : 해당 시험직종 접수 시작일 09:00부터 접수 마감일 18:00까지
응시표 출력기간	시험장 공고일 이후 별도일부터 출력 가능	2025년 11월경 이후
시험시행	• 일시 : 2025년 12월경 • 국시원 홈페이지 [직종별 시험정보] → [임상병리사] → [시험장소(필기/실기)]	응시자 준비물 : 응시표, 신분증, 컴퓨터용 흑색 수성사인펜, 필기도구 지참 ※ 식수(생수)는 제공하지 않음
최종합격자 발표	• 2025년 12월경 • 국시원 홈페이지 [합격자 조회]	휴대전화번호가 기입된 경우에 한하여 SMS 통보

※ 정확한 시험일정은 시행처에서 확인 필수

❯ 시험과목

시험종별	시험과목수	문제수	배 점	총 점	문제형식
필 기	3	215	1점/1문제	215점	객관식 5지선다형
실 기	1	65		65점	

❯ 시험시간표

구 분	시험과목(문제수)	교시별 문제수	시험형식	입장시간	시험시간
1교시	의료관계법규(20) 임상검사이론Ⅰ(80)	100	객관식	~08:30	09:00~10:25(85분)
2교시	임상검사이론Ⅱ(115)	115		~10:45	10:55~12:30(95분)
3교시	실기시험(65)	65		~12:50	13:00~14:05(65분)

※ 의료관계법규 : 「의료법」, 「의료기사 등에 관한 법률」, 「감염병의 예방 및 관리에 관한 법률」, 「지역보건법」, 「혈액관리법」과 그 시행령 및 시행규칙

🟠 합격기준

1. 합격자 결정
- 필기시험에 있어서는 매 과목 만점의 40% 이상, 전 과목 총점의 60% 이상 득점한 자를 합격자로 하고, 실기시험에 있어서는 만점의 60% 이상 득점한 자를 합격자로 함
- 응시자격이 없는 것으로 확인된 경우에는 합격자 발표 이후에도 합격을 취소함

2. 합격자 발표
- 합격자 명단은 다음과 같이 확인할 수 있음
  - 국시원 홈페이지 [합격자 조회]
  - 국시원 모바일 홈페이지
- 휴대전화번호가 기입된 경우에 한하여 SMS로 합격 여부를 알려드림

🟠 합격률

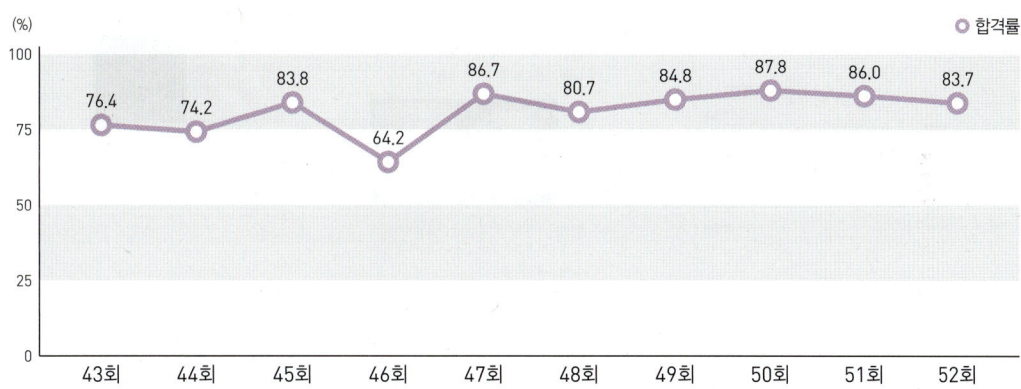

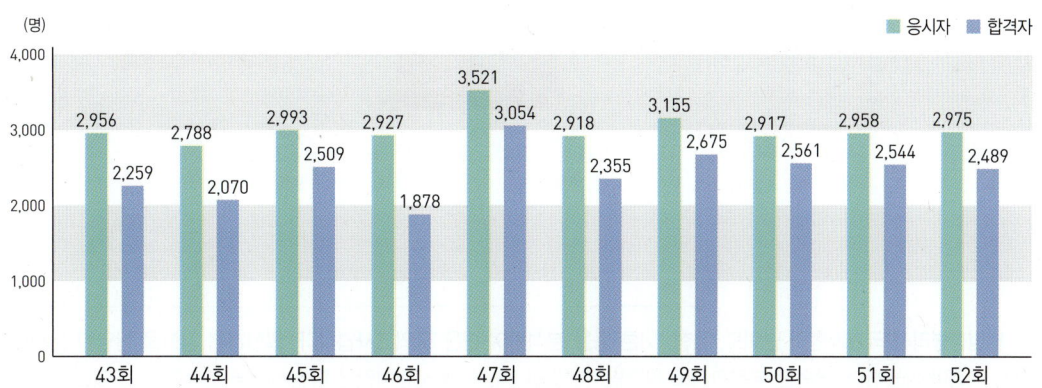

이 책의 구성과 특징 STRUCTURES

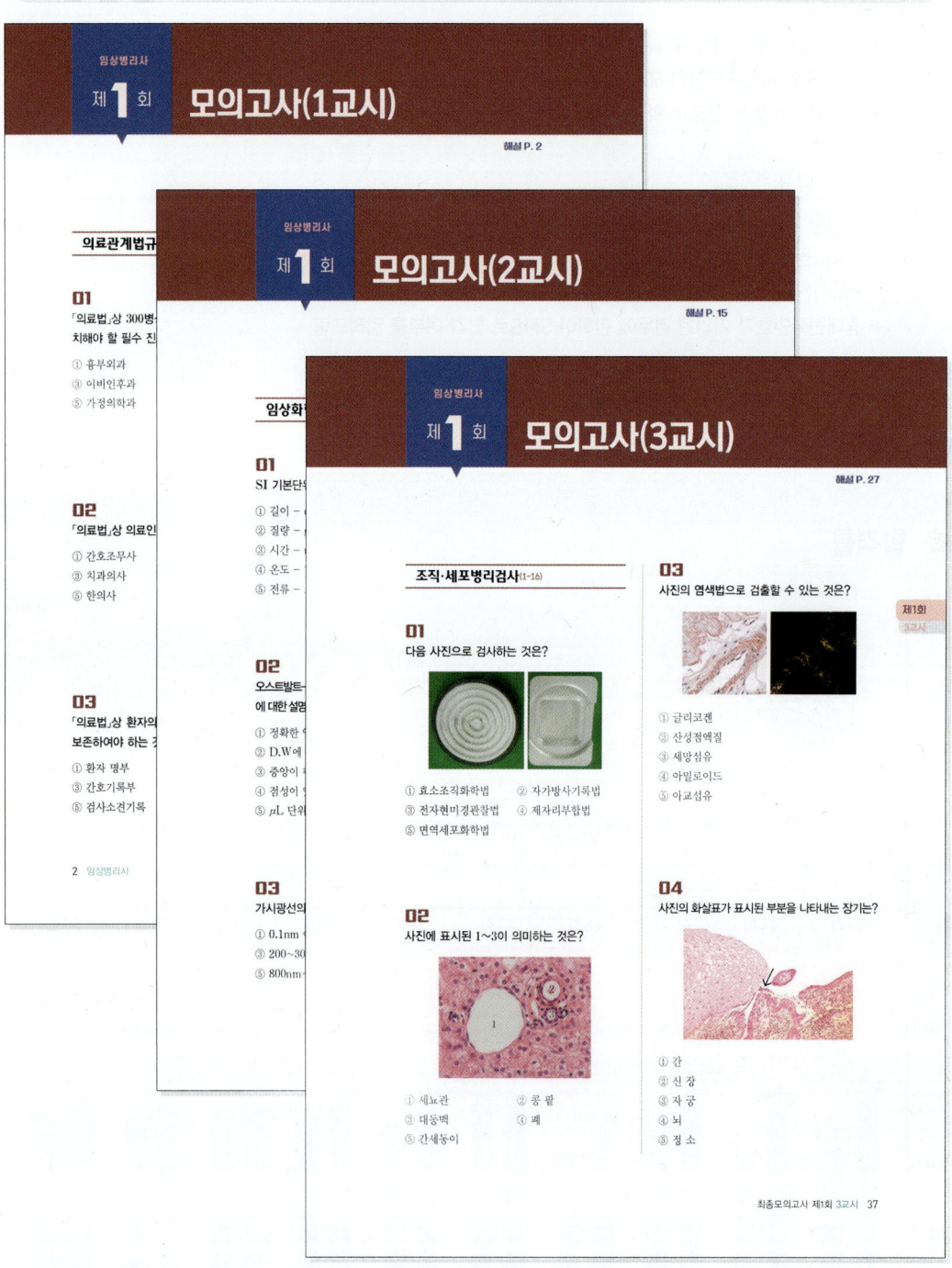

역대 임상병리사 국가시험의 난이도, 유형, 이론 등을 분석하여 만든 모의고사입니다. 최신시험 경향을 반영한 문제로 합격 예측이 가능하며, 부족한 부분까지도 파악할 수 있습니다. 실제 시험시간은 마킹시간을 포함한 1, 2, 3교시 각각 85분, 95분, 65분이기 때문에 이 책에서는 그보다 적은 시간 안에 문제를 푸는 연습을 하시기 추천합니다.

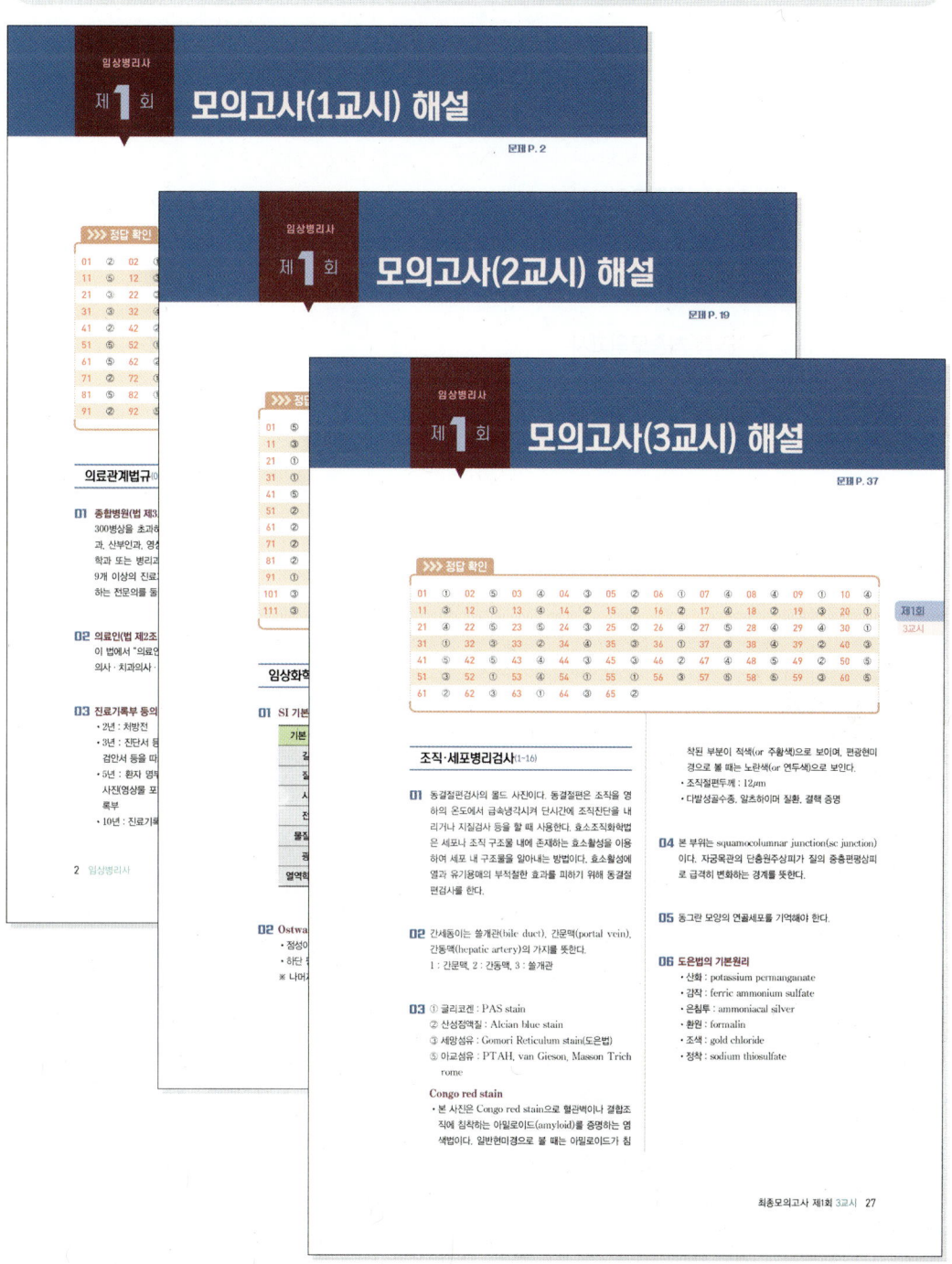

빠르고 정확하게 채점할 수 있도록 정답표를 기재하였습니다. 채점 후 각 문제마다 저자의 꼼꼼한 설명으로 왜 이 문항이 정답인지, 왜 다른 문항은 정답이 아닌지를 정확히 확인하시기 바랍니다. 여러 문제를 푸는 것보다 효과적인 학습방법은 한 문제의 해설을 정확하게 이해하는 것입니다.

이 책의 목차 CONTENTS

문제편 최종모의고사

제1회 최종모의고사 — 002

제2회 최종모의고사 — 054

제3회 최종모의고사 — 106

제4회 최종모의고사 — 158

제5회 최종모의고사 — 212

제6회 최종모의고사 — 264

해설편 정답 및 해설

제1회 정답 및 해설 — 002

제2회 정답 및 해설 — 036

제3회 정답 및 해설 — 068

제4회 정답 및 해설 — 098

제5회 정답 및 해설 — 128

제6회 정답 및 해설 — 160

2025 최신개정판

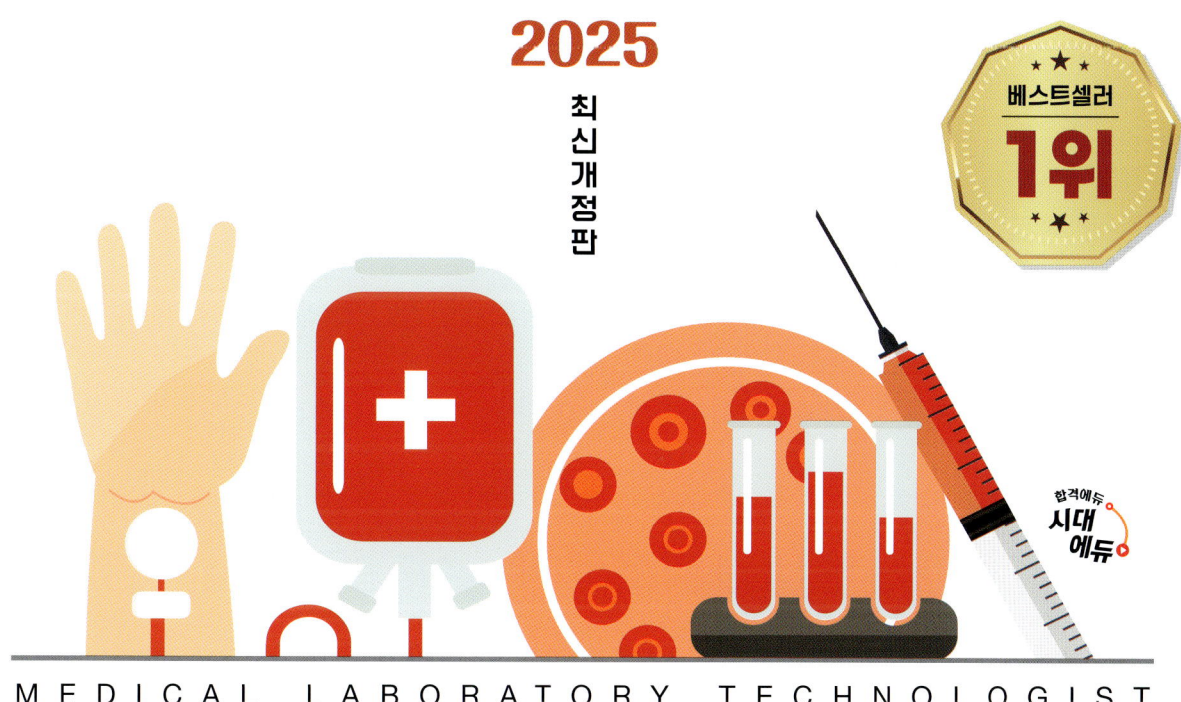

MEDICAL LABORATORY TECHNOLOGIST

임상병리사
최종모의고사

문제편

제 1 회

최종모의고사

제1회 모의고사(1교시)

의료관계법규(01~20)

01
「의료법」상 300병상을 초과하는 종합병원에 설치해야 할 필수 진료과목은?

① 흉부외과　　② 영상의학과
③ 이비인후과　④ 신경과
⑤ 가정의학과

02
「의료법」상 의료인에 해당하지 않는 자는?

① 간호조무사　② 간호사
③ 치과의사　　④ 조산사
⑤ 한의사

03
「의료법」상 환자의 진료에 관한 기록 중 5년간 보존하여야 하는 것이 아닌 것은?

① 환자 명부　　② 처방전
③ 간호기록부　④ 방사선 사진 및 영상
⑤ 검사소견기록

04
「의료법」상 의료인의 면허를 취소하여야 하는 경우는?

① 마약 중독자인 경우
② 품위를 심하게 손상시키는 행위를 한 경우
③ 부정한 방법으로 진료비를 거짓 청구한 경우
④ 의료기사가 아닌 자에게 의료기사의 업무를 하게 한 경우
⑤ 의료기관 개설자가 될 수 없는 자에게 고용되어 의료행위를 한 경우

05
「의료기사 등에 관한 법률」상 임상병리사의 무면허 벌칙은?

① 1년 이하의 징역 또는 1천만원 이하의 벌금
② 2년 이하의 징역 또는 2천만원 이하의 벌금
③ 3년 이하의 징역 또는 3천만원 이하의 벌금
④ 4년 이하의 징역 또는 4천만원 이하의 벌금
⑤ 5년 이하의 징역 또는 5천만원 이하의 벌금

06
「의료기사 등에 관한 법률」상 의료기관에서 업무에 종사하지 않다가 다시 그 업무에 종사하려는 의료기사 중 보수교육이 2년 유예된 경우 받아야 하는 보수교육시간은?

① 5시간 이상
② 8시간 이상
③ 10시간 이상
④ 16시간 이상
⑤ 18시간 이상

07
「의료기사 등에 관한 법률」상 의료기사에 대한 면허자격 정지기간은?

① 1개월 이내
② 3개월 이내
③ 6개월 이내
④ 1년 이내
⑤ 3년 이내

08
「의료기사 등에 관한 법률」상 임상병리사의 업무는?

① 방사선 관련기기의 취급 또는 관리
② 신체의 교정 및 재활치료
③ 보철물의 제작, 수리 또는 가공
④ 생리기능검사, 심폐기능검사
⑤ 구강질환의 예방과 위생 관리

09
「의료기사 등에 관한 법률」상 의료기사 국가시험을 실시하는 자는?

① 시 · 도지사
② 보건복지부장관
③ 행정안전부장관
④ 국가시험관리기관의 장
⑤ 대통령

10
「감염병의 예방 및 관리에 관한 법률」상 제2급 감염병의 발생을 신고받은 보건소장이 시장 · 군수 · 구청장에게 보고해야 하는 시기는?

① 12시간 이내
② 18시간 이내
③ 24시간 이내
④ 7일 이내
⑤ 14일 이내

11
「감염병의 예방 및 관리에 관한 법률」상 의료기관에 속하지 않은 의사가 감염병환자를 진단 시 누구에게 신고하여야 하는가?

① 시 · 도지사
② 시장 · 군수 · 구청장
③ 보건복지부장관
④ 관할 경찰서장
⑤ 관할 보건소장

12

「감염병의 예방 및 관리에 관한 법률」상 고위험 병원체의 이동 신고는 누구에게 해야 하는가?

① 시장·군수·구청장
② 시·도지사
③ 질병관리청장
④ 대통령
⑤ 보건소장

13

「감염병의 예방 및 관리에 관한 법률」상 감염병이 유행하는 긴급한 경우 긴급상황실의 설치 및 운영에 필요한 사항은 정하는 기준은?

① 보건복지부령
② 대통령령
③ 긴급상황법령
④ 질병관리법령
⑤ 의료법령

14

「감염병의 예방 및 관리에 관한 법률」상 감염병의 예방 및 관리에 대한 기본계획을 수립·시행하여야 하는 자는?

① 행정안전부장관
② 질병관리청장
③ 보건복지부장관
④ 보건환경연구원장
⑤ 보건소장

15

「지역보건법」의 목적으로 옳은 것은?

① 사회보험의 효율적 운영
② 전염병의 효과적 예방
③ 지역보건의료정책을 효율적으로 추진
④ 의료보호 환자에 대한 진료의 합리화
⑤ 보건소의 규모와 크기의 확장

16

「지역보건법」상 지역건강증진을 위한 보건소 업무가 아닌 것은?

① 청소년 선도관리
② 국민건강증진
③ 정신건강증진
④ 모성과 영유아의 건강유지·증진
⑤ 감염병의 예방 및 관리

17

「혈액관리법」상 보건복지부장관은 특정수혈부작용의 발생 원인을 파악하기 위하여 실태조사를 하여야 한다. 이에 따른 실태조사에 포함되어야 할 내용으로 옳지 않은 것은?

① 수혈자의 인적사항
② 헌혈자 채혈혈액 검사결과 확인
③ 헌혈혈액 보관검체 검사결과 확인
④ 수혈자 및 헌혈자의 특정수혈부작용 관련 진료내역 및 검사결과 확인
⑤ 채혈자의 헌혈기록 및 과거 헌혈혈액 검사결과 조회

18
「혈액관리법」상 특정수혈부작용 및 채혈부작용 보상금을 지급할 수 있는 곳은?

① 보건복지부 ② 질병관리청
③ 혈액원 ④ 보건행정위원회
⑤ 시·도·구청

19
「혈액관리법」상 혈액 및 혈액제제 적격 여부를 판정하는 곳은?

① 보건복지부 ② 혈액원
③ 1차 병원 ④ 혈장분리기가 있는 곳
⑤ 원심분리기가 있는 곳

20
「혈액관리법」상 사용하는 용어의 정의로 옳지 않은 것은?

① "채혈"이란 수혈 등에 사용되는 혈액제제를 제조하기 위하여 헌혈자로부터 혈액을 채취하는 행위를 말한다.
② "헌혈자"란 자기의 혈액을 혈액원에 유상으로 제공하는 사람을 말한다.
③ "혈액"이란 인체에서 채혈한 혈구 및 혈장을 말한다.
④ "혈액원"이란 혈액관리업무를 수행하기 위하여 혈액관리법에 따라 보건복지부장관의 허가를 받은 자를 말한다.
⑤ "채혈부작용"이란 채혈 후에 헌혈자에게 나타날 수 있는 혈관미주신경반응 또는 피하출혈 등 미리 예상하지 못한 부작용을 말한다.

공중보건학 (21~30)

21
공중보건학과 관련된 학문 중 질병의 치료나 예방보다는 현재의 건강상태를 최고도로 증진하는 데 역점을 두고 적극적 건강관리 방법을 연구하는 것은?

① 임상의학 ② 사회의학
③ 건설의학 ④ 치료의학
⑤ 지역사회의학

22
호기성 세균을 활성화하여 하수를 처리하며, 악취나 해충이 발생하지 않는 가장 발전된 형태의 하수처리 방법은?

① 부패조 ② 임호프조
③ 활성오니법 ④ 살수여상법
⑤ 회전원판법

23
사람의 체내에서 체온 생산이 가장 많이 발생하는 부위는?

① 골격근(뼈대근육)
② 폐 포
③ 피 부
④ 방 광
⑤ 콩 팥

24
정수과정의 순서는?

① 소독 → 여과 → 침사
② 소독 → 침전 → 여과
③ 여과 → 침전 → 소독
④ 침사 → 소독 → 여과
⑤ 침전 → 여과 → 소독

25
식품의 물리적 보존법 중 건조법(탈수법)은 식품 보관 시 미생물의 번식을 억제하기 위해 사용된다. 이때 적절한 수분함량은?

① 15% 이하
② 35% 이하
③ 55% 이하
④ 75% 이하
⑤ 95% 이하

26
원인관계를 검증함에 있어서 연구결과의 확실성을 높이기 위하여 연구대상에게 어떤 조작이나 자극을 주어 그 반응이나 결과를 보는 역학 연구방법은?

① 단면 연구
② 패널 연구
③ 경향 연구
④ 실험역학 연구
⑤ 코호트 연구

27
인수공통감염병을 일으키는 병원체를 보유하고 있는 동물 병원소와 감염병이 옳게 연결된 것은?

① 개 – 페스트
② 소 – 공수병
③ 들쥐 – 렙토스피라증
④ 고양이 – 탄저
⑤ 돼지 – 발진열

28
뼈 생성에 관여하며, 결핍 시 구루병이 발생하는 비타민은?

① 비타민 A
② 비타민 D
③ 비타민 E
④ 비타민 K
⑤ 비타민 B_1

29
체온조절에 가장 적절한 온도로서 주관적·생산적·생리적 온도로 구분되는 것은?

① 실효온도
② 감각온도
③ 체감온도
④ 지적온도
⑤ 쾌감온도

30
산모의 태반을 통해 태아에게 감염되는 감염병으로, 기형아 출산 가능성이 큰 것은?

① 풍 진
② 수 두
③ 결 핵
④ 백일해
⑤ 콜레라

해부생리학(31~40)

31
골수 채취에 주로 이용되는 뼈는?

① 이마뼈
② 넙다리뼈
③ 복장뼈
④ 위팔뼈
⑤ 등 뼈

32
배대동맥(abdominal aorta)에서 분지되는 혈관 중에서 위, 간, 지라 등에 분포하는 동맥은?

① 아래창자간막동맥(inferior mesenteric artery)
② 콩팥동맥(renal artery)
③ 정중엉치동맥(middle sacral artery)
④ 복강동맥(celiac artery)
⑤ 위창자간막동맥(superior mesenteric artery)

33
혈중 칼슘농도 조절을 위해 부갑상샘호르몬과 대항(길항)작용을 하는 호르몬은?

① 인슐린
② 옥시토신
③ 알도스테론
④ 항이뇨호르몬
⑤ 칼시토닌

34
엉덩이에서 근육주사 부위로 이양되는 근육은?

① 넙다리두갈래근
② 큰볼기근
③ 넙다리네갈래근
④ 넙다리빗근
⑤ 반힘줄근

35
뇌신경 중 순수한 운동신경으로 구성된 것은?

① 미주신경(X)
② 도르래신경(활차신경, IV)
③ 청각신경(청신경, VIII)
④ 삼차신경(V)
⑤ 얼굴신경(안면신경, VII)

36
다음과 같은 세포막을 통한 물질운반 방식은?

- 반투막을 통해 용액용도가 낮은 쪽에서 높은 쪽으로 용매가 이동
- 저장액에서 적혈구의 용혈현상 발생

① 여 과
② 삼 투
③ 단순확산
④ 촉진확산
⑤ 능동수송

37
위장관(gastrointestinal tract)의 구조를 안쪽에서 바깥쪽 방향으로 바르게 나열한 것은?

① 장막층 → 점막밑층 → 점막층 → 근육층
② 장막층 → 근육층 → 점막밑층 → 점막층
③ 점막층 → 점막밑층 → 근육층 → 장막층
④ 점막층 → 근육층 → 장막층 → 점막밑층
⑤ 점막층 → 장막층 → 근육층 → 점막밑층

38
배뇨반사를 담당하는 신경은?

① 음부신경   ② 하복신경
③ 골반신경   ④ 샅신경
⑤ 겨드랑신경

39
정상 성인의 일회호흡량은?

① 약 150mL   ② 약 500mL
③ 약 800mL   ④ 약 1,200mL
⑤ 약 2,400mL

40
작은창자의 구조 중 흡수면적을 늘리기 위해 발달된 것은?

① 잘록창자띠   ② 복막주렁
③ 돌림주름   ④ 간원인대
⑤ 날문관

조직병리학 (41~70)

41
한 종류의 성숙한 상피가 다른 형태의 성숙한 상피로 바뀌는 가역적 현상은?

① 증 식   ② 화 생
③ 세포자멸사   ④ 세포과형성
⑤ 비 대

42
사이원반(intercalated disc)이라고 하는 고도로 특화된 연접을 형성하는 근육은?

① 적색근   ② 심장근
③ 내장근   ④ 뼈대근
⑤ 민무늬근

43
술잔세포(goblet cell)가 많이 관찰되는 장기는?

① 담 낭   ② 간
③ 식 도   ④ 위
⑤ 큰창자

44
작은창자(소장)의 점막에 있는 호산성 과립을 가진 세포는?

① 먼지세포   ② 쿠퍼세포
③ 햇살소체   ④ 문어발세포
⑤ 파네트세포

45
비뇨기계통에 존재하는 독특한 유형의 상피로 수축과 이완이 가능한 세포는?

① 이행상피 ② 단층편평상피
③ 단층원주상피 ④ 단층입방상피
⑤ 거짓중층원주상피

46
대식세포인 상피모양세포(유상피세포)들을 나타내며, 건락괴사와 랑그한스형 거대세포(Langhans giant cell)가 특징인 육아종(granuloma)성 병변은?

① 궤 양 ② 괴 사
③ 결 핵 ④ 미 란
⑤ 수 복

47
헤파린(heparin)을 생산하는 세포는?

① 호중구 ② 배상세포
③ 비만세포 ④ 림프구
⑤ 호산구

48
염색체 검사에서 성염색체의 이상질환은?

① 고양이울음증후군
② 다운증후군
③ 파타우증후군
④ 에드워드증후군
⑤ 터너증후군

49
근육조직 및 결합조직에 생기는 악성종양은?

① 선 종 ② 육 종
③ 섬유종 ④ 유두종
⑤ 지방종

50
피막에 의해 경계가 잘 되어 있으며, 발육속도가 느리고 팽창성 성장을 하는 종양은?

① 악성종양 ② 지방육종
③ 섬유육종 ④ 샘암종
⑤ 양성종양

51
예리한 큐렛을 이용하여 자궁내막이나 농양 등의 병변부위를 긁어 채취하는 생검법은?

① 바늘생검 ② 절제생검
③ 펀치생검 ④ 표층생검
⑤ 시험소파술

52
조직표본을 제작할 때 자동침투기에서 처리하는 과정은?

① 탈수 → 투명 → 침투
② 탈회 → 고정 → 수세
③ 투명 → 침투 → 포매
④ 포매 → 박절 → 염색
⑤ 고정 → 수세 → 탈회

53
Alcian blue 염색 시 청색으로 염색되는 조직 성분은?

① 멜라닌 ② 산성점액
③ 아밀로이드(유전분) ④ 지 방
⑤ 당 원

54
니슬소체의 존재 여부에 따른 임상적 의의는?

① 신경세포의 손상 평가
② 당분해 능력 평가
③ 신장 기능 평가
④ 자궁내막증 평가
⑤ 갑상샘 기능 평가

55
객담세포검사에서 세포질에 혈철소(hemosiderin)를 포함하고 있는 대식세포는?

① 폐포대식구 ② 먼지세포
③ 심부전세포 ④ 쿠퍼세포
⑤ 과립세포

56
주삿바늘(22~23G)을 이용하여 인체조직이나 기관 내 병소에서 세포를 채취하는 방법은?

① 세침천자흡인검사 ② 후질원개검사
③ 날인도말검사 ④ 탈락세포검사
⑤ 세포군집검사

57
중간세포의 세포질에 황색의 글리코겐을 함유하면서 보트 모양을 하고 세포질 가장자리가 비후되어 보이는 세포는?

① 술잔세포 ② 쿠퍼세포
③ 안드로겐세포 ④ 주상세포
⑤ 클라라세포

58
콩팥 바늘생검 조직에서 사구체 기저막을 흑색으로 염색하는 방법은?

① PAS(periodic acid schiff)
② PTAH(phosphotungstic acid hematoxylin)
③ PAMS(periodic acid methenamine silver)
④ Verhoeff's iron hematoxylin
⑤ MT(masson trichrome)

59
호흡기계 세포 진단을 위해 객담을 채취할 때 폐포로부터 채취된 검체임을 판정하기 위해 반드시 포함되어야 할 세포는?

① 먼지세포 ② 비만세포
③ 술잔세포 ④ 중피세포
⑤ 형질세포

60
박절기 중 칼은 고정되어 있고 파라핀 블록이 상하로 움직이며 연속 절편을 제작하는 것은?

① 사토리우스박절기(sartorius microtome)
② 초미세박절기(ultra microtome)
③ 동결박절기(freezing microtome)
④ 활주식 박절기(sliding microtome)
⑤ 회전식 박절기(rotary microtome)

61
질도말 표본에서 호산성 세포질을 지닌 악성진주와 올챙이세포, 방추형세포가 나타나고 배경에 종양 소인이 보이는 것은?

① 샘암종(adenocarcinoma)
② 저등급편평상피내병변(LSIL)
③ 고등급편평상피내병변(HSIL)
④ 양성 세포성 변화(benign cellular changes)
⑤ 각화성 편평세포암종(keratinizing squamous cell carcinoma)

62
다음은 부인과 세포도말표본의 특징으로, 이에 해당하는 것은?

- 서양배 모양, 핵 주위 투명대
- *Leptotrichia*와 함께 나타남
- 세포질 내 호에오신성의 과립
- 폴리볼, 포탄볼 형성
- 희미한 충체

① *Gardnerella vaginalis*
② *Trichomonas vaginalis*
③ *Lactobacillus*
④ *Candida albicans*
⑤ *Neisseria gonorrhoeae*

63
월경주기에 따른 세포학적 상태에서 분비기 때 나타나는 것은?

① 중간세포의 군집 형성
② 표재세포의 증가
③ *Döderlein bacilli*의 소실
④ 기저세포의 증가
⑤ 에스트로겐 호르몬의 영향

64
기저곁세포 : 중간세포 : 표층세포를 백분율(%)로 표시하는 여성생식기의 내분비 평가방법은?

① 호산성 지수(EI)
② 성숙지수(MI)
③ 핵농축 지수(KI)
④ 접힌세포 지수(FCI)
⑤ 군집세포 지수(CCI)

65
세포도말표본에서 HPV(human papilloma virus)에 감염된 세포의 특징은?

① 예비세포(reserve cell)
② 다핵거대조직구(multinucleated giant histiocyte)
③ 수복세포(repair cell)
④ 공동세포(koilocyte)
⑤ 주상세포(navicular cell)

66
인유두종바이러스의 균주는 약 70종의 아형(subtype)이 있는데 고등급 편평상피내병변에서 주로 발견되는 아형은?

① HPV 6형
② HPV 11형
③ HPV 12형
④ HPV 16형
⑤ HPV 32형

67
간질세포를 중심으로 둘러싼 이중구조 형태로, 월경주기 6~10일째 관찰되는 자궁내막 세포는?

① 이주세포(exodus cell)
② 기저세포(basal cell)
③ 기저곁세포(parabasal cell)
④ 중간세포(intermediate cell)
⑤ 표층세포(superficial cell)

68
PCR에서 DNA 가닥에 primer가 붙는 과정은?

① Denaturation
② Extension
③ Annealing
④ DNA extraction
⑤ Polymerase synthesis

69
투과 전자현미경(transmission electron microscope ; TEM) 검사에서 사용되는 포매제는?

① Gelatin
② Paraffin
③ Celloidin
④ Epoxy resin
⑤ Carbo-wax

70
베데스다분류법(TBS)에서 자궁경부 변형대에서 채취된 세포가 포함되었는지 알기 위해 확인해야 하는 것은?

① 검체의 적합성 여부
② 정상세포와 비정상세포의 분류
③ 양성세포 변화의 서술적 진단
④ 상피세포 이상의 서술적 진단
⑤ 기타 악성종양의 서술적 진단

임상생리학(71~100)

71
정상인의 방실흥분전도를 나타내는 구간은?

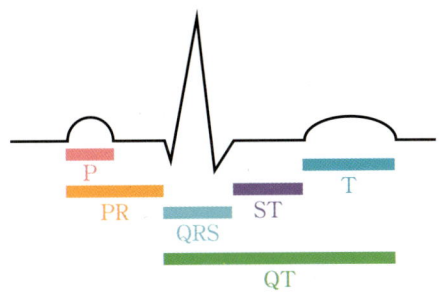

① P
② PR
③ QRS
④ ST
⑤ QT

72
표준 12유도법에서 수평면유도, 단면유도인 것은?

① V_1
② I
③ III
④ aV_L
⑤ aV_F

73
다음의 심전도 특징을 보이는 부정맥은?

- 심방과 심실 사이의 전도 차단
- QRS군을 동반하지 않는 P파 출현
- PR 간격이 점차 연장되다가 QRS군 탈락

① 동방차단
② 완전 방실차단
③ 제1도 방실차단
④ 제2도 방실차단 모비츠 I형
⑤ 제2도 방실차단 모비츠 II형

74
6초간의 심전도 기록에서 7개의 QRS군이 출현할 경우의 심박동수는?

① 10회/분
② 50회/분
③ 70회/분
④ 80회/분
⑤ 100회/분

75
다음의 심전도로 알 수 있는 것은?

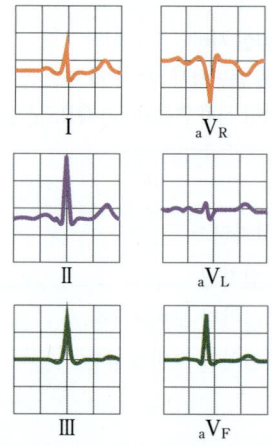

① 왼축편위　② 오른축편위
③ 정상 전기축　④ 시계방향 회전
④ 반시계방향 회전

76
답차운동부하 검사의 중지 기준은?

① 혈압이 지속적으로 110mmHg 유지되는 경우
② 1mm 이상 ST가 상승 또는 하강할 때
③ 최대 심박수의 60%에 도달하였을 때
④ 목표 심박수의 70%에 도달하였을 때
⑤ 실내온도가 20~25℃일 때

77
다음의 특징을 가지는 심전도는?

- 심방과 심실 사이의 전도 장해
- 방실결절, 히스속에서의 이상 시 발생
- 불완전 방실블록
- P, QRS, T파의 순서 정상, PQ 시간의 연장

① 제1도 방실블록
② 제2도 방실블록-모비츠I
③ 제2도 방실블록-모비츠II
④ 제3도 방실블록
⑤ 우각블록

78
300~600회/분의 f파가 출현하면서 RR 간격이 불규칙할 경우의 심전도 소견은?

① 심방조동　② 심방세동
③ 심실조동　④ 심실세동
⑤ 심실성 조기수축

79
다음의 심전도 특징을 보이는 원인은?

- I 유도에서 P, QRS, T파 음성
- aV_L 유도에서 P, QRS, T파 음성
- II 유도와 III 유도의 심전도가 서로 바뀜

① 과호흡
② 교류 혼입
③ 근전도 혼입푸르키네
④ 왼손 전극과 왼발 전극의 바뀜
⑤ 왼손 전극과 오른손 전극의 바뀜

80
정상인의 경우 심박동수는 어느 부위의 자극발생 빈도를 따르는가?

① 굴심방결절(동방결절)
② 방실결절
③ 심 실
④ 심 방
⑤ 방실다발(히스속)

81
알파파 억제(α-blocking)가 나타나는 경우는?

① 과호흡법
② 섬광자극법
③ 수면유발법
④ 청각자극법
⑤ 눈뜨기, 눈감기법

82
돌발파이며 주기 80msec 이하, 날카롭고 뾰족한 모양인 파는?

① 극 파
② 예 파
③ 양성극파
④ 양성예파
⑤ 다극성서파

83
다음 특징이 나타나는 수면뇌파의 단계는?

- 빠른 안구운동
- 근긴장 저하
- 대사활동 증가
- 꿈꾸기

① 각성기　　　　② 졸음기
③ 중등도 수면기　④ 깊은 수면기
⑤ REM 수면기

84
정상뇌파의 설명으로 옳은 것은?

① 사람의 뇌파의 범위는 0.5~100Hz 정도이다.
② 14~30Hz는 δ파이다.
③ 속파는 주로 저진폭인 경우가 많다.
④ 뇌파의 주기는 mmsec 단위로 표시한다.
⑤ β파는 느린 파이다.

85
뇌파검사 시 다음과 같이 뇌파 Fp_2-F_4에서 인공산물의 원인은 무엇인가?

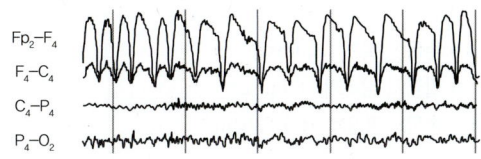

① 눈 깜박임　　② 몸 움직임
③ 턱 움직임　　④ 호흡운동
⑤ 땀

86
정상 뇌파 중 4~7Hz의 뇌파는?

① 델타(δ)파 ② 감마(γ)파
③ 알파(α)파 ④ 베타(β)파
⑤ 세타(θ)파

87
다음의 신경전도검사 종류는?

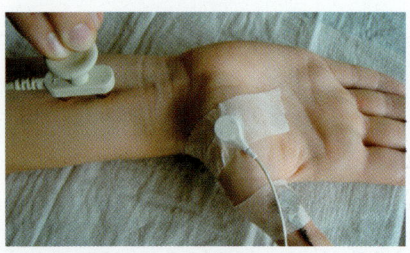

① 뇌신경의 운동신경전도검사
② 자신경의 감각신경전도검사
③ 자신경의 운동신경전도검사
④ 정중신경의 감각신경전도검사
⑤ 정중신경의 운동신경전도검사

88
다음은 정중신경 검사결과이다. 손목과 팔꿈치 구간의 운동신경전도속도는?

- 손목 잠복기 : 3.0msec
- 팔꿈치 잠복기 : 8.0msec
- 손목-팔꿈치 거리 : 30cm

① 5m/sec   ② 10m/sec
③ 50m/sec ④ 60m/sec
⑤ 100m/sec

89
다음 증상과 관련하여 수면다원검사를 할 때 전극센서를 부착하는 근육은?

- 하지불안증후군
- 수면 중 다리의 근육경련을 일으키는 주기성 사지운동장애

① 벌레근(lumbrical muscle)
② 반힘줄근(semitendinosus muscle)
③ 앞정강근(tibialis anterior muscle)
④ 발바닥네모근(quadratus plantae muscle)
⑤ 넙다리두갈래근(biceps femoris muscle)

90
폐확산능(DLco)이 증가하는 질환은?

① 적혈구증가증   ② 폐섬유증
③ 폐고혈압   ④ 폐색전증
⑤ 폐기종

91
다음 설명에 해당하는 폐기능 검사는?

- 메타콜린 유발검사법 이용
- 기관지천식 진단에 이용
- 1초량($FEV_{1.0}$)을 지표로 사용

① 폐확산능검사   ② 기관지과민성검사
③ 폐용적검사   ④ 체적변동기록검사
⑤ 기도저항검사

92

그림의 (가), (나)는 무엇인가?

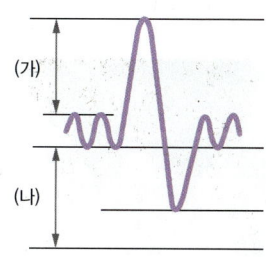

	(가)	(나)
①	들숨예비량	잔기량
②	잔기량	기능적잔기량
③	들숨예비량	폐활량
④	잔기량	총폐용량
⑤	들숨예비량	기능적잔기량

93

다음 중 (A)에 해당하는 것은?

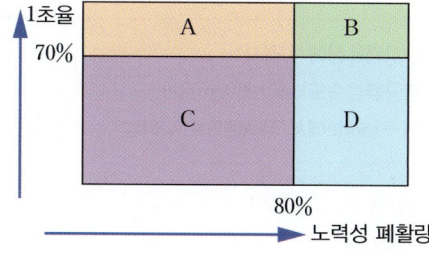

① 폐섬유증
② 만성기관지염
③ 천식
④ 기도협착
⑤ 혼합성천식

94

호흡곤란과 무호흡이 교대로 일어나는 호흡상태는?

① 정상 성인남자 호흡
② 과도호흡
③ 호흡촉진
④ 체인-스토크스 호흡
⑤ 호흡곤란

95

난청의 정도, 원인, 기전을 측정할 수 있는 검사방법은?

① 자발눈떨림검사
② 순음청력검사
③ 시표추적검사
④ 온도눈떨림검사
⑤ 주시눈떨림검사

96

움직이는 물체를 시간적 위치변동으로 표시하는 초음파의 방식은?

① A-mode
② B-mode
③ C-mode
④ D-mode
⑤ M-mode

97
심장초음파의 B모드에서 왼심실의 위치는?

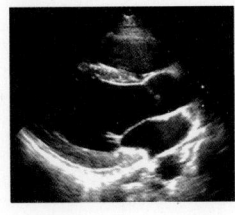 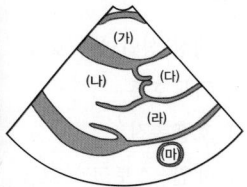

① (가)
② (나)
③ (다)
④ (라)
⑤ (마)

98
M-mode에서 (A)의 위치는?

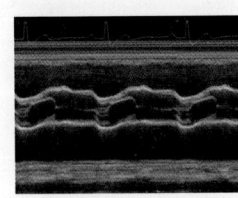 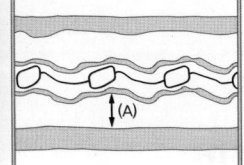

① 왼심실
② 왼심방
③ 오른심실
④ 오른심방
⑤ 승모판막

99
두개경유도플러(TCD)검사에서 (A)의 측정 대상이 되는 동맥은?

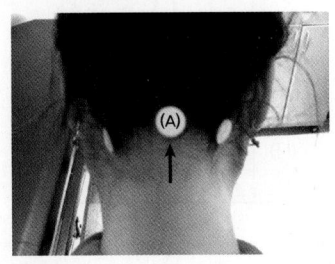

① 척추동맥
② 앞대뇌동맥
③ 속목동맥
④ 온목동맥
⑤ 뇌바닥동맥

100
두개경유도플러(뇌혈류초음파, TCD)검사에서 다음의 특징이 있는 혈관은?

- 관자경유창에서 검사
- 평균혈류속도 : 40~80cm/sec
- M-mode에서 적색밴드로 나타남

① 눈동맥
② 척추동맥
③ 뇌바닥동맥
④ 바깥목동맥
⑤ 중간대뇌동맥

임상화학 (01~38)

01
SI 기본단위로 잘 짝지어진 것은?

① 길이 – cm
② 질량 – g
③ 시간 – min
④ 온도 – ℃
⑤ 전류 – A

02
오스트발트–폴린피펫(Ostwald–Folin pipette)에 대한 설명으로 옳은 것은?

① 정확한 양을 취할 수 있다.
② D.W에 NaCl을 희석할 때 사용한다.
③ 중앙이 팽대하다.
④ 점성이 있는 검체를 취할 때 사용한다.
⑤ μL 단위로 옮길 수 있다.

03
가시광선의 파장대는?

① 0.1nm 이하
② 0.1~10nm
③ 200~300nm
④ 400~800nm
⑤ 800nm~0.04cm

04
형광광도계로 측정할 수 있는 물질로 적절한 것은?

① catecholamine
② glucose
③ protein
④ amylase
⑤ calcium

05
변동계수(CV)를 나타내는 것은?

① 표준편차 ÷ 평균값
② 표준편차 × 상관계수
③ 평균값 × 관리한계
④ 평균값 ÷ 관리한계
⑤ 표준편차 × 평균값

06
glucose에 대한 설명으로 옳은 것은?

① glucagon은 췌장의 β-cell에서 생산된다.
② 혈당 수치는 동맥혈＞정맥혈＞모세관혈 순이다.
③ 보존제로 NaF가 쓰인다.
④ glucose 형태로 간에 저장된다.
⑤ HbA_{1c}는 4~8주 전후의 혈액 내 glucose 농도를 나타낸다.

07
뷰렛(Biuret)법에 대한 설명으로 옳은 것은?

① H_2SO_4가 pH를 조절한다.
② $CuSO_4$가 환원제 역할을 한다.
③ 단백질이 반응하면 청색이 된다.
④ Sod.sulfate-sulfite가 albumin을 침전시킨다.
⑤ 반응결과는 단백질의 펩티드결합 수에 의해 결정된다.

08
야페(Jaffe) 반응에 대한 설명으로 옳은 것은?

① 발색시약으로 alkaline picrate가 쓰인다.
② Sodium cyanide는 creatinine 흡착제이다.
③ 종말색은 노란색이다.
④ Lloyd's 시약은 pH를 조절한다.
⑤ 제단백 과정을 거치지 않아도 된다.

09
HDL의 성분이면서 LCAT를 활성화시키는 것은?

① APO B-100   ② APO A-2
③ APO B-48   ④ APO A-1
⑤ APO A-50

10
콜레스테롤(cholesterol) 측정 시 유리콜레스테롤(free cholesterol)을 침전시키는 것은?

① KOH   ② H_2SO_4
③ acetic acid ④ digitonin
⑤ chloroform

11
tetany(강직성 경련)와 연관이 큰 것은?

① 혈중 K 증가   ② 혈중 Na 감소
③ 혈중 Ca 감소 ④ 혈중 Mg 증가
⑤ 혈중 P 증가

12
철(Fe)에 대한 설명으로 옳은 것은?

① 저장형이 70% 정도이다.
② 혈철소(hemosiderin)는 활성형이다.
③ 트랜스페린(transferrin)은 Fe^{2+} 2분자와 결합한다.
④ 용혈의 영향이 적다.
⑤ 악성빈혈 시 TIBC는 감소한다.

13
K_m의 정의로 옳은 것은?

① 반응속도가 최저속도의 1/2 지점인 기질의 양
② 단위시간당 최저속도가 될 때의 기질의 농도
③ 반응속도가 최대속도의 1/2 지점인 기질의 농도
④ 반응속도가 최대속도의 1/2 지점인 기질의 양
⑤ 단위시간당 최대속도가 될 때의 기질의 농도

14
ALP에 대한 설명으로 옳은 것은?

① 성인은 골에서 유래한 것이 많다.
② 수치가 성인보다 유아에게서 더 높다.
③ Cu^{2+}를 활성 중심으로 한 금속효소이다.
④ ALP_2는 태반에서 유래한다.
⑤ pH 4~6에서 활성이 최적이다.

15
Isoenzyme이 5개인 것은?

① lactic dehydrogenase
② lipase
③ alkaline phosphatase
④ amylase
⑤ creatine kinase

16
직접빌리루빈(direct bilirubin)에 대한 설명 중 옳은 것은?

① albumin과 결합능이 강하다.
② 용혈성 황달 시 증가한다.
③ 지용성이다.
④ diazo 시약과 직접 반응한다.
⑤ 간 경유 전 상태이다.

17
간기능 검사 중 이물질 배설시험에 해당하는 것은?

① A/G ratio
② total bilirubin
③ thymol turbidity test
④ phenolsulfonphthalein test
⑤ indocyanine green

18
자궁근 수축에 관여하는 호르몬은?

① prolactin
② oxytocin
③ adrenocorticotropic hormone
④ epinephrine
⑤ androgen

19
17-hydroxycorticosteroids를 측정하는 반응은?

① Vanillin
② Jendrassik-Grof
③ Porter-Silber
④ Zimmermann
⑤ Fiske-Subbarow

20
건조상태의 시약과 액체시료가 만나 화학반응이 진행되고, 여기에서 반사된 빛의 양을 측정하는 검사방법은?

① 일괄처리방식
② 팩방식
③ 임의접근분석방식
④ 원심력방식
⑤ 건식화학방식

21
Lambert-Beer's 법칙에 대한 설명으로 옳은 것은?

① 농도와 흡광도는 비례
② 흡광도는 광로의 길이에 반비례
③ 농도는 투과율과 비례
④ 광로의 길이가 짧으면 흡광도 증가
⑤ 광로의 길이가 길면 투과율 증가

22
장기이식에 사용되는 면역억제제는?

① Digitoxin   ② Imipramine
③ Theophylline ④ Cyclosporin
⑤ Lithium

23
전립선암의 종양표지자는?

① AFP   ② CEA
③ CA19-9   ④ CA-125
⑤ PSA

24
1~3주간의 혈당 평균치를 반영하는 것은?

① glucose   ② HbA_{1c}
③ fructosamine   ④ sucrose
⑤ lactose

25
급성 심근경색 환자에게서 가장 먼저 증가되는 값은?

① myoglobin   ② LDH
③ CK-MB   ④ troponin I
⑤ AST

26
요소(urea)를 측정하기 위해 요소질소(urea nitrogen)에 몇을 곱해야 하는가?

① 1.16   ② 2.14
③ 2.5   ④ 4.0
⑤ 6.25

27
혈액가스 측정을 위하여 사용되는 항응고제는?

① Sodium oxalate
② NaF
③ Sodium citrate
④ EDTA
⑤ Heparin

28
하루 요량이 2,000mL 이상이면서 비중이 낮을 경우 해당하는 것은?

① 혈 뇨   ② 빈 뇨
③ 요붕증 ④ 핍 뇨
⑤ 무 뇨

29
요를 실온에 방치 시 감소하는 것은?

① 암모니아 냄새　② 혼탁도
③ nitrite　④ pH
⑤ ketone body

30
요의 화학적 검사를 수행하기 위해 쓰이는 보존제는?

① phenol　② toluene
③ boric acid　④ formalin
⑤ NaF

31
요 시험지에서 pH를 검사할 때 사용하는 지시약은?

① methyl red + bromthymol blue
② neutral red + malachite green
③ methyl red + methylene blue
④ phenol red + methylene blue
⑤ phenol red + bromthymol blue

32
Toluene Sulfonic Acid법 양성일 때 의심되는 질환은?

① 당뇨병　② 사구체성 신염
③ 다발성골수종　④ 세균감염
⑤ 세뇨관성 신염

33
뇌척수액(CSF)의 포도당 농도를 측정할 때 정상치는?

① 30~50mg/dL
② 50~80mg/dL
③ 80~120mg/dL
④ 120~160mg/dL
⑤ 160~180mg/dL

34
에리트로포이에틴(erythropoietin)이 분비되는 장기는?

① 신 장　② 간
③ 심 장　④ 림프절
⑤ 이 자

35
원자번호를 뜻하는 것은?

① 양성자수
② 중성자수
③ 양성자수 + 중성자수
④ 양성자수 − 중성자수
⑤ 질량수

36
연대 측정에 쓰이는 방사성 동위원소는?

① ^{59}Fe　② ^{57}Co
③ ^{131}I　④ ^{99}Tc
⑤ ^{14}C

37
방사선에 가장 높은 감수성을 가진 것은?

① 골 수
② 피 부
③ 근 육
④ 혈 관
⑤ 폐

38
방사선 검출기에서 방사선에 의한 섬광현상과 관련 있는 것은?

① KOH
② Co
③ NaI
④ P
⑤ KI

혈액학(39~73)

39
호중구로 분화하는 초기단계의 전구세포는?

① CFU-E
② CFU-G
③ CFU-L
④ CFU-Meg
⑤ BFU-E

40
적혈구계 세포가 성숙할수록 나타나는 특징은?

① 세포 크기가 커진다.
② 핵과 세포질(N/C)의 비율이 증가한다.
③ 핵소체는 증가하고 더 뚜렷해진다.
④ 핵 염색질이 농축된다.
⑤ 세포질의 색은 진한 청색으로 변한다.

41
낫적혈구빈혈(sickle cell anemia) 환자의 적혈구에 주로 존재하는 혈색소는?

① 혈색소 C   ② 혈색소 D
③ 혈색소 E   ④ 혈색소 M
⑤ 혈색소 S

42
백혈구의 비정상 형태 중 핵 이상인 것은?

① 메이-헤글린이상(May-Hegglin anomaly)
② 될소체(Döhle body)
③ 아우어소체(Auer body)
④ 알더-레일리이상(Alder-Reilly anomaly)
⑤ 펠거-휴에트이상(Pelger-Huët anomaly)

43
소구성 고색소(microcytic hyperchromic)이며, 표면적이 감소되어서 삼투압 취약성 증가를 보이는 세포는?

① 낫모양적혈구(sickle cell)
② 타원적혈구(elliptocyte)
③ 톱니적혈구(echinocyte)
④ 공모양적혈구(spherocyte)
⑤ 입모양적혈구(stomatocyte)

44
혈액세포 중 세로토닌(serotonin) 분비와 관련 있는 것은?

① 적혈구
② 호산구
③ 호중구
④ 호염구
⑤ 혈소판

45
비타민 K의 기능 억제제는?

① 헤파린(heparin)
② 와파린(warfarin)
③ 아스피린(aspirin)
④ 페니실린(penicillin)
⑤ 프로스타사이클린(prostacyclin)

46
혈소판을 생산, 방출하는 세포명은?

① 골수구(myelocyte)
② 비만세포(mast cell)
③ 단핵모구(monoblast)
④ 대식세포(macrophage)
⑤ 거핵구(megakaryocyte)

47
프로트롬빈시간(PT)과 활성화부분트롬보플라스틴시간(aPTT)이 모두 연장되었다. 결핍이 의심되는 응고인자는?

① VII인자
② VIII인자
③ IX인자
④ X인자
⑤ XI인자

48
골수검사 결과가 다음과 같다. FAB 진단기준에 따라 의심되는 급성골수백혈병의 분류는?

- 전골수구(promyelocyte) 60% 이상, 파곳세포(faggot cell) 관찰
- 골수세포형과산화효소(myeloperoxidase) 염색 양성

① M1
② M2
③ M3
④ M4
⑤ M5

49
DNA 합성장애로 인한 거대적혈모구빈혈(megaloblastic anemia)에서 보이는 검사결과는?

① 범혈구 증가
② 그물적혈구 증가
③ 아우어소체 관찰
④ 과분엽호중구 관찰
⑤ 평균적혈구용적 감소

50
FAB 분류법에 의한 급성백혈병 AML과 ALL을 구분할 수 있는 특수염색법은?

① 백혈구알칼리인산분해효소(LAP)
② 과산화효소염색(peroxidase stain)
③ 초생체염색(supravital stain)
④ 프루시안블루염색(prussian blue stain)
⑤ 에스테라아제염색(esterase stain)

51
혈액도말에서 비정형림프구(atypical lymphocyte)가 10% 이상 관찰되고, 혈청검사에서 엡스타인-바(EBV) 감염이 확인되었다. 의심되는 질환은?

① 다발골수증
② 감염단핵구증
③ 재생불량빈혈
④ 급성골수백혈병
⑤ 만성골수백혈병

52
급성골수백혈병의 골수모구(myeloblast)에서 보이는 봉입체는?

① 러셀소체(Russell body)
② 아우어소체(Auer body)
③ 하인츠소체(Heinz body)
④ 호염기반점(basophilic stipplings)
⑤ 파펜하이머소체(Pappenheimer body)

53
점상출혈과 자색반 증상이 있고, 검사결과가 다음과 같았다. 추가로 필요한 검사는?

- 혈소판 수 : 정상
- 출혈시간(BT) : 연장
- 프로트롬빈시간(PT) : 정상
- 활성화부분트롬보플라스틴시간(aPTT) : 정상

① 응고인자 검사
② D-이량체 검사
③ 혈장 칼슘재가 검사
④ 혈소판 응집능 검사
⑤ 프로트롬빈 소비시험

54
Wright's 염색 시 적혈구가 푸른색으로 염색되는 원인은?

① 수세시간이 길었다.
② 염색시간이 짧았다.
③ 도말두께가 너무 얇았다.
④ 완충액 pH가 알칼리성으로 변했다.
⑤ 염색시약에 산성성분(eosin)이 너무 많았다.

55
다음 검사결과로 의심되는 질환은?

- 소구성 저색소(microcytic hypochromic) 적혈구 관찰
- 혈청철(SI) 감소, 총철결합능(TIBC) 증가, 페리틴(ferritin) 감소

① 악성빈혈
② 다발골수종
③ 철결핍빈혈
④ 재생불량빈혈
⑤ 진성적혈구증가증

56
염색체 검사에 대한 설명 중 옳은 것은?

① 세포배양 – KCl 저장액
② 세포수확 – Colcemid 처리
③ 세포분열촉진 – Carnoy's solution
④ 잡균제거 – PHA
⑤ 채혈관 – Sod.citrate

57
전신홍반루푸스 환자의 항핵항체에 의해 변형된 핵을 호중구가 탐식하여 생성된 세포는?

① LE세포
② 대식세포
③ 비만세포
④ 형질세포
⑤ 털모양세포

58
백혈병 진단을 위한 글리코겐을 포함한 다당류의 염색법은?

① esterase 염색
② SBB(sudan black B) 염색
③ ACP(acid phosphatase) 염색
④ MPO(myeloperoxidase) 염색
⑤ PAS(Periodic acid Schiff) 염색

59
트롬빈(thrombin)에 의해서 활성화되며, 혈장 내 가장 높은 농도인 혈액응고인자는?

① I인자
② II인자
③ III인자
④ IV인자
⑤ V인자

60
혈우병 A가 의심될 때, 진단적 가치가 큰 검사는?

① 출혈시간
② VIII인자 검사
③ 섬유소분해산물
④ 프로트롬빈시간
⑤ 혈소판응집능 검사

61
염색체의 핵형 분석을 위해 주로 이용하는 분염법(banding technique)은?

① C 분염법
② G 분염법
③ NOR 분염법
④ Q 분염법
⑤ R 분염법

62

임상적 의미가 있는 비예기항체를 검사할 때 37°C에서 잘 반응하며, 혈청 중 농도가 가장 높은 면역글로불린은?

① IgA
② IgD
③ IgE
④ IgG
⑤ IgM

63

ABO 혈액형 검사에서 불일치 결과를 보였다. 혈청 측 원인은?

① 항원 결핍
② 항원성 소실
③ 항원성 약화
④ 비예기항체 존재
⑤ 항원결정기 수 감소

64

Anti-A_1 lectin 시약과 강하게 반응하는 혈액형은?

① A_1
② A_2
③ A_2B
④ B_3
⑤ O

65

약-D(weak-D)형에 관한 설명으로 옳은 것은?

① Rh 음성으로 보고한다.
② 항-H 시약으로 검사한다.
③ D 항원은 타액에서 발현된다.
④ D 항원의 항원결정기 수가 많다.
⑤ 간접항글로불린법을 이용해서 검사한다.

66

항응고제로 CPDA-1을 사용하는 수혈용 농축 적혈구 제제의 채혈 후 최장 보존기간은?

① 7일   ② 14일
③ 21일   ④ 28일
⑤ 35일

67

섬유소원 감소증과 혈우병 A 환자의 수혈에 사용되는 동결침전제제의 채혈 후 냉동 최장 보존기간은?

① 5일   ② 35일
③ 42일   ④ 1년
⑤ 10년

68

Rh 음성 O형 산모가 Rh 양성 A형 신생아를 분만하였다. 다음 중 교환수혈을 고려해야 하는 총빌리루빈값(mg/dL)은?

① 1   ② 2
③ 5   ④ 10
⑤ 20

69
항글로불린검사에 쓰이는 쿰즈(Coomb's) 시약의 성분은?

① IgG 감작혈구
② 저이온강도식염수(LISS)
③ 폴리에틸글리콜(PEG)
④ 효 소
⑤ 보 체

70
비예기항체 동정검사에서 anti-c가 검출된 환자에게 수혈 가능한 혈액의 Rh 표현형은?

① CcDe
② CcEe
③ CeDE
④ CDe
⑤ CcDEe

71
주교차시험에 사용되는 검체는?

① 공혈자의 혈구와 수혈자의 혈구
② 공혈자의 혈구와 수혈자의 혈청
③ 공혈자의 혈구와 공혈자의 혈청
④ 수혈자의 혈구와 수혈자의 혈청
⑤ 수혈자의 혈구와 공혈자의 혈청

72
장기이식에서 ABO 혈액형과 함께 시행하는 검사는?

① 초항원
② 신생항원
③ 표면항원
④ 흡입항원
⑤ 사람백혈구항원(HLA)

73
혈액형 검사 시 B혈구를 응집시키는 anti-B의 최소응집 역가는?

① 1 : 16
② 1 : 32
③ 1 : 64
④ 1 : 128
⑤ 1 : 256

임상미생물학(74~115)

74
*Staphylococcus spp.*에서 *S.aureus*를 판정할 수 있는 시험은?

① Catalase test
② 7.5% NaCl test
③ O-F test
④ Novobiocin test
⑤ Coagulase test

75
Streptococcus pyogenes(Group A)의 특징으로 옳은 것은?

① α-hemolysis
② Bacitracin 감수성
③ CAMP test 양성
④ Optochin 감수성
⑤ Bile solubility 양성

76
MTM medium에서 증식하는 것은?

① *Brucella melitensis*
② *Staphylococcus aureus*
③ *Salmonella typhi*
④ *Neisseria gonorrhoeae*
⑤ *Haemophilus influenza*

77
배지와 성분이 맞게 짝지어진 것은?

① Mannitol salt agar – neutral red
② MacConkey agar – neutral red
③ SS agar – phenol red
④ EMB agar – BTB
⑤ H-E agar – methylene blue

78
Bismuth-sulfite agar(BS agar)에서 흑색 집락을 띠는 균은?

① *Salmonella typhi*
② *Clostridium difficile*
③ *Escherichia coli*
④ *Shigella sonnei*
⑤ *Proteus mirabilis*

79
*Klebsiella spp.*와 *Enterobacter spp.*의 차이는?

① 운동성
② H_2S 생성
③ indole 생성
④ methyl red 시험
⑤ citrate 이용능

80
MacConkey agar에서 적색의 집락을 형성하는 균은?

① *Listeria monocytogenes*
② *Streptococcus agalactiae*
③ *Serratia marcescens*
④ *Citrobacter freundii*
⑤ *Aeromonas hydrophila*

81
실온에서는 운동성이며, 37℃에서는 비운동성인 균은?

① *Corynebacterium diphtheriae*
② *Yersinia enterocolitica*
③ *Vibrio parahaemolyticus*
④ *Proteus vulgaris*
⑤ *Klebsiella oxytoca*

82
*Vibrio cholerae*가 TCBS 배지에서 황색으로 분해하는 당은?

① galactose
② maltose
③ lactose
④ glucose
⑤ sucrose

83
*Pseudomonas aeruginosa*가 생성하는 녹색 색소는?

① pyocyanin
② pyoverdin
③ prodigiosin
④ pyorubin
⑤ pyomelanin

84
설사변 검체를 Skirrow 배지에 42℃ 미산소 배양 시 발육하는 균은?

① *Legionella pneumophila*
② *Vibrio cholerae*
③ *Campylobacter jejuni*
④ *Acinetobacter baumannii*
⑤ *Enterobacter cloacae*

85
Helicobacter pylori 감염 여부 확인을 위해 실시하는 CLO test의 검사 목적은?

① H_2S 생성능
② 미산소성 발육
③ Indole 생성능
④ Urease 생성능
⑤ Catalase 양성 여부

86
chocolate agar에서 배양되는 균주는?

① *Clostridium perfringens*
② *Haemophilus influenzae*
③ *Streptococcus pneumoniae*
④ *Bacillus cereus*
⑤ *Staphylococcus aureus*

87
절대산소성, hippurate 가수분해(+), 극단모성 편모로 BCYE agar에서 증식하는 균은?

① *Legionella pneumophilia*
② *Vibrio cholerae*
③ *Proteus vulgaris*
④ *Francisella tularensis*
⑤ *Plesiomonas shigelloides*

88
*Corynebacterium diphtheriae*의 최종동정시험은?

① CAMP test
② String test
③ Satellitism test
④ Urease test
⑤ Elek's test

89
25℃에서 배양 시 운동성을 가지며, 반고체 배지에서 우산 모양의 집락을 형성하는 균은?

① *Brucella melitensis*
② *Gardnerella vaginalis*
③ *Listeria monocytogenes*
④ *Citrobacter freundii*
⑤ *Erysipelothrix rhusiopathiae*

90
그람양성 막대균, 아포 형성, 비운동성, 대나무 마디 모양인 균은?

① *Nocardia asteroides*
② *Actinomyces israelii*
③ *Streptomyces hygroscopicus*
④ *Bacillus anthracis*
⑤ *Lactobacillus acidophilus*

91
객담의 *Mycobacterium tuberculosis* 배양 시 4% NaOH의 역할은?

① 잡균 제거
② 균발육 촉진
③ 독성 제거
④ 검체 희석
⑤ 영양분 공급

92
무산소성 단지(gas pak jar)에 들어가는 지시약은?

① bromthymol blue + palladium
② bromthymol blue + neutral red
③ methylene blue + resazurin
④ methylene blue + phenol red
⑤ bromthymol blue + phenol red

93
Clostridium difficile 검사 시 주로 쓰이는 검체는?

① 객 담
② 혈 액
③ 소 변
④ 대 변
⑤ 뇌척수액

94
세포벽이 없고 발육 시 콜레스테롤을 요구하며 PPLO agar에서 증식하는 균은?

① *Mycobacterium pneumoniae*
② *Rickettsia rickettsii*
③ *Chlamydia psittaci*
④ *Stenotrophomonas*
⑤ *Klebsiella pneumoniae*

95
세포벽 합성을 저해하는 항생제는?

① streptomycin
② ampicillin
③ colistin
④ tetracycline
⑤ polymyxin B

96
*E.coli O157*에 대한 특징으로 옳은 것은?

① 비운동성
② Verotoxin 비생성
③ Glucose 비분해
④ Sorbitol 비분해
⑤ Lactose 비분해

97
곤봉 모양의 대분생자를 보이며, 소분생자는 없는 진균은?

① *Epidermophyton floccosum*
② *Trichophyton mentagrophytes*
③ *Microsporum audouinii*
④ *Blastomyces dermatitidis*
⑤ *Cryptococcus neoformans*

98
진균을 배양하기 위한 배지는?

① Nutrient agar
② Sabouraud dextrose agar
③ Blood agar plate
④ MacConkey agar
⑤ Mueller Hinton agar

99
corn meal-Tween 80 agar에서 발아관과 후막포자를 형성하는 균은?

① *Aspergillus fumigatus*
② *Malassezia furfur*
③ *Histoplasma capsulatum*
④ *Candida albicans*
⑤ *Trichosporon beigelii*

100
외피 보유 DNA virus에 속하는 것은?

① Adenovirus
② Retrovirus
③ Coronavirus
④ HPV(Human papilloma virus)
⑤ HSV(Herpes simplex virus)

101
Virus 증식의 첫 단계는?

① 방 출   ② 침 투
③ 흡 착   ④ 용 균
⑤ 복 제

102
Retroviridae에 속하는 virus는?

① HIV
② Coronavirus
③ Rubella virus
④ Parainfluenza virus
⑤ Rabies virus

103
유구조충의 중간숙주는?

① 바다새우류   ② 왜우렁이
③ 돼 지   ④ 담수어
⑤ 소

104
산란 때부터 감염이 가능한 충란(자충포장란)인 기생충은?

① 편 충   ② 회 충
③ 요 충   ④ 선모충
⑤ 분선충

105
이질아메바 영양형의 특징은?

① 적혈구 탐식
② 1~2개 작은 위족
③ 세균 내포
④ 비운동성
⑤ 글리코겐 공포

106
매독의 특이적 검사법은?

① Widal test
② FTA-ABS test
③ VDRL
④ RPR test
⑤ Weil-Felix test

107
자가면역질환 중 하나인 전신홍반루푸스(SLE)를 검사하는 방법은?

① ASO test
② EIA
③ Western blot
④ Paul bunnell test
⑤ ANA

108
자연수동면역과 연관된 것은?

① 초유면역
② 감염획득
③ 백신접종
④ 항체주사
⑤ 예방접종

109
혈청 비동화 시 혈청을 가해야 하는 온도와 시간은?

① 56℃, 5분
② 56℃, 30분
③ 37℃, 30분
④ 37℃, 15분
⑤ 60℃, 30분

110
특정 항원(자기항원)에 대하여 면역반응을 일으키지 않는 상태는?

① 자가면역
② 면역저하
③ 면역결핍
④ 면역관용
⑤ 면역과다

111
B형 간염바이러스 검사 시 전염성 감염지표는?

① HBs Ag
② HBc Ag
③ HBe Ag
④ Anti-HBc IgM
⑤ Anti-HBs IgG

112
항원항체 반응 시 전역반응(prozone reaction)일 경우 전처리 방법은?

① 반응온도 증가
② 항체 희석
③ 반응시간 증가
④ 반응시간 감소
⑤ 항원 희석

113
투베르쿨린(tuberculin)이 해당하는 반응은?

① 면역복합체 매개
② 알레르기
③ 이식거부반응
④ 지연형 과민반응
⑤ 항체 매개

114

주조직적합성복합체(MHC)에 대한 설명으로 옳은 것은?

① MHC class I은 항원제시세포 등 특정 면역 관련 세포에만 존재한다.
② MHC class II 분자는 3개 영역(α_1, α_2, α_3) 당단백질과 β_2-microglobulin으로 구성된다.
③ MHC class II는 유핵세포에서 발현된다.
④ MHC class I&II 모두 T-cell로 항원을 제시한다.
⑤ MHC class I분자는 α, β-chain 당단백질이 비공유결합으로 연결되어 있다.

115

보체(complement)의 활성화 과정에서 화학주성 작용을 하는 물질은?

① C3a
② C4
③ C5a
④ C2
⑤ C3b

조직·세포병리검사(1~16)

01

다음 사진으로 검사하는 것은?

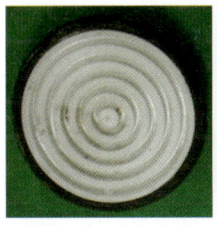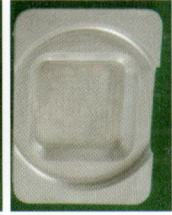

① 효소조직화학법　② 자가방사기록법
③ 전자현미경관찰법　④ 제자리부합법
⑤ 면역세포화학법

02

사진에 표시된 1~3이 의미하는 것은?

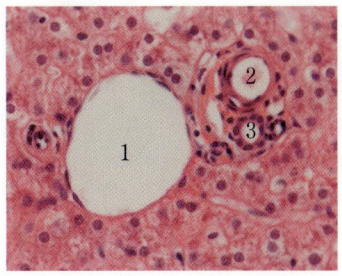

① 세뇨관　② 콩 팥
③ 대동맥　④ 폐
⑤ 간세동이

03

사진의 염색법으로 검출할 수 있는 것은?

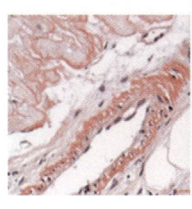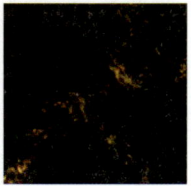

① 글리코겐
② 산성점액질
③ 세망섬유
④ 아밀로이드
⑤ 아교섬유

04

사진의 화살표가 표시된 부분을 나타내는 장기는?

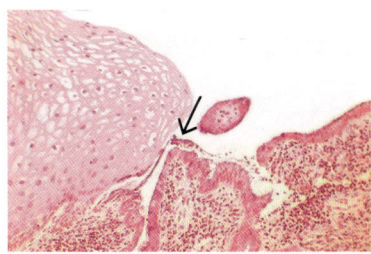

① 간
② 신 장
③ 자 궁
④ 뇌
⑤ 정 소

05

사진의 장기로 옳은 것은?

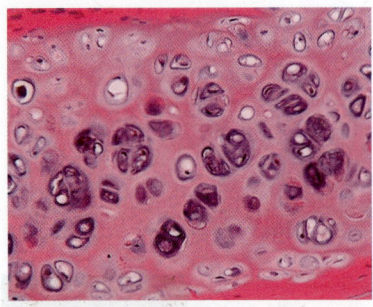

① 신 장
② 연 골
③ 폐
④ 갑상샘
⑤ 간

06

사진은 Gomori reticulin stain이다. 산화제로 쓰이는 시약은?

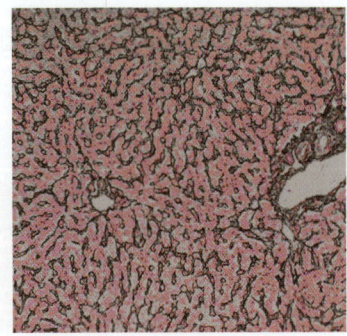

① potassium permanganate
② ferric ammonium sulfate
③ sodium thiosulfate
④ gold chloride
⑤ formalin

07

사진이 나타내는 것은?

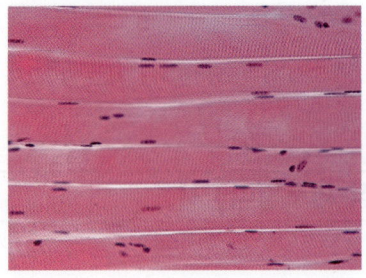

① 수 초
② 민무늬근육
③ 내장근육
④ 가로무늬근육
⑤ 방광세포

08

사진에서 표시하는 세포가 나타내는 질환은?

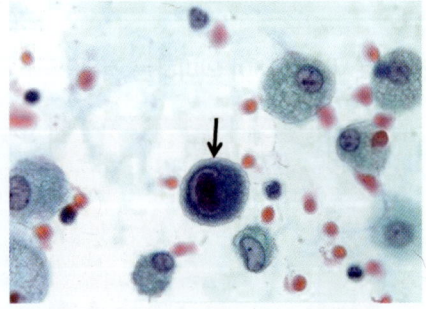

① HPV
② HIV
③ HSV
④ CMV
⑤ *Candida albicans*

09
사진과 같은 세포가 나타날 때 분비되는 호르몬은?

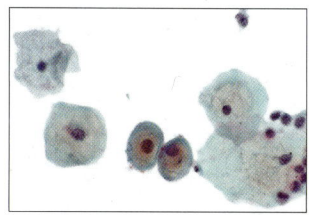

① progesterone
② estrogen
④ FSH
⑤ LH
⑤ androgen

10
사진의 용액으로 하는 염색방법은?

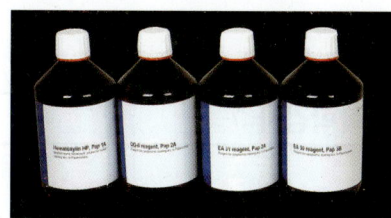

① HE stain
② MGP stain
③ Wright-Giemsa Stain
④ Pap Stain
⑤ Aceto-orcein Stain

11
사진이 나타내는 검사방법은?

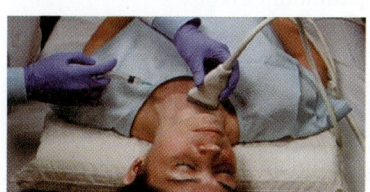

① VCN도말법
② 세포원심침전법
③ 세침흡인검사
④ 액상세포검사
⑤ 펀치생검

12
사진으로 알 수 있는 것은?

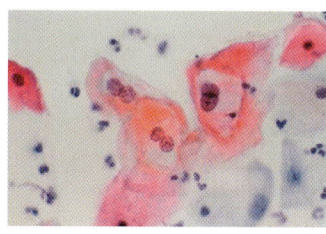

① 경도이형성증
② 중등도이형성증
③ 고도이형성증
④ 상피내암종
⑤ 각화성 편평세포암종

13
면역조직화학법에서 사진과 같은 방법을 하는 목적은?

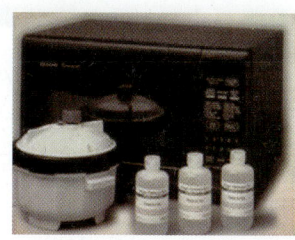

① 효소 활성
② 항체 활성
③ 염색시간 단축
④ 항원성 부활
⑤ 위음성 방지

14

사진과 같은 세포의 출연시기는?

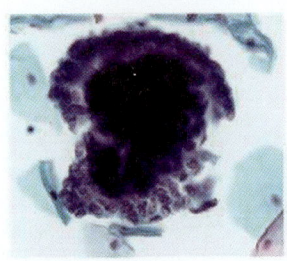

① 월경기(1~5일)
② 증식기 전기(6~10일)
③ 증식기 후기(10~12일)
④ 배란기(13~14일)
⑤ 분비기 말기(22~28일)

15

조직표본 제작 시 사진의 장비를 쓰는 과정의 특징은?

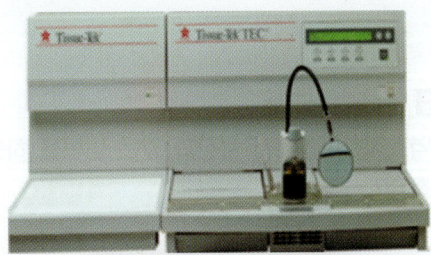

① 조직의 사후 변화를 막아 조직이나 세포를 살아있는 상태와 같이 유지하도록 한다.
② 특수한 매질을 이용해 일정한 경도로 경화시킬 때 사용한다.
③ 생조직이나 고정된 조직의 다양한 조직성분과 세포 구성성분을 착색시켜 이를 잘 구별하게 해준다.
④ 뼈조직은 잘리기 쉽게 수직이 되도록 심는다.
⑤ 농도차에 의한 급격한 확산으로 조직의 손상을 방지한다.

16

그림의 염색체가 나타내는 질환은?

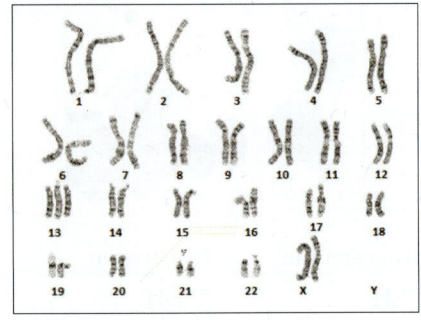

① 에드워드증후군
② 파타우증후군
③ 다운증후군
④ 고양이울음증후군
⑤ 클라인펠터증후군

임상화학검사(17~32)

17

그림이 나타내는 것과 오차의 종류가 알맞게 짝지어진 것은?

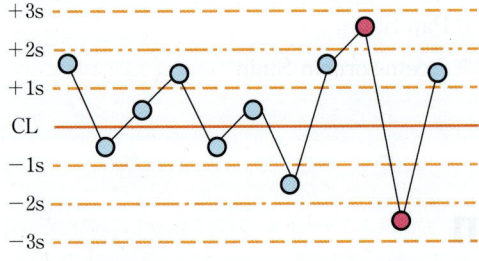

① 1_{2S}, Random error
② 2_{2S}, Systemic error
③ R_{4S}, Systemic error
④ R_{4S}, Random error
⑤ 4_{1S}, Random error

18
사진의 피펫에 대한 내용으로 옳은 것은?

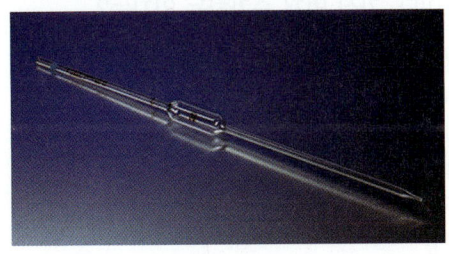

① 점성이 있는 검체를 옮길 때 사용한다.
② 표준액을 희석할 때 사용한다.
③ 정확성을 필요로 하지 않는 시약을 옮길 때 사용한다.
④ 피펫 끝부분까지 눈금이 표시되어 있다.
⑤ μL 단위까지 측정 가능하다.

19
그림은 단백질 전기영동 그래프이다. 관련된 질환은?

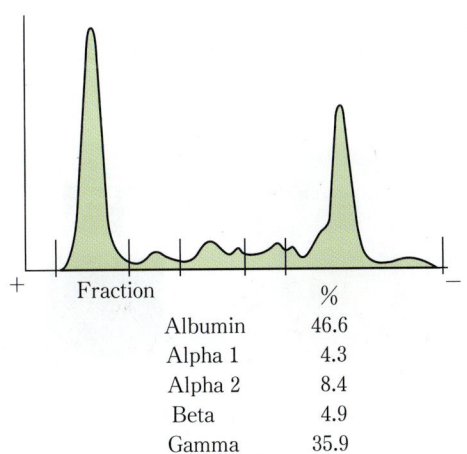

Fraction	%
Albumin	46.6
Alpha 1	4.3
Alpha 2	8.4
Beta	4.9
Gamma	35.9

① 간경변증　　② 무감마글로불린혈증
③ 다발성골수종　　④ 신장질환
⑤ 심근경색

20
단백질 전기영동 그래프에서 화살표가 가리키는 것에 속하는 성분은?

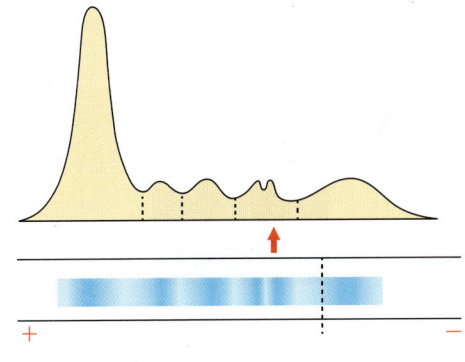

① complement
② haptoglobin
③ HDL
④ glycoprotein
⑤ ceruloplasmin

21
그림이 뜻하는 것은?

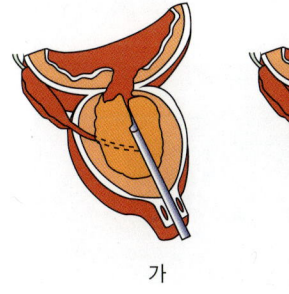

가　　나

① 수시뇨
② 아침첫뇨
③ 12시간뇨
④ 카테터뇨
⑤ 24시간뇨

22
사진은 urine을 원심 분리하였을 때의 결과이다. 옳은 내용은?

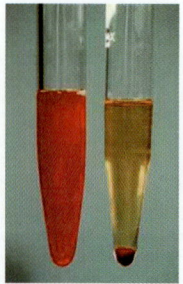

① ehrlich reaction에 의해 적갈색으로 나타난다.
② benedict법에서 적색으로 나타난다.
③ 근세포가 파괴되었음을 의미한다.
④ ascorbic acid에 의해 위양성이 나타날 수 있다.
⑤ peroxidase reaction을 이용하여 검사할 수 있다.

23
사진은 urine을 현미경으로 관찰한 것이다. 사진에 보이는 침사의 특징은?

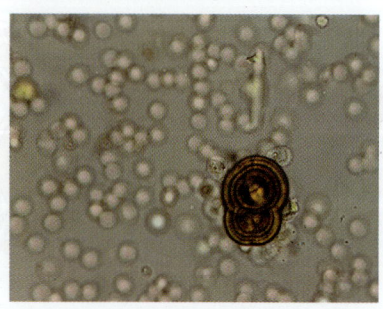

① 아미노산 대사장애 시 나타난다.
② 알칼리뇨에서 나타난다.
③ 염산에 의해 용해된다.
④ 초산에 의해 용해된다.
⑤ 간장 손상 시 나타난다.

24
그림은 급성심근경색 환자의 심장표지자 그래프이다. 가장 먼저 증가하는 인자는?

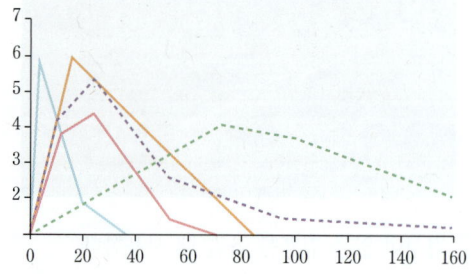

① troponin T
② CRP
③ myoglobin
④ LDH
⑤ CK-MB

25
사진은 정상뇨와 비정상뇨를 비교한 것이다. 원인이 되는 질환은?

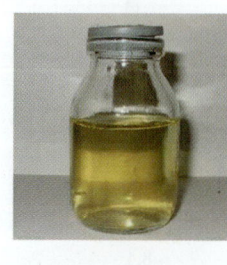 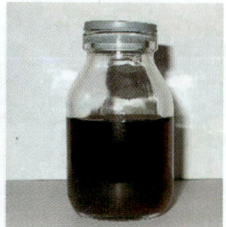

① phenylketonuria
② alkaptonuria
③ porphyrinuria
④ indicanuria
⑤ diabetes mellitus

26

사진은 gas chromatography이다. 화살표가 가리키는 것은?

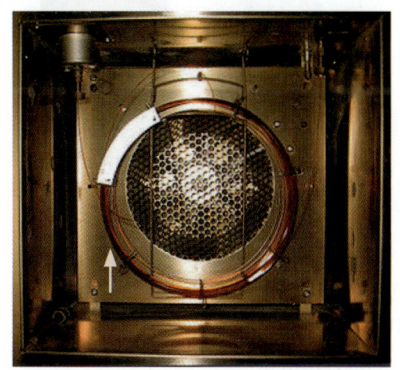

① 전 극
② 가스주입기
③ 펌 프
④ 칼 럼
⑤ 수광부

27

그림은 OGTT 그래프이다. 정상인의 그래프는?

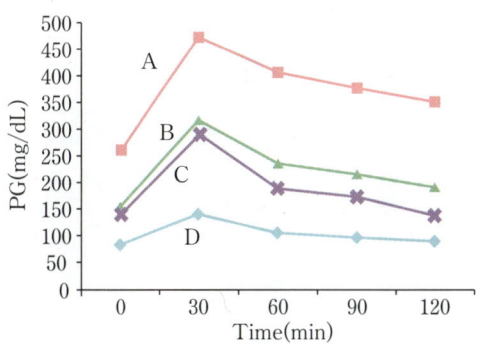

① A
② B, C
③ C
④ C, D
⑤ D

28

요시험지 검사법에서 화살표가 가리키는 검사가 뜻하는 것은?

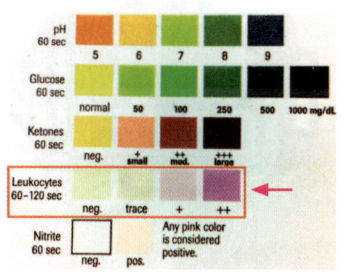

① 다량의 림프구와 관련이 있다.
② 두 가지 효소를 이용하여 검사한다.
③ THBQ 시약을 사용한다.
④ ascorbic acid에 의해 위음성이 나타난다.
⑤ 호산구가 가지고 있는 esterase와 관련이 깊다.

29

사진의 장비에 대한 설명으로 옳은 것은?

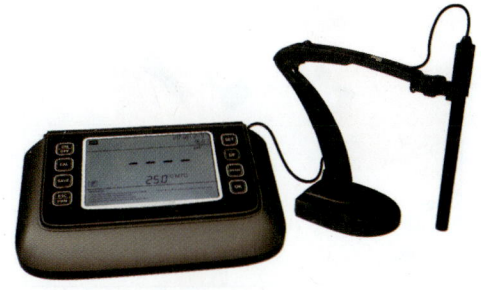

① 측정전극은 은/염화은 전극이다
② 기준전극은 유리전극이다.
③ 전류량 측정이다.
④ 프탈산염을 표준시약으로 사용한다.
⑤ 액막전극을 사용한다.

30
사진은 방사선 측정장비이다. 무엇인가?

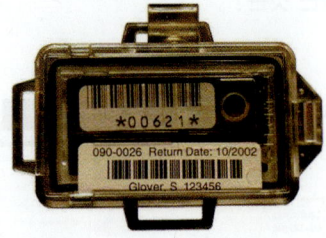

① 열형광선량계
② 포켓선량계
③ 수족선량계
④ 유효선량계
⑤ 서베이미터

31
사진의 환자에게 필요한 약물은?

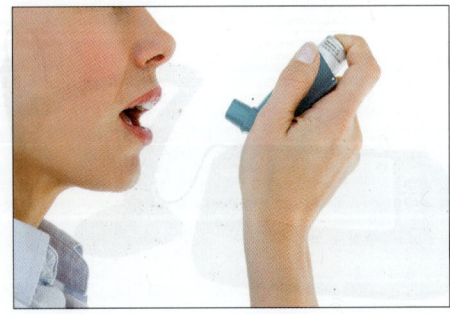

① theophylline
② quinidine
③ lithium
④ cyclosporine
⑤ digoxin

32
사진이 나타내는 검사는?

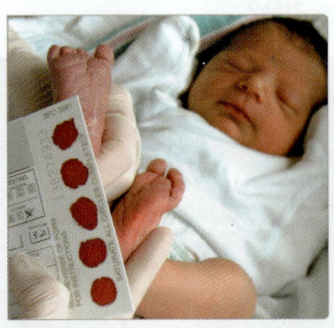

① indicanuria
② porphyrinuria
③ phenylketonuria
④ alkaptonuria
⑤ hematuria

혈액학검사 (33~48)

33
혈액 응고검사 시 사용하는 것은?

① 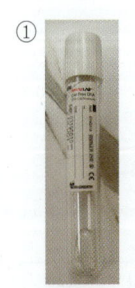 ② 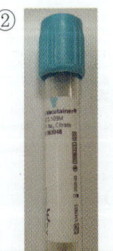 ③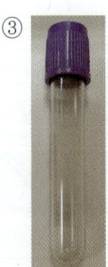

④ 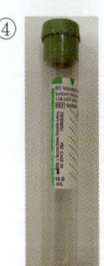 ⑤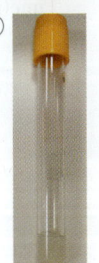

34

MCV 110fl 이상이고, 사진의 세포와 관련 있는 질환은?

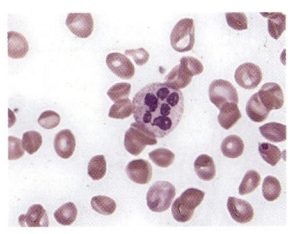

① 진성적혈구증가증
② 유전구형적혈구증
③ 용혈성 빈혈
④ 거대적모구성 빈혈
⑤ 철결핍성 빈혈

35

사진의 세포에 해당하는 것은?

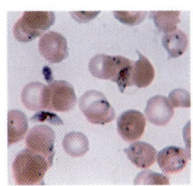

① Heinz body
② LE cell
③ 말라리아
④ basophilic stippling
⑤ spherocyte

36

사진의 A~E를 바르게 나타낸 것은?

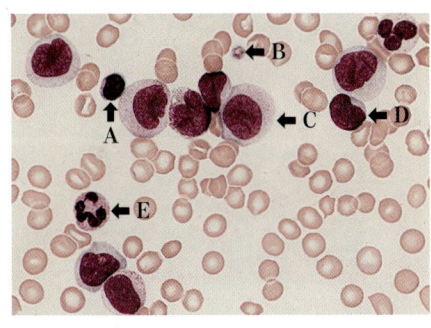

① A – 림프구
② B – 적혈구
③ C – 골수모구
④ D – 호중구
⑤ E – 후골수구

37

사진과 같을 때 나타나는 현상은?

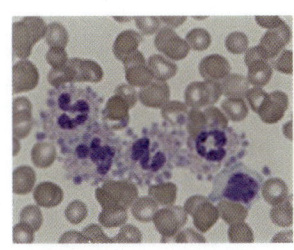

① 적혈구 감소
② 호중구 감소
③ 혈소판 감소
④ 호산구 감소
⑤ 림프구 감소

38
화살표가 가리키는 세포의 명칭은?

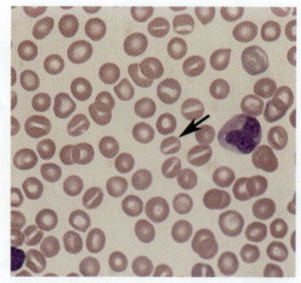

① 난형적혈구(ovalocyte)
② 구형적혈구(spherocyte)
③ 표적적혈구(target cell)
④ 입모양적혈구(stomatocyte)
⑤ 그물적혈구(reticulocyte)

39
사진과 같은 특수염색으로 옳은 것은?

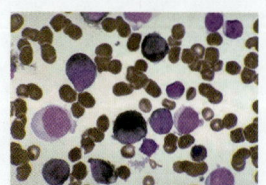

① PAS
② myeloperoxidase
③ non-esterase
④ giemsa stain
⑤ LAP

40
그림과 같은 혈소판 기능검사의 응집을 촉진시키는 것은?

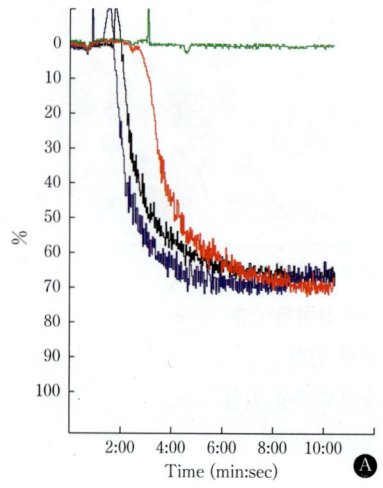

① Ca
② III
③ Collagen
④ IX
⑤ VIII

41
사진의 염색체형 분석으로 옳은 것은?

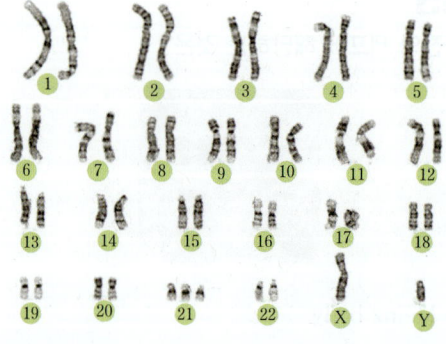

① 47, XX, 21
② 47, XX, 22
③ 45, X, 17
④ 45, XY, 17
⑤ 45, XX, 14

42

사진의 자동분석기에 대한 설명으로 옳은 것은?

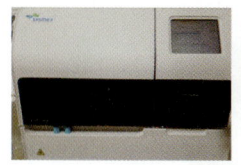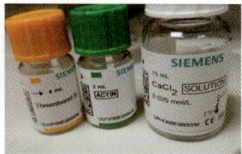

① 자동혈구계산기
② 유세포분석기
③ 간접응집장비
④ Blood gas 검사장비
⑤ PT, aPTT 검사장비

43

검체 채취 시 피검자에게 확인해야 하는 가장 중요한 사항은?

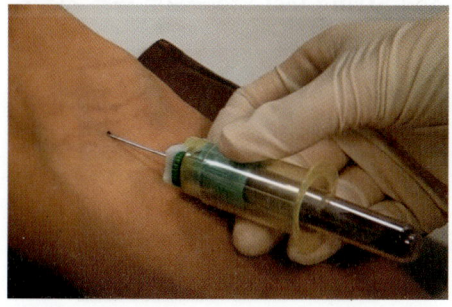

① 나이, 성별
② 이름, 성별
③ 나이, 등록번호
④ 이름, 등록번호
⑤ 성별, 등록번호

44

사진은 37℃를 유지하는 기기이다. 이 기기로 검사할 수 있는 것은?

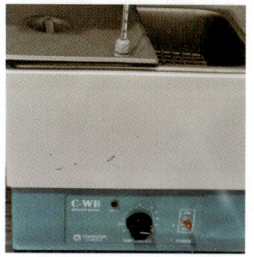

① 빈혈검사
② 혈소판검사
③ Crossmatching
④ PB smear
⑤ ESR

45

그림과 같은 질환을 일으키는 항체는?

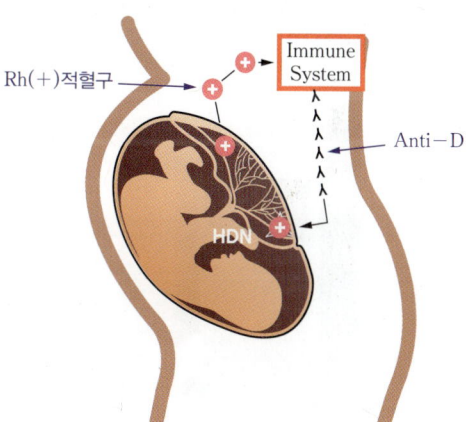

① IgA
② IgD
③ IgG
④ IgE
⑤ IgM

46
사진은 혈구형 혈액형 검사법이다. 옳은 것은?

① (가) Rh+ AB형
② (나) Rh+ O형
③ (다) Rh− A형
④ (라) Rh+ B형
⑤ (마) Rh− B형

48
사진의 기구를 사용해야 하는 경우는?

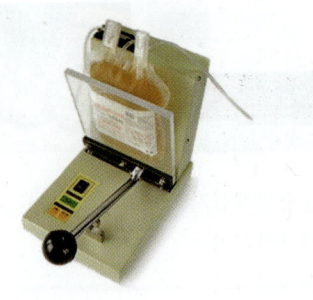

① 혈액봉합기
② 자동혈구세척기
③ 백혈구여과제거기
④ 간접항글로불린
⑤ 혈장분리기

47
사진과 같은 혈액X선조사기기로 예방할 수 있는 수혈 부작용은?

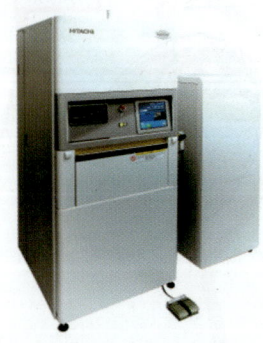

① 발열성비용혈성질환
② 급성폐손상
③ CMV
④ 이식편대숙주병
⑤ 신생아용혈성질환

임상미생물검사 (49~65)

49
사진의 String test 양성균으로 옳은 것은?

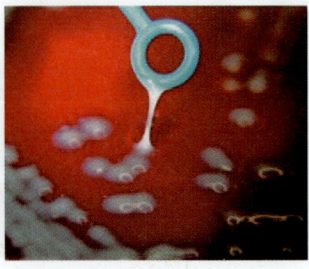

① *Shigella sonnei*
② *Vibrio cholerae*
③ *Salmonella typhi*
④ *Streptococcus aureus*
⑤ *Proteus mirabilis*

50
그림의 바이러스 종류는?

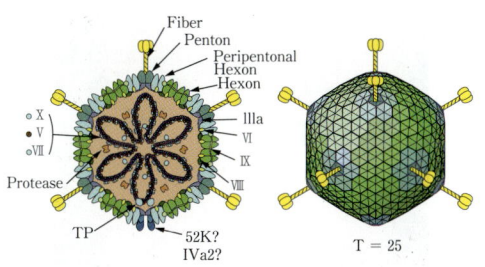

① HPV
② Rhabdoviridae
③ Herpesviridae
④ Rabies virus
⑤ Adenoviridae

51
사진은 어떤 기생충의 충란인가?

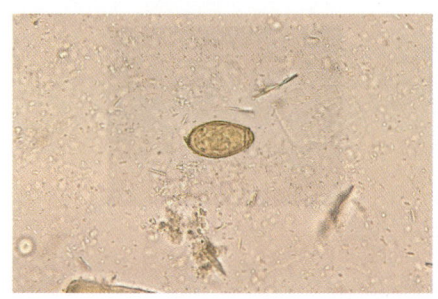

① 편충
② 요충
③ 간흡충
④ 폐흡충
⑤ 사상충

52
사진의 기생충으로 옳은 것은?

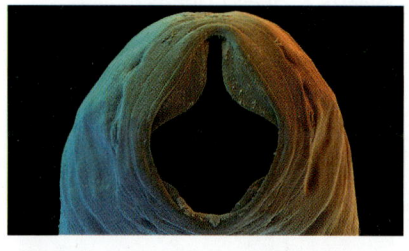

① 아메리카 구충
② 두비니 구충
③ 폐흡충
④ 요충
⑤ 사상충

53
사진의 시약에 대한 설명으로 옳은 것은?

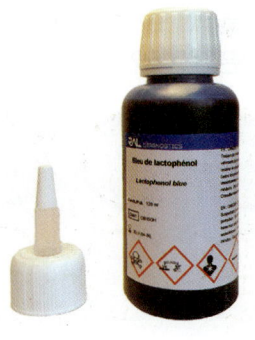

① phenol은 세포벽을 붉게 염색시킨다.
② lactic acid는 진균에게 영양소를 공급한다.
③ cotton blue는 핵을 염색시킨다.
④ 영구보존 표본을 만들 수 있다.
⑤ 협막을 관찰할 수 있다.

54

사진은 India ink stain을 통해 협막이 관찰되는 진균이다. 진균의 이름은?

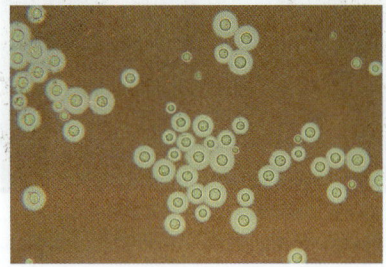

① C.neoformans
② T.rubrum
③ M.canis
④ C.albicans
⑤ Rhizopus

56

사진의 환자와 연관된 virus는?

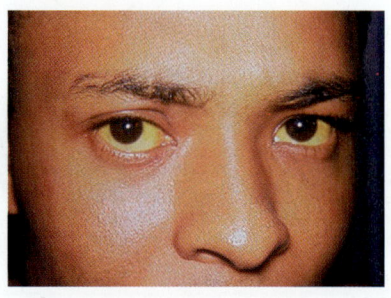

① CMV
② Polio virus
③ Human hepatitis A virus
④ Adenoviridae
⑤ Herpes simplex virus

55

사진은 장티푸스를 검사할 때 사용하는 방법의 원리이다. 옳은 내용은?

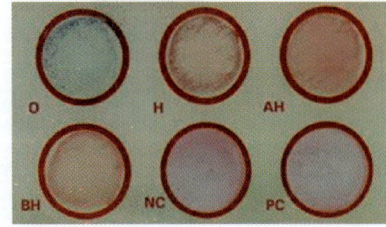

① 직접응집법이다.
② O-항원은 이열성이다.
③ H-항원은 내열성이다.
④ S.paratyphi A는 Vi-항원을 가지고 있다.
⑤ S.paratyphi C는 Vi-항원이 없다.

57

사진에서 화살표가 나타내는 면역형광법(IFA ; Immuno Fluorescence Assay)의 염색패턴은?

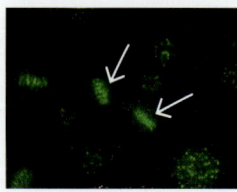

① homogeneous
② speckled
③ nuclear dots
④ nucleolar
⑤ centromere

58
사진의 Western blot 결과를 나타내는 원인은?

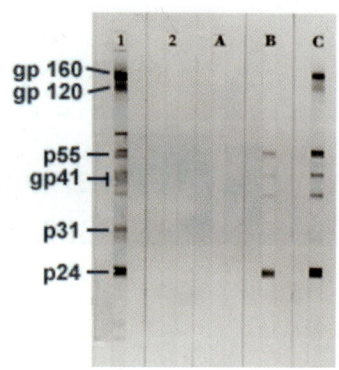

① HAV
② HBV
③ HCV
④ HSV
⑤ HIV

60
사진과 관련된 미생물은?

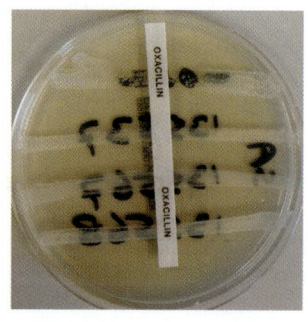

① VRSA
② ESBL
③ VRE
④ CRE
⑤ MRSA

59
사진은 자동혈액 배양기용 배지로, 바르게 설명한 것은?

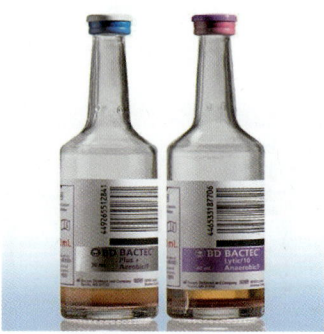

① 호기균 배양병은 보라색이다.
② 호기균 배양병에 먼저 혈액을 담는다.
③ 배지의 항응고제는 SPS이다.
④ 혈액과 배지의 양은 동량이다.
⑤ 양성검출 원리는 산소의 양과 비례한다.

61
사진의 장비를 이용하여 멸균할 때, 생물학적 지시계를 사용한다면 사용되는 세균은?

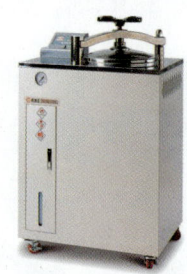

① *Bacillus cereus*
② *Geobacillus stearothermophilus*
③ *Staphylococcus aureus*
④ *Bacillus subtilis*
⑤ *Thermophilus aquaticus*

62
그림이 나타내는 검사법은?

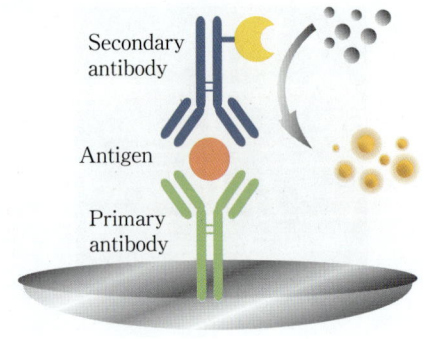

① RIA
② IRMA
③ Sandwich ELISA
④ Chemiluminescence
⑤ Indirect ELISA

64
사진의 배양 결과를 나타내는 균의 특징은?

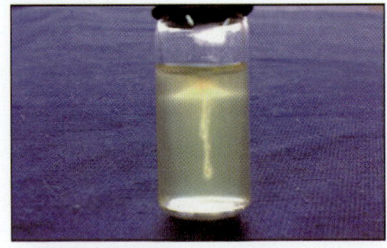

① 사람에게 유단독증을 유발한다.
② 37℃ 배양에서 운동성을 가진다.
③ 혈액 첨가 한천배지에서 잘 발육한다.
④ 아포를 형성한다.
⑤ 그람양성 무아포 막대균이다.

63
사진의 X & V factor test 결과에 해당하는 균은?

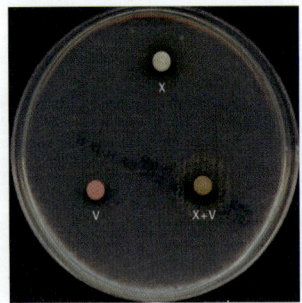

① *H.aegyptius*
② *H.ducreyi*
③ *H.parainfluenzae*
④ *H.parahaemolyticus*
⑤ *H.haemoglobinophilus*

65
사진은 생물안전작업대(Biological Safety Cabinet) Class Ⅲ이다. 여기서만 실험할 수 있는 미생물은?

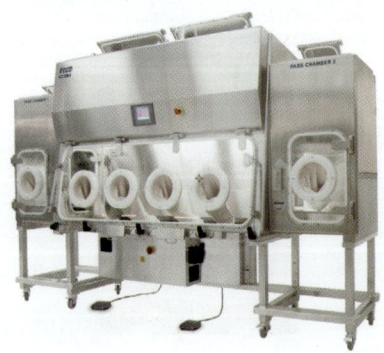

① SARS virus
② Lassa virus
③ *Salmonella typhi*
④ *Mycobacterium tuberculosis*
⑤ Yellow fever virus

제 2 회

최종모의고사

의료관계법규 (01~20)

01
「의료법」상 10년간 보존하는 것은?

① 진단서 등의 부본
② 수술기록
③ 환자 명부
④ 방사선 소견서
⑤ 처방전

02
「의료법」상 병원급 의료기관의 종류에 해당하지 않는 것은?

① 한방병원
② 노인전문병원
③ 치과병원
④ 종합병원
⑤ 정신병원

03
「의료법」상 의사가 서울특별시 강남구에서 종합병원을 개설하고자 할 때 취해야 할 조치는?

① 강남구청장에게 신고를 하여야 한다.
② 강남구청장에게 허가를 받아야 한다.
③ 서울특별시장에게 신고를 하여야 한다.
④ 서울특별시장에게 허가를 받아야 한다.
⑤ 강남구 보건소장에게 허가를 받아야 한다.

04
「의료법」상 환자의 배우자가 환자에 관한 기록을 열람하는 경우 의료기관의 장에게 제출하여야 하는 서류가 아닌 것은?

① 환자 배우자의 신분증 사본
② 환자가 자필서명한 동의서
③ 환자와의 가족관계증명서
④ 환자의 배우자가 작성한 위임장
⑤ 주민등록표 등본

05
「의료기사 등에 관한 법률」상 ( ) 안에 들어갈 내용은?

> 품위를 현저히 손상시키는 행위를 한 경우 보건복지부장관은 ( )의 기간을 정하여 의료기사 등의 면허자격을 정지시킬 수 있다.

① 3개월 이내
② 6개월 이내
③ 1년 이내
④ 2년 이내
⑤ 3년 이내

06
「의료기사 등에 관한 법률」상 의료기사 등이 업무상 알게된 비밀을 누설하였을 때 벌칙은?

① 1년 이하 징역 또는 1천만원 이하 벌금
② 2년 이하 징역 또는 2천만원 이하 벌금
③ 3년 이하 징역 또는 3천만원 이하 벌금
④ 면허정지
⑤ 100만원 과태료

07
「의료기사 등에 관한 법률」상 임상병리사의 업무범위로 옳지 않은 것은?

① 시약의 보관
② 검사물 등의 채취
③ 검사용 시약의 조제
④ 생리학적 진단
⑤ 혈액의 공급

08
「의료기사 등에 관한 법률」상 의료기사등의 보수교육에 대한 설명 중 옳은 것은?

① 보수교육 이수증은 보건복지부장관이 발급한다.
② 보수교육이 3년 이상 유예된 경우 16시간 이상 보수교육을 받아야 한다.
③ 보수교육 실적보고서는 시·도지사에게 제출하여야 한다.
④ 보수교육 관계서류는 2년 동안 보존하여야 한다.
⑤ 보수교육시간은 매년 8시간 이상 받아야 한다.

09
「의료기사 등에 관한 법률」상 의료기사의 결격사유에 해당하지 않는 것은?

① 피성년후견인, 피한정후견인
② 전문의가 의료인으로서 적합하지 않다고 인정한 정신질환자
③ 파산선고를 받고 복권되지 아니한 자
④ 관련법을 위반하여 금고 이상의 실형을 선고받고 그 집행이 끝나지 아니한 자
⑤ 마약류 중독자

10
「감염병의 예방 및 관리에 관한 법률」상 생물테러감염병 또는 치명률이 높거나 집단 발생의 우려가 커서 발생 또는 유행 즉시 신고하여야 하고, 음압격리와 같은 높은 수준의 격리가 필요한 감염병은?

① 제1급감염병
② 제2급감염병
③ 제3급감염병
④ 제4급감염병
⑤ 세계보건기구 감시대상 감염병

11
「감염병의 예방 및 관리에 관한 법률」상 감염병환자 등으로부터 고위험병원체를 분리한 자는 지체 없이 누구에게 신고하여야 하는가?

① 시·도지사
② 시장·군수·구청장
③ 관할 보건소장
④ 질병관리청장
⑤ 보건복지부장관

12

「감염병의 예방 및 관리에 관한 법률」상 생물테러의 목적으로 이용되거나 사고 등에 의하여 외부에 유출될 경우 국민 건강에 심각한 위험을 초래할 수 있는 감염병병원체는?

① 병원체보유자 ② 생물테러감염 병원체
③ 고위험병원체 ④ 콜레라 병원체
⑤ 인수공통감염 병원체

13

「감염병의 예방 및 관리에 관한 법률」상 보건소를 이용하기 불편한 주민 등에 대한 예방접종업무를 의료법에 따른 의료기관에 위탁할 수 있는 자는?

① 시·도지사
② 보건소장
③ 질병관리청장
④ 보건복지부장관
⑤ 특별자치시장·특별자치도지사 또는 시장·군수·구청장

14

「지역보건법」상 보건소, 보건의료원, 보건지소 또는 건강생활지원센터가 아닌 자가 동일 명칭을 사용하였을 경우 벌칙은?

① 100만원 이하의 과태료
② 300만원 이하의 과태료
③ 500만원 이하의 과태료
④ 1년 이하의 징역 또는 1천만원 이하의 벌금
⑤ 3년 이하의 징역 또는 3천만원 이하의 벌금

15

「지역보건법」상 보건소 설치에 대한 설명으로 옳은 것은?

① 대통령령으로 정하는 기준에 따라 해당 지방자치단체의 조례로 보건소를 추가로 설치할 수 있다.
② 시·군·구별로 2개씩 설치한다.
③ 보건소 추가 설치는 보건법상 제한된다.
④ 동일 시에 2개 이상의 보건소가 설치되어 있는 경우 보건복지부의 권한으로 정한다.
⑤ 동일 시에 2개 이상의 보건소가 설치된 경우 업무를 총괄하는 보건소를 지정할 수 없다.

16

「지역보건법」상 건강검진 등 신고서를 제출받은 보건소장은 신고인에게 신고의 수리 여부를 언제까지 통지하여야 하는가?

① 지체없이
② 3일 이내
③ 5일 이내
④ 7일 이내
⑤ 9일 이내

17

「혈액관리법」상 헌혈자로부터 채혈한 수혈용 혈액의 적격 여부 검사항목이 아닌 것은?

① 매독검사
② A형간염검사
③ B형간염검사
④ C형간염검사
⑤ 후천성면역결핍증검사

18
「혈액관리법」상 특정수혈부작용이 아닌 것은?

① 사 망
② 장 애
③ 입원치료를 요하는 부작용
④ 바이러스 등에 의하여 감염되는 질병
⑤ 보건소장이 입원치료를 요하는 부작용과 유사하다고 판단하는 부작용

19
「혈액관리법」상 특정수혈부작용 발생 시 의료기관의 장은 시·도지사에게 언제까지 신고해야 하는가?

① 지체 없이
② 7일 이내
③ 15일 이내
④ 다음달 1일
⑤ 매월 말일

20
「혈액관리법」상 헌혈이 가능한 사람은?

① 스테로이드를 복용 중인 사람
② 발열에 의한 항생제와 진통제 복용 중인 사람
③ 수혈받은 지 3개월이 지난 사람
④ 15세 여학생
⑤ B형간염 예방접종 후 18시간 경과된 사람

공중보건학(21~30)

21
보건의료전략의 핵심이라고 할 수 있는 1차 보건의료 활동에 해당하는 것은?

① 예방접종　　② 환자관리
③ 직업적 재활　④ 급성질환관리
⑤ 만성질환관리

22
불쾌지수를 계산하는 데 요구되는 온열요소는?

① 기온과 기습　② 기류와 기습
③ 기온과 복사열　④ 기류와 복사열
⑤ 기류와 포화습도

23
농부나 군인들에게 발병 가능성이 높은 질환은?

① 발진티푸스　② 파상풍
③ 황 열　　　④ 두 창
⑤ 백일해

24
고온환경에서 오랜 시간 작업할 때 열탈진 또는 열허탈이 발생할 수 있다. 적절한 응급조치는?

① 진통제를 주사한다.
② 보호구를 착용한다.
③ 생리식염수를 주사한다.
④ 인공산소를 공급한다.
⑤ 고지방식을 섭취한다.

25
WHO의 조산아에 대한 체중 기준은?

① 1.5kg 이하 ② 2.0kg 이하
③ 2.5kg 이하 ④ 3.2kg 이하
⑤ 3.8kg 이하

26
원인관계를 검증함에 있어서 연구결과의 확실성을 높이기 위하여 연구대상에게 어떤 조작이나 자극을 주어 그 반응이나 결과를 보는 역학 연구방법은?

① 단면 연구 ② 패널 연구
③ 경향 연구 ④ 코호트 연구
⑤ 실험역학 연구

27
환자의 분변으로 배설된 병원체가 음식물이나 물에 오염되어 경구로 침입한 이후 감염을 일으키는 소화기 감염병은?

① 장티푸스 ② C형간염
③ 홍 역 ④ 인플루엔자
⑤ 일본뇌염

28
보건교육방법 중 수 개의 분단으로 나누어 토론하고 전체회의에서 종합하는 것은?

① 심포지엄 ② 버즈세션
③ 패널토의 ④ 집단토의
⑤ 세미나

29
직원의 적절한 근무평정 및 신분보장 등 행정관리의 중추적인 기능을 담당하는 보건행정의 관리과정 단계는?

① 예 산 ② 조 직
③ 지 휘 ④ 인 사
⑤ 기 획

30
비타민의 종류와 결핍증의 연결이 옳은 것은?

① 비타민 A – 불임
② 비타민 B_1 – 구순구각염
③ 비타민 B_2 – 각기병
④ 비타민 D – 괴혈병
⑤ 비타민 B_{12} – 악성빈혈

해부생리학(31~40)

31
인체를 좌우대칭으로 나누는 면은?

① 수평면 ② 시상면
③ 이마면(전두면) ④ 수직면
⑤ 정중시상면

32
니슬소체(Nissl body)를 포함하는 세포는?

① 간세포 ② 근육세포
③ 골세포 ④ 정자세포
⑤ 신경세포

33
쿠퍼세포(Kuffer's cell)를 볼 수 있는 장기는?

① 고환
② 간
③ 이자(췌장)
④ 지라(비장)
⑤ 허파(폐)

34
다음에서 설명하는 호흡계통의 구조는?

- 기관과 엽기관지 사이에 위치
- 다섯째 등뼈 높이에서 분지
- 오른쪽이 왼쪽에 비해 짧고 굵음

① 일차기관지
② 이차기관지
③ 구역기관지
④ 종말세기관지
⑤ 호흡세기관지

35
반사중추가 척수에 있는 반사는?

① 피부반사
② 조건반사
③ 침(타액)반사
④ 각막반사
⑤ 무릎반사(슬개건반사)

36
머리뼈(두개골) 중에서 1개로 구성된 뼈는?

① 아래턱뼈(하악골)
② 마루뼈(두정골)
③ 코뼈(비골)
④ 위턱뼈(상악골)
⑤ 관자뼈(측두골)

37
다음의 특징을 가지는 중추신경은?

- 중앙부는 벌레(충부)와 같은 외형
- 피질은 분자층, 조롱박신경세포층, 과립층으로 구성
- 속질은 치상핵, 마개핵, 둥근핵, 꼭지핵으로 순차적 배열

① 소뇌
② 대뇌
③ 숨뇌
④ 중간뇌
⑤ 사이뇌

38
심장근육(심근)의 특징은?

① 긴 불응기
② 다핵세포
③ 민무늬근육
④ 맘대로근(수의근)
⑤ 방추형 세포

39
이자에서 분비되는 펩티드(peptide) 호르몬은?

① 테스토스테론(testosterone)
② 인슐린(insulin)
③ 알도스테론(aldosterone)
④ 코르티손(cortisone)
⑤ 레닌(renin)

40
뇌혈관 중 뇌출혈이 일어나기 쉬운 곳은?

① 앞대뇌동맥(전대뇌동맥)
② 앞교통동맥(전교통동맥)
③ 중간대뇌동맥(중대뇌동맥)
④ 뒤교통동맥(후교통동맥)
⑤ 뒤통수동맥(후두동맥)

조직병리학(41~70)

41
근육조직 및 결합조직의 악성종양은?

① 선 종　　② 육 종
③ 섬유종　　④ 유두종
⑤ 지방종

42
남성 생식기 중 정자를 만들어내는 정원세포가 위치하는 곳은?

① 고 환　　② 정세관
③ 정 관　　④ 사정관
⑤ 요 관

43
신경아교세포 중 단핵포식계통의 세포는?

① 슈반세포　　② 별아교세포
③ 뇌실막세포　　④ 미세아교세포
⑤ 희소돌기아교세포

44
가로무늬근이면서 핵이 중앙에 있고 사이원반을 관찰할 수 있는 조직은?

① 뼈대근　　② 내장근
③ 연 골　　④ 심 근
⑤ 평활근

45
운동신경계통 및 중추신경계통의 손상으로 인해 의지운동이 불가능한 상태는?

① 연축(twitch)　　② 긴장(tonus)
③ 마비(paralysis)　　④ 강축(tetanus)
⑤ 구축(contracture)

46
술잔세포(배상세포)의 성질은?

① 점액선　　② 호르몬
③ 장 액　　④ 림프선
⑤ 타액선

47
신경세포 손상에서 위치가 변하며 소실되는 특징을 가진 것은?

① 수상돌기　　② 신경원섬유
③ 축삭돌기　　④ 니슬소체
⑤ 수 초

48
다음의 특징을 볼 수 있는 장기는?

> 주세포, 벽세포, 점액경세포, 장크롬친화성세포

① 간
② 위
③ 식도
④ 큰창자(대장)
⑤ 작은창자(소장)

49
육아종을 구성하는 유상피세포와 랑게르한스 거대세포 출현 시 의심되는 감염은?

① 방선균
② 결핵균
③ 임균
④ 젖산균
⑤ 가드네렐라

50
혈청 내 종양표지자 중 유방암종을 검출할 수 있는 인자는?

① CEA
② AFP
③ hCG
④ CA-125
⑤ NSE

51
인체의 조직이나 기관 내 병소가 있을 경우 22~23G의 가는 주삿바늘을 이용하여 세포를 채취하는 방법은?

① 탈락세포검사
② 후질원개검사
③ 밀착도말검사
④ 세침흡인검사
⑤ 세포군집검사

52
면역염색법에서 발색제인 DAB로 사용한 경우, 사용 직전에 혼합해서 사용하는 시약은?

① H_2O_2
② pepsin
③ Cobalt
④ methanol
⑤ Protein blocker

53
편평–원주 접합부(squamous columnar junction)가 정상적으로 위치하는 부위는?

① 난관과 자궁내막의 경계
② 질과 자궁경부의 경계
③ 자궁외경부와 내경부의 경계
④ 자궁내막과 자궁근층의 경계
⑤ 자궁체부와 기저부의 경계

54
탈회에 대한 설명으로 옳은 것은?

① EDTA는 매일 교환한다.
② 조직의 두께는 4mm 이상으로 한다.
③ 산 탈회액의 양은 조직의 50배가 좋다.
④ 탈회온도는 높을수록, 탈회시간은 길수록 좋다.
⑤ 산성용액에서 전기분해하면 탈회속도가 증가한다.

55
단순포진 바이러스(HSV) 특징에 해당하는 것은?

① 공동세포
② 서양배 모양
③ 착각화세포
④ 젖빛유리 모양
⑤ 세포질 내 호산성과립

56
서양배 모양의 핵이 특징인 것은?

① 방선균　② 질트리코모나스
③ 캔디다　④ 임 질
⑤ 크라미디아

57
베데스다 분류(TBS ; The Bethesda System)에서 저등급편평상피내병변(LSIL)에 속하는 것은?

① HSV
② HPV
③ CMV
④ Trichomonas
⑤ Candida

58
질도말표본에서 인유두종바이러스(HPV) 감염 시 나타나는 세포학적 특징은?

① 실마리세포　② 공동세포
③ 화생세포　④ 다핵성거대세포
⑤ 표재세포

59
임신기에 질도말 표본에 정상적으로 많이 나타나는 세포는?

① 표재세포　② 중간세포
③ 방기저세포　④ 기저세포
⑤ 원주세포

60
GMS(Grocott's methenamine silver) 염색법으로 검출하는 것은?

① 진 균　② 임 균
③ 매 독　④ 항산성균
⑤ 포도알균

61
면역조직화학 염색 시 염색 전에 트립신이나 극초단파에 의한 가열처리법을 시행하는 이유는?

① 항원성의 부활을 위해
② 비특이반응을 차단하기 위해
③ pH를 조절하기 위해
④ 내인성효소의 활성을 억제하기 위해
⑤ 2차항체에 의한 비특이적 반응을 억제하기 위해

62
신속진단, 응급수술에 이용되는 절편은?

① 동결절편　② 플라스틱절편
③ 셀로이딘절편　④ 카보왁스절편
⑤ 파라핀절편

63
D-PAS 염색에서 디아스타제(diastase)에 의해 영향을 받는 것은?

① 지 방　② 점액질
③ 당 질　④ 유전분
⑤ 단백질

64
신장(콩팥)의 사구체 바닥막(기저막)을 보기 위한 염색법은?

① orcein
② von Kossa
③ Congo red
④ PAMS(periodic acid methenamine silver)
⑤ PTAH(phosphotungstic acid hematoxylin)

65
Masson trichrome(MT) 염색에서 aniline blue 염료에 염색되는 것은?

① 탄력섬유
② 아교섬유
③ 그물섬유
④ 근섬유
⑤ 호은성섬유

66
침투 전 단계로 알코올 제거단계는?

① 탈 수
② 투 명
③ 침 투
④ 포 매
⑤ 박 절

67
증명하고자 하는 성분과 염색시약 및 결과의 조합으로 옳은 것은?

① 유전분 – congo red – 주황색
② 중성점액 – alcian blue – 청색
③ 횡문근 – hematoxylin – 적색
④ 산성 점액 – aniline blue – 청색
⑤ 비만세포 – toluidine blue – 청색

68
Harris hematoxylin의 분별제는?

① HCl–benzene
② HCl–alcohol
③ HCl–chloroform
④ HCl–acetone
⑤ HCl–xylene

69
탄력섬유 염색을 위한 Verhoeff's iron hematoxylin의 시약은?

① hematoxylin + iron alum + iodine
② hematoxylin + 10% ferric chloride + HCl
③ hematoxylin + 10% ferric chloride + iodine
④ hematoxylin + iron alum + HCl
⑤ hematoxylin + 10% ferric chloride + alcohol

70
면역조직화학 염색 시 단백질분해효소나 극초단파에 의한 가열처리법을 시행하는 이유는?

① 비특이적인 반응을 차단하기 위함
② 항원 부활(복원)을 위함
③ 매염 촉진을 위함
④ 내인성 효소의 활성을 억제하기 위함
⑤ pH를 조절하기 위함

임상생리학(71~100)

71
다음 설명에 해당하는 심장 주기는?

- 심전도 P파 출현
- 방실판막이 열리면서 심실로 혈액 유입
- 심방의 압력이 심실의 압력보다 높아짐

① 등용적성 확장기
② 등용적성 수축기
③ 심방수축기
④ 심실수축기
⑤ 박출기

72
수면다원검사에서 (가)는 무엇을 기록하기 위한 센서인가?

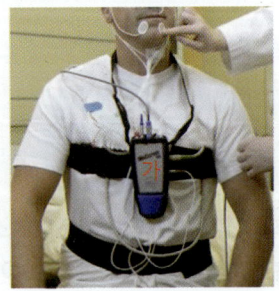

① 심전도
② 온도센서
③ 호흡운동
④ 혈중이산화탄소
⑤ 근전도

73
심전도에서 RR 간격이 0.6초일 때 심박동수는?(단, 기록속도 25mm/초)

① 130/분   ② 120/분
③ 100/분   ④ 80/분
⑤ 70/분

74
표준 12유도 심전도검사법에서 다섯째 갈비사이공간과 왼빗장뼈 중앙선과의 교차 부위에 부착하는 전극은?

① V_1 ② V_2
③ V_3 ④ V_4
⑤ V_5

75
사진에 해당하는 심전도에 관한 설명으로 옳은 것은?

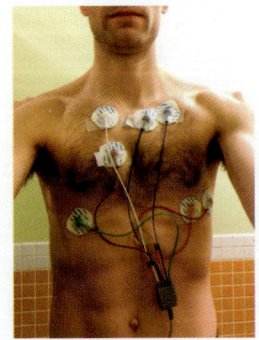

① 12시간 연속적으로 심전도를 녹음한다.
② 가슴 단극유도를 이용한다.
③ 3채널은 전극 5개를 사용한다.
④ 2채널은 전극 7개를 사용한다.
⑤ 일과성 부정맥을 찾기 위함이다.

76
다음의 특징을 가지는 심전도 소견은?

- 델타파 출현
- QRS 폭의 증대
- 켄트(kent) 속 부전도
- PR 단축

① LGL증후군
② WPW증후군
③ 우각블록
④ 좌각블록
⑤ Adams-stokes증후군

77
다음 보기에 해당하는 이상심전도는?

이상 Q파, 관성 T파, ST 분절 상승

① 우흉심
② 심근허혈
③ 심실비대
④ 심방비대
⑤ 심근경색

78
심전도 기록 시 기선동요(바닥선 동요)의 원인은?

① 접지선의 단선(접지불량)
② 전극과 피부 사이의 접촉저항이 클 때
③ 누전 및 부근에서 교류전원을 사용할 경우
④ 사지용 집게 전극의 조임이 강할 때
⑤ 가슴(흉부)유도 부위의 호흡운동

79
다음과 같은 증상이 있을 경우 금지해야 하는 검사는?

- 심한 빈혈
- 중증 대동맥판 협착
- 고혈압(수축기 혈압이 200mmHg 이상)
- 심한 흉통

① 24시간 심전도
② 운동부하심전도
③ 표준팔다리유도
④ 심초음파
⑤ 홀터 심전도

80
심전도 검사 시 다음과 같은 인공산물을 일으키는 원인은?

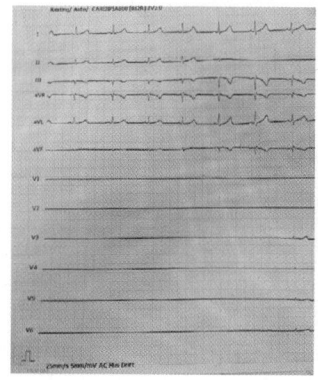

① 흉부유도 전극 접촉불량
② 피검자의 불안
③ 검사실 온도저하
④ 파킨슨 환자
⑤ 피검자의 불안정 호흡

81
뇌파유도 몽타주에서 단극유도법은?

①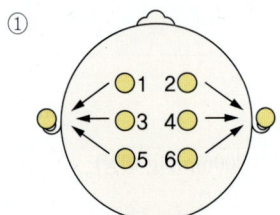

②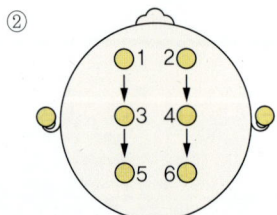

③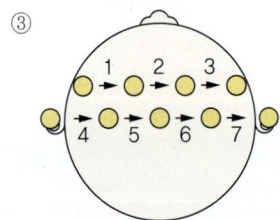

④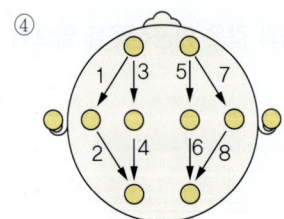

⑤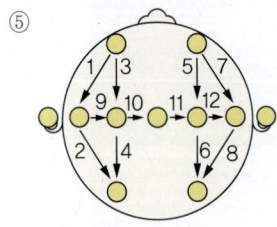

82
정상 성인의 뇌파에 대한 설명으로 옳은 것은?

① α파는 안정, 각성, 눈감기 상태에서 나타난다.
② α파는 이마부 우세로 나타난다.
③ β파의 주파수는 10~13Hz이다.
④ β파는 깊은 수면에서 출현한다.
⑤ δ파는 각성 상태에서 출현한다.

83
뇌파기록에서 전극과 피부 사이의 접촉저항을 줄이는 방법은?

① 습도를 높임
② 온도를 낮춤
③ 전극풀을 충분히 바름
④ 베개의 높이를 올려줌
⑤ 침대의 위치를 조절함

84
섬광자극 뇌파 부활법이 가장 유효한 것은?

① 간 질   ② 뇌출혈
③ 중증근무력증   ④ 소아발육지연
⑤ 두부외상

85
중심부와 마루부에서 나타나는 2~3상성의 봉우리파가 나오는 시기는?

① Stage W   ② Stage I
③ Stage III   ④ Stage IV
⑤ Stage Rem

86
그림은 정중신경 운동속도 검사이다. 검사에서 활성부위의 명칭은?

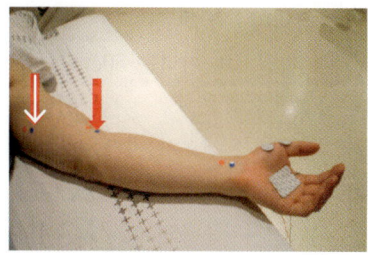

① 소지 힘줄근
② 종아리 힘줄근
③ 엄지 힘줄근
④ 정강신경 전극
⑤ 비골신경

87
최대상자극, 중증근무력증, 신경근접합부 손상이 있을 때 사용하는 검사는?

① H 파
② F 파
③ 혼합신경자극검사
④ 유발전위
⑤ 반복신경자극검사

88
전기자극에 의한 근전도 파형 중 운동신경섬유의 직접 자극에 의한 통상적인 근육활동전위에 의해 형성되며, 반복자극검사나 신경전도속도 검사에 주로 이용되는 파는?

① F 파
② H 파
③ M 파
④ S 파
⑤ T 파

89
정상치가 80% 이상이고, 날숨예비량과 들숨용량을 합한 폐기량 분획은?

① 폐활량
② 총폐활량
③ 잔기량
④ 기능적 잔기량
⑤ 최대환기량

90
다음의 특징이 있는 폐기능 검사는?

- 호흡빈도는 70~100회/분 정도 실시
- 폐활량의 1/3~1/2의 깊이로 호흡 실시
- 자발적 최대노력으로 1분간 호흡할 수 있는 공기량

① 잔기량(RV)
② 폐활량(VC)
③ 일회호흡량(TV)
④ 최대환기량(MVV)
⑤ 노력성 폐활량(FVC)

91
폐기량에 대한 설명으로 옳은 것은?

① 남녀 성별에 따라 폐기량은 차이가 없다.
② 잔기량(RV)은 폐기종에서 감소한다.
③ 20~30대에서 폐활량(VC)이 가장 낮다.
④ 연령 증가에 따라 잔기량(RV)과 기능적 잔기량(FRC)은 증가한다.
⑤ 수검자의 신장에 따라 영향이 없다.

92

제한성 환기장애의 그래프로 옳은 것은?

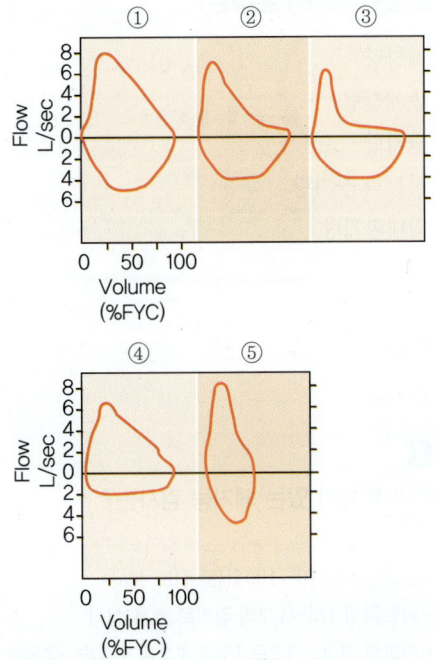

93

허파꽈리(폐포)에서 허파꽈리모세혈관 사이로 가스 이동 능력을 측정하는 검사법은?

① 폐용적
② 폐활량
③ 기도저항
④ 폐확산능
⑤ 기관지과민성

94

시각유발전위(VEP)에 대한 설명으로 옳은 것은?

① 각종 시각자극에 의해 유발되는 이마부(전두부) 시각영역의 유발전위이다.
② 자극기와 피검자의 거리는 50cm를 유지해야 한다.
③ 시신경 경로에서 전교차 지점에 시신경이 위치한다.
④ N_{75}, N_{145}는 시각중추의 이상 유무를 예측하는 기준이다.
⑤ 자극은 1,000회 이상 반복해서 평균값을 낸다.

95

초음파 진단장치에서 가까운 부위의 반사파를 감약하고, 먼 부위의 반사파를 증강하는 조절장치는?

① TGC(Time gain compression)
② Harmonic
③ Dynamic range
④ Compress
⑤ Gain

96

심장초음파에서 다음 설명에 적합한 검사창은?

- 폐동맥, 대동맥활, 오름대동맥, 내림대동맥 관찰에 적합
- 바로누운 자세에서 목을 가볍게 뒤로 젖힌 상태로 검사

① 갈비밑창(갈비활아래창)
② 심첨창(심장끝창)
③ 복장뼈위파임창(복장위오목창)
④ 복장곁짧은축창(복장뼈주위단축창)
⑤ 복장곁긴축창(복장뼈주위장축창)

97

심장초음파에서 왼심실의 이완기에 해당하는 것은?

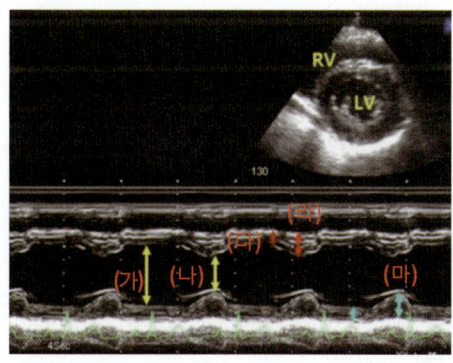

① (가)
② (나)
③ (다)
④ (라)
⑤ (마)

98

초음파검사 모드에 대한 설명으로 옳은 것은?

① A-mode - 심장질환 관찰
② B-mode - 머리뼈 종양검사
③ B-mode - 심장의 운동상태
④ M-mode - 심장판막, 좌심실벽의 형태 관찰
⑤ D-mode - 산부인과

99

사진에서 (가)에 해당하는 동맥은?

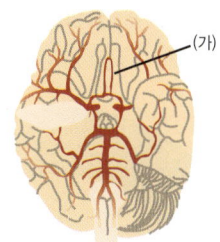

① 뒤대뇌동맥
② 앞대뇌동맥
③ 중간대뇌동맥
④ 앞교통동맥
⑤ 뒤교통동맥

100

두개경유도플러(뇌혈류초음파, TCD) 검사 시 초음파 강도를 가장 낮게 측정하는 동맥은?

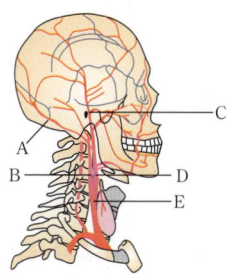

① A
② B
③ C
④ D
⑤ E

임상화학(01~38)

01
용량기구 검정의 표준온도는?

① 4℃   ② 20℃
③ 24℃   ④ 27℃
⑤ 30℃

02
80% NaCl용액을 희석하여 50% NaCl용액 100mL를 만들 때 필요한 80% NaCl의 양은?

① 42.5mL
② 45.25mL
③ 50mL
④ 57.25mL
⑤ 62.5mL

03
어떤 용액의 투과율이 10일 때, 흡광도의 값은?

① 1   ② 2
③ 5   ④ 10
⑤ 100

04
웨스트가드 다중규칙 시스템(Westgard multirule system)에 대하여 옳은 것은?

① 1_{2s} = 계통오차
② 2_{2s} = 우연오차
③ 4_{1s} = 우연오차
④ R_{4s} = 우연오차
⑤ 1_{3s} = 계통오차

05
가수분해에 의해서 더 이상 분해되지 않는 당류는?

① fructose
② maltose
③ sucrose
④ starch
⑤ lactose

06
총단백(total protein)에 대한 설명으로 옳은 것은?

① 식후 수치가 증가한다.
② 서 있을 때가 누워있을 때보다 적게 나온다.
③ 단시간에 심한 운동을 하면 증가한다.
④ 일반적으로 알부민만을 지칭한다.
⑤ 아미노산은 수소결합에 의해 결합된다.

07
크레아티닌(creatinine)에 대한 설명으로 옳은 것은?

① 신장의 세뇨관에서 재흡수된다.
② creatine에 1.16을 곱하면 양이 산출된다.
③ 근육량에 비례한다.
④ 불안정한 질소화합물이다.
⑤ 정상 성인남자의 요중에 검출되지 않는다.

08
비단백질소(NPN)에서 가장 많은 성분은?

① urea
② amino acid
③ uric acid
④ creatinine
⑤ ammonia

09
항동맥경화 작용을 하는 것은?

① HDL　　② LDL
③ VLDL　　④ chylomicron
⑤ IDL

10
식사의 영향을 받지 않는 것은?

① phospholipid
② fatty acid
③ triglyceride
④ total lipid
⑤ chylomicron

11
칼슘(Ca)에 대한 설명으로 옳은 것은?

① 혈중 칼슘이 증가하면 테타니(tetany)가 발생한다.
② 부갑상샘호르몬은 혈중 칼슘을 상승시킨다.
③ 비타민 D는 혈중 칼슘을 감소시킨다.
④ EDTA가 처리된 전혈을 사용한다.
⑤ 알부민과 결합하면 확산성이다.

12
다음 중 pO_2 측정의 원리는?

① 전위차 측정　　② 전도차 측정
③ 비중 측정　　　④ 전압차 측정
⑤ 전류량 측정

13
효소의 국제단위(IU)에 대한 정의는?

① 1초간 1mol의 기질을 변화시킨 효소량
② 1초간 1μmol의 기질을 변화시킨 효소의 농도
③ 1분간 1mol의 기질을 변화시킨 효소량
④ 1분간 1μmol의 기질을 변화시킨 효소량
⑤ 1분간 1μmol의 기질을 변화시킨 효소의 농도

14
측정물질과 기질이 맞게 결합된 것은?

① Amylase – glucose
② Lipase – pyruvic acid
③ ALP – phenylphosphate
④ ALT – aspartic acid
⑤ LDH – olive oil

15
NAD의 흡수극대 파장은?

① 240nm　② 265nm
③ 280nm　④ 340nm
⑤ 450nm

16
직사광선에 노출되었을 시 변질되기 쉬운 성분은?

① glucose　② Na
③ protein　④ ammonia
⑤ bilirubin

17
세뇨관에서 모세혈관으로의 재흡수에 관여하고 혈압을 상승시키는 호르몬은?

① vasopressin
② parathormone
③ glucagon
④ cortisol
⑤ epinephrine

18
다음 중 스테로이드 호르몬은?

① 부갑상샘호르몬(parathormone)
② 인슐린(insulin)
③ 알도스테론(aldosterone)
④ 글루카곤(glucagon)
⑤ 갑상샘자극호르몬(TSH)

19
epinephrine의 최종 대사산물은?

① urea
② VMA
③ catecholamine
④ purine body
⑤ adrenal androgen

20
간암의 종양표지자는?

① CEA　② CA-125
③ AFP　④ CA19-9
⑤ PSA

21
8~12주 전후의 혈중 포도당(glucose)의 농도를 반영하는 것은?

① HbA_{1c}
② glucose
③ fructosamine
④ lactose
⑤ galactose

22
크레아틴(creatine)을 측정하기 위하여 크레아티닌(creatinine)의 양에 곱하는 값은?

① 1.16　② 2.14
③ 4　④ 6.25
⑤ 8.25

23
정상인의 혈청을 전기영동하여 나타나는 분획 중 그 양이 가장 적은 것은?

① $α_2$-globulin
② $γ$-globulin
③ $α_1$-globulin
④ albumin
⑤ $β$-globulin

24
고지단백혈증 분류에서 검체가 투명한 것은?

① Type I
② Type IIa
③ Type III
④ Type IV
⑤ Type V

25
칼슘(Ca) 대사를 주로 조절하는 장기는?

① 뇌하수체 전엽
② 갑상샘
③ 간
④ 부신 피질
⑤ 부갑상샘

26
비타민 D에 의해 발생하는 질환은?

① 각기병
② 저칼슘혈증
③ 야맹증
④ 근위축
⑤ 괴혈병

27
다음 중 $H_2PO_4^-$: HPO_4^{2-}의 비율은?

① 1 : 20
② 20 : 1
③ 4 : 1
④ 1 : 4
⑤ 2 : 15

28
시험지법으로 요 검사 시 단백질을 검출하기 위해 쓰이는 것은?

① bromthymol blue
② sodium nitroprusside
③ tetrabromophenol blue
④ tetrahydrobenzo quinoline
⑤ p-dimethylaminobenzaldehyde

29
요에서 백혈구를 현미경으로 검사할 때 특징으로 옳은 것은?

① 백혈구와 *Trichomonas vaginalis*는 운동성으로 비교한다.
② 모든 백혈구의 과립은 브라운운동을 한다.
③ lugol액을 가하면 세포질이 투명해지고 핵이 나타난다.
④ glycogen의 존재에 의해 10% 초산에 자색으로 염색된다.
⑤ 휘세포(glitter cell)는 virus 감염증에서 많이 출현한다.

30
정상 산성뇨에서 발견되는 결정형 침사는?

① calcium carbonate
② amorphous phosphate
③ ammonium urate
④ triple phosphate
⑤ calcium oxalate

31
정액에 대한 설명으로 옳은 것은?

① 60~70%는 전립선에서 생성된다.
② glucose를 고농도로 포함한다.
③ 실온에서 60분 이내에 액화된다.
④ pH는 5.5~7.0 사이이다.
⑤ 약 5~7mL를 분비한다.

32
뇌척수액(CSF) 검사 시 포도당 수치는 정상이나 림프구의 수가 증가할 경우 의심되는 질환은?

① 바이러스성 수막염
② 신경손상
③ 당뇨병
④ 세균성 수막염
⑤ 전염성단핵구증

33
요의 화학적 검사 시 당뇨병 환자에서 증가하는 것은?

① bilirubin   ② nitrite
③ ketone body   ④ protein
⑤ ascorbic acid

34
알부민(albumin)과 특이적으로 반응하는 검사법은?

① Biuret법
② 시험지법
③ Sulfosalicylic acid법
④ Salting out법
⑤ Toluene sulfonic acid법

35
다음 중 동위원소의 정의는?

① 원자번호와 중성자수가 같다.
② 중성자수와 질량수가 같다.
③ 원자번호가 다르고 중성자수가 같다.
④ 질량수가 같고 중성자수가 다르다.
⑤ 원자번호가 같고 중성자수가 다르다.

36
적혈구 수명 측정에 쓰이는 방사성 동위원소는?

① ^{32}P ② ^{57}Co
③ ^{51}Cr ④ ^{54}Xe
⑤ ^{125}I

37
감마선계측기에 사용되는 방사성 동위원소는?

① ^{59}F
② ^{131}I
③ ^{45}Ca
④ ^{3}H
⑤ ^{14}C

38
다음 중 개인방사선 관리측정기는?

① 전리함
② 비례계수관
③ GM관
④ 열형광선량계
⑤ 가이거뮬러

혈액학(39~73)

39
조혈모세포(hematopoietic stem cell)를 구분하는 표면항원은?

① CD12
② CD56
③ CD50
④ CD4
⑤ CD34

40
그물적혈구에 대한 설명 중 옳은 것은?

① 정상치는 1,000~5,000/μL이다.
② 비중은 성숙적혈구보다 높다.
③ 재생불량성빈혈에서 증가한다.
④ 그물구조물은 ribosome RNA이다.
⑤ 10일이 지나면 성숙적혈구가 된다.

41
적혈구 성숙에 관하여 옳은 것은?

① 적혈구가 성숙할수록 핵소체가 소실된다.
② 세포의 크기가 커진다.
③ 적혈구의 핵이 섬세하다.
④ 성숙하면 N/C ratio가 커진다.
⑤ 세포가 성숙할수록 세포질이 커진다.

42
적혈구 에너지대사 중에서 유핵적혈구, 그물적혈구, 적혈구 모두에서 일어나는 것은?

① Replication
② DNA synthesis
③ TCA 회로
④ Protein 합성
⑤ Embden-Meyerhof 경로

43

혈액염색도말표본에서 적혈구에 호염기반점(basophilic stippling)이 많이 관찰되는 질환은?

① 혈우병
② 결 핵
③ 말라리아
④ 납(연)중독
⑤ 파종혈관 내 응고

44

B림프구가 분화하고 성숙된 세포는?

① 호중구
② 호염기구
③ 림프구
④ 단핵구
⑤ 형질세포

45

백혈구 세포질 내 Döhle body와 유사한 봉입체로, 거대혈소판이 동반 관찰되는 상염색체 우성 유전질환은?

① Auer body
② Alder-Reilly anomaly
③ May-Hegglin anomaly
④ Pelger-Huet anomaly
⑤ Chediak-Higashi anomaly

46

손상된 혈관내피세포 아래에 노출된 콜라겐과 결합하여 혈소판 부착(점착)에 중요한 역할을 하는 것은?

① 세로토닌
② 리스토세틴
③ 본빌레브란드인자(vWF)
④ 트롬복세인 A_2
⑤ 에피네프린

47

혈액응고 과정에서 교차연결된 섬유소 응괴(cross-linked fibrin clot)를 안정화하는 데 주된 역할을 하는 것은?

① 활성화된 XIII인자
② 섬유소원
③ 플라스미노젠
④ α_2-항플라스민
⑤ 플라스민

48

혈액 응고기전 중 마지막으로 작용하는 것은?

① 프로트롬빈(prothrombin)
② α_2-항플라스민(α_2-Antiplasmin)
③ 플라스미노젠(plasminogen)
④ 섬유소원(Fibrinogen)
⑤ 활성화된 XIII인자(XIIIa)

49
결핍 시 악성빈혈을 유발하는 인자와 치료효과를 반영하는 혈구는?

① 철, 타원적혈구
② 아스피린, 표적적혈구
③ 엽산, 눈물방울적혈구
④ 헤파린, 공모양적혈구
⑤ 비타민 B_{12}, 그물적혈구

50
Donath-Landsteiner 검사 시 양성, 항글로불린검사 시 약양성을 나타내는 질환은?

① 저온응집병
② 전신홍반루푸스
③ 발작성야간혈색소뇨증
④ 발작성한랭혈색소뇨증
⑤ 미세혈관병증용혈빈혈

51
감염단핵구증(infectious mononucleosis) 환자의 말초혈액도말표본에서 증가하는 세포는?

① 호산구(eosinophil)
② 거핵구(megakaryocyte)
③ 비정형 림프구(atypical lymphocyte)
④ 단구(monocyte)
⑤ 호중구(neutrophil)

52
연전현상이 나타나고 말초혈액 도말상에 형질세포가 10% 이상 나타날 때 의심되는 질환은?

① 급성림프구성백혈병(ALL)
② 철부족빈혈(IDA)
③ 재생불량성빈혈
④ 만성골수성백혈병(CML)
⑤ 다발성골수종

53
FDP 증가, D-dimer 증가, PT 연장, aPTT 연장, 섬유소원 및 혈소판 감소를 나타내는 질환은?

① 혈우병 A
② 파종혈관내응고증
③ 폰빌레브란트병
④ 비타민 K 결핍증
⑤ 선천성 X인자 결핍증

54
건강한 성인의 말초혈액에서 관찰할 수 있는 세포는?

① 대식세포(macrophage)
② 형질세포(plasma cell)
③ 후골수구(metamyelocyte)
④ 호산구(eosinophil)
⑤ 비만세포(mast cell)

55
자동혈구분석기의 측정원리 중 전방 산란광과 관련 있는 것은?

① 핵의 모양
② 과립의 특성
③ 세포의 크기
④ 형광의 강도
⑤ DNA의 함량

56
헤파린(heparin)에 의해 활성이 억제되는 것은?

① 칼슘(calcium)
② 트롬빈(thrombin)
③ 플라스민(plasmin)
④ 단백질 C(protein C)
⑤ 단백질 S(protein S)

57
LE cell과 관련 있는 것은?

① 호중구　　② 림프구
③ NK cell　　④ 대식세포
⑤ Tart cell

58
성인의 급성백혈병 진단을 위해 골수흡인 및 생검검사를 동시에 시행할 수 있는 곳은?

① 갈비뼈　　② 정강뼈
③ 종아리뼈　　④ 등뼈가시돌기
⑤ 뒤엉덩뼈능선

59
트롬빈이 트롬보듈린과 결합하여 활성화하는 항응고물질은?

① V　　② VII
③ Protein C　　④ Heparin
⑤ Fibrinogen

60
응고기능 검사에서 프로트롬빈시간(PT)이 연장되고, stypven time이 정상일 때 결핍을 생각할 수 있는 응고인자는?

① 제I인자　　② 제V인자
③ 제VII인자　　④ 제VIII인자
⑤ 제X인자

61
말초혈액을 이용한 염색체검사를 할 때 적합한 항응고제는?

① 불화나트륨(sodium fluoride)
② 구연산나트륨(sodium citrate)
③ 이중수산염(double oxalate)
④ 헤파린(heparin)
⑤ EDTA

62
ABO와 Rh 검사의 반응원리는?

① 용출반응　　② 침강반응
③ 간접응집반응　　④ 직접응집반응
⑤ 표지항원항체

63
A_1 혈구와 A_2 혈구 감별에 이용하는 시약은?

① anti-A
② anti-A_1
③ anti-B
④ anti-T
⑤ anti-A, B

64
B형 혈액형 항원의 결정인자는?

① L-lactose
② N-acetylgalactosamine
③ D-galactose
④ L-fucose
⑤ N-acetylglucosamine

65
Weak D형에 대한 설명으로 옳은 것은?

① Weak D형은 Rh음성이다.
② 헌혈자가 Weak D일 경우 Rh음성에게 수혈한다.
③ Weak D형은 Rh양성에게 수혈할 수 없다.
④ 헌혈자가 Weak D형일 경우 Rh음성에게 수혈받을 수 없다.
⑤ Anti-D와 반응하지 않을 경우 반드시 간접 쿰스검사를 시행해야 한다.

66
CPDA-1 채혈백에 채취한 농축적혈구의 보존기간은?

① 15일
② 30일
③ 35일
④ 48일
⑤ 50일

67
신생아 교환수혈 시 사용하는 합성혈액은?

① A형 혈구, O형 혈장
② B형 혈구, O형 혈장
③ AB형 혈구, O형 혈장
④ O형 혈구, AB형 혈장
⑤ A형 혈구, B형 혈장

68
혈우병 A와 폰빌레브란트병 치료제로 사용하며, 섬유소원과 폰빌레브란트인자(vWF), 응고인자인 제8인자가 풍부한 혈액성분제제는?

① 농축적혈구
② 농축혈소판
③ 백혈구여과제거적혈구
④ 동결침전제제
⑤ 혈소판제제

69
DAT 검사 시 항글로불린(AHG) 시약을 넣기 전에 세척하는 이유는?

① 결합하지 않은 항원 제거
② 결합하지 않은 항체 제거
③ 결합한 적혈구 제거
④ 결합한 항체 제거
⑤ 삼투압단백질 제거

70
최대혈액신청량(MSBOS ; Maximum Surgical Blood Order Schedule)의 지침이 되는 교차시험의 비율은?

① 0.5 : 1
② 1.5 : 1
③ 2.5 : 1
④ 3 : 1
⑤ 5 : 1

71
과다 출혈로 응급수혈 시 사용하는 혈액은?

① Rh- O형 전혈
② Rh+ O형 전혈
③ Rh- AB형 전혈
④ Rh- A형 전혈
⑤ Rh- O형 농축적혈구

72
교차시험 후 혈액분절의 최소 보존기간은?

① 1일
② 2일
③ 3일
④ 5일
⑤ 7일

73
장기이식이나 친자감별 시 사용하는 것은?

① E
② Rh
③ HLA
④ K
⑤ Le

임상미생물학(74-115)

74
*Staphylococcus epidermidis*와 *Staphylococcus saprophyticus*를 감별하기 위한 시험은?

① Coagulase test
② DNase test
③ Catalase test
④ Novobiocin test
⑤ Gelatinase test

75
객담을 BAP에 배양했을 때, 녹색의 용혈대를 가진 그람양성 쌍알균이 관찰되었다. 세부 동정을 위하여 필요한 시험은?

① 6.5% NaCl test
② sodium hippurate test
③ bile esculin test
④ PYR test
⑤ Optochin test

76
요도나 질분비물에서 관찰될 수 있는 그람음성 쌍알균은?

① *Serratia marcescens*
② *Neisseria gonorrhoeae*
③ *Staphylococcus aureus*
④ *Acinetobacter baumannii*
⑤ *Neisseria meningitidis*

77
MacConkey agar와 Salmonella shigella agar에 공통으로 들어있는 탄수화물은?

① maltose   ② glucose
③ lactose   ④ sucrose
⑤ xylose

78
*Salmonella*와 *Shigella*의 감별점은?

① Citrate 이용능
② 운동성
③ lactose 분해능
④ 담즙 저항성
⑤ indole 생성능

79
*Proteus spp.*와 *Providencia spp.*의 차이점은?

① urease 양성
② β-lactamase 생성
③ indole 양성
④ phenylalanine deaminase 양성
⑤ mannitol 분해

80
조건무산소성 그람음성 막대균으로 패혈증이나 창상감염을 일으키며, β-hemolysis를 일으키고 DNase 양성인 균은?

① *Vibrio vulnificus*
② *Proteus mirabilis*
③ *Aeromonas hydrophila*
④ *Pseudomonas aeruginosa*
⑤ *Plesiomonas shigelloides*

81
*Campylobacter*의 선택배지는?

① TCBS agar
② EMB agar
③ XLD agar
④ Blood agar plate
⑤ Skirrow agar

82
5세 이하의 소아에서 화농성 수막염을 일으키는 그람음성 알막대균은?

① *Bordetella pertussis*
② *Haemophilus influenzae*
③ *Legionella pneumophila*
④ *Brucella melitensis*
⑤ *Gardnerella vaginalis*

83
*Corynebacterium diphtheriae*의 선택배지는?

① Egg Yolk agar
② CIN agar
③ Cystine tellurite blood agar
④ TCBS agar
⑤ H-E agar

84
인형 결핵균을 판정하기 위한 시험은?

① Niacin test
② Tuberculin test
③ PYR test
④ Ziehl-Neelsen stain
⑤ Urease test

85
Egg yolk agar에서 집락 주변에 유백색의 띠를 나타나게 하는 효소는?

① catalase
② oxidase
③ lecithinase
④ coagulase
⑤ DNase

86
무산소성 그람음성 막대균으로 아포와 편모가 없으며, BAP에서 비용혈성, BBE agar를 사용하여 발육하는 균은?

① *Fusobacterium nucleatum*
② *Bacteroides fragilis*
③ *Prevotella melaninogenicus*
④ *Clostridium botulinum*
⑤ *Propionibacterium acnes*

87

인공배지에서 비발육이며, 세포질 내 증식하며 봉입체 형성, glycogen을 함유하고 HeLa cell 또는 McCoy cell에서 증식하는 균은?

① *Chlamydia trachomatis*
② *Corynebacterium diphtheriae*
③ *Leptospira interrogans*
④ *Proteus mirabilis*
⑤ *Clostridium difficile*

88

*Rickettsia prowazekii*가 일으키는 질환은?

① 발진열
② 발진티푸스
③ 록키산 홍반열
④ 참호열
⑤ 쯔쯔가무시증

89

세균 속 증식된 bacteriophage가 숙주세균의 유전자 일부를 받아들여 다른 숙주세균에 감염될 때 이 유전자를 전달하는 현상은?

① 플라스미드(plasmid)
② 형질전환(transformation)
③ 접합(conjugation)
④ 형질도입(transduction)
⑤ 재조합(recombination)

90

아포를 형성하는 균은?

① *Listeria monocytogenes*
② *Erysipelothrix rhusiopathiae*
③ *Clostridium difficile*
④ *Corynebacterium diphtheriae*
⑤ *Lactobacillus acidophilus*

91

항생제 감수성 검사에 사용되는 배지는?

① Nutrient agar
② Mueller Hinton agar
③ LB medium
④ BAP
⑤ Potato dextrose agar

92

결핵균을 배양하는 Ogawa agar에서 오염균을 제거시키는 물질은?

① resazurin
② vancomycin
③ bile salt
④ methylene blue
⑤ malachite green

93
단모성 편모로 운동하는 균은?

① *Bacillus subtilis*
② *Shigella sonnei*
③ *Pseudomonas aeruginosa*
④ *Vibrio cholerae*
⑤ *Escherichia coli*

94
그람양성균의 외피에는 있고 그람음성균의 외피에는 없는 것은?

① peptidoglycan
② lipopolysaccharide
③ teichoic acid
④ lipid A
⑤ endotoxin

95
그람양성 구균만 선택적으로 증식하며, *Proteus spp.*의 유주현상(swarming)을 억제하는 배지는?

① PEA blood agar
② Mannitol salt agar
③ BAP
④ EMB agar
⑤ Nutrient agar

96
그람양성 구균이고 catalase 양성인 균 중에서 oxacillin에 내성인 균은?

① CRE
② ESBL
③ VRE
④ VRSA
⑤ MRSA

97
SDA agar에서 두 종류의 집락형태를 보이고 모발천공시험 양성, Urease test 양성인 진균은?

① *Trichophyton mentagrophytes*
② *Penicillium notatum*
③ *Microsporum audouinii*
④ *Trichophyton rubrum*
⑤ *Epidermophyton floccosum*

98
진균에서 사상균 세포벽의 주성분은?

① cholesterol
② chitin
③ ergosterol
④ zymosterol
⑤ peptidoglycan

99
전신성 진균증을 일으키고 실온에서 사상형, 체내에서 외막이 2중으로 보이는 효모형을 보이는 서양배 모양의 소분생자를 관찰할 수 있는 진균은?

① *Blastomyces dermatitidis*
② *Coccidioides immitis*
③ *Histoplasma capsulatum*
④ *Paracoccidioides brasiliensis*
⑤ *Penicillium marneffei*

100
신생아에게 설사 질환을 일으키는 수레바퀴 모양의 capsid를 가진 virus는?

① Rubella virus
② Poliovirus
③ Rotavirus
④ HAV
⑤ Rabies virus

101
외피 보유 RNA virus는?

① HSV
② Parvovirus
③ CMV
④ Adenovirus
⑤ Rabies virus

102
Adenovirus가 일으키는 질환은?

① 선천성 기형
② 결막염
③ 폐 렴
④ 성 병
⑤ 소아마비

103
성접촉에 의해 감염되며, 영양형만 존재하고 체장의 1/3 정도의 파동막을 가지고 있는 것은?

① 람블편모충
② 대장아메바
③ 질편모충
④ 무구조충
⑤ 이질아메바

104
충란이 감씨 모양이며, 항문 주위에 스카치테이프 항문주위도말법(scotch tape anal swab method)을 이용하여 검사할 수 있는 기생충은?

① 광절열두조충
② 요 충
③ 편 충
④ 간흡충
⑤ 회 충

105
혈액도말표본을 Giemsa 염색한 결과, 정상크기 적혈구에 2~3개씩의 윤상체(ring form)가 관찰되었을 시 의심이 되는 기생충은?

① *Plasmodium malariae*
② *Plasmodium falciparum*
③ *Plasmodium vivax*
④ *Plasmodium ovale*
⑤ *Plasmodium knowlesi*

106
IgG에 대한 설명으로 옳은 것은?

① 태반 통과
② Allergy 반응
③ Pentamer 구조
④ 타액에 함유
⑤ 기생충으로부터 보호

107
식균작용과 옵소닌화(Opsonization)에 관여하는 보체성분은?

① C2b
② C4a
③ C2a
④ C3b
⑤ C3a

108
동종이식을 받는 측에서 미리 혈청항체를 가지고 있을 때, 이식된 장기가 항원항체 반응으로 수 시간 내에 혈전이 생겨 괴사에 빠지는 것은?

① 만성 거부반응
② 급성 거부반응
③ 초급성 거부반응
④ 2차 거부반응
⑤ 1차 거부반응

109
입자의 크기를 분석하는 전방산란광(FSC)과 입자의 과립도 및 내부구조를 분석하는 측면산란광(SSC)을 이용하여 형광을 분석하는 방식은?

① Widal test
② ELISA
③ Flow cytometry
④ ToRCH
⑤ CLIA

110
염증이나 조직손상에 반응하여 조기진단 선별검사에 쓰이는 것은?

① CA-19
② C-reactive protein
③ CEA
④ CA19-9
⑤ AFP

111
이호성 항체검사로 진단되는 것은?

① EBV
② CMV
③ HBV
④ HAV
⑤ HIV

112
HIV와 관련된 CD marker는?

① CD4
② CD8
③ CD16
④ CD18
⑤ CD27

113
신생아 용혈성 질환이 해당하는 반응은?

① 이식거부반응
② 지연형 과민반응
③ 항체 매개
④ 면역복합체 매개
⑤ 알레르기

114
C1, C2, C4 결핍 시 발생하는 질환은?

① 쇼그렌증후군
② 이식거부반응
③ 류마티스열
④ 류마티스관절염
⑤ SLE

115
HIV 항체 확인검사로 옳은 것은?

① FTA-ABS
② Widal test
③ Paul-Bunnell test
④ Western blot
⑤ PCR

조직·세포병리검사(1~16)

01
장기를 고정하는 사진이다. 어떤 장기에 적합한가?

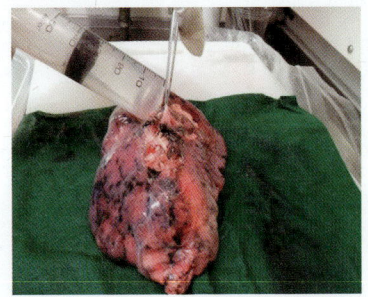

① 뇌　　② 폐
③ 간　　④ 안구
⑤ 위

02
사진은 탈회액을 이용해 화학적 방법으로 탈회가 완료되었는지를 알아본 결과이다. 사용된 시약은?

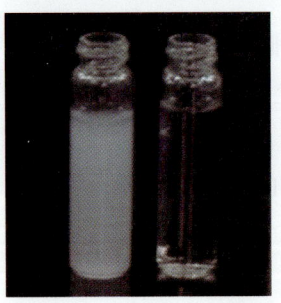

① calcium phosphate
② calcium carbonate
③ ammonia water
④ sodium chloride
⑤ formic acid

03
사진은 조직표본제작에 쓰이는 장비이다. 이 장비에 대한 설명으로 옳은 것은?

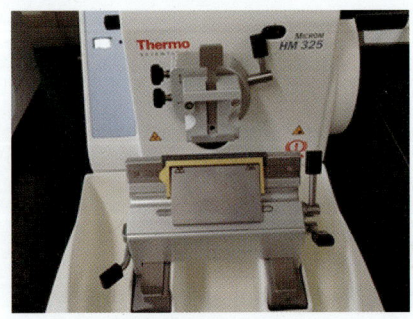

① 활주식 박절기이다.
② 연속절편을 얻기 어렵다.
③ 칼의 당기는 각이 90°이다.
④ 박절온도가 높을수록 좋다.
⑤ 딱딱한 조직의 박절에 적절하다.

04

사진에 해당하는 시약의 특징으로 옳은 것은?

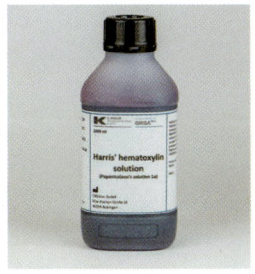

① 진행성 염색용이다.
② 염색을 서서히 진행시킨다.
③ 분별과정이 필요 없다.
④ 산화제로 mercuric oxide가 쓰인다.
⑤ 세포질을 염색한다.

05

사진은 근섬유형을 보기 위한 pH 9.4-ATPase stain이다. 옅게 염색된 근섬유에 대한 설명으로 옳은 것은?

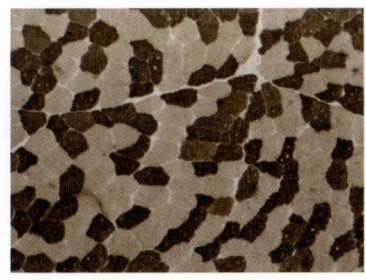

① 수축속도가 빠르다.
② 피로에 대한 저항성이 낮다.
③ myoglobin 함량이 낮다.
④ glycogen 함량이 낮다.
⑤ mitochondria가 많다.

06

사진이 나타내는 것은?

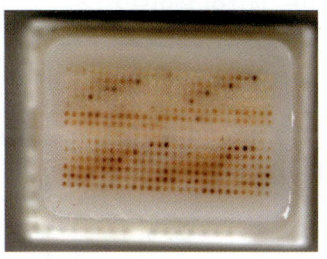

① 세포원심침전법
② Thinprep법
③ 압착도말법
④ 조직미세배열법
⑤ 날인도말법

07

사진은 면역조직화학 염색을 한 것이다. 발색제로 쓰인 것은?

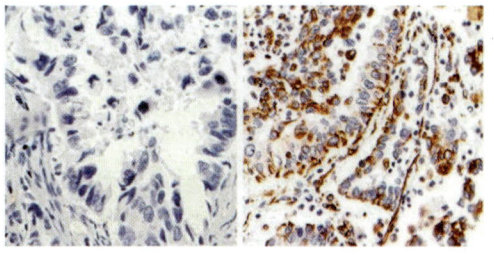

① gold chloride
② bouin solution
③ DAB
④ ferric chloride
⑤ aniline blue

08

사진은 Feulgen reaction stain이다. 화살표가 가리키는 세포의 원인은?

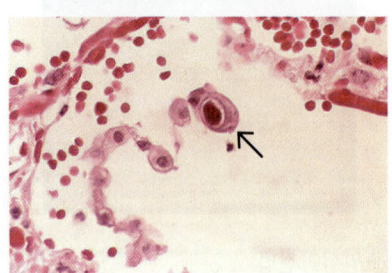

① HIV
② HPV
③ 다발성골수종
④ CMV
⑤ Cryptococcus neoformans

09

사진은 투과전자현미경(TEM)으로 찍은 세포이다. 이에 해당하는 것은?

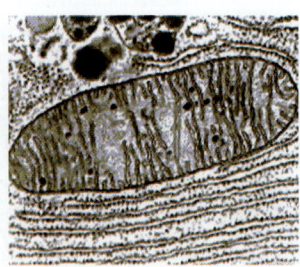

① Bacilli
② Mitochondria
③ Macrophage
④ Nucleus
⑤ golgi apparatus

10

조직을 H&E stain 한 사진이다. 세포의 종류는?

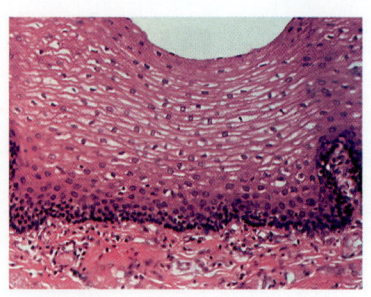

① 단층입방상피
② 단층원주상피
③ 단층편평상피
④ 이행상피
⑤ 중층편평상피

11

사진은 요로상피를 염색한 것이다. 화살표가 가리키는 세포는?

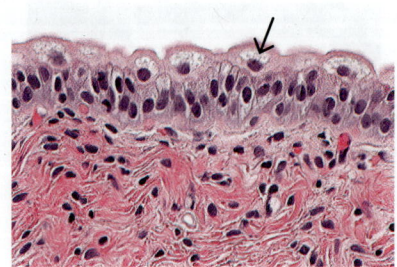

① 편평상피세포
② 원주상피세포
③ 파네트세포
④ 우산세포
⑤ 술잔세포

12

사진은 여성의 요도에서 채취한 세포이다. 화살표가 가리키는 것의 원인은?

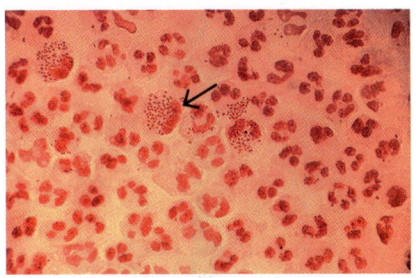

① *Candida albicans*
② *Gardnerella vaginalis*
③ HSV
④ HPV
⑤ *Neisseria gonorrhoeae*

14

사진은 객담검체를 염색한 것이다. 꼭 나와야 하는 세포는?

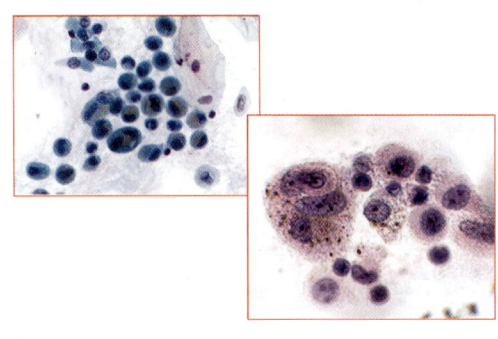

① 호중구
② 주상세포
③ 심부전세포
④ 편평상피세포
⑤ 먼지세포

13

사진은 papanicolaou stain을 한 세포도말이다. 연관이 큰 소견은?

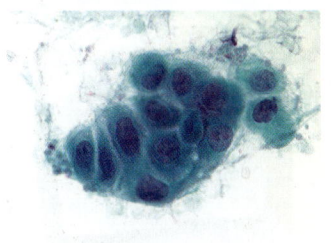

① 각화성 편평세포암종
② 노인성 질염
③ 비각화성 편평세포암종
④ 경도이형성증
⑤ 선암종

15

사진은 pap stain을 한 것이다. 성숙지수(M.I)는?

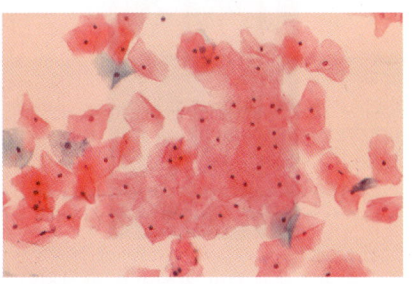

① 0 : 5 : 95
② 80 : 10 : 10
③ 100 : 0 : 0
④ 80 : 20 : 0
⑤ 50 : 0 : 50

16
사진은 부인과 세포도말 표본이다. 연관된 것은?

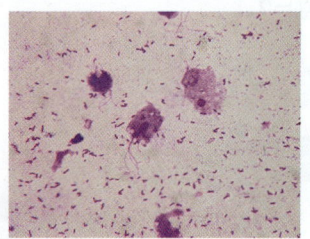

① *Trichomonas vaginalis*
② *Neisseria gonorrhoeae*
③ *Actinomyces*
④ *Lactobacilli*
⑤ *Gardnerella vaginalis*

임상화학검사(17~32)

17
사진은 urine이 담긴 tube 2개를 원심분리한 결과이다. 설명으로 옳은 것은?

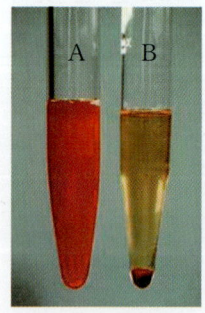

① 화학적 반응에서 B만 잠혈반응 양성이다.
② A에 TMB를 가하여 적색물질이 침전하면 myoglobinuria이다.
③ B는 hematuria이다.
④ B는 근세포의 파괴를 의미한다.
⑤ A에 ammonium sulfate를 가하여 적색물질이 침전하면 hematuria이다.

18
사진은 tube를 원심분리한 것이다. 가장 먼저 확인해야 하는 것은?

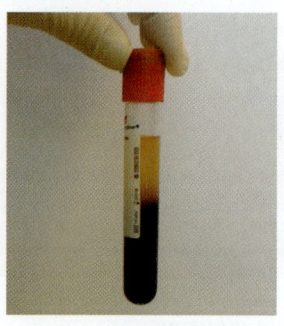

① 용혈이나 fibrinogen을 확인한다.
② lipemic한 검체인지 확인한다.
③ serum 양이 적절한지 확인한다.
④ 침전한 적혈구 양을 확인한다.
⑤ 환자이름과 검체번호를 확인한다.

19
사진은 초고속원심분리기이다. 적절한 용도는?

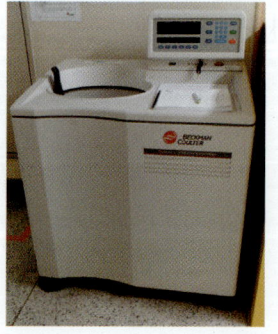

① 효소 분리
② 단백질 분리
③ 적혈구 침전
④ 지단백 분리
⑤ 전해질 분리

20
사진의 피펫에 대한 설명으로 가장 옳은 것은?

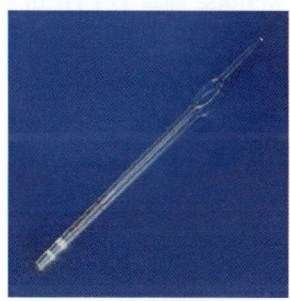

① 시약을 제조할 때 쓰인다.
② 정확한 시료의 양을 취할 수 있다.
③ 점성이 있는 검체를 취할 때 사용한다.
④ μL 단위 측정이 가능하다.
⑤ 시약을 희석할 때 쓰인다.

21
출생 전후에 따른 immunoglobulin 변화 그래프이다. 화살표가 가리키는 것에 대한 특징은?

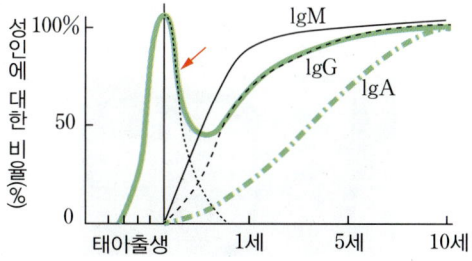

① 태반통과가 가능하다.
② 분비형 단백질이다.
③ pentamer 구조이다.
④ B cell의 항원 수용체로 작용한다.
⑤ Histamine 분비를 촉진한다.

22
Michaelis-Menten kinetics 그래프이다. 설명으로 옳은 것은?

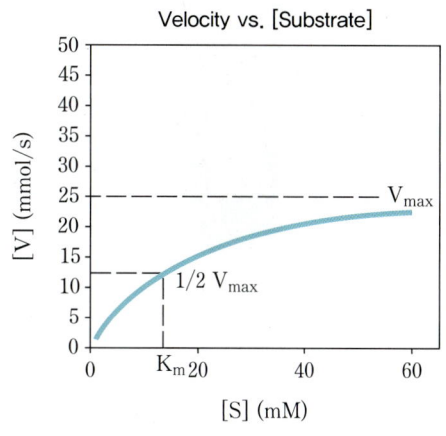

① V_{max}는 기질이 도달할 수 있는 최대 양이다.
② K_m이 낮은 효소는 기질과 친화성이 높다.
③ K_m은 최대 반응속도가 날 수 있는 기질의 농도이다.
④ V_{max}가 낮을수록 기질과 친화성이 높다.
⑤ 반응속도와 K_m은 비례관계이다.

23
다음은 무엇을 나타내는 그래프인가?

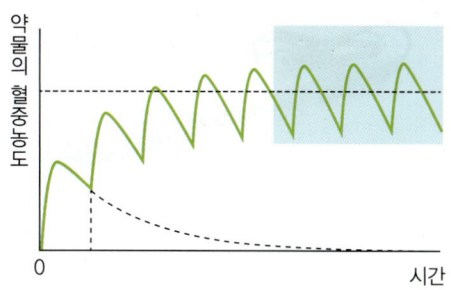

① 항정상태 혈중농도   ② 최저약물 혈중농도
③ 최소독성 혈중농도   ④ 최고약물 혈중농도
⑤ 최대독성 혈중농도

24

사진은 원심분리한 tube이다. 필요한 과정은?

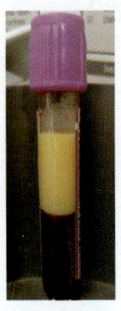

① 그대로 검사한다.
② 원심분리를 더 한다.
③ 환자를 다시 채혈한다.
④ 초고속원심분리기를 돌린다.
⑤ 효소를 첨가하여 원인성분을 분해 후 검사한다.

25

사진은 칼륨(K, Potassium)을 측정하는 전극이다. 무엇인가?

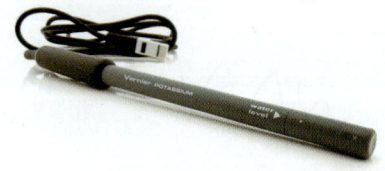

① Glass electrode
② Valinomycin electrode
③ Silver chloride electrode
④ Reference electrode
⑤ Clark electrode

26

lipoprotein을 초고속원심분리한 것을 나타낸 그림이다. 전기영동 했을 시 LDL의 분획은?

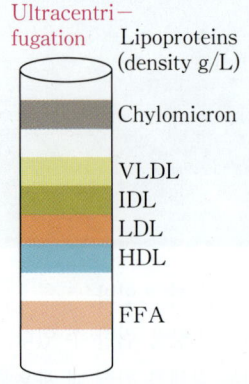

① α-lipoprotein
② pre-β-lipoprotein
③ broad-β-lipoprotein
④ β-lipoprotein
⑤ origin

27

질량분석기 사진이다. 할 수 있는 가장 적절한 검사는?

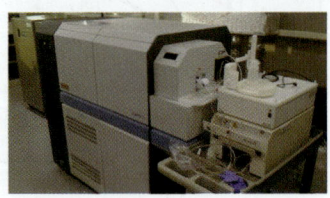

① 신생아 대사이상 검사
② 당뇨 검사
③ 감염질환 검사
④ 이상적혈구 검사
⑤ Panel reactive antibody 검사

28

Westgard multirule chart이다. 동그라미 친 부분에 해당하는 것은?

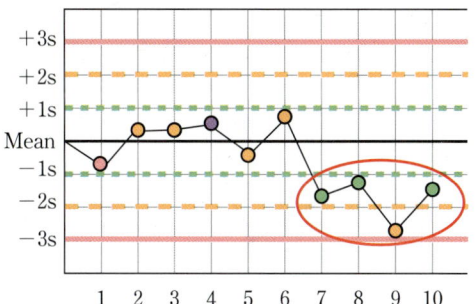

① 2_{2s}(Random error)
② 4_{1s}(Systemic error)
③ R_{4s}(Random error)
④ 1_{3s}(Systemic error)
⑤ 10_x(Systemic error)

29

그림의 방법이 나타내는 검사는?

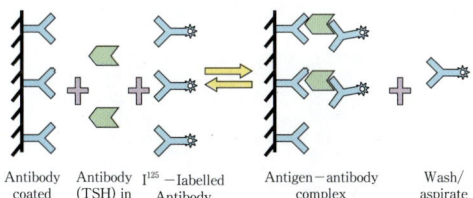

① ELISA
② RIA
③ IRMA
④ Immunohistochemistry
⑤ Western blot

30

그림의 표지가 의미하는 것은?

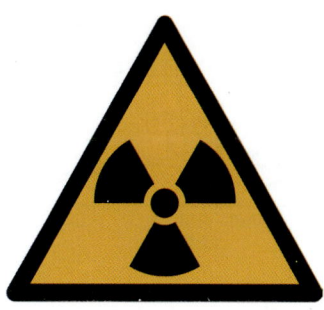

① Radiation hazard
② Biohazard
③ Corrosive hazard
④ Carcinogen hazard
⑤ Poison hazard

31

사진은 urine에서 관찰한 결정형 침사이다. 무엇인가?

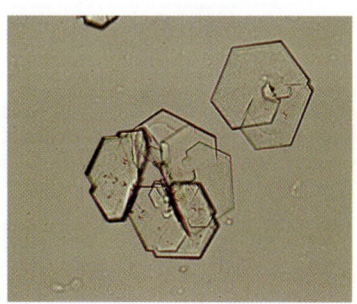

① leucine
② thyroxine
③ cystine
④ bilirubin
⑤ cholesterol

32

그림은 정자의 구조를 나타낸 것이다. 중편의 기능은?

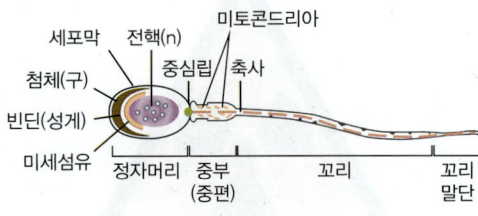

① 유전정보 보관
② 난자 침입
③ 에너지 생성
④ 운동기능
⑤ 외부환경 저항

혈액학검사(33~48)

33

사진은 도말염색에서 관찰된 세포이다. 옳은 것은?

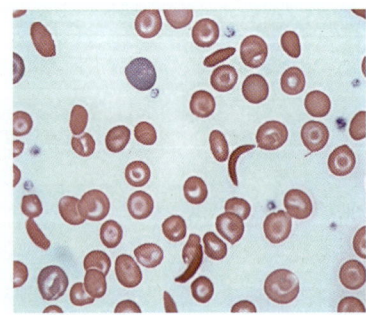

① 거대핵세포
② 낫모양적혈구
③ 중피세포
④ 혈소판위성형상
⑤ 비만세포

34

그림의 화살표의 세포에 대한 설명으로 옳은 것은?

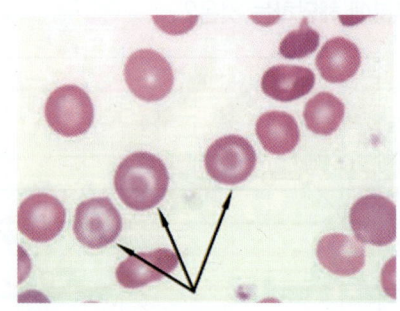

① 선천적으로 적혈구막 단백질의 결핍으로 많이 생성된다.
② 악성빈혈이나 중증의 용혈빈혈에서 많이 나타난다.
③ 삼투압 취약성이 증가된다.
④ 간질환, 폐쇄성 간질환, 간경변, 간암 등에서도 높게 나타난다.
⑤ 당대사이상(피루브산염기나아제 결핍증), 신부전증 등에서 높게 나타난다.

35

말초혈액 도말 시 사진과 같이 관찰되었다. 자동혈구계산기에서 예상되는 결과는?

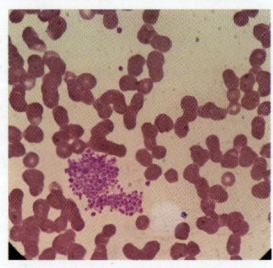

① 호중구 수 증가
② 호산구 수 증가
③ 혈소판 수 감소
④ 다발골수종 의심
⑤ 한랭항체의 존재 의심

36

사진의 바코드는 CBC 검사에 쓰이는 것이다. 이 검사에 사용되는 tube의 색은?

① Red
② Yellow
③ Blue
④ Violet
⑤ Green

37

초생체염색 후 사진과 같이 관찰되었다면 추측할 수 있는 것은?

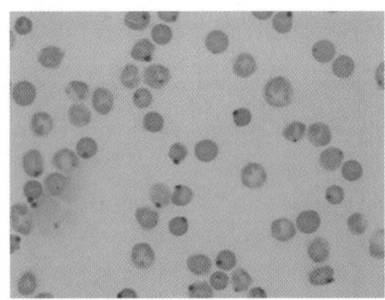

① Basophilic stippling
② Cabot ring
③ Howell-Joly
④ Heinz body
⑤ Platelet

38

다음은 자동응고검사 결과이다. 어떤 응고인자의 결핍이 예상되는가?

- PT : 11.3sec
- aPTT : 66.4sec
- $BaSO_4$ 흡착 혈장으로 보정 시 aPTT : 35.2sec

① II
② V
③ VII
④ VIII
⑤ X

39

다음 혈액도말표본을 통하여 의심되는 질환은?

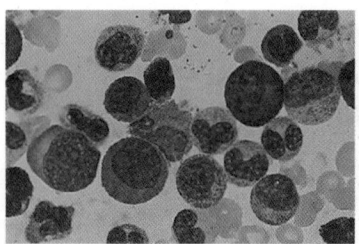

① 급성골수백혈병
② 만성골수백혈병
③ 급성림프구백혈병
④ 만성림프구백혈병
⑤ 악성빈혈

40
염색체 그림은 무엇을 나타내는가?

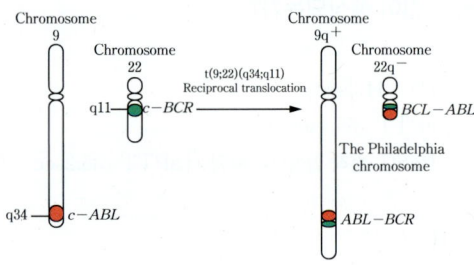

① Turner 증후군
② Kleinfelter 증후군
③ Down 증후군
④ Burkitt 림프종
⑤ BCR/ABL 양성 CML

42
사진의 염색은 무엇인가?

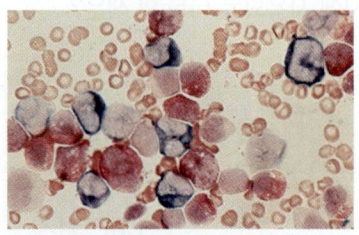

① Prussian blue
② PAS
③ Dual esterase
④ Iron stain
⑤ Peroxidase

41
사진에 대한 설명으로 옳은 것은?

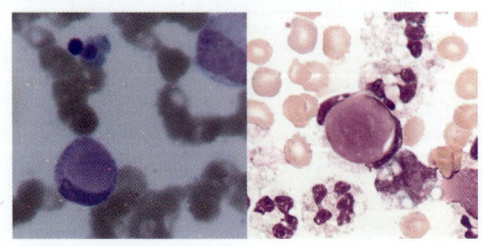

① 단구가 탐식한 형태이다.
② 빈혈 환자이다.
③ 신생아 정상 골수 도말이다.
④ 자가면역질환 환자이다.
⑤ 뇌척수액 도말검경이다.

43
비타민 B_{12} 감소로 인하여 다음과 같은 비정상 백혈구가 관찰되었다. 의심되는 질환은?

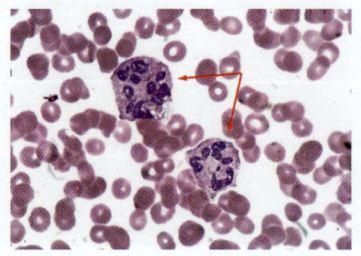

① 거대적모구성 빈혈
② 혈우병
③ 철결핍빈혈
④ 지중해빈혈
⑤ 감염단핵구증

44

사진은 간접항글로불린 검사 결과이다. 추측할 수 있는 항체는?

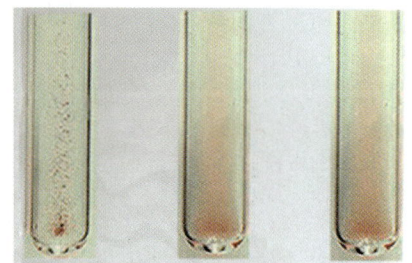

실온 식염수법　37℃ 알부민법　항글로불린법

① anti-D
② anti-Fy
③ anti-M
④ anti-K
⑤ anti-JK

45

사진의 채혈백에 대한 설명으로 옳은 것은?

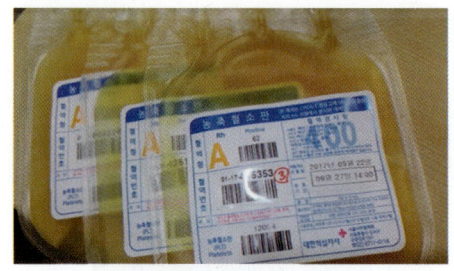

① 이중백은 농축혈소판을 분리할 때 사용한다.
② Adenine이 포함된 CPDA-1 항응고제를 사용한다.
③ 유효기간은 14일이다.
④ 실온에서 120시간 보관 가능하다.
⑤ 혈색소를 분리하는 채혈백이다.

46

헌혈 시 채혈백 라벨에 표기하는 것으로 틀린 것은?

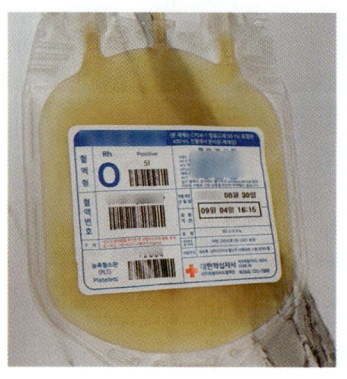

① 혈액제제의 종류를 표기해야 한다.
② 혈액량을 구분하여 표기한다.
③ 혈액 고유번호를 표기한다.
④ 항응고제 종류를 표기한다.
⑤ AB형 혈액 시 red color로 표기한다.

47

다음과 같은 항체동정검사 표를 이용해서 검출할 수 없는 항체는?

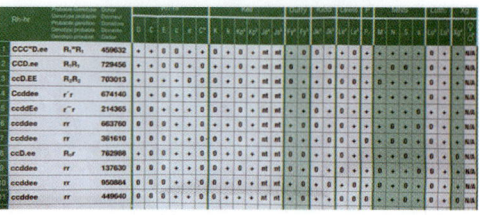

① anti-JK^b
② anti-B
③ anti-E
④ anti-D
⑤ anti-Duffy

48

사진과 같은 시약을 이용하여 수행하는 검사는?

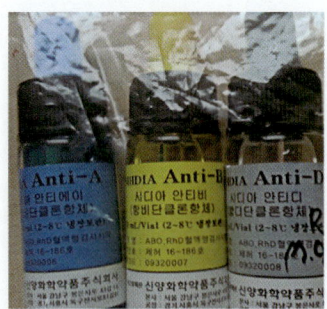

① ABO 혈액형검사
② 약 D형 검사
③ 선별검사
④ 동정검사
⑤ 교차적합성검사

임상미생물검사 (49~65)

49

사진이 보여주는 것은?

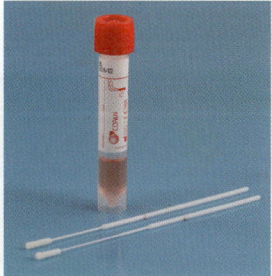

① 혈액배양 배지
② 수송배지
③ 미생물 전용 배지
④ 세포배양 배지
⑤ 바이러스 전용 배지

50

사진은 Mannitol salt agar에 배양한 미생물이다. 화농성 감염을 일으키는 이 균은?

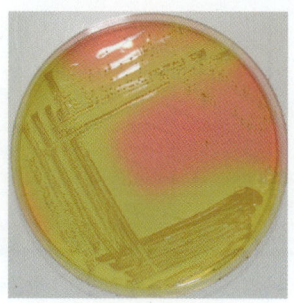

① *Staphylococcus epidermidis*
② *Staphylococcus saprophyticus*
③ *Staphylococcus aureus*
④ *Streptococcus pyogenes*
⑤ *Streptococcus agalactiae*

51

사진은 Neisseria를 배양한 감별배지이다. 배지에 들어있는 억제물질은?

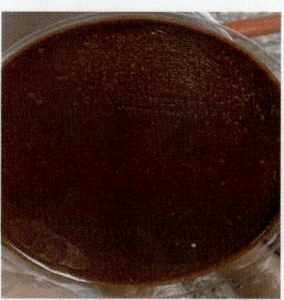

① methicillin, tazobactam, tetracycline
② cefoxitin, oxacillin, ampicillin
③ streptomycin, penicillin, trimethoprim
④ vancomycin, colistin, nystatin
⑤ tobramycin, cefazolin, erythromycin

52

사진은 XLD agar에 배양한 균을 배양한 결과이다. 해당되는 균은?

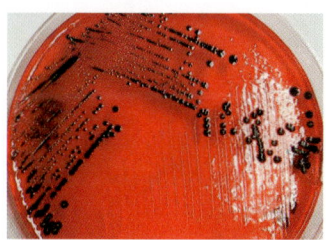

① *Salmonella typhi*
② *Escherichia coli*
③ *Shigella sonnei*
④ *Klebsiella pneumoniae*
⑤ *Yersinia pestis*

53

사진은 Elek test 결과이다. 어떤 균에 대한 검사인가?

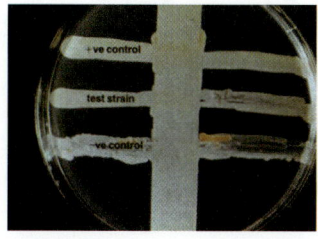

① *Corynebacterium diphtheriae*
② *Bacillus subtilis*
③ *Listeria monocytogenes*
④ *Erysipelothrix rhusiopathiae*
⑤ *Mycobacterium tuberculosis*

54

사진의 항생제 디스크 결과와 연관된 것은?

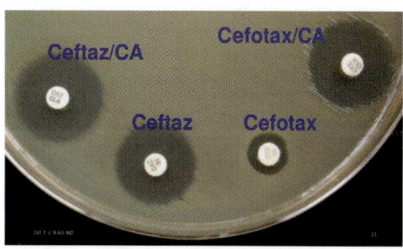

① MRSA
② VRSA
③ CRE
④ ESBL
⑤ MRAB

55

사진은 진균을 LPCB stain을 한 것이다. 무엇인가?

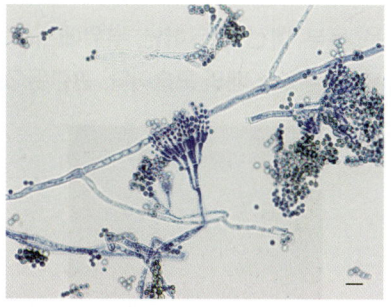

① *Rhizopus*
② *Alternaria*
③ *Microsporum*
④ *Cladosporium*
⑤ *Penicillium*

56

사진에 해당하는 기구에 사용되는 멸균온도는?

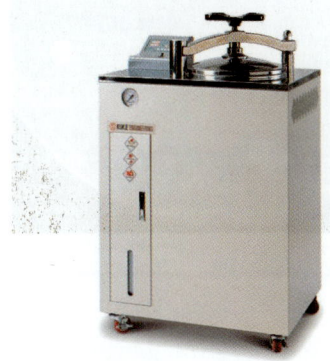

① 65℃
② 100℃
③ 121℃
④ 160℃
⑤ 815℃

57

사진은 두부 백선이 일어난 부위에 wood's lamp를 비추었을 때의 모습이다. 관련된 것은?

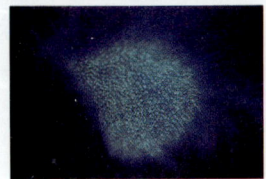

① *Epidermophyton floccosum*
② *Trichophyton mentagrophytes*
③ *Piedraia hortae*
④ *Microsporum canis*
⑤ *Trichosporon beigelii*

58

사진은 호흡기 바이러스이다. 매년 항원성 변동이 일어나는 이 바이러스는?

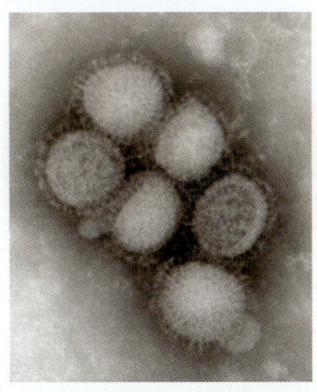

① HIV
② Influenza virus
③ Mumps virus
④ Corona virus
⑤ Rabies virus

59

그림이 나타내는 바이러스는?

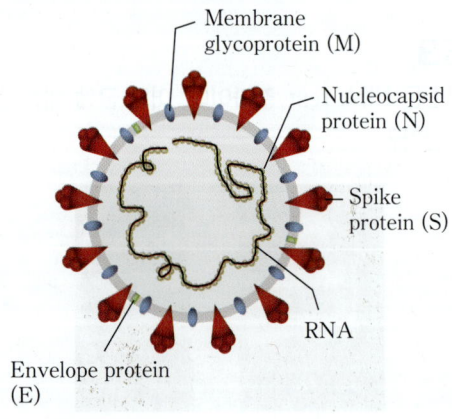

① Adenoviridae
② Cytomegalovirus
③ Rotavirus
④ Corona virus
⑤ Poliovirus

60
사진은 말라리아에 감염된 사람의 혈액을 관찰한 것이다. 종류는?

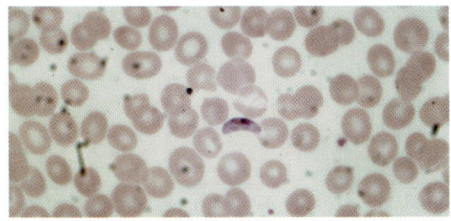

① *Plasmodium falciparum*
② *Plasmodium vivax*
③ *Plasmodium malariae*
④ *Plasmodium ovale*
⑤ *Plasmodium knowlesi*

61
사진의 충란과 관련된 기생충은?

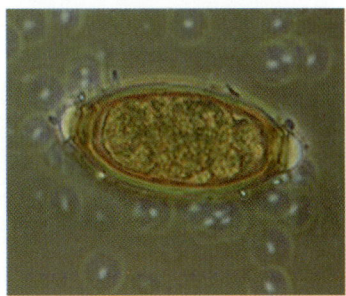

① 선충
② 회충
③ 요충
④ 구충
⑤ 편충

62
사진이 나타내는 검사법은?

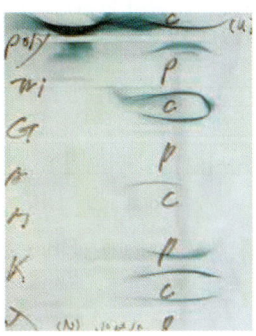

① Oudin
② Ouchterlony
③ SRID
④ Immunoelectrophoresis
⑤ Ring test

63
그림의 방법이 나타내는 검사법은?

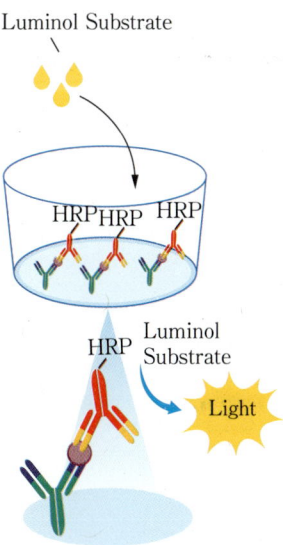

① 화학발광법
② 비색법
③ 면역형광법
④ 간접법
⑤ 제자리부합법

64

그림은 급성 또는 만성 B형간염의 단계를 나타내는 그래프이다. 전염성 감염지표가 되는 것은?

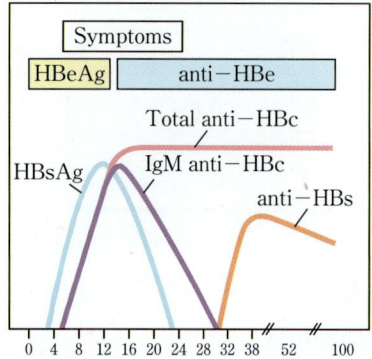

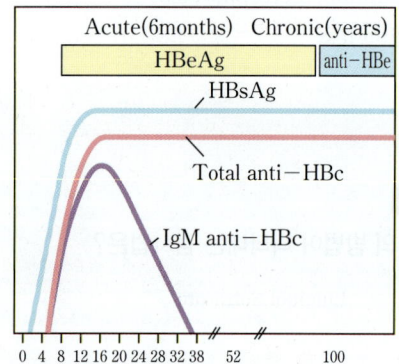

① anti-HBs
② anti-HBc
③ HBe Ag
④ anti HBe
⑤ HBc Ag

65

그림의 방법이 나타내는 검사법은?

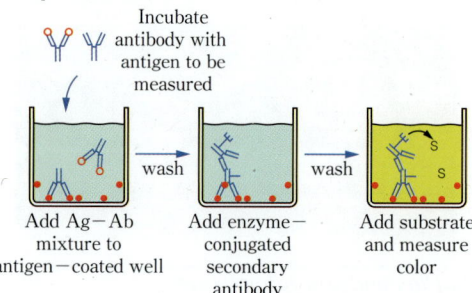

E=enzyme, S=substrate

① 비색법
② 효소면역법
③ 면역형광법
④ RIA
⑤ IRMA

제 3 회

최종모의고사

의료관계법규 (01~20)

01
「의료법」상 국가시험 등에 관하여 필요한 사항을 정하도록 규정하고 있는 것은?

① 대통령령
② 국무총리령
③ 중앙회 운영 규정
④ 질병관리청장 고시
⑤ 지방자치단체 조례

02
「의료법」상 의료인의 결격사유에 해당하지 않는 것은?

① 피성년후견인
② 피한정후견인
③ 마약 중독자
④ 파산선고를 받은 자
⑤ 향정신성의약품 중독자

03
「의료법」상 의료인의 면허 취소에 해당하는 것은?

① 면허를 대여한 경우
② 진단서를 거짓으로 작성하여 내주는 경우
③ 진료비를 거짓 청구한 경우
④ 부당한 경제적 이익 등을 제공받은 경우
⑤ 의료기사가 아닌 자에게 의료기사의 업무를 하게 한 경우

04
「의료법」상 처방전의 보존기간은?

① 1년
② 2년
③ 3년
④ 5년
⑤ 10년

05
「의료법」상 의료의 질과 환자 안전의 수준을 높이기 위하여 병원급 의료기관의 장이 보건복지부장관에게 신청하여 의료기관의 평가를 받는 제도는?

① 의료기관 평가제
② 의료기관 인증제
③ 의료기관 의료질평가제
④ 의료기관 서비스평가제
⑤ 의료기관 임상질지표평가제

06
「의료기사 등에 관한 법률」상 임상병리사의 면허자격에 대한 정지사유에 해당하지 않는 것은?

① 의료기사 등의 업무 범위를 벗어나는 행위
② 검사 결과를 사실과 다르게 판시하는 행위
③ 업무상 알게 된 비밀을 누설한 행위
④ 윤리적으로 허용되지 아니하는 방법으로 업무를 하는 행위
⑤ 학문적으로 인정되지 아니하는 방법으로 업무를 하는 행위

07
「의료기사 등에 관한 법률」상 의료기사 등의 국가시험 실시에 필요한 사항을 공고하여야 하는 자는?

① 보건복지부차관
② 시·도지사
③ 국가시험관리기관의 장
④ 시장·군수·구청장
⑤ 질병관리청장

08
「의료기사 등에 관한 법률」상 의료기사 등의 실태와 취업상황을 허위로 신고한 사람에게 부과하는 처분으로 옳은 것은?

① 50만원 이하의 과태료
② 100만원 이하의 과태료
③ 500만원 이하의 벌금
④ 1년 이하의 징역 또는 1천만원 이하의 벌금
⑤ 2년 이하의 징역 또는 2천만원 이하의 벌금

09
「의료기사 등에 관한 법률」상 상대방의 고소가 있어야 공소를 제기할 수 있는 행위는?

① 무면허 의료행위
② 의료기사 등의 면허 대여
③ 실태와 취업상황 허위 신고
④ 업무상 알게 된 비밀누설
⑤ 의료기사 등의 명칭과 유사한 명칭 사용

10
「감염병의 예방 및 관리에 관한 법률」상 정의로 옳지 않은 것은?

① "감염병환자"란 감염병의 병원체가 인체에 침입하여 증상을 나타내는 사람으로서 진단기준에 따른 의사, 치과의사 또는 한의사의 진단이나 감염병병원체 확인기관의 실험실 검사를 통하여 확인된 사람을 말한다.
② "감염병의사환자"란 감염병병원체가 인체에 침입한 것으로 의심이 되어, 감염병병원체가 확인된 사람을 말한다.
③ "의료관련감염병"이란 환자나 임산부 등이 의료행위를 적용받는 과정에서 발생한 감염병으로서 감시활동이 필요하여 질병관리청장이 고시하는 감염병을 말한다.
④ "생물테러감염병"이란 고의 또는 테러 등을 목적으로 이용된 병원체에 의하여 발생된 감염병 중 질병관리청장이 고시하는 감염병을 말한다.
⑤ "병원체보유자"란 임상적인 증상은 없으나 감염병병원체를 보유하고 있는 사람을 말한다.

11

「감염병의 예방 및 관리에 관한 법률」상 필수예방접종과 임시예방접종을 실시하는 자는?

① 보건소장
② 질병관리청장
③ 보건복지부장관
④ 행정안전부장관
⑤ 시장·군수·구청장

12

「감염병의 예방 및 관리에 관한 법률」상 생물테러의 목적으로 이용되거나 사고 등에 의하여 외부에 유출될 경우 국민건강에 심각한 위험을 초래할 수 있는 것은?

① 감시자
② 병원체보유자
③ 고위험병원체
④ 인수공통감염 병원체
⑤ 생물테러감염 병원체

13

「감염병의 예방 및 관리에 관한 법률」상 3년 이하의 징역 또는 3천만원 이하의 벌금에 해당하는 것은?

① 업무상 알게 된 비밀을 누설한 자
② 격리수용소를 탈출한 자
③ 격리수용을 거절한 자
④ 미신요법으로 민심을 현혹시킨 자
⑤ 건강진단 등의 명령을 거절한 자

14

「지역보건법」상 보건소장은 누구의 지휘·감독을 받아 보건소의 업무를 관장하는가?

① 시·도지사
② 질병관리청장
③ 행정안전부장관
④ 보건복지부장관
⑤ 시장·군수·구청장

15

「지역보건법」상 보건소의 업무로 옳지 않은 것은?

① 감염병의 예방 및 관리
② 여성, 노인, 장애인 등의 건강유지 및 증진
③ 모성과 영유아의 건강유지 및 증진
④ 국민건강증진, 구강건강 및 영양관리사업에 관여
⑤ 산업보건에 대한 연구 및 관리

16

「지역보건법」상 지역보건의료기관에 대한 설명으로 옳은 것은?

① 동일한 시·군·구에 보건소가 2개 이상 있는 경우 통합하여 1개로 운영할 수 있다.
② 보건지소장은 건강생활지원센터장의 지휘·감독을 받는다.
③ 보건지소장으로 의사 면허가 있는 사람을 임용한다.
④ 병원의 요건을 갖춘 보건소는 보건의료원이라는 명칭을 사용할 수 있다.
⑤ 건강생활지원센터는 시·군·구에 설치할 수 있다.

17

「혈액관리법」상 혈액관리 용어의 정의 중 옳지 않은 것은?

① 혈액원이란 혈액관리업무를 수행하기 위하여 허가를 받은 자를 말한다.
② 부적격 혈액이란 채혈 시 또는 채혈 후에 이상이 발견된 혈액 또는 혈액제제를 말한다.
③ 특정수혈부작용이란 수혈한 혈액제제로 인하여 발생한 부작용을 말한다.
④ 혈액이란 인체에서 채혈한 혈구 및 조직액을 말한다.
⑤ 채혈부작용이란 채혈한 후에 헌혈자에게 나타날 수 있는 혈관미주신경반응 또는 피하출혈 등 미리 예상하지 못한 부작용을 말한다.

18

「혈액관리법」상 의료기관이 혈액관리업무를 하고자 할 때에는 누구에게 허가를 받아야 하는가?

① 시·도지사
② 대한적십자사회장
③ 보건소장
④ 질병관리청장
⑤ 보건복지부장관

19

「혈액관리법」상 보건복지부장관은 혈액관리업무에 대한 정기심사평가를 몇 년마다 실시하는가?

① 1년   ② 2년
③ 3년   ④ 4년
⑤ 5년

20

「혈액관리법」상 의료기관의 장은 특정수혈부작용이 발생한 경우 누구에게 신고하여야 하는가?

① 시·도지사
② 대한적십자사총재
③ 보건복지부장관
④ 대한병원협회장
⑤ 대한적십자사혈액원장

공중보건학 (21~30)

21

공중보건과 관련된 주요용어이다. 옳은 것은?

① 공중보건학 – 질병을 예방하고 치료하는 활동
② 예방의학 – 조직적인 지역사회의 노력을 통하여 질병을 예방하고 수명을 연장
③ 보건의료 – 의학을 기초로 하여 개인 또는 가족 중심으로 질병을 예방하고 건강을 증진
④ 일차보건의료 – 지역사회 수준에서 지역사회 주민들에게 필요한 가장 기본적이고 필수적인 보건의료
⑤ 건설의학 – 질병 또는 건강과 관련된 사회적인 요인을 규명하여 유해요인을 제거함으로써 건강을 증진시키기 위한 학문

22
질병의 인과 관계를 검증하는 데 확실한 정보를 얻는 방법이며, 윤리적 측면을 고려하여야 하는 역학적 연구는?

① 단면연구
② 기술역학 연구
③ 분석역학 연구
④ 실험역학 연구
⑤ 코호트 연구

23
공기 중 산소농도가 몇 % 이하일 때 질식사할 수 있는가?

① 0.3%
② 1%
③ 1.5%
④ 7%
⑤ 10%

24
출산 기피에 따라 출생률이 사망률보다 더 낮아서 인구가 감소하는 인구유형은?

① 항아리형
② 별 형
③ 피라미드형
④ 호로형
⑤ 종 형

25
식품을 보존하는 방법 중 화학적 처리법으로 연결된 것은?

① 건조법 – 염장법
② 염장법 – 당장법
③ 가열법 – 훈연법
④ 당장법 – 방사선조사살균법
⑤ 건조법 – 탈수법

26
잠함병의 직접적인 원인은?

① 혈중의 CO 농도 증가
② 혈중의 CO_2 농도 증가
③ 체액 및 지방조직의 CO_2 증가
④ 체액 및 지방조직의 O_2 부족
⑤ 체액 및 지방조직의 N_2 증가

27
발진열(Murine typhus)의 매개체는?

① 모 기
② 벼 룩
③ 이
④ 진드기
⑤ 파 리

28
상수의 미생물에 대한 오염지표로 활용되는 것은?

① 경 도
② 탁 도
③ 색 도
④ 대장균수
⑤ 증발잔류물량

29
진동과 관련이 있는 질환은?

① 알츠하이머병
② 잠함병
③ 안구진탕증
④ 열중증
⑤ 레이노드병

30
실내공기오염의 지표로 사용하는 것은?

① CO
② N_2
③ CO_2
④ NO_2
⑤ SO_2

해부생리학(31~40)

31
화학연접에서 축삭종말 탈분극 시 신경전달물질(acetylcholine)이 연접틈새로 분비되도록 도와주는 물질은?

① Mg^{2+}
② Ca^{2+}
③ Na^+
④ K^+
⑤ Fe^{2+}

32
역치 이상의 단일자극에 의해 일어나는 근육의 수축은?

① 긴 장
② 연 축
③ 강 축
④ 강 직
⑤ 마 비

33
소화기관 중 쓸개즙과 헤파린 생성에 관련 있는 것은?

① 위
② 간
③ 지 라
④ 이 자
⑤ 큰창자

34
평형 및 청각에 관여하는 신경은?

① 제3뇌신경
② 제5뇌신경
③ 제6뇌신경
④ 제8뇌신경
⑤ 제10뇌신경

35
혈압조절을 위하여 레닌(renin)을 분비하는 기관은?

① 콩 팥
② 부 신
③ 위
④ 간
⑤ 심 장

36
뇌신경 중 순수한 운동신경으로 구성된 것은?

① 후각신경(후신경, I)
② 도르래신경(활차신경, IV)
③ 청각신경(청신경, VIII)
④ 삼차신경(V)
⑤ 얼굴신경(안면신경, VII)

37
운동성 실어증을 유발하는 대뇌겉질(대뇌피질) 영역은?

① 뒤통수엽(후두엽)
② 관자엽(측두엽)
③ Broca 영역
④ Wernicke 영역
⑤ 가장자리계통(변연계)

38
트립신(trypsin)의 작용은?

① 지방 분해
② 단백질 분해
③ 탄수화물 분해
④ 아미노산 분해
⑤ 셀룰로오스 분해

39
랑게르한스섬을 포함하는 장기는?

① 간 장
② 지라(비장)
③ 이자(췌장)
④ 콩팥(신장)
⑤ 부 신

40
체인스토크스호흡(Cheyne-Stokes breathing)과 관계있는 것은?

① 과호흡
② 무호흡
③ 빈호흡
④ 서호흡
⑤ 무호흡과 호흡곤란 반복

조직병리학(41~70)

41
뼈나 근육 같은 비상피성 조직에 발생하는 악성 종양은?

① 선 종
② 육 종
③ 섬유종
④ 유두종
⑤ 지방종

42
결합조직에 있는 섬유조직은?

① 신경섬유 - 근육섬유 - 탄력섬유
② 근육섬유 - 세망섬유 - 탄력섬유
③ 세망섬유 - 아교섬유 - 탄력섬유
④ 아교섬유 - 근육섬유 - 신경섬유
⑤ 세망섬유 - 신경섬유 - 아교섬유

43
울혈로 인한 허파꽈리 내 노출된 적혈구를 대식세포가 탐식하여 혈철소(hemosiderin)를 함유하는 세포는?

① 심부전세포
② 간세포
③ 세포과형성
④ 중층편평상피세포
⑤ 랑게르한스세포

44
랑게르한스섬 세포의 이상으로 인한 질병은?

① 치 매   ② 고혈압
③ 당뇨병   ④ 신증후군
⑤ 심근경식증

45
성염색체 이상에 의한 질환은?

① 터너증후군
② 다운증후군
③ 마르판증후군
④ 에드워드증후군
⑤ 카르시노이드증후군

46
조직의 손상이나 상처 치유에 관여하는 세포는?

① 비만세포   ② 지방세포
③ 형질세포   ④ 섬유모세포
⑤ 큰포식세포

47
내장과 혈관을 구성하는 근육은?

① 민무늬근   ② 가로무늬근
③ 골격근   ④ 백색근
⑤ 적색근

48
섬모가 있으며 위중층원주상피세포로 되어 있는 것은?

① 기 관   ② 난 관
③ 식 도   ④ 신 장
⑤ 방 광

49
근육세포의 세포막 중 세포 사이에 사이원반이라는 고도로 특화된 종말연접을 형성하는 근육은?

① 심장근   ② 뼈대근
③ 내장근   ④ 민무늬근
⑤ 맘대로근

50
대장에서 암의 발생빈도가 높은 부위는?

① 맹 장   ② 상행결장
③ 횡행결장   ④ 하행결장
⑤ S상결장

51
저산소증이나 수은 중독 시 신장의 세뇨관에서 단백 변성으로 인해 발생하는 괴사의 형태는?

① 응고괴사
② 지방괴사
③ 건락괴사
④ 섬유소모양괴사
⑤ 액화괴사

52
상피내암종(Carcinoma)으로 옳은 것은?

① 선종
② 악성상피성종양
③ 악성비상피성종양
④ 양성상피성종양
⑤ 양성비상피성종양

53
자궁경부도말표본에서 비침윤성암종, 초기암종, 0기암이라고도 부르는 병변은?

① 경도이형성증
② 중등도이형성증
③ 고도이형성증
④ 편평세포상피내암종
⑤ 침윤성 편평세포암종

54
자궁경부도말표본에서 난소호르몬 결핍으로 기저곁세포(방기저세포)의 핵이 농축되고 세포질이 붉게 염색되며 청색 얼룩(blue blob)이 나타나는 염증은?

① 노인성 질염
② 만성 경부염
③ 자궁내막염
④ 가드넬라질염
⑤ 트리코모나스질염

55
22~23게이지의 가는 침을 사용하여 수술 전 진단에 매우 효용성이 높은 미소생검이라고 부르는 것은?

① 후질원개검사
② 세포군집검사
③ 세침흡인검사
④ 밀착도말검사
⑤ 탈락세포검사

56
전자현미경적 고정액으로 짝지어진 것은?

① zenker – helly
② glutaraldehyde – toluene
③ glutaraldehyde – chloroform
④ osmium tetroxide – carnoy
⑤ osmium tetroxide – glutaraldehyde

57
조직 동결절편법에 대한 설명으로 옳은 것은?

① 효소 검출이 불가능하다.
② 신속한 진단이 불가능하다.
③ 지방성분 검출이 가능하다.
④ 중추신경계 질환 진단 시 사용할 수 없다.
⑤ 슬라이드 표본을 영구보존하는 것이 가능하다.

58
Papanicolaou 분류로 옳은 것은?

① class Ⅰ – 악성이 강하게 의심되는 비정형
② class Ⅱ – 양성 비정형
③ class Ⅲ – 정상
④ class Ⅳ – 악성으로 확정할 수 있는 비정형
⑤ class Ⅴ – 양성 또는 악성으로 판단이 어려운 비정형

59
변색성 염료에 의해 색이 변화되는 물질은?

① 구 리
② 아밀로이드(유전분)
③ 혈철소
④ 담즙색소
⑤ 리포푸신

60
임상에서 채취된 객담, 소변, 체액 등의 비부인과 검사물의 위음성 진단을 감소시키기 위해 파라핀블록 제작 후 박절하여 검사하는 방법은?

① 날인도말법
② 직접도말법
③ 세포군집절편법
④ 세포원심분리법
⑤ 액상세포검사법

61
HPV 감염에 의한 병변의 분류로 옳은 것은?

① 비정형편평세포
② 저등급편평상피내병변
③ 고등급편평상피내병변
④ 정 상
⑤ 편평세포암종

62
여성 생식기 부위 중 편평세포암의 발생률이 높은 것은?

① 난 소
② 편평원주접합부
③ 자궁체부
④ 자궁내막
⑤ 난 관

63
질도말표본에서 렙토트릭스(*Leptotrichia buccalis*) 출현 시 흔히 공존하는 병원균은?

① 방선균
② 질트리코모나스
③ 캔디다
④ 임 질
⑤ 크라미디아

64
특수염색 glycogen, polysaccharides, glyco-proteins 염색에 사용되는 것은?

① Congo red
② Peroxidase
③ Sudan black B
④ Periodic acid-Schiff(PAS)
⑤ Nitroblue tetrazolium(NBT)

65
PCR에서 민감도(Sensitivity)와 특이성(Specificity)을 결정하는 데 가장 중요한 과정은?

① Denaturation
② Extension
③ Annealing
④ DNA extraction
⑤ Polymerase synthesis

66
세포를 판독하는 데 방해가 되는 점액 등을 제거하고, 세포가 겹치지 않게 보존액에 분산시켜 유리슬라이드에 단층으로 도말하는 방법은?

① 흡인도말법
② 날인도말법
③ 액상세포도말법
④ 커버글라스도말법
⑤ 압착도말법

67
출산 후 수유 중인 여성의 질도말표본에 많이 출현하는 세포는?

① 표재세포
② 중간세포
③ 원주세포
④ 다형핵백혈구
⑤ 기저곁세포(방기저세포)

68
Masson trichrome(MT) 염색 시 사용되는 phosphomolybdic acid 또는 phosphotungstic acid는 어느 단계인가?

① 매 염
② 산 화
③ 대조염색
④ 주염색
⑤ 탈 색

69
내분비평가 지수로 세포질의 염색성과 관계가 있는 것으로 표현되는 것은?

① 호산성 지수
② 접힌세포 지수
③ 핵농축 지수
④ 군집세포 지수
⑤ 성숙 지수

70
Fontana-masson 염색은 무엇을 검출할 때 쓰이는가?

① 지 질 ② 케라틴
③ 멜라닌 ④ 나선균
⑤ 아교섬유

임상생리학(71~100)

71
다음의 특징을 나타내는 심전도 유도는?

- 수직면유도
- 양극유도
- 왼발과 왼손 사이의 전위차 기록

① aV_L ② aV_R
③ I ④ II
⑤ III

72
24시간(홀터) 심전도검사에 관한 특징으로 옳은 것은?

① 침습적 검사
② 단극가슴유도
③ 3채널 검사법
④ 브루스 프로토콜
⑤ 증폭단극팔다리유도

73
심전도 그래프 굵은 실선 위에 겹쳐진 R파를 기준으로 다음 R파(RR 간격)가 5번째 굵은 실선 뒤에 겹쳐져 출현한다면, 간편법으로 계산 시 심박동수는?(기록속도 25mm/sec)

① 40회/분
② 50회/분
③ 60회/분
④ 70회/분
⑤ 100회/분

74
QRS가 소실되는 것은?

① 우각블록
② 좌심실 비대
③ WPW증후군
④ 심실성 조기수축
⑤ 2도 방실블록

75
심전도 V_5와 V_6 유도에서 2개의 R파가 출현하는 경우는?

① 좌각블록
② 우각블록
③ 좌심실비대
④ 우심실비대
⑤ 후벽심근경색

76
40대 남성이 운동부하검사 도중 흉통을 호소하였으며, 심전도에서 2mm 정도의 ST 분절하강이 있었다면 의심할 수 있는 소견은?

① 우흉심
② 심막염
③ 심실비대
④ 심방비대
⑤ 심근허혈

77
심전도 검사 시 환자의 왼발에 힘이 들어가게 되면, 근전도가 혼입되는 유도는?

① aV_L　　② aV_F
③ aV_R　　④ V_3
⑤ V_6

78
다음 설명에 해당하는 검사는?

- Bruce protocol
- 회전속도와 벨트의 각도에 따라 조절
- 최대심박동수의 85~90%가 될 때까지 부하를 증가
- ST의 변화를 관찰

① 홀터심전도
② 저산소부하검사
③ 에르고미터검사
④ 답차운동부하검사
⑤ 24시간심전도

79
소아의 정상심전도 소견에 대한 설명 중 옳지 않은 것은?

① 일반적으로 좌축편위인 경우가 많다.
② 흉부유도의 파고가 전반적으로 높다.
③ 자극전도시간이 비교적 짧다.
④ 심박동수가 빠르고, 동성부정맥을 나타내는 것이 많다.
⑤ Ⅲ, aV_R, aV_F, V_1 유도의 R파가 높다.

80
뇌파의 구성요소에 관한 설명으로 옳은 것은?

① 진폭의 단위는 mV이다.
② 베타파는 깊은 수면 중에 나타난다.
③ 델타파는 알파파보다 주파수가 높다.
④ 알파파는 후두엽에서 우세하게 나타난다.
⑤ 주파수는 1분 동안에 반복되는 파의 수이다.

81
얕은 수면 초기에 봉우리파가 가장 높은 진폭으로 출현하는 부위는?

① A_1, A_2
② O_1, O_2
③ T_7, T_8
④ Fp_1, Fp_2
⑤ C_z

82
쌍극유도의 특성으로 옳은 것은?

① 잡음이 쉽게 혼입된다.
② 심부의 이상이 쉽게 발생한다.
③ G_1은 머리뼈에 G_2는 귓불에 부착한다.
④ 위상역전에 의한 초점 발견이 용이하다.
⑤ 전체의 위상관계를 파악하는 데 적절하다.

83
3Hz 극·느린파 복합(spike and slow wave complex)을 발견할 수 있는 뇌파 부활법은?

① 눈뜨기, 눈감기
② 섬광자극
③ 과호흡
④ 수면부활
⑤ 음자극부활

84
뇌파검사 결과, 주기 80~200msec의 상향파는?

① 다극파
② 예 파
③ 양성극파
④ 3상성파
⑤ 복합파

85
신생아기의 뇌파의 소견은 어떤 특징이 있는가?

① 전체 유도에서 저진폭, 불규칙, 비대칭성의 서파
② 돌발성 고진폭 서파
③ 후두부 우세의 α파
④ 점증·점감형의 α파 우세
⑤ 고진폭 속파

86
다음은 뇌파 전극의 부착 위치를 나타낸 것이다. (가), (나), (다)로 옳은 것은?

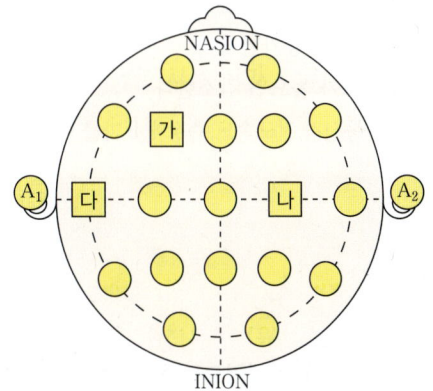

① C_3 F_4 T_4
② F_4 C_3 T_4
③ F_3 C_4 $T_3(=T_7)$
④ C_3 F_3 O_2
⑤ F_3 T_3 O_2

87
다음은 어떤 감각신경을 검사하는 모습인가?

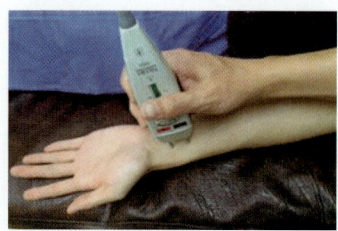

① 자신경
② 근피신경
③ 정중신경
④ 종아리신경
④ 장딴지신경

88
신경전도속도검사에 영향을 미치는 인자는?

① 운동신경 전도속도 측정에 장딴지신경을 사용한다.
② 신경섬유의 직경이 클수록 증가한다.
③ 노인의 경우 증가한다.
④ 실내온도가 높으면 감소한다.
⑤ 말초운동신경 전도속도 측정에 F파를 이용한다.

89
H-reflex에 대한 설명으로 옳은 것은?

① 최대상 자극을 통해 잘 나타난다.
② M파보다 잠복기가 짧다.
③ F파보다 역치가 크다.
④ 잠복기 시간은 15~25msec이다.
⑤ 잠복기의 차이가 1.5msec 이상이면 비정상이다.

90
다음에서 설명하는 기체표시법은?

- 검사실, 실험실 내 가스량 측정
- 실온, 대기압, 수증기 포화상태

① ATPD ② BTPS
③ ATPS ④ BTPD
⑤ STPD

91
폐기능검사에서 다음과 같은 경우에 반드시 시행하여야 하는 과정은?

- 폐활량계를 이동하였을 경우
- 폐활량계 측정센서의 오류일 경우
- 폐활량계가 얼마나 정확하게 측정하는지를 확인할 경우

① 보 정
② 감도 조절
③ 시정수 확인
④ 산소가스 교체
⑤ 탄산가스 배출량 확인

92
폐기능검사 결과 1초율이 45%, 폐활량이 90%로 나타난 환자의 진단은?

① 폐부종
② 만성기관지염
③ 폐섬유증
④ 폐울혈
⑤ 폐 렴

93
용적-시간(노력성 날숨) 곡선에서 망설임 없이 세고 빠르게 불어내는 지점은?

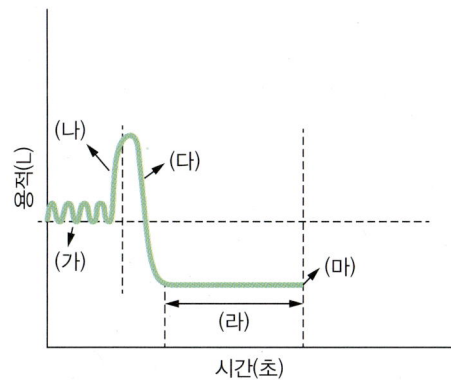

① (가)
② (나)
③ (다)
④ (라)
⑤ (마)

94
환자의 폐기능 그래프이다. 진단으로 옳은 것은?

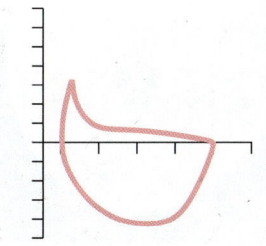

① 폐울혈
② 폐기종
③ 폐섬유증
④ 폐 암
⑤ 폐 렴

95
유량-기량 곡선에서 (가)의 원인은?

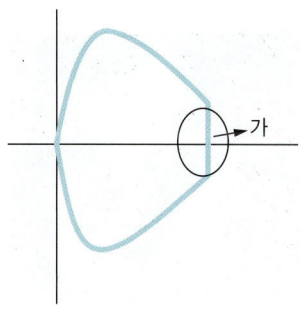

① 기 침
② 공기 누출
③ 시작점 오류
④ 불규칙한 들숨
⑤ 날숨 조기종료

96
만니톨을 투여하여 천식 유무를 확인할 수 있는 검사는?

① 심전도검사
② 뇌파검사
③ 기관지유발검사
④ 근전도검사
⑤ 심초음파검사

97
다음 사진의 초음파 영상 표시방법은?

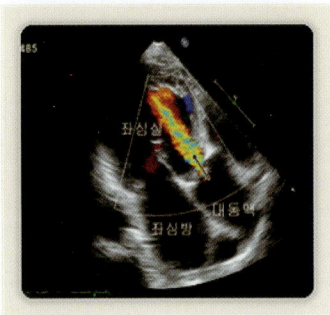

① A-mode   ② B-mode
③ M-mode   ④ D-mode
⑤ E-mode

98
다음 간헐파 도플러에서 화살표가 가리키는 현상은?

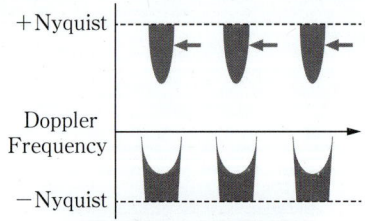

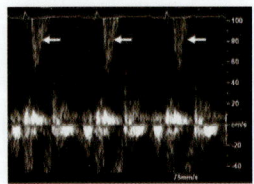

① 둘러겹침(뒤바뀜 현상)
② 음향그림자
③ 압전효과
④ 다중반사
⑤ 거울반사

99
초음파검사 시 강한 반사파가 그 반사면과 진동자 사이를 반복해서 왕복하는 현상은?

① 몰입현상
② 다중반사
③ 음향그림자
④ 음향증가
⑤ 부 극

100
사진과 같은 초음파검사 시 주파수는?

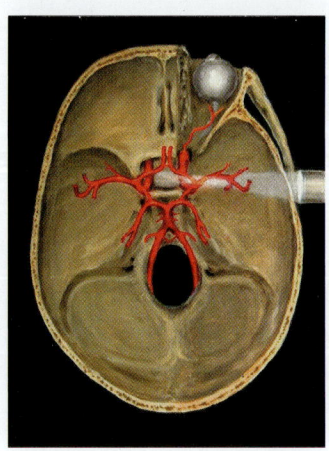

① 2Hz
② 2KHz
③ 2MHz
④ 6Hz
⑤ 6MHz

임상화학(01~38)

01
정확한 양을 취하여 시약을 옮기거나 표준액을 제조할 때 사용하는 피펫은?

① 용량피펫(Volumetric pipette)
② 오스트발트-폴린피펫(Ostwald-Folin pipette)
③ 모아피펫(Mohr pipette)
④ 혈청학적피펫(Serological pipette)
⑤ 마이크로피펫(Micropipette)

02
$MgSO_4$(mw=120) 240g을 500mL 증류수에 녹일 경우 노르말 농도(N)의 값은?

① 1   ② 2
③ 4   ④ 8
⑤ 10

03
형광광도계에 쓰일 수 있는 광원은?

① Tungsten lamp
② Halogen lamp
③ Xenon lamp
④ Hollow cathode lamp
⑤ Hydrogen lamp

04
기관지천식의 치료에 쓰이는 약물은?

① Quinidine
② Theophylline
③ Lithium
④ Cyclosporin
⑤ Imipramine

05
α-glucose를 β-glucose로 전환시키는 데 사용되는 효소는?

① hexokinase
② mutarotase
③ glucose oxidase
④ amylase
⑤ peroxidase

06
혈청 단백질을 전기영동 시 가장 멀리 이동하는 것은?

① albumin
② β-globulin
③ γ-globulin
④ α_1-globulin
⑤ α_2-globulin

07
단백질 대사의 최종 대사산물은?

① uric acid ② creatinine
③ BUN   ④ ammonia
⑤ bilirubin

08
신장기능의 지표가 되는 것은?

① glucose   ② BUN
③ albumin   ④ creatine
⑤ bilirubin

09
내인성 triglyceride를 가장 많이 함유하고 있는 lipoprotein은?

① HDL   ② VLDL
③ LDL   ④ IDL
⑤ chylomicron

10
triglyceride 측정 시 glycerol을 유리하는 것은?

① chloroform
② KOH
③ zeolite
④ chromic acid
⑤ acetyl acetone

11
혈액 용혈 시 대처해야 하는 적절한 방법은?

① ultra centrifuge를 사용한다.
② EDTA를 첨가한다.
③ filter로 용혈물질을 분리한다.
④ 다시 채혈한다.
⑤ 전해질검사를 제외하고 먼저 돌린다.

12
pH가 낮고 HCO_3^-가 낮을 때 발생하는 것은?

① 대사성 alkalosis
② 호흡성 acidosis
③ 고요산혈증
④ 호흡성 alkalosis
⑤ 대사성 acidosis

13
전이효소(transferase)에 해당하는 것은?

① acid phosphatase(ACP)
② creatine kinase(CK)
③ lactate dehydrogenase(LDH)
④ leucine aminopeptidase(LAP)
⑤ cholinesterase(CHS)

14
LDH isoenzyme 중 신장장애를 일으킬 때, 가장 변동이 많은 것은?

① LDH_1 ② LDH_2
③ LDH_3 ④ LDH_4
⑤ LDH_5

15
췌장질환의 진단에 유용한 것은?

① lipase
② ALP
③ AST
④ CK
⑤ amylase

16
bilirubin을 검사하는 Malloy-Evelyn법에서 indirect bilirubin이 diazo 시약과 반응하기 위해 넣어주는 것은?

① methanol
② HCl
③ caffein
④ sodium nitrite
⑤ sulfanilic acid

17
다음 중 신장기능검사인 것은?

① Bromosulfophthalein test
② Thymol turbidity test
③ Indocyanine Green test
④ Phenolsulfophthalein test
⑤ Total protein test

18
갑상샘호르몬으로 혈청 Ca을 감소시키는 것은?

① parathormone
② TSH
③ calcitonin
④ adrenal androgen
⑤ FSH

19
카테콜아민(catecholamine)계에 해당하는 호르몬은?

① calcitonin
② prolactin
③ testosterone
④ dopamine
⑤ cortisol

20
다음 중 공복혈당의 정상치는?

① 40~80mg/dL
② 80~120mg/dL
③ 120~150mg/dL
④ 150~180mg/dL
⑤ 180~240mg/dL

21
A/G ratio가 높아졌을 때 관련 있는 질환은?

① 신장질환
② 간질환
③ 다발성골수종
④ 당뇨병
⑤ 무감마글로불린혈증

22
관상동맥질환과 가장 연관이 큰 것은?

① VLDL
② HDL
③ IDL
④ chylomicron
⑤ LDL

23
변동계수(CV)의 감소가 의미하는 것은?

① 정밀도가 높다.
② 정확도가 낮다.
③ 특이도가 낮다.
④ 정밀도가 낮다.
⑤ 정확도가 높다.

24
아미노산(amino acid)의 결합 형태를 나타내는 것은?

① amino group + aldehyde group
② aldehyde group + sulfonic group
③ amino group + carboxyl group
④ sulfonic group + amino group
⑤ carboxyl group + aldehyde group

25
혈액을 실온에 밀폐된 상태로 방치 시 증가하는 것은?

① glucose
② ammonia
③ amylase
④ bilirubin
⑤ pH

26
Biuret reagent 내에서 발색시약의 성분은?

① $CuSO_4$
② NaOH
③ HCl
④ KI
⑤ Na.K.tartrate

27
lipoprotein을 밀도가 높은 순부터 낮은 순으로 배열한 것은?

① HDL - VLDL - IDL - LDL - chylomicron
② HDL - IDL - LDL - VLDL - chylomicron
③ HDL - VLDL - LDL - IDL - chylomicron
④ HDL - IDL - VLDL - LDL - chylomicron
⑤ HDL - LDL - IDL - VLDL - chylomicron

28
요 시험지에서 당뇨 검사 시 사용되는 지시약은?

① Hexokinase
② Molybdenum blue
③ Phenol
④ Glucose oxidase + Peroxidase
⑤ NADPH

29
Ascorbic acid에 의해 위양성을 나타내는 것은?

① 요 당
② Nitrite
③ Protein
④ Bilirubin
⑤ Ketone body

30
정상 알칼리뇨에서 발견되는 결정형 침사는?

① uric acid
② sodium urate
③ amorphous urate
④ ammonium urate
⑤ calcium oxalate

31
정액 내의 주된 당 성분은?

① Sucrose
② Glucose
③ Lactose
④ Galactose
⑤ Fructose

32
원주(casts)가 생성되는 주된 장소는?

① 먼쪽곱슬세관
② 토리쪽곱슬세관
③ 콩팥세관고리
④ 요 관
⑤ 토 리

33
하루 요량이 2,000mL 이상이면서 비중이 높을 경우 해당하는 것은?

① 핍 뇨
② 무 뇨
③ 빈 뇨
④ 당뇨병
⑤ 혈 뇨

34
정상뇨에서 볼 수 있는 원주(casts)는?

① 초자원주(Hyaline casts)
② 상피원주(Epithelial casts)
③ 과립원주(Granular casts)
④ 적혈구원주(RBC casts)
⑤ 지방원주(Fatty casts)

35
핵붕괴 후 원자번호가 증가하는 것은?

① β 음전자 붕괴
② α 붕괴
③ 내부전환
④ β 양전자 붕괴
⑤ 전자포획

36
다음 중 흡수선량을 나타내는 단위는?

① Ci   ② Bq
③ R   ④ Gy
⑤ Sv

37
방사면역측정법(RIA)에 대한 설명으로 옳은 것은?

① Antibody에 동위원소 표지
② 경쟁적 반응
③ 측정물질의 농도와 측정값 비례
④ Antigen은 특이물질
⑤ 반응시간에 영향을 받지 않음

38
베타선계측기에 사용되는 방사성 동위원소는?

① ^{125}I ② ^{131}I
③ ^{59}Fe ④ ^{3}H
⑤ ^{57}Co

혈액학(39~73)

39
혈관 내 용혈 시 발생하는 결과는?

① 간접빌리루빈 감소
② 그물적혈구 수 감소
③ 합토글로빈 증가
④ 헤모펙신 증가
⑤ 혈색소뇨 증가

40
적혈구계 분화의 시작으로 보는 최초 전구세포는?

① CFU-E   ② BFU-E
③ CFU-M   ④ CFU-Meg
⑤ CFU-GEMM

41
Kleihauer 산용출법으로 측정할 수 있는 혈색소는?

① HbS   ② HbC
③ HbM   ④ HbA_1
⑤ HbF

42
간질환에서 나타날 수 있는 이상 적혈구는?

① Spherocyte   ② Stomatocyte
③ Triangular cell ④ Tear drop cell
⑤ Elliptocyte

43
화학주성의 기능을 갖고 있어서 감염부위로 가장 먼저 이주하는 것은?

① 단핵구
② 호중구
③ 호산구
④ 호염기구
⑤ 림프구

44
혈중에서 조직으로 들어가 대식세포(macrophage)가 되어 탐식작용을 하는 세포는?

① 림프구(lymphocyte)
② 단핵구(Monocyte)
③ 호중구(Neutrophil)
④ 호염기구(Basophil)
⑤ 호산구(Eosinophil)

45
EBV(Epstein-Barr Virus) 감염이 원인이 되는 감염단핵구증에서 발견되는 세포는?

① 형질세포(Plasma cell)
② 비정형 림프구(Atypical lymphocyte)
③ 큰포식세포(Macrophage)
④ 호중구(Neutrophil)
⑤ 호염기구(Basophil)

46
섬유소용해(fibrinolysis) 과정에서 섬유소(fibrin)를 직접 분해하는 것은?

① 단백질 C(protein C)
② α_1-항트립신(α_1-antitrypsin)
③ 항트롬빈-Ⅲ(antithrombin-Ⅲ)
④ α_2-고분자글로불린(α_2-macroglobulin)
⑤ 플라스민(plasmin)

47
혈장에 황산바륨($BaSO_4$)를 가하여 응고인자를 흡착시켰을 때 남아 있는 것은?

① Ⅱ인자
② Ⅴ인자
③ Ⅶ인자
④ Ⅸ인자
⑤ Ⅹ인자

48
항혈우병 인자는?

① Ⅱ인자
② Ⅴ인자
③ Ⅶ인자
④ Ⅷ인자
⑤ ⅩⅢ인자

49
모든 혈구감소증, 황골수화, 골수저형성증의 특징을 가진 빈혈은?

① 재생불량빈혈
② 낫적혈구빈혈
③ 철결핍빈혈
④ 거대적혈모구빈혈
⑤ 지중해빈혈

50
엽산 결핍에 따른 DNA 합성장애 시 생성되는 세포는?

① 그물적혈구
② 거대적혈모구
③ 호중구
④ 공모양적혈구
⑤ Heinz body

51
t(15;17), PML-RARA, Faggot cell이 출현하는 백혈병은?

① 급성골수성백혈병
② 급성전골수구성백혈병
③ 급성림프구성백혈병
④ 만성골수성백혈병
⑤ 만성림프구성백혈병

52
다음은 혈소판응집능검사 결과이다. 해당하는 질환은?

- Ristocetin 응집
- Collgen/Epinephrine/ADP 비응집

① 악성빈혈
② Bernard-Soulier syndrome
③ von Willebrand disease
④ Glanzmann's thrombasthenia
⑤ 괴혈병

53
백혈구 중 정상 말초혈액에서 가장 크며 항원제시 기능을 하는 것은?

① 림프구
② 호산구
③ 호염기구
④ 호중구
⑤ 단구

54
만성골수성백혈병(CML)과 유백혈병 반응(Leukemoid Reaction)을 감별하기 위한 세포 화학적 염색법은?

① Esterase 염색
② Sudan black B
③ Alkaline phosphatase stain
④ Periodic acid schiff
⑤ Acid phosphatase

55
골수도말의 철염색 결과, 고리철적혈모구(ringed sideroblast)와 저장철이 증가되는 대표적인 질환은?

① 재생불량성빈혈
② 철결핍빈혈
③ 유전구형적혈구증
④ 철적혈모구빈혈
⑤ 거대적혈모구빈혈

56
연전형성(rouleau formation)으로 인해 자동 혈액분석기 검사결과의 오류가 발생하였을 때 해결 방법은?

① 초고속 원심분리 후 재검사한다.
② 혈액을 −4℃에 한랭보관 후 재검사한다.
③ 항응고제를 바꾸어 재채혈하고 검사한다.
④ 생리식염수로 희석하여 재검사한다.
⑤ 수기검사법으로 재검사한다.

57
슬라이드글라스를 이용한 도말표본이 길고 얇게 만들어지는 원인은?

① 혈액량 과다
② 빠르게 도말
③ 낮은 각도로 도말
④ spreader가 슬라이드에 밀착되지 않음
⑤ 도말 시 과도한 힘

58
다음 검사 소견을 보이는 질환은?

- ESR 증가
- WBC 감소
- LE cell 형성 시험 양성
- ANA 검사 양성

① 납중독
② 전신홍반루프스
③ 다발골수종
④ 2차 진성적혈구증가증
⑤ 수은중독

59
염색체 분석검사에 사용되는 phytohemagglutinin(PHA)의 작용은?

① 분열자극제
② 분열중단시약
③ 고정액
④ 염색액
⑤ 저장용액

60
비타민 K 의존 단백질로, 와파린 복용 시 합성 저하가 나타나는 혈액응고인자는?

① I인자
② II인자
③ III인자
④ IV인자
⑤ V인자

61
다음 중 바르게 짝지어진 것은?

① 한랭자가항체 – IgG
② 완전항체 – IgG
③ 자연항체 – IgG
④ 비예기항체 – IgM
⑤ 온난자가항체 – IgG

62

유세포분석결과 CD55, CD59의 결핍과 보체에 대한 적혈구막의 감수성이 증가되어 쉽게 용혈을 일으키는 질환은?

① 발작야간혈색소뇨증
② 발작한랭혈색소뇨증
③ 유전성공모양적혈구증
④ 거대적혈모구빈혈
⑤ 낫모양적혈구빈혈증

63

ABO 혈액형 불일치 시 혈청 측 원인일 경우 해결방법은?

① DAT
② Rh typing
③ Cross matching
④ antibody screening test
⑤ Rh antibody titer

64

직접항글로불린검사로 진단할 수 있는 질환은?

① 폐결핵
② AIDS
③ 장티푸스
④ 성홍열
⑤ 자가면역용혈빈혈

65

Rh 표현형 검사이다. 혈액형 표현은?

anti-D	anti-C	anti-c	anti-E	anti-e
+	+	+	−	+

① CcDe
② cDEe
③ CcDEe
④ CDEe
⑤ CcEe

66

부적격 혈액으로 옳은 것은?

① 용혈된 혈액제제
② 혼탁(지질, 황달)이 없는 혈액제제
③ 혈액 운반 시 10℃ 이하로 보관된 혈액제제
④ CPDA-1 처리가 25일 된 농축적혈구
⑤ 비감염성 검사결과 이상 없는 혈액제제

67

급성 혈관 내 용혈성 부작용 원인으로 가장 옳은 것은?

① 항호중구 항체
② ABO형 부적합
③ HLA형 불일치
④ 항혈소판 항체
⑤ B형간염

68
수혈에 적합하게 보관된 혈액제제는?

① 0~4℃에서 42일 보관된 농축적혈구
② -20℃에서 100시간 보관된 농축혈소판
③ 0~4℃에서 24시간 보관된 신선동결혈장
④ 20~24℃에서 48시간 보관된 농축혈소판
⑤ 0~4℃에서 72시간 보관된 세척적혈구

69
직접 항글로불린검사에서 위양성의 원인은?

① 검사의 지연
② 과도한 원침
③ 불충분한 혈구 세척
④ 항글로불린 시약의 변질
⑤ 24시간 이상 실온에 보관한 검체

70
수혈관련이식편대숙주병(TA-GVHD)을 예방하기 위해 혈액에 방사선을 조사한다. 무엇을 억제하기 위한 목적인가?

① 대식세포 기능
② T세포 기능
③ 혈소판 기능
④ 항체형성 기능
⑤ 거대세포바이러스 활성화 기능

71
장기이식 시 ABO 혈액형 검사와 함께 중요한 항원은?

① Lewis
② MNSs
③ HLA
④ Diego
⑤ Kell

72
타액 내 혈액형 검사결과, A혈구 응집, B혈구 응집, O혈구 비응집일 때 O형으로 추정할 수 있다. 이 검사법의 원리는?

① 혈구계산법
② 혈구응고반응
③ 혈구응집억제반응
④ 혈구침강반응
⑤ 한랭응집법

73
혈액은행에서 매일 점검해야 하는 것은?

① 온도기록지 교체
② 혈액냉장고 온도 점검
③ 방사선조사기 점검
④ Tacometer를 이용한 원심분리기 속도 점검
⑤ 항온수조 점검

임상미생물학(74-115)

74
DNase test에 대한 설명으로 옳은 것은?

① *Staphylococcus epidermidis*는 양성이다.
② HCl을 가하여 투명해지면 음성이다.
③ 0.1% toluidine blue가 분홍색이 되면 양성이다.
④ Malachite green을 배지에 첨가한다.
⑤ 용혈성균은 양성이다.

75
6.5% NaCl 내성, PYR test 양성인 균은?

① *Streptococcus agalactiae*
② *Streptococcus bovis*
③ *Viridans group*
④ *Streptococcus pyogenes*
⑤ *Enterococcus faecalis*

76
여성의 질분비물에서 gram stain한 결과, 다형핵백혈구에서 그람음성 쌍알균이 관찰되었다. 세부동정을 위해 필요한 시험은?

① Catalase test ② CTA test
③ Oxidase test ④ DNase test
⑤ Nitrate test

77
EMB agar에서 녹색의 금속성 광택의 집락을 형성하는 균은?

① *Proteus vulgaris*
② *Vibrio cholerae*
③ *Salmonella typhi*
④ *Shigella dysenteriae*
⑤ *Escherichia coli*

78
Lactose를 분해하는 효소인 β-galactosidase의 생성 여부를 확인하는 시험은?

① ONPG test
② Methyl red test
③ Voges-Proskauer test
④ O-F test
⑤ Citrate test

79
*Proteus spp.*의 유주현상(swarming)을 억제하는 방법은?

① 배지에 ferric sulfate 첨가
② 배지에 7.5% NaCl 첨가
③ Lactose가 함유된 EMB agar에 배양
④ 담즙이 함유된 MacConkey agar에 배양
⑤ Nutrient agar에 배양

80
어패류 섭취로 패혈증이나 창상감염을 일으키고, TCBS 녹색집락, lactose 분해, ONPG 양성을 보이는 균은?

① Shigella sonnei
② Streptococcus pneumoniae
③ Plesiomonas shigelloides
④ Vibrio vulnificus
⑤ Staphylococcus aureus

81
산소성의 그람음성 막대균으로 S자형의 만곡형이며, oxidase 양성, urase 양성, 42℃ 비발육인 균은?

① Borrelia burgdorferi
② Helicobacter pylori
③ Treponema pallidum
④ Campylobacter jejuni
⑤ Spirillum minor

82
Haemophilus spp. 중에서 X factor만 요구하는 균은?

① Haemophilus influenzae
② Haemophilus aegyptius
③ Haemophilus haemolyticus
④ Haemophilus ducreyi
⑤ Haemophilus parainfluenzae

83
Corynebacterium diphtheriae의 면역상태를 보기 위한 시험은?

① Elek test
② Schick test
③ CAMP test
④ Albert's stain
⑤ Tuberculin test

84
Mycobacterium tuberculosis 배양에 사용되는 배지는?

① 3% Ogawa egg 고형배지
② Egg Yolk 배지
③ Stuart's 배지
④ BAP
⑤ Mueller Hinton 배지

85
미산소성의 그람양성 막대균으로 CDC 배지에서 회백색의 어금니 모양의 집락을 형성하는 균은?

① Rickettsia prowazekii
② Mycoplasma pneumoniae
③ Clostridium difficile
④ Nocardia asteroides
⑤ Actinomyces israelii

86
항생제 투여 후 위막성 대장염 발생 시 의심되는 균은?

① *Propionibacterium acnes*
② *Clostridium difficile*
③ *Prevotella melaninogenicus*
④ *Bacteroides fragilis*
⑤ *Fusobacterium nucleatum*

87
세포벽이 없는 균 배양 시 사용할 수 있는 배지는?

① Chocolate agar
② BAP
③ CIN agar
④ TCBS agar
⑤ PPLO agar

88
TSI(Triple Sugar Iron) agar에서 glucose의 함유량은?

① 0.1%
② 0.2%
③ 0.5%
④ 1%
⑤ 2%

89
세균끼리 붙어서 한쪽 세균의 plasmid가 다른 쪽 세균에 복제되어 전달되는 접합(Conjugation) 현상에서 사용되는 미생물의 구조는?

① 세포막 ② 성선모
③ 세포벽 ④ 아 포
⑤ 편 모

90
그람양성 무아포성 간균으로 사람에게 유단독 질환을 일으키는 균은?

① *Erysipelothrix rhusiopathiae*
② *Listeria monocytogenes*
③ *Nocardia asteroides*
④ *Citrobacter freundii*
⑤ *Yersinia enterocolitica*

91
Urea를 멸균하기 위한 적절한 멸균법은?

① 건열멸균 ② 고압멸균
③ 자비멸균 ④ 여과멸균
⑤ 증기멸균

92
항생제 감수성검사에 쓰이는 탁도는?

① McFarland 0.1 ② McFarland 0.2
③ McFarland 0.5 ④ McFarland 1.0
⑤ McFarland 1.5

93
세균이 glucose를 분해하여 acetoin을 생성하는지 확인하기 위한 검사법은?

① O-F test
② MR test
③ Gelatin test
④ VP test
⑤ Indole test

94
혈액배양기기에 쓰이는 항응고제는?

① Citrate
② NaF
③ SPS
④ EDTA
⑤ Heparin

95
검체를 즉시 배양하지 못하여 수송하는 목적으로 쓰이는 배지는?

① Selenite F broth
② Stuart broth
③ Thioglycollate broth
④ Nutrient agar
⑤ Gas Pak jar

96
항산성 염색 시 염색과정에서 세포 안으로 염색액의 침투를 어렵게 하는 세포벽의 성분은?

① peptidoglycan
② mycolic acid
③ teichoic acid
④ lipopolysaccharide
⑤ lipid A

97
25℃에서 배양 시 국화꽃 모양의 사상형, 37℃에서 배양 시 cigar body 모양의 효모형을 나타내는 진균은?

① *Sporothrix schenckii*
② *Cladosporium carrionii*
③ *Scedosporium apiospermum*
④ *Paracoccidioides brasiliensis*
⑤ *Saccharomyces cerevisiae*

98
*Cryptococcus neoformans*의 협막을 관찰하기 위한 검사법은?

① Gram stain
② India ink
③ Acid-fast stain
④ Lactophenol cotton blue
⑤ KOH 표본제작

99
*Mucor spp.*의 현미경적 소견의 특징은?

① 포복지가 없다.
② 분생자가 원주형으로 여러 개 분절되어 있다.
③ 분절포자가 있다.
④ 격막이 있다.
⑤ 가근이 없다.

100
외피 비보유 DNA virus에 속하는 것은?

① EBV ② Adenovirus
③ Rotavirus ④ HIV
⑤ Coronavirus

101
구순포진을 일으키는 바이러스는?

① HIV ② Mumps virus
③ HSV-1 ④ HPV
⑤ HSV-2

102
바이러스에 대한 설명으로 옳은 것은?

① 인공배지에서 증식
② RNA와 DNA 둘 다 보유 가능
③ 핵산과 capsid로 구성
④ 스스로 복제 가능
⑤ 세포 내 소기관 존재

103
간흡충의 제1중간숙주와 제2중간숙주에 해당하는 것은?

① 다슬기 + 가재
② 물벼룩 + 담수어
③ 다슬기 + 은어
④ 바다새우류 + 해산어류
⑤ 왜우렁이 + 담수어

104
자웅동체인 기생충은?

① 주혈흡충 ② 폐흡충
③ 요 충 ④ 편 충
⑤ 구 충

105
자충포장란이 경구감염되어 심장과 폐순환과정을 거치는 기생충은?

① 회 충
② 두비니구충
③ 반크롭트사상충
④ 무구조충
⑤ 선모충

106
암과 이에 해당하는 종양표지자가 알맞게 연결된 것은?

① 간암 - AFP
② 대장암 - CA19-9
③ 췌장암 - CEA
④ 전립선암 - CA125
⑤ 난소암 - PSA

107
Paul-Bunnell 반응으로 감별할 수 있는 질환은?

① HIV ② 류마티스열
③ 전염성 단핵구증 ④ 매 독
⑤ 비정형 폐렴

108
한랭응집소와 적혈구가 응집하는 온도는?

① −10℃   ② −5℃
③ −1℃   ④ 4℃
⑤ 8℃

109
VDRL에서 혈청을 비동화하는 목적은?

① 반응 증대
② 형광 표지
③ 적혈구 감작
④ 세포 용해
⑤ 보체 불활성화

110
Helper T cell의 CD marker는?

① CD4   ② CD8
③ CD16   ④ CD18
⑤ CD27

111
항체에 의해서 인식되는 항원의 부위는?

① allotope
② Fc
③ epitope
④ paratope
⑤ Fab

112
제3형 과민반응에 해당하는 질환은?

① 신생아용혈성질환
② 천 식
③ 아토피
④ 접촉성 피부염
⑤ 전신홍반루푸스

113
아나필락시스에 관여하는 물질은?

① C3b   ② C5a
③ C1q   ④ C2
⑤ C4b

114
체액성 면역과 관련된 세포는?

① NK cell
② Cytotoxic T cell
③ macrophage
④ Neutrophil
⑤ B cell

115
면역글로불린(immunoglobulin)에서 보체(complement)가 결합하는 부위는?

① VH   ② CH3
③ VL   ④ CH2
⑤ CH1

제3회 모의고사 (3교시)

조직·세포병리검사 (1~16)

01
다음 사진은 *Clostridium perfringens*에 의해 손상된 장기이다. 어느 장기인가?

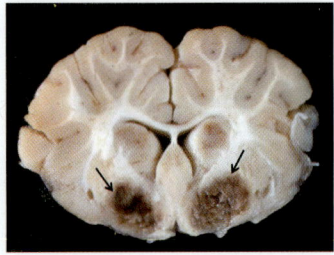

① 간 ② 폐
③ 뇌 ④ 신장
⑤ 척수

02
다음 화살표가 가리키는 세포는?

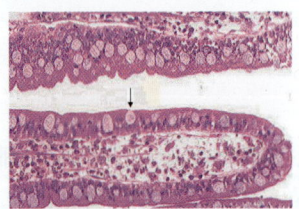

① 단층원주상피세포 ② 술잔세포
③ 파네트세포 ④ 재생세포
⑤ 내분비세포

03
다음 사진이 나타내는 장기는?

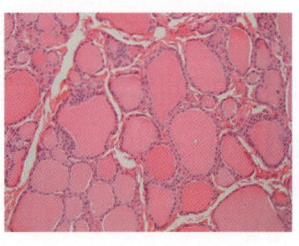

① 갑상샘 ② 신장
③ 간 ④ 폐
⑤ 방광

04
다음은 Warthin-Starry stain을 한 것이다. 옳은 것은?

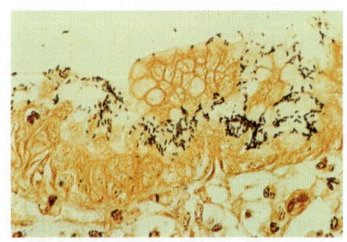

① *H.pylori*를 검출할 수 있다.
② 나선균을 노란색으로 염색시킨다.
③ Bouin solution을 쓴다.
④ 발색제는 silver carbonate이다.
⑤ 환원제는 basic fuchsin이다.

05

다음은 PTAH stain을 한 것이다. 바르게 설명한 것은?

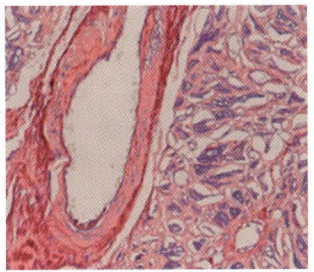

① Bouin solution이 고정액이다.
② 교원섬유가 청색으로 염색된다.
③ 근섬유가 적색으로 염색된다.
④ 산성염료의 상대적인 분자크기에 따라 서로 다른 염색성을 내는 원리이다.
⑤ Potassium permanganate가 산화제로 쓰인다.

06

다음은 포매 중인 조직들이다. 화살표가 가리키는 온도는?

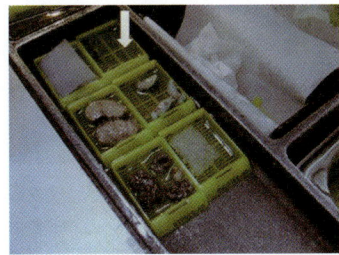

① −1℃
② 10℃
③ 20℃
④ 60℃
⑤ 90℃

07

다음 기구와 연관이 큰 검사는?

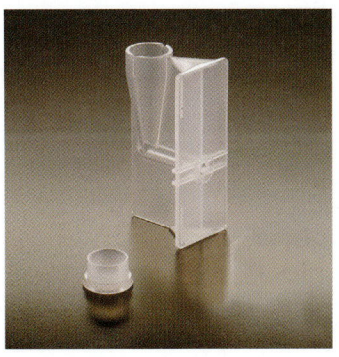

① 날인도말법
② 펀치생검
③ 액상세포검사
④ 세침흡인검사
⑤ 세포원심침전법

08

다음 세포가 나타날 때 나오는 호르몬은?

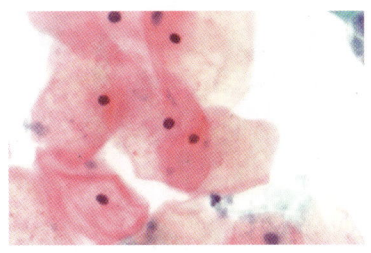

① progesterone
② estrogen
③ FSH
④ LH
⑤ androgen

09

다음 사진은 실마리세포(clue cell)이다. 연관이 큰 것은?

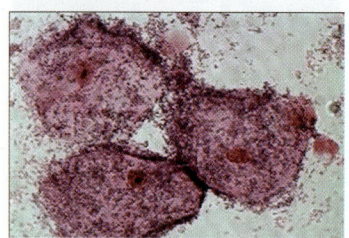

① *Leptotrichia buccalis*
② *Lactobacilli*
③ *Actinomyces*
④ *Neisseria gonorrhoeae*
⑤ *Gardnerella vaginalis*

10

다음 사진은 papanicolaou stain한 세포도말이다. 연관이 큰 소견은?

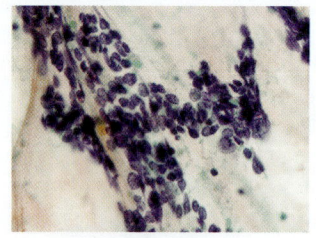

① 각화성 편평세포암종
② 비각화성 편평세포암종
③ 소세포암종
④ 미소침윤암종
⑤ 상피내 선암종

11

다음 사진으로 알 수 있는 것은?

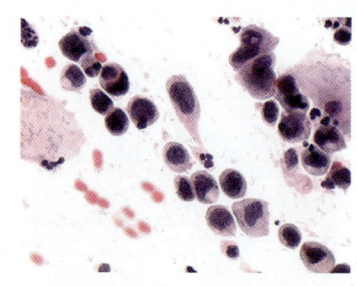

① 경도이형성증(LSIL)
② 중등도이형성증
③ 고도이형성증(HSIL)
④ 상피내암종
⑤ 각화성 편평세포암종

12

다음 사진은 근육조직을 염색한 것이다. 어떤 염색법인가?

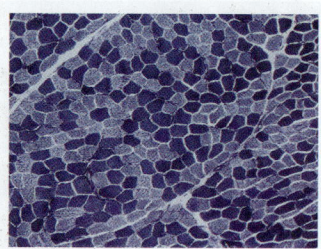

① ATPase
② NADH-TR
③ FITC
④ Alcian blue
⑤ PTAH

13
다음 사진은 간세포를 H&E stain한 것이다. 하얀 공포가 지방임을 증명하기 위한 염색법으로 옳은 것은?

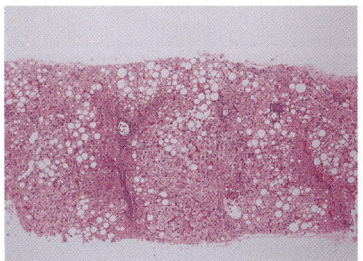

① Oil red O
② Nile blue
③ Congo red
④ PAS
⑤ PAMS

14
다음 사진은 어떤 현미경으로 관찰한 것인가?

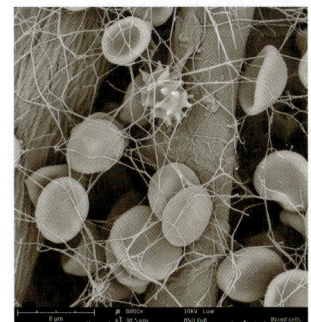

① 광학현미경
② 위상차현미경
③ 편광현미경
④ 투과전자현미경
⑤ 주사전자현미경

15
다음 사진이 나타내는 것은?

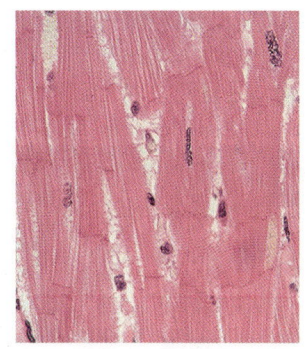

① 가로무늬근육
② 민무늬근육
③ 심장근육
④ 뼈대근육
⑤ 세로무늬근육

16
다음 사진은 동결절편기(cryostat)이다. 가장 적절한 내용은?

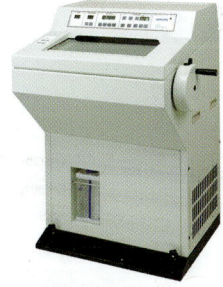

① 상온에서 시료보존 기간이 길다.
② 지방염색이 가능하다.
③ 유기용제 처리를 통해 신속진단이 가능하다.
④ 가열처리를 통해 항원성을 유지한다.
⑤ 조직은 상피표면에 수평인 면이 나오도록 심는다.

임상화학검사(17~32)

17
다음 기구의 용도는?

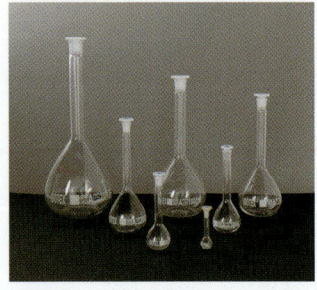

① 산/염기 적정 시 사용한다.
② 점성이 있는 검체를 취할 때 사용한다.
③ 표준액 제조 시 사용한다.
④ 정확성을 요하지 않는 시약을 취할 때 사용한다.
⑤ 흡광도 측정 시 사용한다.

18
다음 장비의 용도는?

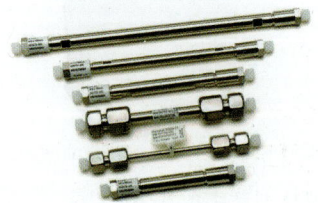

① 시료 이동
② 시료 분리
③ 시료 주입
④ 시료 전처리
⑤ 시료 보관

19
다음 사진의 검사방식은?

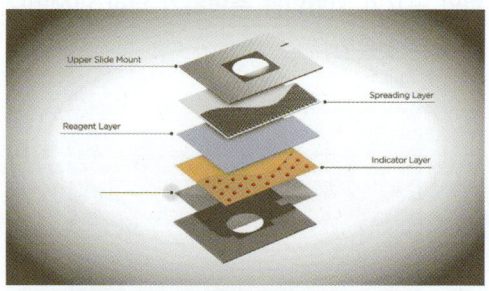

① Dry chemistry
② HPLC
③ LC/MS
④ Microfluidics
⑤ Lab on a chip

20
다음 그래프와 연관된 질병은?

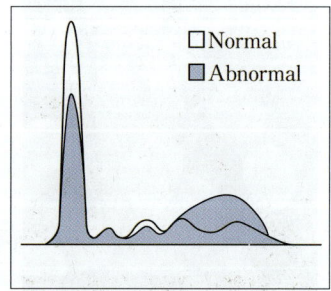

① 신장질환
② 다발성골수종
③ 간경변
④ 무감마글로불린혈증
⑤ 심장질환

21

다음 사진이 나타내는 검사법으로 옳은 것은?

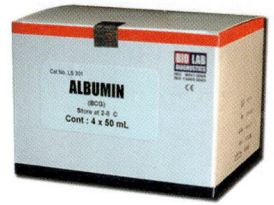

① pH 6.2에서 검사가 진행된다.
② 산화 → 증류 → 포집 → 적정 단계를 거친다.
③ HCl이 최종 적정시약이다.
④ NaOH로 pH 조절을 한다.
⑤ 산화제로 H_2SO_4가 쓰인다.

22

다음은 채혈튜브를 원심분리한 결과이다. 검사 결과 상승하는 성분은?

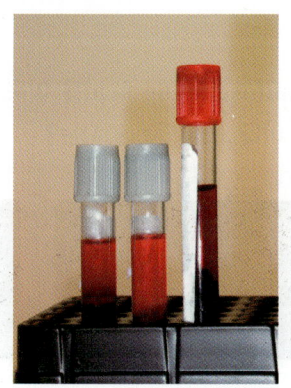

① K
② Bilirubin
③ Chylomicron
④ Uric acid
⑤ Na

23

다음 검사기구의 사용목적은?

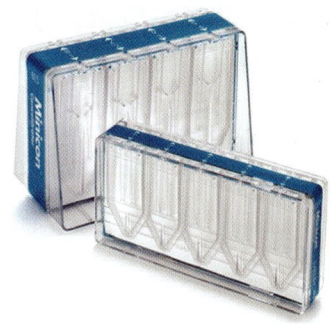

① 단백용해
② 단백농축
③ 단백희석
④ 제단백
⑤ 단백분리

24

다음 시약과 관련된 검사는?

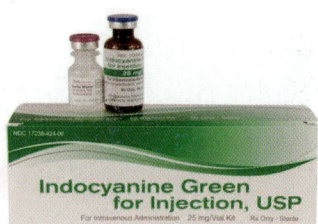

① 빌리루빈대사기능검사
② 단백질대사기능검사
③ 심장기능검사
④ 신장기능검사
⑤ 간기능검사

25

다음 검사결과로 의심이 되는 질환은?

결과상세 내역						검체명 Serum								
NO	검사항목명	결과	결과보고 시간	참고치	단위	N	P	D	C	A	R	S	응급
1	Uric acid	14.9	21-07-06-07:46:32	3.4~7.0	mg/dL	H	P					◆	N
2	Blood ketone	0.1	21-07-06-07:46:32	0.1~0.3	mmol/L		P					◆	N
3	Osmolality	290	21-07-06-07:53:16	289~308	mOsm/kg							◆	N

① 요독증
② 질소혈증
③ 간경변
④ 통 풍
⑤ 간성혼수

26

다음은 당화혈색소 측정장비이다. 사용되는 항응고제는?

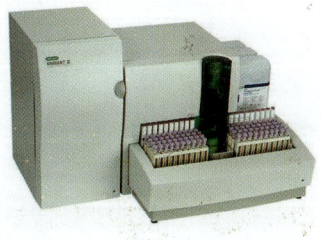

① EDTA
② NaF
③ Sod.citrate
④ Heparin
⑤ Double oxalate

27

다음은 Sulfosalicylic acid를 이용하여 요를 분석한 것이다. 해당되는 검사는?

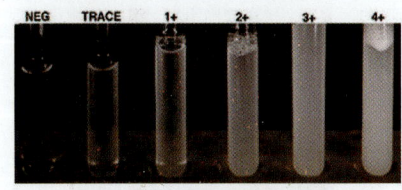

① Glucose
② Ketone body
③ Urobilinogen
④ Protein
⑤ Nitrite

28
다음은 요를 현미경으로 관찰한 것이다. 무엇인가?

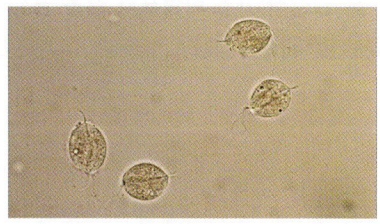

① WBC
② *Trichomonas vaginalis*
③ Yeast like cell
④ RBC
⑤ Spermatozoa

29
다음은 요를 현미경으로 관찰한 것이다. 무엇인가?

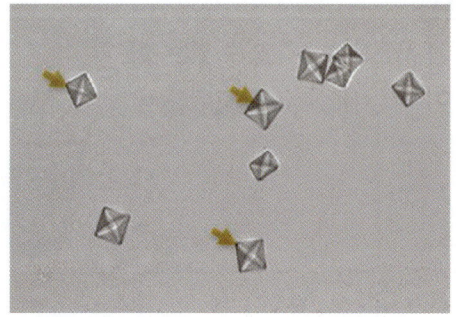

① Calcium oxalate
② Calcium sulfate
③ Calcium phosphate
④ Calcium carbonate
⑤ Sodium urate

30
다음은 액체섬광계수기이다. 사용하는 동위원소는?

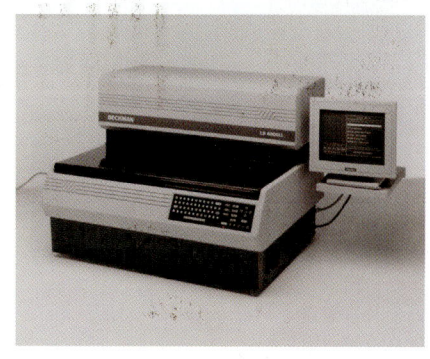

① ^{14}C ② ^{125}I
③ ^{131}I ④ ^{57}Co
⑤ ^{59}Fe

31
다음은 ^{125}I이다. 화살표가 가리키는 숫자의 의미는?

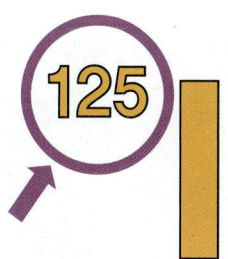

① 원자번호
② 원소이름
③ 질량수
④ 중성자수
⑤ 양성자수

32

다음은 전해질 측정장비이다. 원리는 무엇인가?

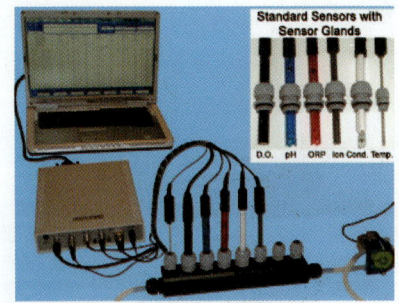

① 비중차측정법
② 전위차측정법
③ 반사광측정법
④ 이온선택전극법
⑤ 효소법

혈액학검사 (33~48)

33

다음의 염색법은 무엇인가?

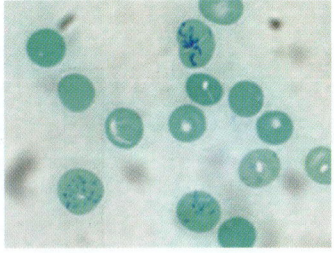

① Wright stain
② Supervital stain
③ NBT
④ PAS
⑤ Esterase 염색

34

CBC 검사 후 혈소판 수치가 저하되어 혈액도 말표본을 검경하였다. 화살표와 같은 응집이 관찰되었을 때 해결방법은?

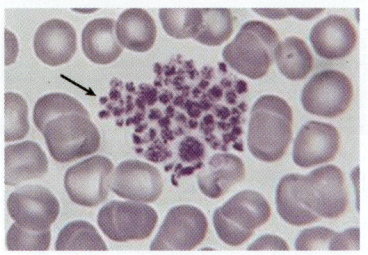

① −4℃ 냉장보관 후 검경한다.
② 항응고제 사용량을 줄인다.
③ 검체를 다시 혼합하여 검경한다.
④ 혈장을 생리식염수로 세척한다.
⑤ sodium citrate 항응고제로 교체한다.

35

다음 사진으로 추측할 수 있는 것은?

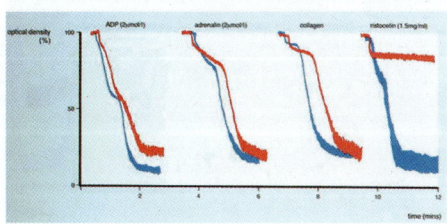

① adrenalin의 결핍
② ADP의 결핍
③ 혈소판응집능검사
④ 혈병수축검사
⑤ 혈소판수치측정

36
다음 사진의 LAP Score는?

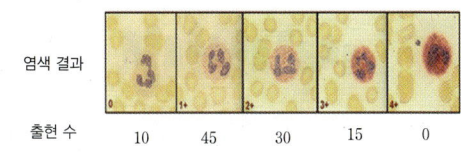

① 100
② 150
③ 165
④ 200
⑤ 250

38
염색체검사 결과 사진과 같은 결과를 보였다면 관련된 질환은?

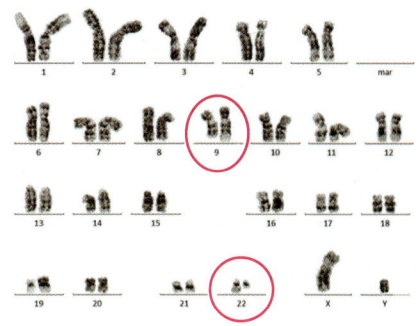

① AML M2
② AML M3
③ ALL
④ CML
⑤ CLL

37
다음 사진은 무슨 염색법인가?

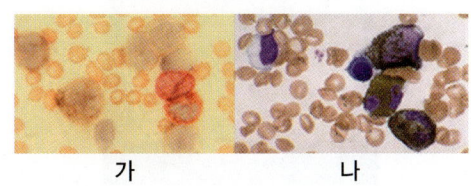

① 가 : NSE, 나 : Peroxidase
② 가 : PAS, 나 : Sudan black B
③ 가 : LAP, 나 : NBT
④ 가 : Dual esterase, 나 : NSE
⑤ 가 : TRAP, 나 : Wright stain

39
anti-B를 사용한 ABO 혈구형 검사결과이다. 예상되는 혈액형은?

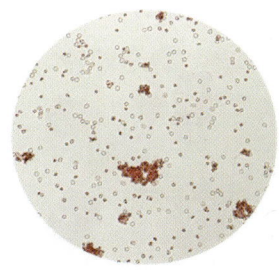

① A_2
② A_3
③ A_2B
④ A_3B
⑤ B_3

40
다음 사진으로 예상할 수 있는 것은?

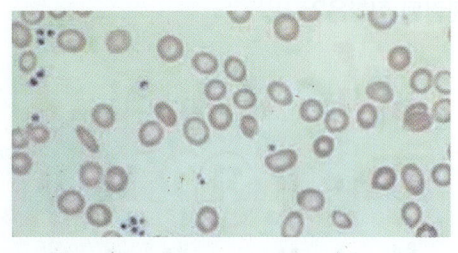

① 혈우병 A
② Hyperchromia
③ 연전현상
④ Agglutination
⑤ 철결핍성빈혈

42
항체동정검사 시 효소법에 의해 증강하는 항체는?

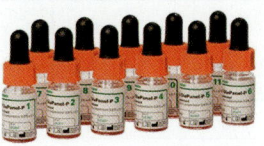

① Anti-A_1
② Anti-A_2
③ Anti-M
④ Anti-H
⑤ Anti-Lewis

41
CBC검사에 주로 사용되는 사진의 tube에 함유되어 있는 항응고제는?

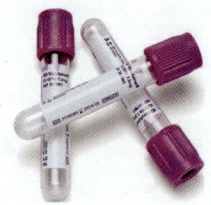

① EDTA
② Sod. citrate
③ Heparin
④ ACD
⑤ Sod. oxalate

43
사진은 혈액냉장고에 사용되는 장치이다. 옳은 것은?

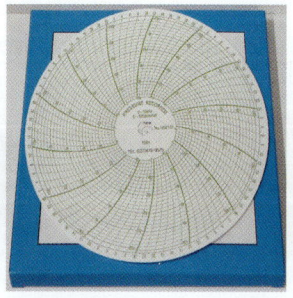

① 원심기 점검 그래프
② 온도 점검 그래프
③ 경고 모니터링 장치
④ 냉장팬 점검 장치
⑤ 냉장고 누수 점검표

44
사진의 장비에 해당하는 것은?

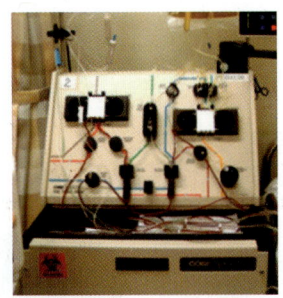

① 백혈구 여과제거 장비
② 혈액분리 장비
③ 혈액보관 장비
④ 혈액성분 채혈 장비
⑤ 자가수혈 전용 장비

45
Hb 검량선이다. 투과율이 45%일 때, Hb의 양은?

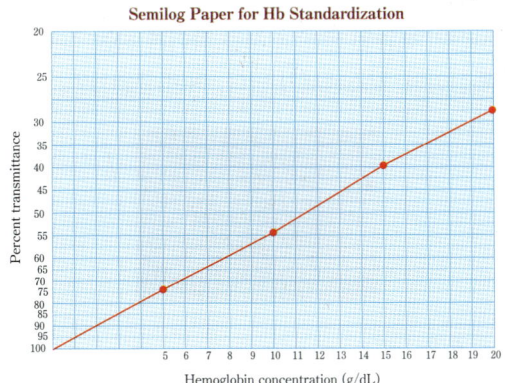

① 5   ② 10
③ 13   ④ 15
⑤ 20

46
사진과 같은 이식편대숙주병(GVHD ; Graft Versus Host Disease)을 예방하기 위한 장비를 바르게 설명한 것은?

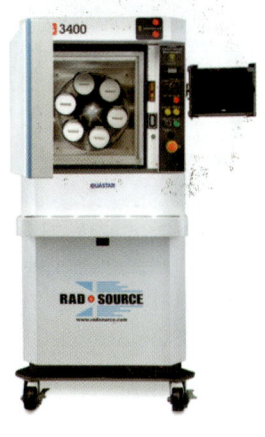

① 농축적혈구에서 필터를 이용하여 혈액을 제조한다.
② 적혈구 용적률이 80%를 초과하지 않는 혈액을 사용한다.
③ 방사선(감마선) 조사장비이다.
④ 백혈구를 여과하는 장비이다.
⑤ 혈소판을 분리하는 장비이다.

47
사진과 같은 백혈구 여과제거 혈액제제에 대해 옳은 것은?

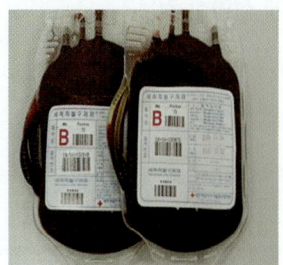

[백혈구 여과적혈구]

① 면역기능 저하 환자 외에 수혈 가능하다.
② 바이러스성 감염 위험이 있다.
③ 거대세포바이러스(CMV)를 예방할 수 있다.
④ 백혈병 등의 혈액질환 환자는 수혈을 인정하지 않는다.
⑤ 동종면역의 위험성이 있는 성분이므로 주의한다.

48
사진과 같은 교반기에 흔들어서 보관하는 혈액제제에 대해 옳은 것은?

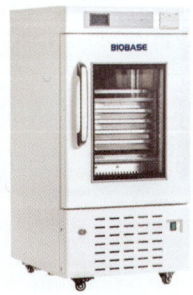

① 농축적혈구 보관, 4℃
② 신선동결혈장 보관, -22℃
③ 동결침전제제 보관, -4℃
④ 혈소판 보관, 22℃
⑤ 백혈구 보관 인큐베이터, 4℃

임상미생물검사 (49~65)

49
사진은 Simmon's citrate 배지이다. 무엇을 알아보기 위한 것인가?

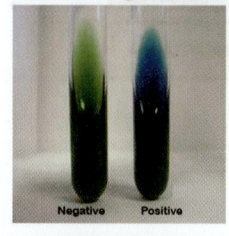 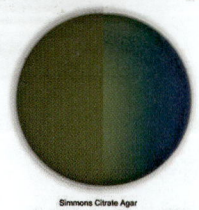

① 포도당이용능시험
② 탄소원이용능시험
③ 색소생성능시험
④ 내염성시험
⑤ 담즙산용해시험

50
사진의 배양된 균은 배지를 파이게 하는 집락이 특징이며, 락스냄새가 난다. 어떤 균인가?

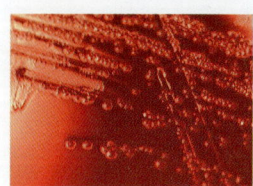

① *Eikenella corrodens*
② *Yersinia enterocolitica*
③ *Salmonella typhi*
④ *Streptococcus pneumoniae*
⑤ *Corynebacterium diphtheriae*

51

다음은 MacConkey 배지에서 키운 균의 집락 형태이다. prodigiosin을 생성하는 이 균은 어떤 균인가?

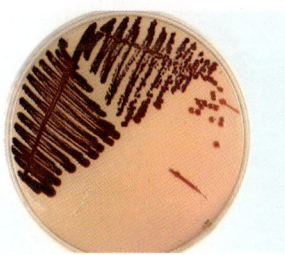

① *Corynebacterium diphtheriae*
② *Proteus mirabilis*
③ *Yersinia pestis*
④ *Streptococcus pyogenes*
⑤ *Serratia marcescens*

52

배양 시 다음 집락의 형태를 보이는 균은?

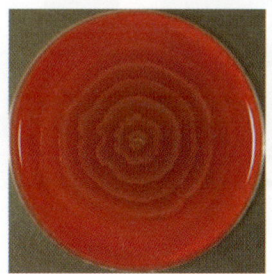

① *Listeria meningitis*
② *Morganella morganii*
③ *Proteus mirabilis*
④ *Klebsiella pneumoniae*
⑤ *Bacillus anthracis*

53

다음은 niacin test를 한 결과이다. 노란색으로 변했다면 어떤 균인가?

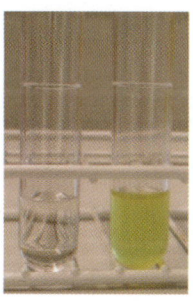

① *Mycobacterium marinum*
② *Mycobacterium leprae*
③ *Mycobacterium bovis*
④ *Mycobacterium tuberculosis*
⑤ *Mycobacterium avium*

54

사진은 Sorbitol-MacConkey agar에 균을 배양한 것이다. 어떤 균인가?

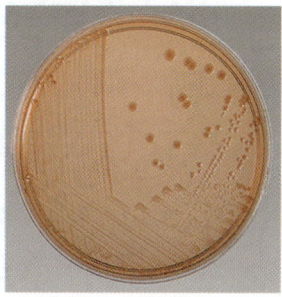

① *Shigella sonnei*
② *Salmonella typhi*
③ *E.coli O157*
④ *Klebsiella pneumoniae*
⑤ *Citrobacter freundii*

55

사진은 균을 Gram stain과 BAP agar에 배양했을 때의 모습이다. 관련된 균은?

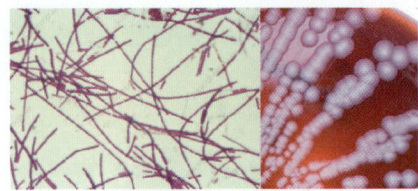

① *Bacillus anthracis*
② *Rickettsia prowazekii*
③ *Pseudomonas aeruginosa*
④ *Salmonella typhi*
⑤ *Neisseria gonorrhoeae*

56

사진은 Albert's stain을 한 결과이다. 관련된 균은?

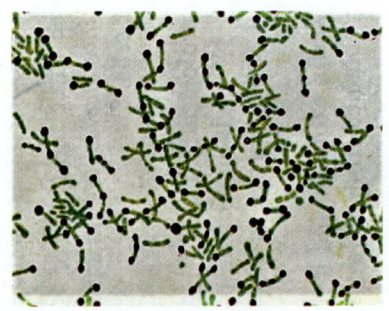

① *Acinetobacter baumannii*
② *Streptococcus pyogenes*
③ *Listeria monocytogenes*
④ *Escherichia coli*
⑤ *Corynebacterium diphtheriae*

57

사진은 CAMP test를 한 결과이다. 해당되는 균은?

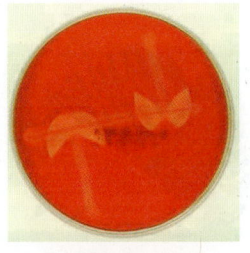

① *Staphylococcus aureus*
② *Streptococcus pneumoniae*
③ *Clostridium perfringens*
④ *Streptococcus pyogenes*
⑤ *Streptococcus agalactiae*

58

사진은 Nitrate reduction test를 1차 시험한 결과이다. 설명으로 옳은 것은?

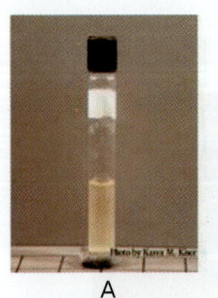 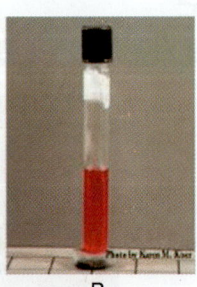

A   B

① A에 zinc powder를 넣어서 무색이면 양성이다.
② B는 음성이다.
③ 1차 시험에 0.8% ferric chloride가 첨가된다.
④ *Neisseria spp.*는 양성이다.
⑤ *Haemophilus ducreyi*는 양성이다.

59

사진은 0.001mL loop를 이용한 colony counts를 나타낸 것이다. 옳은 계산법은?

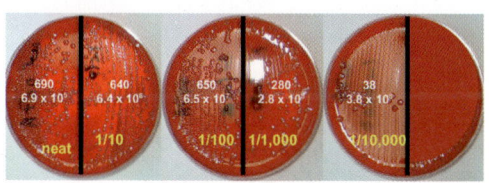

① colony 수 × 1,000 = CFU/mL
② CFU × 10,000 = colony 수/mL
③ CFU × 2,000 = colony 수/mL
④ colony 수 × 20,000 = CFU/mL
⑤ colony 수 × 100 = CFU/mL

60

사진은 corn meal Tween 80 agar에 배양한 균주이다. 어떤 균인가?

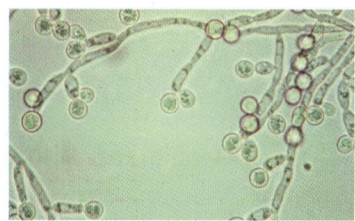

① *Candida glabrata*
② *Geotrichum capitatum*
③ *Histoplasma capsulatum*
④ *Candida albicans*
⑤ *Blastomyces dermatitidis*

61

사진은 근육생검을 통해 발견한 기생충이다. 어떤 기생충인가?

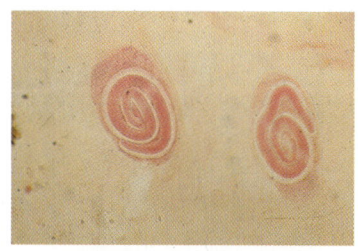

① 회충
② 요충
③ 선충
④ 선모충
⑤ 사상충

62

다음은 기생충의 머리를 찍은 사진이다. 감염원은?

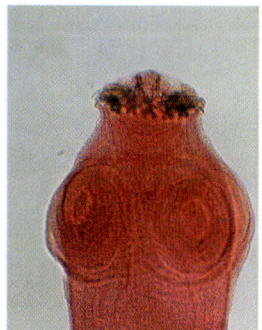

① 소
② 가재
③ 돼지
④ 담수어
⑤ 모기

63

다음은 전자현미경으로 관찰한 정이십면체 모양의 virus이다. 소아마비의 원인이 되는 이 virus는?

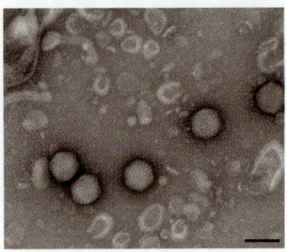

① Adeno virus
② Polio virus
③ Parvo virus
④ HSV
⑤ Rota virus

65

다음은 antigen/antibody ratio를 나타낸 그래프이다. Prozone일 때 해야 할 전처리 방법은?

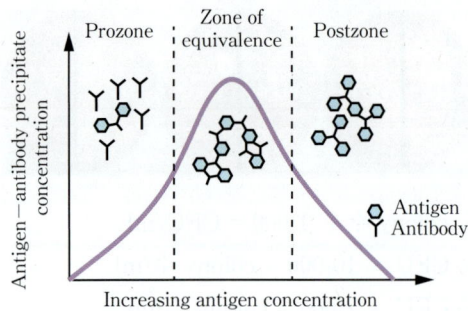

① 항체 희석
② 항원 희석
③ 검체 농축
④ buffer 추가
⑤ 반응시간 증가

64

다음은 혈액 sample을 유세포분석기로 분석한 결과이다. 빨간색 원 부위를 나타내는 것은?

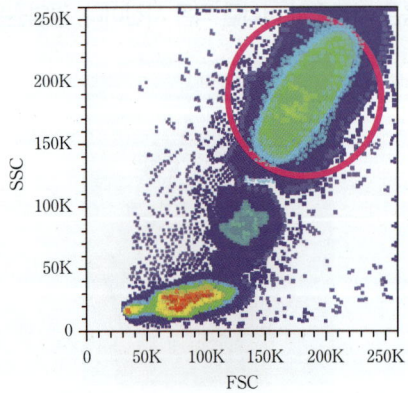

① RBC
② T cell
③ Lymphocyte
④ Granulocyte
⑤ Monocyte

제 4 회

최종모의고사

의료관계법규 (01~20)

01. 「의료법」상 의료의 질과 환자 안전의 수준을 높이기 위하여 병원급 의료기관에 대한 인증 시 인증의 유효기간은?

① 6개월
② 매 년
③ 3년
④ 4년
⑤ 5년

02. 「의료법」상 의료인의 실태와 취업상황의 신고는 누구에게 하여야 하는가?

① 시·도지사
② 시장·군수·구청장
③ 보건복지부장관
④ 질병관리청장
⑤ 의료기관의 장

03. 「의료법」상 보건복지부장관이 의료기관이나 의료인에게 필요한 지도와 명령을 할 수 있는 경우로 볼 수 <u>없는</u> 것은?

① 의료기관이 시설변경을 이유로 휴업을 한 경우
② 의료인이 정당한 사유 없이 진료를 중단한 경우
③ 의료기관 개설자가 집단으로 휴업을 하거나 폐업을 한 경우
④ 환자 진료에 막대한 지장을 초래하거나 초래할 우려가 있는 경우
⑤ 국민보건에 중대한 위해가 발생하거나 발생할 우려가 있는 경우

04. 「의료법」상 의료인으로서 사산의 증명을 할 수 있는 자는?

① 간호사
② 한의사
③ 치과의사
④ 임상병리사
⑤ 교부할 수 없다.

05

「의료법」상 의료관련감염 예방을 위하여 감염관리위원회를 두어야 하는 곳은?

① 의 원
② 보건소
③ 한의원
④ 치과병원
⑤ 100개 이상의 병상을 갖춘 병원급 의료기관

06

「의료기사 등에 관한 법률」상 의료기사의 면허취소 사유는?

① 광고행위
② 품위손상을 끼친 경우
③ 벌금형을 선고받았을 때
④ 면허자격정지 기간 중에 업무를 행한 경우
⑤ 검사결과를 사실과 다르게 하였을 경우

07

「의료기사 등에 관한 법률」상 면허자격정지 처분을 몇 회 이상 받게 되면 의료기사 면허를 취소할 수 있는가?

① 1회 이상
② 2회 이상
③ 3회 이상
④ 4회 이상
⑤ 5회 이상

08

「의료기사 등에 관한 법률」상 의료기사 등은 대통령령으로 정하는 바에 따라 그 실태와 취업상황을 누구에게 신고해야 하는가?

① 보건복지부장관
② 교육부장관
③ 소속대학장
④ 시·도지사
⑤ 질병관리청장

09

「의료기사 등에 관한 법률」상 3년 이하의 징역 또는 3천만원 이하의 벌금에 해당하지 않는 것은?

① 업무상 알게 된 비밀을 누설한 사람
② 의료기사 등의 면허 없이 의료기사 등의 업무를 한 사람
③ 다른 사람에게 면허를 대여한 사람
④ 면허 대여를 알선한 사람
⑤ 의료기사 실태와 취업상황을 허위로 신고한 사람

10

「감염병의 예방 및 관리에 관한 법률」상 고위험병원체의 반입 허가를 받지 아니하고 반입한 자의 처벌 규정은?

① 5년 이하의 징역 또는 5천만원 이하의 벌금
② 5년 이하의 징역 또는 1천만원 이하의 벌금
③ 3년 이하의 징역 또는 3천만원 이하의 벌금
④ 3년 이하의 징역 또는 1천만원 이하의 벌금
⑤ 2년 이하의 징역 또는 2천만원 이하의 벌금

11
「감염병의 예방 및 관리에 관한 법률」상 업무의 성질상 일반인과 접촉하는 일이 많은 직업에 종사할 수 없는 감염병환자는?

① 콜레라 환자 ② 디프테리아 환자
③ 홍역 환자 ④ 폴리오 환자
⑤ 발진티푸스 환자

12
「감염병의 예방 및 관리에 관한 법률」상 감염병의 예방을 위해 주거시설 및 운송수단을 조사할 수 있는 자는?

① 질병관리청장, 시·도지사 또는 시장·군수·구청장
② 국무총리
③ 보건복지부장관
④ 국토교통부장관
⑤ 행정안전부장관

13
「감염병의 예방 및 관리에 관한 법률」상 감염병병원체에 오염되었다고 의심되는 장소에 대해 누구의 지시에 의해 소독을 실시하여야 하는가?

① 간호사
② 약 사
③ 보건소장
④ 치과의사
⑤ 관계 공무원

14
「지역보건법」상 의료법에 따른 병원의 요건을 갖춘 기관은?

① 보건지소
② 보건의료원
③ 보건진료소
④ 건강생활지원센터
⑤ 요양병원

15
「지역보건법」상 지역주민의 건강을 증진하고 질병을 예방·관리하기 위하여 시·군·구에 보건소를 설치할 때 따르는 기준은?

① 지방자치단체의 조례
② 보건복지부령
③ 지역보건의료심의위원회
④ 법 령
⑤ 보건의료법

16
「지역보건법」상 지방자치단체의 장이 지역주민, 보건의료관련기관, 단체 및 전문가의 의견을 들어 지역보건의료계획을 수립한 후 보고해야 하는 곳은?

① 행정안전부
② 보건복지부
③ 국 회
④ 해당 지역주민대표
⑤ 해당 시·군·구의회

17

「혈액관리법」의 목적으로 옳은 것은?

① 국민에게 헌혈을 권장
② 혈액원의 효율적 관리
③ 수혈자와 헌혈자를 보호
④ 헌혈자에게 안전한 혈액공급
⑤ 채혈 부작용의 예방

18

「혈액관리법」상 혈액관리업무가 아닌 것은?

① 채 혈
② 검 사
③ 제 조
④ 판 매
⑤ 보 존

19

「혈액관리법」상 혈액원이 혈액관리업무에 관한 기록을 작성하고 10년간 보존하여야 하는 것이 아닌 것은?

① 헌혈기록카드
② 부적격혈액처리현황
③ 헌혈자 혈액정보 통보기록
④ 헌혈혈액 보관검체 검사결과
⑤ 특정수혈부작용발생신고기록

20

「혈액관리법」상 특정수혈부작용이 발생한 경우 그 발생 원인의 파악 등을 위한 실태조사를 하여야 하는 자는?

① 보건복지부장관
② 대한적십자사회장
③ 질병관리청장
④ 혈액원장
⑤ 시·도지사

공중보건학(21~30)

21

일차보건의료의 접근방법으로 거리가 먼 것은?

① 이용의 용이성
② 지역사회의 수용성
③ 저렴한 비용
④ 지역사회의 적극적인 참여
⑤ 고가 의료장비의 사용

22

물고기의 생존에 필요한 용존산소량(DO)은 최소한 몇 ppm 이상이어야 하는가?

① 1.0ppm
② 2.0ppm
③ 3.0ppm
④ 4.0ppm
⑤ 5.0ppm

23
고압환경에서 급속하게 정상기압 환경으로 이행 시 발생하는 잠함병의 원인이 되는 물질은?

① 일산화탄소 ② 이산화탄소
③ 질 소   ④ 오 존
⑤ 산 소

24
체온조절에서 가장 적절한 온도를 의미하고 주관적, 생산적, 생리적 온도 3가지로 구분되는 것은?

① 체감온도   ② 감각온도
③ 지적온도   ④ 쾌감온도
⑤ 실효온도

25
고온환경에서 작업 시 열을 발산시키는 체온조절 기전에 문제가 생겨서 발생하는 것은?

① 열허탈   ② 열경련
③ 열피로   ④ 열사병
⑤ 열발진

26
원인요소와 질병을 동시에 조사하기 위하여 서로 간의 관련성을 보는 역학적 방법은?

① 단면적 연구   ② 코호트연구
③ 환자-대조군연구 ④ 기술역학
⑤ 실험역학

27
비말감염이 잘 이루어지는 조건은?

① 실내외의 기온차   ② 활성전파체의 존재
③ 영양결핍   ④ 군집 상태
⑤ 비위생 상태

28
1명의 여자가 가임기간 동안에 낳은 여자아이의 수로 나타내는 인구지표는?

① 인구증가율   ② 총재생산율
③ 합계출산율   ④ 조출생률
⑤ 출생성비

29
보건행정의 관리과정 단계 중 직원의 적절한 근무평정과 신분보장 등 행정관리의 중추적인 기능을 담당하는 것은?

① 지 휘   ② 인 사
③ 기 획   ④ 조 직
⑤ 예 산

30
갑상샘호르몬의 주요 구성성분으로, 체내에서 에너지 대사, 단백질 합성, 효소 활성조절 등 생리적 작용에 관여하는 무기질은?

① 마그네슘(Mg)   ② 철분(Fe)
③ 요오드(I)   ④ 식염(NaCl)
⑤ 칼륨(K)

해부생리학(31~40)

31
다음에서 설명하는 뼈는?

- 사람의 뼈 중에서 가장 긴 뼈
- 위끝, 몸통, 아래끝으로 구분
- 큰 돌기, 작은 돌기, 거친 선, 가쪽관절융기가 관찰됨

① 자 뼈
② 정강뼈
③ 위팔뼈
④ 종아리뼈
⑤ 넓적다리뼈

32
정상 성인의 심장구조에 관한 설명이다. 옳은 것은?

① 심장벽은 2층으로 구성된다.
② 굴심방결절은 우심방과 위대정맥이 만나는 곳에 위치한다.
③ 심장의 모든 판막은 3개의 첨판으로 구성된다.
④ 심장에서 가장 두꺼운 구조는 우심실의 벽이다.
⑤ 승모판은 우심방과 우심실 사이에 위치한다.

33
귀에서 회전감각을 담당하는 기관은?

① 반고리뼈관(반규관)
② 귓속뼈(이소골)
③ 원뿔세포
④ 달팽이관(와우관)
⑤ 막대세포

34
부교감신경의 활성으로 나타나는 증상은?

① 심박동 감소
② 기관지 확장
③ 소화운동 억제
④ 동공확대(동공산)
⑤ 침샘(타액선) 분비 억제

35
제3뇌실을 관찰할 수 있는 부위는?

① 사이뇌(간뇌)
② 마름뇌(능뇌)
③ 중 뇌
④ 척 수
⑤ 대 뇌

36
뇌신경 중 다음 설명에 적합한 것은?

- 혼합신경
- 부교감신경
- 분포범위(머리, 목, 가슴, 배의 내장)가 가장 넓음

① 후각신경(I)
② 눈돌림신경(III)
③ 혀인두신경(IX)
④ 미주신경(X)
⑤ 더부신경(XI)

37
적혈구의 혈색소는 산소보다 CO에 대한 친화력이 몇 배 더 강한가?

① 2배　　② 20배
③ 200배　　④ 2,000배
⑤ 20,000배

38
토리곁장치(사구체옆장치)에서 분비되는 물질은?

① 레닌(renin)
② 알부민(albumin)
③ 인슐린(insulin)
④ 안지오텐신(angiotensin)
⑤ 아드레날린(adrenalin)

39
뇌하수체 뒤엽(후엽)에서 분비되는 호르몬은?

① ADH　　② LH
③ GH　　④ TSH
⑤ MSH

40
전립샘(전립선)의 위치는?

① 요도
② 정세관
③ 정관
④ 요관
⑤ 망울요도샘(요도구선)

조직병리학(41~70)

41
골절 후 나타나는 질환은?

① 혈전
② 충혈
③ 울혈
④ 지방색전증
⑤ 공기색전증

42
테스토스테론(남성호르몬)을 분비하는 곳은?

① 세르톨리세포
② 전립샘(전립선)
③ 쿠퍼샘(쿠퍼선)
④ 정원세포
⑤ 사이질세포(간질세포)

43
결핵에서 관찰이 잘되는 괴사의 형태는?

① 응고괴사
② 지방괴사
③ 건락괴사
④ 섬유소모양괴사
⑤ 액화괴사

44
유전자 이상으로 생기는 질환 중 18번 염색체가 삼염색체로 나타나는 것은?

① 터너증후군
② 다운증후군
③ 파타우증후군
④ 에드워드증후군
⑤ 클라인펠터증후군

45
자궁내경부를 이루고 있는 상피와 기능은?

① 단층원주상피 – 분비
② 중층편평상피 – 보호
③ 이행상피 – 배설
④ 입방상피 – 흡수
⑤ 위중층원주상피 – 물질수송

46
22~23G의 가는 주삿바늘을 이용하여 인체의 조직이나 기관 내 병소가 있을 경우 세포를 채취하는 방법은?

① 탈락세포검사
② 후질원개검사
③ 밀착도말검사
④ 세침흡인검사
⑤ 세포군집검사

47
효소 조직화학적 염색을 위한 탈회제는?

① hydrochloric acid
② nitric acid
③ EDTA-2Na
④ picric acid
⑤ formic acid

48
세포검사의 장점에 해당되는 것은?

① 일회검사물 채취만 가능
② 환자에게 부담이 큼
③ 신속한 검사결과
④ 예방적 검사 어려움
⑤ 정확한 병변위치 확인 가능

49
X염색체 중의 하나가 불활성인 이질염색질(heterochromatin)로 여성의 경우 핵막의 내측면에 부착하고 있는 것은?

① 용해소체
② 자매염색분체
③ 바소체(Barr body)
④ 러셀소체(Russell body)
⑤ 크레올라소체(Creola body)

50
Pap stain에서 핵을 보기 위한 퇴행성 hematoxylin 용액은?

① Weigert hematoxylin
② Mallory hematoxylin
③ Mayer hematoxylin
④ Harris hematoxylin
⑤ Verhoeff hematoxylin

51
Papanicolaou 염색법에서 사용되는 EA용액에는 어떤 염료가 포함되어 있는가?

① hematoxylin, OG-6, Eosin Y
② OG-6, Eosin Y, Light Green SF
③ Eosin Y, Light Green SF, Bismarck Brown
④ Light Green SF, Bismarck Brown, hematoxylin
⑤ Bismarck Brown, hematoxylin, OG-6

52
객담의 세포학적 검사를 위해 반드시 포함되어야 할 세포는?

① 암세포
② 술잔세포
③ 먼지세포
④ 편평세포
⑤ 호산성구

53
유도성 은환원성 염색은 무엇인가?

① Gomori reticulin
② Warthin starry
③ Fontana masson
④ Von kossa
⑤ GMS

54
Congo red 염색은 무엇을 증명하기 위함인가?

① fat   ② iron
③ mucin   ④ amyloid
⑤ glycogen

55
염색법 중 DNA만 반응하는 것은?

① MG-P
② Carnoy
③ Aceto-orcein
④ Schiff reagent
⑤ Feulgen reaction

56
PAS 염색에서 다당류를 붉은색으로 염색하기 위해 사용되는 것은?

① 10% Hyaluronic acid
② Schiff reagent
③ Alcian Blue
④ Ferric chloride
⑤ 0.1% Alcohol

57
중성지방과 산성지방을 감별하는 염색법은?

① Sudan black B
② Oil red O
③ Nile blue
④ Best carmin
⑤ Mucicarmine

58
객담이나 소변, 체액 등의 침전물에 사용하며, 세포침전물에 파라핀 침투 후 표본을 만들어 위음성 진단율을 감소시키는 방법은?

① 직접도말법
② 세포원심분리법
③ 압착도말법
④ 막여과법
⑤ 세포군집절편법

59
종양진단을 위해 특수염색을 하고자 할 때 Zenker 고정이 필요한 것은?

① 섬유육종
② 신경육종
③ 평활근육종
④ 횡문근육종
⑤ 지방육종

60
Masson trichrome(MT) 염색에서 매염기능을 갖고 있는 2차 고정액은?

① Bouin
② Zenker
③ Carnoy
④ Formalin
⑤ Glutaraldehyde

61
임신 중인 여성의 질도말표본에서 특징적으로 많이 나타나는 세포는?

① 인환세포(signet ring cell)
② 뱀형태세포(snake cell)
③ 포말세포(foamy cell)
④ 주상세포(navicular cell)
⑤ 이물거대세포(foreign body giant cell)

62
폐경기 이후 질도말표본에 주로 나타나는 세포는?

① 무핵세포
② 표층세포(표재세포)
③ 중간세포
④ 기저곁세포(방기저세포)
⑤ 기저세포

63
전자현미경과 광학현미경으로 동시에 관찰할 수 있는 고정액은?

① Helly's 용액
② Bouin's 용액
③ Zenker's 용액
④ Glutaraldehyde 용액
⑤ Osmium tetroxide 용액

64
세망섬유를 증명하는 도은법의 진행과정은?

① 산화 → 감작 → 환원 → 은침투 → 조색 → 정착
② 산화 → 환원 → 은침투 → 감작 → 조색 → 정착
③ 산화 → 감작 → 은침투 → 환원 → 조색 → 정착
④ 산화 → 환원 → 조색 → 은침투 → 감작 → 정착
⑤ 산화 → 감작 → 은침투 → 환원 → 정착 → 조색

65
기저막을 위한 PAM 염색은 기저막의 어떤 성분을 이용하여 염색하는 방법인가?

① 단백질
② 유전분
③ 라미닌
④ 아교질
⑤ 탄수화물

66
Mallory's PTAH 염색법에서 증명하는 것은?

① 골조직의 세포
② 연골조직의 세포
③ 골격근의 횡문근
④ 평활근의 내장근
⑤ 결합조직의 세망섬유

67
Osmium tetroxide에 의해 흑색으로 염색되는 것은?

① 핵
② 지방
③ 세포질
④ 단백질
⑤ 탄수화물

68
다음 설명 중 옳은 것은?

① 효소항체법의 표지제로 방사선 동위원소만 사용한다.
② 효소염색법에는 PAP법, ABC법이 널리 이용되고 있다.
③ 효소항체법의 표지 효소로는 peroxidase가 흔히 사용된다.
④ 형광염색법은 항체의 표지로서 형광염료를 사용하여 광학현미경으로 관찰한다.
⑤ Auramine-rhodamine 이중염색에 의한 형광법은 결핵균과의 항원항체 반응을 이용한 염색법이다.

69
PAP 염색 순서는?

① 95% → 헤마톡실린 → EA → OG6 → 100%
② 100% → 헤마톡실린 → OG6 → EA → 95%
③ 95% → 헤마톡실린 → OG6 → EA → 100%
④ 95% → 헤마톡실린 → OG6 → 100% → EA
⑤ 95% → OG6 → 헤마톡실린 → EA → 100%

70
면역조직화학 염색 시 내인성효소를 차단하기 위해 사용하는 것은?

① H_2O_2
② Trypsin
③ Autoclave
④ Paraplast
⑤ Tween 20

임상생리학(71~100)

71
심전도 파형에 관한 설명으로 옳은 것은?

① P파 : 심실의 탈분극
② PR 간격 : 방실흥분전도시간
③ ST 분절 : 심방흥분시간
④ QTc 간격 : 전기적 심실확장시간
⑤ QRS군 : 심실의 재분극

72
ST가 상승되는 것은?

① 심근경색
② 저칼륨 혈증
③ 우심실비대
④ 좌심실비대
⑤ 고칼슘혈증

73
홀터(Holter) 심전도에 대한 설명으로 옳은 것은?

① 부하심전도검사의 일종이다.
② 인공심박조율기의 기능평가에는 이용할 수 없다.
③ 부정맥, 협심증 등의 증상이 있는 환자의 심전도변화 관찰에 유용하다.
④ 침습적(관혈적) 검사이다.
⑤ 일상생활을 하면서 심전도를 기록하므로 조깅을 하여도 상관없다.

74
심전도 소견의 연결이 옳은 것은?

① 고K혈증 – 텐트형 T파
② WPW 증후군 – PQ 연장
③ 심방세동 – F파
④ 조기흥분증후군 – RR 간격 완전 불규칙
⑤ 심방조동 – f파

75
다음의 소견과 관련이 있는 심전도는?

- P, QRS, T파의 구별 불가능
- 불규칙한 파(300~500회/분) 출현
- 사망 직전의 심전도
- 제세동 필요

① 심실조동
② 심방조동
③ 심실세동
④ 심방세동
⑤ 완전우각블록

76
다음의 특징을 가지는 심전도 소견은?

- V_{1-2} 유도는 불변
- $_aV_F$ 유도는 불변
- 특수 유도($V_{3R~6R}$) 필요
- II 유도는 III 유도로 변경

① 심근경색
② 심방부하
③ 우흉심
④ 심방조동
⑤ 심실비대

77
다음 검사의 중지 기준은?

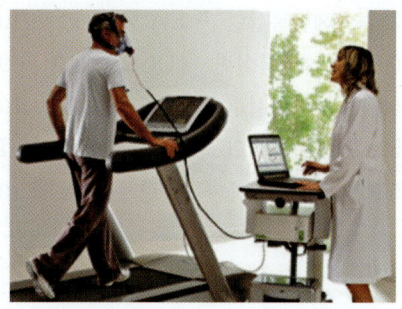

① 혈압이 계속 100mmHg 이상으로 유지되는 경우
② 1mm 이상 ST가 상승 또는 하강할 때
③ 심박동수가 빨라질 경우
④ 목표심박수의 60%에 도달하였을 때
⑤ 실내온도가 20~25℃일 때

78
심전계 입력부의 구성성분은?

① 교정장치　　② 검류계
③ 열 펜　　　　④ 기록지 이동장치
⑤ 시각장치

79
다음의 특징에 해당하는 심전도 소견은?

- 굴심방결절(동방결절)이 아닌 곳에서 자극 발생
- 폭넓은 QRS, P파 소실, 불규칙 RR 출현
- ST, T파는 QRS와 반대방향
- R on T 현상

① 심방조동　　　② 심실조동
③ 심실성 조기수축　④ 심실세동
⑤ 완전 우각블록

80
심전도검사 시 왼손에 힘이 들어갔다면 어느 유도에서 근전도의 혼입을 볼 수 있는가?

① I 유도, II 유도, III 유도
② $_aV_F$ 유도, $_aV_L$ 유도, $_aV_R$ 유도
③ I 유도, III 유도, $_aV_L$ 유도
④ $_aV_F$ 유도, III 유도, $_aV_L$ 유도
⑤ II 유도, III 유도, $_aV_L$ 유도

81
다음 특징을 갖는 뇌파검사 유발법은?

- 각성 상태를 확인함
- 뒤통수 부위의 α파를 억제함
- 안정, 각성 상태에서 5~10초간 실시함

① 수 면
② 과호흡
③ 저산소
④ 청각자극
⑤ 눈뜨기 · 눈감기

82
다음 뇌파 Fp_2-F_4에서 나타난 인공산물의 원인은?

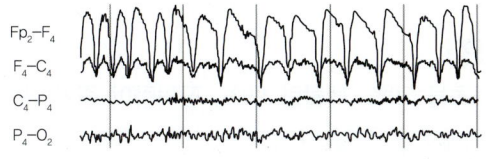

① 눈 깜빡임
② 맥 파
③ 심전도
④ 호흡운동
⑤ 땀

83
다음 사진과 관련된 내용은?

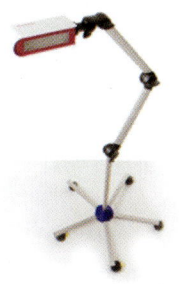

① 눈뜨기, 눈감기
② 섬광자극
③ 과호흡
④ 수면부활
⑤ 음자극부활

84
뇌파검사 시 관자부에서 잘 나타나고 불규칙하게 나타나는 인공산물의 해결책은?

① 눈을 안대로 가려준다.
② 전극의 위치를 바꿔준다.
③ 안정상태를 유지하도록 한다.
④ 입을 가볍게 열도록 한다.
⑤ 전극 주변의 땀을 닦는다.

85
Build up 현상이 보이고 소아의 모야모야병을 확인할 수 있는 수면부활법은?

① 눈뜨기, 눈감기
② 섬광자극
③ 수면부활
④ 과호흡
⑤ 음자극부활

86
유발 근전도의 H파에 대한 내용으로 옳은 것은?

① 척수의 반사상태의 지표로 이용된다.
② 자극역치가 F파보다 높다.
③ 운동신경의 직접자극에 의해 등쪽으로 전해진다.
④ 자극강도를 높이면 진폭은 점차 증가한다.
⑤ 자극역치가 M파보다 높다.

87
근전도에 대한 설명으로 옳은 것은?

① 반사자극 전극은 침전극을 이용한다.
② 간섭파형은 표면전극에서 기록할 수 없다.
③ 피부표면전극은 근육 전체의 활동전위를 조사하는 데 유용하다.
④ 유발근전도는 침전극을 사용한다.
⑤ 동심형 일심 침전극은 근육 각각의 활동전위를 분리 측정할 수 없다.

88
두 자극점 사이의 거리가 24cm이고, 가까운 쪽의 잠복기가 7msec, 먼 쪽의 잠복기가 3msec일 때 신경전도속도는?

① 40m/sec
② 50m/sec
③ 60m/sec
④ 70m/sec
⑤ 80m/sec

89
폐활량(VC) 4.5L, 들숨용량(최대흡기량, IC) 3.5L, 기능적 잔기량(FRC) 2.5L일 때 잔기량(RV)은?

① 1.5 ② 2.5
③ 3.5 ④ 4.5
⑤ 5.5

90
다음 폐기능검사의 (가)에 해당하는 것은?

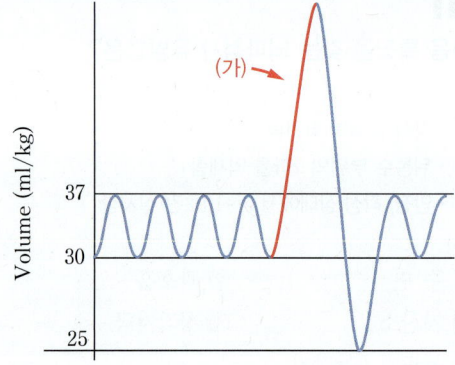

① 들숨예비량(IRV)
② 일회호흡량(TV)
③ 폐활량(VC)
④ 총폐용량(TLC)
⑤ 들숨용량(IC)

91
1초율 50%, 폐활량 90%, 잔기량이 증가하는 장애로 옳은 것은?

① 폐 렴   ② 폐기종
③ 폐섬유종 ④ 폐울혈
⑤ 폐기흉

92
잔기량에 대한 설명으로 옳은 것은?

① 노인일 때 증가한다.
② Spirometry로 검사 가능하다.
③ 체적기록법으로 측정 불가능하다.
④ 폐쇄성 환기장애 시 감소한다.
⑤ 기능적 잔기량에서 들숨예비량을 더한 값으로 나타낸다.

93
폐포기능 검사로 알 수 있는 것은?

① 폐쇄용적
② 기도저항
③ 총폐활량
④ 폐확산능
⑤ 폐기량

94
Benedict-Roth형 spirometer의 전동식 kymograph의 회전속도는 용도에 따라 다르다. 다음 중 최대환기량을 기록할 때의 회전속도는?

① 32mm/min
② 23mm/sec
③ 32mm/sec
④ 160mm/min
⑤ 160mm/sec

95
어떤 물질에 처음 노출될 때는 아무 반응도 없다가 다시 같은 물질이 몸에 들어오면 즉시 혈압 저하나 기도협착 같은 격렬한 증상이 나타나는 것은?

① 알레르기반응
② 기립경사도검사
③ 안과기능검사
④ 전정기능검사
⑤ 순음검사

96
수면다원검사에서 호흡노력 여부를 파악하기 위한 것은?

① 뇌 파
② 심전도
③ 근전도
④ 호흡변환기
⑤ 혈중산소포화도

97
심장 끝 4방 단면도를 통해 판막역류 관찰 및 혈류속도 측정, 왼심실 확장기능 평가, 심실과 심방의 용적 측정 시 심장초음파 탐촉자(probe)의 위치는?

① 심장끝창(apical window)
② 갈비밑창(subcostal window)
③ 복장위창(suprasternal notch window)
④ 복장뼈왼쪽주위창(left parasternal window)
⑤ 복장뼈오른쪽주위창(right parasternal window)

98

다음의 특징이 있는 심장초음파 허상은?

- 왼심실의 심장끝 부근에서 잘 관찰됨
- 탐촉자의 가까운 부위에서 뿌옇게 번져 보임
- 단계적(phased array) 탐촉자에게서 흔히 발생함

① 부극허상(side lobe)
② 거울반사(mirror image)
③ 다중반사(reverberation)
④ 음향증가(acoustic enhancement)
⑤ 근거리음장속화증(near field cluttering)

99

두개경유도플러(뇌혈류초음파, TCD)검사에서 뇌바닥동맥(BA)을 검사할 때, 탐촉자 위치는?

① 눈확경유창(transorbital window)
② 뒤통수밑창(suboccipital window)
③ 이마뼈경유창(transfrontal window)
④ 관자경유창(transtemporal window)
⑤ 아래턱밑창(submandibular window)

100

탐촉자를 몸의 먼 쪽부터 가까운 방향으로 움직이면서 관찰하는 동맥은?

① 중간대뇌동맥
② 온목동맥
③ 눈동맥
④ 뇌바닥동맥
⑤ 척추동맥

임상화학 (01~38)

01
큐벳(Cuvette)의 표준직경은?

① 5mm   ② 10mm
③ 12mm ④ 15mm
⑤ 20mm

02
35.1% NaCl의 몰농도(M)는? (mw=58.5)

① 2.5   ② 3
③ 4   ④ 5.5
⑤ 6

03
용액에 빛을 비추어 생성된 산란광을 광원부의 90° 위치에서 측정하는 광도계는?

① 형광광도계
② 염광광도계
③ 원자흡광광도계
④ 비탁계(Turbidimeter)
⑤ 혼탁분석계(Nephelometer)

04
심근의 수축력을 억제하여 항부정맥의 작용을 하는 약물은?

① Quinidine
② Digoxin
③ Cyclosporin
④ Lithium
⑤ Cocaine

05
제2형 당뇨병에 대한 설명으로 옳은 것은?

① 유전적인 결함이 원인이다.
② 소아 당뇨병으로 불린다.
③ 랑게르한스섬의 α-cell의 파괴가 원인이다.
④ 인슐린 저항성과 연관이 있다.
⑤ glucose는 조절을 못하나 HbA_{1c}는 정상이다.

06
전기영동 시 세룰로플라스민(ceruloplasmin)의 분획 위치는?

① α_2-globulin
② γ-globulin
③ β-globulin
④ albumin
⑤ α_1-globulin

07
비단백질소(NPN) 측정에 쓰이는 Berthelot 시약의 촉매제는?

① Alkaline picrate
② Sodium nitroprusside
③ Phenol red
④ NaOCl
⑤ KI

08
체내 암모니아(ammonia)의 증가로 발생하는 질환은?

① Azotemia ② 결석증
③ 통풍 ④ 간성혼수
⑤ 요붕증

09
정상인의 혈청에 가장 많이 함유되어 있는 lipo protein은?

① LDL ② IDL
③ HDL ④ chylomicron
⑤ VLDL

10
혈중에 free fatty acid와 결합해 있는 것은?

① HDL ② LDL
③ albumin ④ BUN
⑤ phosphate

11
칼륨(K) 측정 시 사용되는 전극은?

① glass 전극
② calomel 전극
③ clark 전극
④ platinum 전극
⑤ valinomycin 전극

12
측정물질과 검사법이 일치하는 것은?

① Cl - Titan yellow법
② Ca - OCPC법
③ Mg - Schales-Schales법
④ P - TPTZ법
⑤ Fe - Fiske-Subbarow법

13
아밀라아제(amylase)에 대한 설명으로 옳은 것은?

① amylase 1분자는 Mg^{2+}를 포함한다.
② 타액에서만 분비된다.
③ 사람에게는 α-amylase만 존재한다.
④ 검사 시 glycogen이 기질로 사용된다.
⑤ 요오드전분반응에서 amylase 활성치가 높으면 반응강도는 강해진다.

14
심근경색 시 상승하는 것은?

① CK_1
② LDH_1
③ ALP_6
④ cholinesterase
⑤ leucine aminopeptidase

15
간질환에서 감소하는 것은?

① CK ② amylase
③ LDH ④ AST
⑤ cholinesterase

16
간접빌리루빈(indirect bilirubin)에 대한 설명 중 옳은 것은?

① 용혈성 황달 시 증가한다.
② 수용성이다.
③ Albumin과 결합능이 약하다.
④ 간 경유 후 상태이다.
⑤ diazo시약과 직접반응한다.

17
Osmolality test에 가장 큰 영향을 주는 것은?

① 분자량 ② pH
③ 입자수 ④ 밀도
⑤ 질량

18
17-ketosteroid를 측정하는 Zimmermann 반응에 쓰이는 발색시약은?

① NaOH
② p-nitroaniline
③ phenylhydrazine
④ dinitrobenzene
⑤ picric acid

19
요오드(I)를 포함하고 있는 호르몬은?

① 티록신(thyroxine)
② 인슐린(insulin)
③ 에피네프린(epinephrine)
④ 알도스테론(aldosterone)
⑤ 에스트로겐(estrogen)

20
pH 4.2에서 알부민(albumin)과 결합하여 초록색을 나타내는 것은?

① BSP ② BCG
③ ICG ④ Biuret
⑤ HABA

21
인지질(phospholipid) 내에 차지하는 인(phosphorus)의 비율은?

① 4% ② 5%
③ 10% ④ 12%
⑤ 25%

22
물의 순도가 높음을 의미하는 것은?

① pH가 중성이다.
② 빙점이 낮다.
③ 전기전도도가 낮다.
④ 비중이 낮다.
⑤ 전기비저항이 낮다.

23
원자흡광광도계로 측정 가능한 것은?

① theophylline   ② IgG
③ amylase   ④ cortisol
⑤ Na

24
경구포도당부하시험(OGTT)에서 당 투여 후 다시 공복혈당으로 돌아오는 시기는?

① 30분 후   ② 60분 후
③ 90분 후   ④ 120분 후
⑤ 180분 후

25
생물학적 위해(Biohazard)가 있을 때 주의해야 할 사항은?

① 검체채취
② 자동화장비 작동
③ 시약준비
④ 포켓선량계 점검
⑤ 정도관리

26
pH meter 측정의 원리는?

① 전압차 측정   ② 전위차 측정
③ 전류량 측정   ④ 비중 측정
⑤ 전도차 측정

27
모세관 전기영동법의 원리는?

① 전압차   ② 비색정량
③ 입자수   ④ 효소법
⑤ 전기삼투

28
요 시험지에서 ketone body 검사 시 사용되는 지시약은?

① Sodium nitroprusside
② Tetramethylbenzidine
③ Tetrabromophenol blue
④ ρ-arsanilic acid
⑤ ρ-dimethylaminobenzaldehyde

29
요 시험지 검사에서 염증 또는 감염증 여부를 확인하는 종목은?

① ketone body
② urine sugar
③ protein
④ leukocyte esterase
⑤ urobilinogen

30
간장 손상 시 산성뇨에서 출현하는 비정상 결정형 침사는?

① cystine ② bilirubin
③ leucine ④ cholesterol
⑤ hippuric acid

31
유전적 대사질환에 의해 혈액과 조직에 흑색색소인 homogentisic acid가 축적되면서 소변으로 배설되는 증상은?

① Indicanuria ② Hematuria
③ Phenylketonuria ④ Porphyrinuria
⑤ Alkaptonuria

32
요의 세포성분을 관찰하기 위해 쓰이는 보존제는?

① formalin ② NaF
③ toluene ④ phenol
⑤ boric acid

33
무정형 인산염과 무정형 탄산염을 구분하기 위해 가하는 시약은?

① 10% KOH ② KCl
③ HCl ④ 10% acetic acid
⑤ NaOH

34
24시간뇨를 사용하는 이유는?

① 주간뇨와 야간뇨 동시 검사 가능
② 생리적 변동폭을 줄이기 위함
③ 방부제로 toluene을 사용
④ 세균배양 목적
⑤ Addis count 검사 가능

35
240mCi의 ^{125}I(반감기 60일)는 180일 후에는 몇 mCi인가?

① 10mCi ② 15mCi
③ 30mCi ④ 60mCi
⑤ 120mCi

36
생물학적 효과를 고려한 방사선의 흡수량을 나타내는 단위는?

① Sv ② RBE
③ eV ④ Ci
⑤ Gy

37
방사성 동위원소를 차단하는 데 쓰이는 차폐물은?

① 납 ② 철 판
③ 콘크리트 ④ 널빤지
⑤ 구 리

38
반감기가 가장 짧은 방사성 동위원소는?

① ^{133}Xe　　② ^{131}I
③ ^{59}F　　④ ^{125}I
⑤ ^{99}Tc

혈액학(39~73)

39
태생 4~5개월에서 생성되어 평생 지속되는 성인조혈의 주된 조혈부위는?

① 간　　② 비 장
③ 골 수　　④ 난 황
⑤ 림프절

40
조혈줄기세포를 구별하는 세포표면항원은?

① CD11　　② CD34
③ CD50　　④ CD71
⑤ CD73

41
이상적혈구 중 낫적혈구(sickle cell)과 관련된 혈색소는?

① 혈색소 A　　② 혈색소 C
③ 혈색소 F　　④ 혈색소 M
⑤ 혈색소 S

42
초생체염색(supravital stain) 시 그물적혈구와 구별해야 하는 봉입체는?

① Basophilic stippling
② Howell-Jolly body
③ Pappenheimer body
④ Heinz body
⑤ Cabot ring

43
작은 적혈구, 고색소성, 삼투압 저항성이 감소하여 용혈성이 증가한 적혈구는?

① 공모양적혈구(spherocyte)
② 표적적혈구(target cell)
③ 낫모양적혈구(sickle cell)
④ 입술적혈구(stomatocyte)
⑤ 톱니적혈구(echinocyte)

44
핵 이상을 일으키는 비정상 백혈구는?

① 독성과립(Toxic granule)
② 아우어소체(Auer body)
③ 알더-레일리이상(Alder-Reilly anomaly)
④ 펠거-휴에트이상(Pelger-Huet anomaly)
⑤ 메이-헤글린이상(May-Hegglin anomaly)

45
폐렴이나 패혈증과 같은 중증감염 환자의 중성구 세포질에서 관찰되는 진한 흑청색의 구조물은?

① 파펜하이머소체
② 하인츠소체
③ 하월-졸리소체
④ 독성과립
⑤ 아우어(오어)막대

46
Giemsa 염색과 Wright 염색을 바르게 설명한 것은?

① Giemsa 염색은 Wright 염색에 비해 염색시간이 길다.
② Giemsa 염색은 과립 염색이 잘 된다.
③ Wright 염색은 핵이 잘 염색된다.
④ Giemsa 염색은 염색 전에 고정할 필요가 없다.
⑤ Giemsa 염색에서 호염기구가 염색이 잘 된다.

47
섬유소 용해과정에서 섬유소(fibrin)를 직접 분해하는 것은?

① 항트롬빈-Ⅲ(antithrombin-Ⅲ)
② 플라스민(plasmin)
③ α_1-항트립신(α_1-antitrypsin)
④ α_2-고분자글로불린(α_2-macroglobulin)
⑤ 단백질 C(protein C)

48
혈관내피세포에서 생성된 트롬보듈린(thrombomodulin)과 트롬빈(thrombin) 결합물의 역할은?

① Protein S 활성
② Protein C 활성
③ 피브리노겐 활성
④ 항트롬빈-Ⅲ 활성
⑤ α_2-거대글로불린 활성

49
중증의 철결핍빈혈에서 나타나는 소견은?

① 정구성
② 대구성
③ 정염색성
④ 저염색성
⑤ 고염색성

50
급성림프구성백혈병(ALL) 소견으로 옳은 것은?

① 호중구 수의 증가
② 미성숙 백혈구 10% 이상
③ 혈색소의 심한 감소
④ 혈소판 수의 심한 증가
⑤ Terminal deoxynucleotidyl transferase(TdT) 양성

51
면역글로불린 정량 시 M 단백이 증가하는 질환은?

① 고쉐병
② 테이-삭스병
③ 점액다당류증
④ 다발성골수종
⑤ 원발성고분자글로불린혈증

52
세포화학적 염색 중 LAP 점수가 상승하는 질환은?

① 교원병
② 적백혈병
③ 유백혈병반응
④ 만성골수구성백혈병
⑤ 급성골수구성백혈병

53
Wright stain에서 청회색의 polychromatophilic한 특성을 갖는 세포는?

① Eosinophilic
② Basophilic
③ Neutrophil
④ Reticulocyte
⑤ Erythrocyte

54
자동혈구계산기에서 직접 측정하지 않고, 계산하여 산출되는 것은?

① Hb
② WBC수
③ RBC수
④ MCHC
⑤ Platelet수

55
산소해리곡선의 우측으로 이동이 일어나는 경우는?

① 체온의 저하
② pH의 저하
③ pCO_2의 저하
④ 2,3-DPG의 감소
⑤ CO 저하

56
골수천자 검사가 필요한 경우는?

① 철결핍빈혈
② 지중해빈혈
③ 낫적혈구빈혈
④ 재생불량성빈혈
⑤ 발작야간혈색소뇨증

57
프로트롬빈시간(PT)과 활성화부분트롬보플라스틴시간(aPTT)이 모두 연장되어 정상인의 혈청을 첨가하여 Mixing test 후 보정되었다. 결핍된 혈액응고인자는?

① I인자
② III인자
③ VII인자
④ VIII인자
⑤ X인자

58
혈소판 수용체인 glycoprotein Ib와 결합하여 혈소판 점착에 관여하는 것은?

① vWF
② collagen
③ tissue factor
④ phospholipid
⑤ thromboxane A_2

59
서로 다른 혈소판의 GpIIb/GpIIIa에 결합하여 혈소판 응집능을 매개하는 인자는?

① vWF
② plasmin
③ thrombin
④ fibrinogen
⑤ phospholipid

60
적혈구 부동증(anisocytosis)을 가장 잘 나타내는 지표는?

① 평균적혈구혈색소농도(MCHC)
② 평균혈소판용적(MPV)
③ 평균적혈구용적(MCV)
④ 평균적혈구혈색소(MCH)
⑤ 적혈구크기분포폭(RDW)

61
알레르기반응에서 세로토닌과 히스타민을 방출하는 세포는?

① 대식세포
② T세포
③ B세포
④ NK세포
⑤ 비만세포

62
혈청형검사에서 A혈구와 B혈구가 모두 응집되었다. 혈액형은?

① A 형
② B 형
③ O 형
④ AB형
⑤ Oh형

63
혈액은행에서 검사 시의 원심분리 속도는?

① 1,500rpm, 5분
② 1,500rpm, 10분
③ 2,500rpm, 15분
④ 3,400rpm, 45초
⑤ 3,400rpm, 15초

64
자가수혈과 희귀혈액성분수혈을 위한 수혈제제는?

① 농축적혈구
② 신선동결혈장
③ 동결침전제체
④ 동결해동적혈구
⑤ 백혈구여과제거적혈구

65
방사선조사가 필요 없는 혈액제제는?

① 농축혈소판
② 세척적혈구
③ 신선동결혈장
④ 동결침전제제
⑤ 동결해동적혈구

66
A형 공혈자와 O형 수혈자 사이에 교차시험을 할 때 응집이 일어나는 것은?

① 주교차
② 부교차
③ 주, 부교차 모두 응집
④ 수혈자의 혈액 이상 시
⑤ 공혈자의 혈액 이상 시

67
ABO혈액형 진단검사 시 현미경에서 연전현상이 관찰되었다. 올바른 해결방법은?

① 생리식염수를 첨가한다.
② 항온수조에 37℃로 가온한다.
③ -4℃에서 용혈을 확인한다.
④ 혈액을 3drop 추가한다.
⑤ 혈청을 3drop 추가한다.

68
혼합시야 반응(mixed-field agglutination)이 관찰되는 아형은?

① A_3
② A_1
③ A_m
④ A_x
⑤ A_{el}

69
자가수혈자의 헌혈기준은?

① 60세 이상
② 혈색소값 11.0g/dL 이상
③ Hct 30% 이상
④ 혈장비중 1.049 이상
⑤ 헌혈은 수술 1일 전까지 가능

70
신생아용혈성질환을 일으키는 항체는?

① 면역이종항체
② 면역동종항체
③ 이호성항체
④ 자연항체
⑤ 자가항체

71
삼중백(triple bag)으로 만들 수 있는 혈액성분은?

① 농축적혈구 – 신선동결혈장
② 농축적혈구 – 농축백혈구
③ 농축혈소판 – 농축백혈구
④ 농축혈소판 – 백혈구제거적혈구
⑤ 신선동결혈장 – 농축백혈구

72
교차시험 시 실온식염수 단계에서 검출될 수 있는 항체는?

① anti-Fy
② anti-K
③ anti-JK
④ anti-M
⑤ anti-Di

73
항글로불린검사에서 혈구를 세척하는 이유는?

① 위양성 방지
② 반응 활성화
③ 반응시간 단축
④ 감작되지 않은 항체 제거
⑤ 쿰스혈청의 활성화 확인

임상미생물학(74~115)

74
Mannitol salt agar에 대한 설명으로 옳은 것은?

① Mannitol을 분해 시 분홍색 집락 형성
② 7.5% NaCl 함유
③ Neutral red 함유
④ *S.saprophyticus*는 흰색 집락 형성
⑤ *S.epidermidis*는 자라지 않음

75
*Streptococcus bovis*와 *Enterococcus faecalis*를 감별하기 위한 실험은?

① Bacitracin test
② CAMP test
③ 6.5% NaCl test
④ Optochin test
⑤ Bile solubility test

76
Modified Thayer Martin(MTM) agar에 들어가는 억제물질은?

① vancomycin, colistin, nystatin
② penicillin, oxacillin, tetracycline
③ oxacillin, colistin, gentamicin
④ vancomycin, penicillin, clindamycin
⑤ methicillin, tobramycin, gentamicin

77
Tetrathionate broth를 증균배지로 사용하는 균은?

① *Escherichia coli*
② *Shigella sonnei*
③ *Citrobacter freundii*
④ *Salmonella typhi*
⑤ *Serratia marcescens*

78
*Klebsiella oxytoca*가 *Klebsiella pneumoniae*와 차이를 갖는 감별시험은?

① 운동성 음성
② Citrate 양성
③ VP 음성
④ Indole 양성
⑤ Urease 양성

79
*Rickettsia spp.*와 공통항원을 가지는 균은?

① *Escherichia coli*
② *Proteus vulgaris*
③ *Salmonella paratyphi*
④ *Mycobacterium tuberculosis*
⑤ *Bordetella pertussis*

80
*Vibrio spp.*를 Wagatsuma agar로 Kanagawa 현상을 검사할 때 감별할 수 있는 균은?

① *Vibrio cholerae*
② *Vibrio alginolyticus*
③ *Vibrio parahaemolyticus*
④ *Vibrio vulnificus*
⑤ *Vibrio mimicus*

81
그람음성 짧은 막대균으로 정지기에는 알균으로 관찰되어 *Neisseria spp.*와 비슷하며, 탄수화물 비발효, oxidase 음성, 운동성 음성인 균은?

① *Acinetobacter baumannii*
② *Flavobacterium meningosepticum*
③ *Stenotrophomonas maltophilia*
④ *Campylobacter jejuni*
⑤ *Pseudomonas aeruginosa*

82
위성현상(satellitism)과 연관된 균은?

① *Legionella pneumophila*
② *Bordetella pertussis*
③ *Brucella melitensis*
④ *Pasteurella multocida*
⑤ *Haemophilus influenzae*

83

*Haemophilus influenzae*와 *Haemophilus parainfluenzae*를 감별할 수 있는 시험은?

① Catalase test
② V factor 요구성
③ Indole test
④ Urease test
⑤ Porphyrin test

84

Albert's stain을 했을 시 이염소체가 관찰되는 균은?

① *Listeria monocytogenes*
② *Erysipelothrix rhusiopathiae*
③ *Corynebacterium diphtheriae*
④ *Mycobacterium tuberculosis*
⑤ *Bacillus subtilis*

85

무산소성의 그람양성 막대균으로 아포와 협막을 형성하며 BAP에서 이중용혈, 운동성이 없고 가스괴저를 일으키는 균은?

① *Chlamydia trachomatis*
② *Clostridium perfringens*
③ *Bacillus anthracis*
④ *Shigella sonnei*
⑤ *Mycobacterium tuberculosis*

86

*Clostridium difficile*의 선택배지는?

① CCFA agar
② BS agar
③ Bordet-Gengou agar
④ PPLO agar
⑤ Cystein tellurite blood agar

87

소변 배양 시 요로감염의 진단을 위해 필요한 세균 수는?

① 10^1/mL
② 10^2/mL
③ 10^3/mL
④ 10^4/mL
⑤ 10^5/mL

88

*Staphylococcus aureus*를 D-zone test를 했을 때, Erythromycin에 자극이 되어 유도성 내성을 보이는 항균제는?

① Methicillin
② Vancomycin
③ Clindamycin
④ Cephalosporin
⑤ Penicillin

89
Weil-Felix 시험에서 *Proteus* OX-19와 OX-2에 특이적으로 응집하는 균은?

① *Rickettsia prowazekii*
② *Rickettsia typhi*
③ *Rickettsia rickettsii*
④ *Rickettsia tsutsugamushi*
⑤ *Rickettsia sennetsu*

90
Neisseria gonorrhoeae(임균)와 *Neisseria meningitidis*(수막알균)를 당분해능으로 감별할 때 필요한 당은?

① glucose
② maltose
③ lactose
④ sucrose
⑤ galactose

91
Thioglycollate 배지에 함유된 resazurin의 역할로 옳은 것은?

① 균 대사 촉진
② 무산소성균 억제
③ pH 변화 확인
④ 산소의 존재 유무 확인
⑤ 그람양성균 억제

92
운동성 음성인 균으로 이루어진 것은?

① *Staphylococcus aureus* + *Escherichia coli*
② *Salmonella typhi* + *Citrobacter freundii*
③ *Vibrio cholerae* + *Listeria monocytogenes*
④ *Erysipelothrix rhusiopathiae* + *Bacillus cereus*
⑤ *Bacillus anthracis* + *Shigella sonnei*

93
*Haemophilus ducreyi*가 일으키는 주된 질환은?

① 발진열
② 화농성 질환
③ 연성하감
④ Q 열
⑤ 수막염

94
TCBS 배지에서 녹색집락을 나타내며 8% NaCl에서 증식하는 균은?

① *Vibrio cholerae*
② *Vibrio parahaemolyticus*
③ *Vibrio alginolyticus*
④ *Vibrio vulnificus*
⑤ *Vibrio mimicus*

95
그람음성 알 막대균 중 동물에 물린 상처감염을 통해 패혈증을 일으키는 균은?

① *Pasteurella multocida*
② *Legionella pneumophilia*
③ *Bordetella pertussis*
④ *Haemophilus influenzae*
⑤ *Brucella melitensis*

96
*Legionella pneumophila*의 선택배지는?

① BCYE agar
② CIN agar
③ Bordet-Gengou agar
④ Skirrow agar
⑤ PPLO agar

97
연필 모양의 대분생자를 보이며, 소분생자는 포도송이 모양으로 관찰되는 진균은?

① *Epidermophyton floccosum*
② *Microsporum canis*
③ *Trichophyton mentagrophytes*
④ *Sporothrix schenckii*
⑤ *Candida albicans*

98
진균의 구조를 관찰하는 Lactophenol Cotton Blue(LPCB) stain에 대한 설명으로 옳은 것은?

① phenol은 진균의 구조를 보존하는 역할을 한다.
② lactic acid는 진균 세포벽의 키틴을 염색한다.
③ cotton blue는 세포를 사멸시키는 역할을 한다.
④ 영구보존용 표본을 만들기에 적합하다.
⑤ 협막 관찰을 하기에 적절하다.

99
두 형태 진균인 것은?

① *Aspergillus flavus*
② *Coccidioides immitis*
③ *Microsporum audouinii*
④ *Malassezia furfur*
⑤ *Candida tropicalis*

100
외피 비보유 RNA 바이러스는?

① HBV
② Influenza virus
③ HPV
④ CMV
⑤ Poliovirus

101

신증후군출혈열을 일으키는 바이러스는?

① Rabies virus
② Measles virus
③ Hantaan virus
④ Parvovirus
⑤ Rotavirus

102

모기를 매개로 감염되는 바이러스는?

① Coronavirus
② Parainfluenza virus
③ Dengue fever virus
④ Hantaan virus
⑤ Poxvirus

103

고양이 분변이나 육류 생식으로 감염되며, 모체 태반을 통해 수직감염되는 기생충은?

① 대장아메바
② 유구조충
③ 회충
④ 톡소포자충
⑤ 선모충

104

대장아메바의 포낭형에 대한 설명으로 옳은 것은?

① 위족 3~4개
② 운동성 활발
③ 핵소체 중심성
④ RBC 탐식
⑤ 8핵성이며, 끝이 갈라진 크로마틴 양체

105

말라리아의 감염형인 포자소체(sporozoite)가 만들어지는 유성생식의 장소는?

① 사람의 위장   ② 모기의 생식선
③ 사람의 적혈구 ④ 모기의 타액선
⑤ 모기의 위장

106

다음 중 불완전 항원은?

① allotrope   ② epitope
③ cardiolipin ④ paratope
⑤ hapten

107

체액성 면역과 연관된 것은?

① complement   ② T cell
③ NK cell   ④ antibody
⑤ macrophage

108
장티푸스 진단법인 Widal test에서 O항체가 높고 H항체가 낮을 경우의 진단은?

① 보균자　　② 과거 감염
③ 현재 감염　④ 치료 이력
⑤ 감염 이력 없음

109
Antistreptolysin O(ASO)의 역가가 상승할 때 의심되는 질환으로 옳은 것은?

① 류마티스열　② 결 핵
③ B형간염　　④ 매 독
⑤ 전염성단핵증

110
주조직적합성복합체(MHC) class II에 최종적으로 반응하는 세포는?

① Macrophage　② $CD4^+$ T cell
③ $CD8^+$ T cell　④ B cell
⑤ NK cell

111
면역 초기반응에 먼저 생성되어 감염에 대한 1차 방어를 담당하는 항체는?

① IgA　② IgM
③ IgE　④ IgG
⑤ IgD

112
비동화한 혈청을 몇 시간이 지난 후 다시 비동화할 때 필요한 조건은?

① 56℃, 5분　　② 56℃, 30분
③ 56℃, 10분　 ④ 60℃, 3분
⑤ 60℃, 30분

113
이식거부반응의 결과를 결정하는 것은?

① Human leukocyte antigen
② complement
③ Immunoglobulin
④ T cell
⑤ Cytokine

114
한랭혈구응집반응(Cold hemagglutination test)에서 양성을 나타내는 질병은?

① 연쇄상구균 감염　② HIV
③ 전염성단핵증　　 ④ 비정형 폐렴
⑤ 매 독

115
매독혈청검사에서 Cardiolipin을 항원으로 사용하는 검사법은?

① VDRL　② FTA-ABS
③ TPI　　④ TPIA
⑤ TPA

조직·세포병리검사 (1~16)

01
사진이 나타내는 장기는 무엇인가?

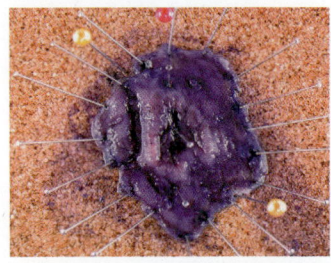

① 위
② 소장
③ 폐
④ 갑상샘
⑤ 자궁

02
사진은 신장(kidney)을 생검한 조직이다. 화살표가 가리키는 것은?

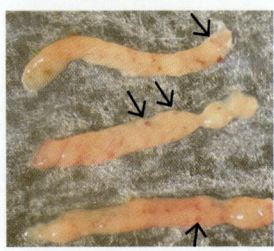

① 모세혈관
② 사구체
③ 근위세뇨관
④ 적혈구
⑤ 헨레고리

03
사진은 투과전자현미경(TEM)으로 찍은 미토콘드리아이다. 사용된 2차 고정제는?

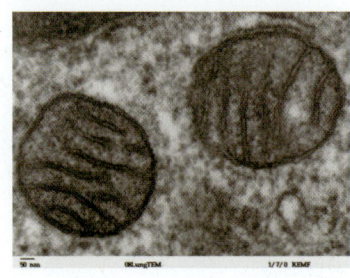

① Formalin
② Glutaraldehyde
③ Picric acid
④ Osmium tetroxide
⑤ Mercuric acid

04
사진은 부유온수조이다. 조직절편 제작 시 용도로 옳은 것은?

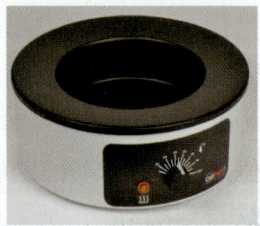

① 기포 제거
② 파라핀 제거
③ 주름 제거
④ 항원성 부활
⑤ 조직 보존

05

사진은 Pap stain에 쓰이는 시약들이다. 옳은 내용은?

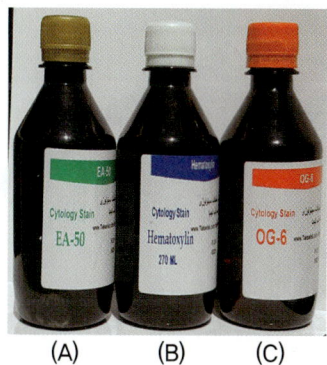

(A)   (B)   (C)

① 염색 순서는 (B) → (A) → (C)이다.
② (A)의 주요성분은 eosin과 alcohol이다.
③ (B)의 매염제는 mercuric oxide이다.
④ (C)는 핵을 염색한다.
⑤ 중간세포는 (A)에 의해 염색된다.

06

사진은 Masson trichrome stain을 한 조직이다. 청색으로 염색된 것은?

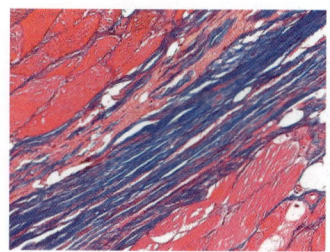

① 교원섬유
② 아교섬유
③ 근섬유
④ 탄력섬유
⑤ 호은성 섬유

07

사진은 Fontana masson stain을 한 조직이다. 검은색으로 염색된 것은?

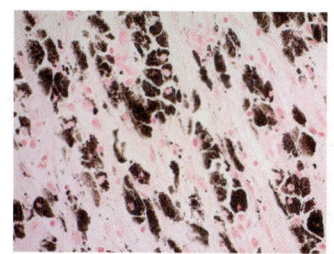

① 진 균
② 멜라닌
③ 지 방
④ 칼 슘
⑤ 결핵균

08

사진의 용액에 대한 설명으로 옳은 것은?

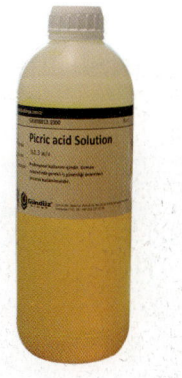

① 고정제와 염료의 두 가지 기능이 있다.
② 고정제 없이 단독으로 사용할 수 있다.
③ 글리코겐을 변질시킨다.
④ 건조한 상태로 보관한다.
⑤ 섬유를 팽창시키는 작용을 한다.

09
다음 사진은 조직을 H&E stain을 한 것이다. 어느 장기인가?

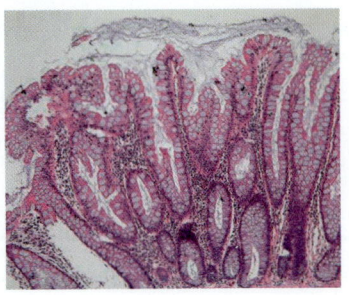

① 이 자
② 위
③ 식 도
④ 소 장
⑤ 대 장

10
다음은 신장의 보우만주머니를 염색한 사진이다. 화살표가 가리키는 세포는?

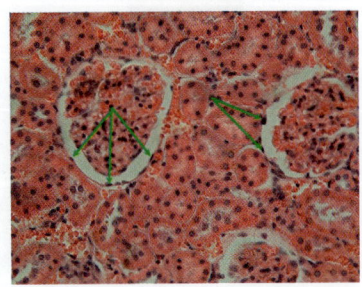

① 단층입방상피
② 단층원주상피
③ 단층편평상피
④ 이행상피
⑤ 중층편평상피

11
다음 사진에 나와 있는 도구의 찰과 부위는?

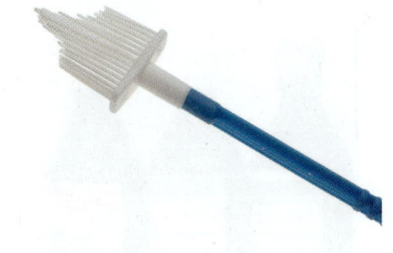

① 질후원개부
② 자궁경부
③ 질 벽
④ 자궁내막
⑤ 요 도

12
사진의 세포와 연관된 것은?

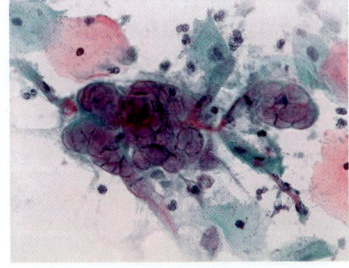

① *Gardnerella vaginalis*
② *Actinomyces*
③ *Neisseria gonorrhoeae*
④ *Candida albicans*
⑤ *Herpes simplex virus*

13

사진은 papanicolaou stain을 한 세포도말이다. 연관이 큰 소견은?

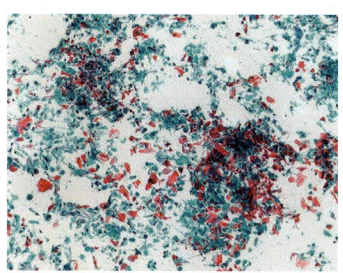

① 각화성 편평세포암종
② 비각화성 편평세포암종
③ 소세포암종
④ 미소침윤암종
⑤ 상피내선암종

14

다음은 pap stain을 한 사진이다. 성숙지수(M.I)는?

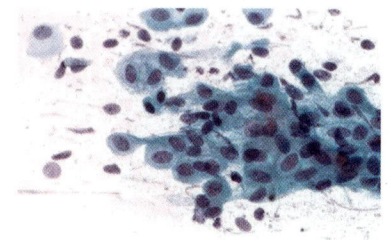

① 0 : 0 : 100
② 0 : 100 : 0
③ 100 : 0 : 0
④ 50 : 50 : 0
⑤ 50 : 0 : 50

15

다음은 자궁경부 세포도말 표본이다. 연관된 세포는?

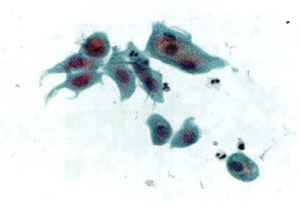

① 표재세포
② 중간세포
③ 방기저세포
④ 화생세포
⑤ 이형성증세포

16

사진은 가역적 손상을 받은 췌장의 모습이다. 관련이 큰 소견은?

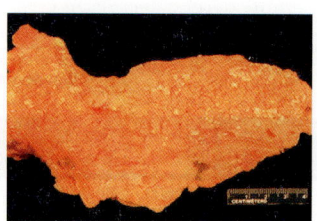

① 응고괴사
② 액화괴사
③ 치즈괴사
④ 지방괴사
⑤ 세포자멸사

임상화학검사 (17~32)

17
다음 기구의 용도는?

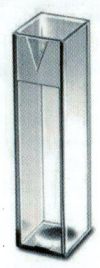

① 산/염기 적정 시 사용한다.
② 점성이 있는 검체를 취할 때 사용한다.
③ 표준액 제조 시 사용한다.
④ 정확성을 요하지 않는 시약을 취할 때 사용한다.
⑤ 흡광도 측정 시 사용한다.

18
다음 400~700nm가 나타내는 파장은?

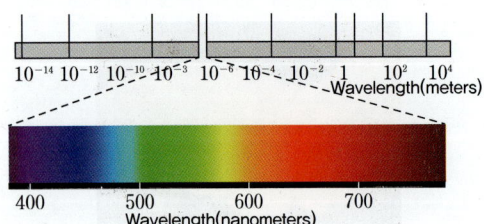

① 감마선
② UV
③ 가시광선
④ 적외선
⑤ X ray

19
다음 사진에서 주사기가 의미하는 것은 무엇인가?

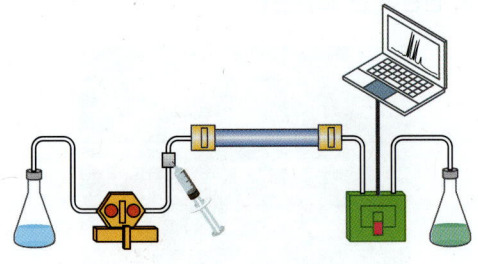

① 찌꺼기 흡입
② 시료 분리
③ 시료 주입
④ 시료 전처리
⑤ 시료 회수

20
다음 그래프의 특징은?

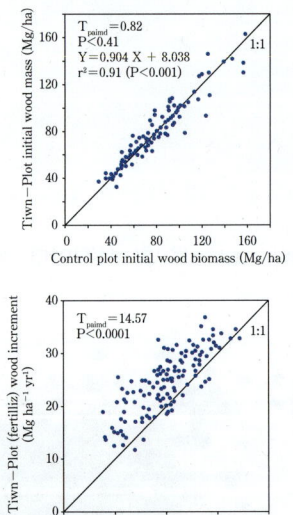

① 한 가지 관리혈청으로 평균치와 표준편차를 동시에 측정한다.
② 동일 관리혈청을 1일 2회 측정한다.
③ 하루 두 번 측정한 결과와 비교하는 방법이다.
④ 정밀도와 정확도를 동시에 파악 가능하다.
⑤ 시간의 경과에 따른 정도관리 평가방법이다.

21

다음은 Jaffe 반응을 한 것이다. 측정물질은?

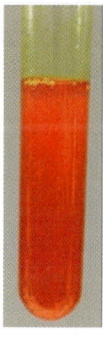

① creatinine
② NPN
③ ammonia
④ albumin
⑤ lipoprotein

22

다음 혈청단백 전기영동에 사용된 염색시약은?

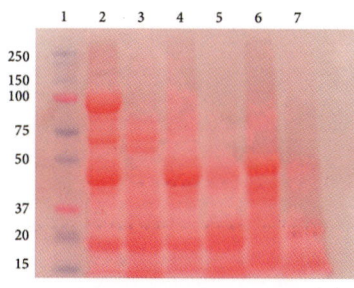

① Phenol red
② Neutral red
③ Ponceau S
④ Oil red O
⑤ Alkaline picrate

23

다음 사진의 검사결과에서 상승요소는?

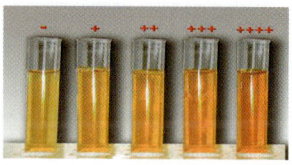

① glucose
② creatinine
③ ammonia
④ bilirubin
⑤ lipid

24

다음은 CK isoenzyme의 전기영동 분획상으로 그림 (가)는 정상이다. 그림 (나) 전기영동상에 해당하는 질환은?

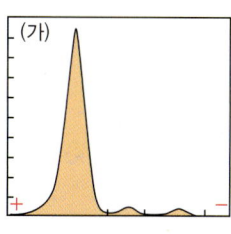 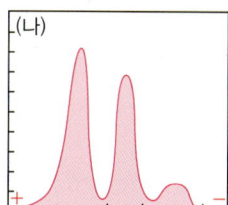

① 심근경색
② 간경화
③ 신장질환
④ 전립선암
⑤ 췌장암

25

다음 검사결과로 의심이 되는 질환은?

No	검사항목명	결 과	참고치	단 위	N	P
	결과상세 내역			검체명		
1	Glucose	150	50~100	mg/dL	H	
2	BUN	11.0	6.0~20.0	mg/dL		
3	Creatinine	0.68	0.70~1.20	mg/dL	L	
4	···Cr−eGFR	114	<	mL/min/1.73m²		
5	···eGFR(CKD−EPI)	100	<	mL/min/1.73m²		
6	Total Protein	6.5	6.6~8.7	g/dL	L	
7	Albumin	3.9	3.4~4.8	g/dL		
8	···Globulin	2.4		g/dL		
9	···A/G Ratio	2.4				
10	Total Bilirubin	0.73	0.0~1.4	mg/dL		
11	Direct Bilirubin	0.34	< 0.4	mg/dL		
12	···indirect Bilirubin	0.38				
13	AST(GOT)	120	0~40	μ/L	H	
14	ALT(GPT)	211	0~40	μ/L	H	P
15	Alkaline Phosphatase	99	40~129	μ/L		
16	γ−GTP	411	8~61	μ/L	H	P
17	Uric acid	5.1	3.4~7.0	mg/dL		

① 간장애

② 심근경색

③ 네프로제 증후군

④ 폐 암

⑤ 빈 혈

26

다음 그림이 나타내는 검사는?

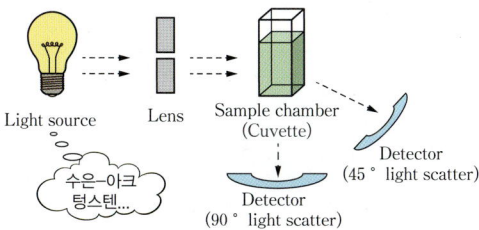

① 분광광도계
② 형광광도계
③ 원자흡광광도계
④ 비탁계
⑤ 혼탁분석계

27

다음은 요를 현미경으로 관찰한 것이다. 무엇인가?

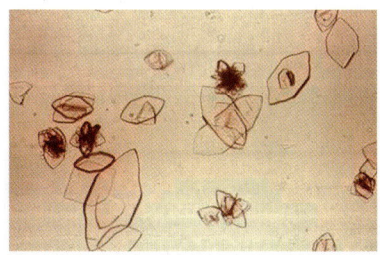

① sodium urate
② uric acid
③ triple phosphate
④ ammonium urate
⑤ amorphous phosphate

28

다음은 요를 현미경으로 관찰한 것이다. 무엇인가?

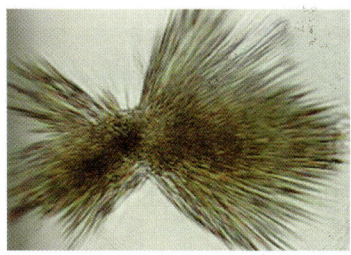

① 류신(leucine)
② 티로신(tyrosine)
③ 시스틴(cystine)
④ 빌리루빈(bilirubin)
⑤ 혈철소(hemosiderin)

29

다음은 뇌척수액(CSF) 검사를 위해 채취하는 모습이다. 옳은 내용은?

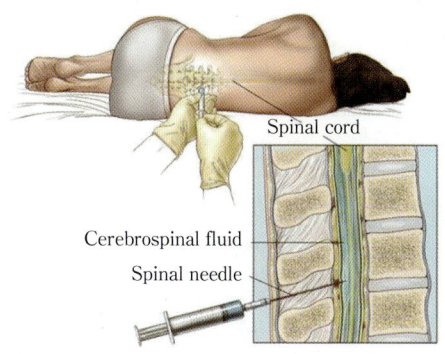

① 백혈구 중 호중구가 가장 많다.
② 단백질은 글로불린이 대부분이다.
③ 포도당 농도는 혈장포도당보다 10~20% 더 많다.
④ 포도당 수치가 낮을 경우 세균성 수막염이다.
⑤ 미생물검사용 검체는 냉장보관한다.

30

사진은 감마선 계측기이다. 사용하는 동위원소는?

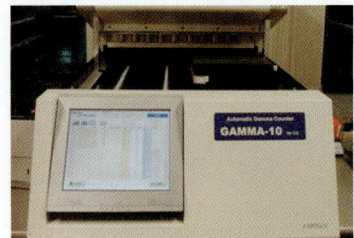

① ^3H
② ^{14}C
③ ^{32}P
④ ^{35}S
⑤ ^{125}I

31

다음 그림이 나타내는 검사원리는?

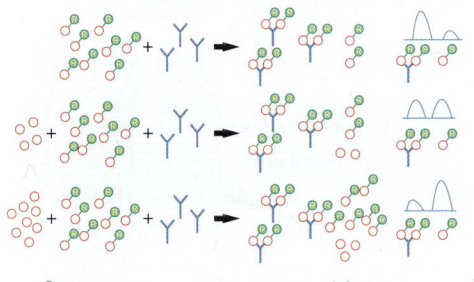

① ELISA
② IRMA
③ FITC
④ RIA
⑤ FPIA

32

다음 사진이 나타내는 요의 결정형 침사는 무엇인가?

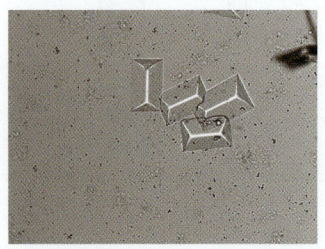

① triple phosphate
② calcium oxalate
③ uric acid
④ calcium phosphate
⑤ ammonium urate

혈액학검사(33~48)

33

채혈과정 중 채혈자와 환자의 감염을 예방하기 위해 필수적인 것은?

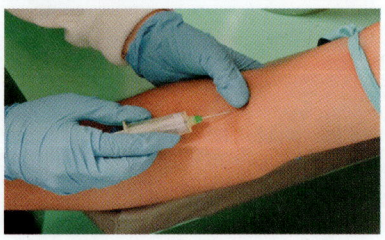

① 시험관 배열
② 채혈정맥 선택
③ 채혈동맥 선택
④ 환자 자세 잡기
⑤ 손 씻기 및 장갑 착용

34
말초혈액염색표본에서 화살표가 가리키는 현상은?

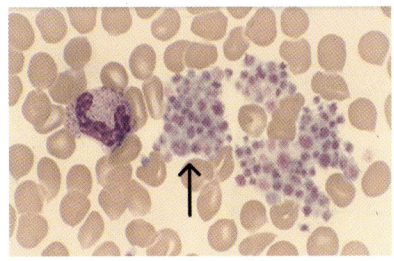

① LE세포
② 독성과립
③ 연전현상
④ 적혈구 응집
⑤ 혈소판 응집

35
말초혈액염색표본에서 다음 세포가 뜻하는 것은?

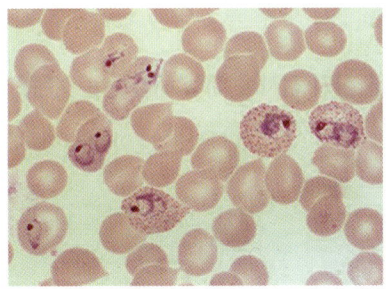

① 철적혈구
② 독성과립
③ 하인츠소체
④ 하월졸리소체
⑤ 말라리아 감염 적혈구

36
초생체염색표본에서 그물을 품은 세포가 적혈구 200개 중 16개 관찰되었다. 결과는?

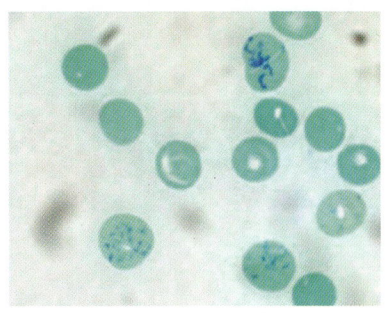

① 1.0%
② 2.0%
③ 4.0%
④ 8.0%
⑤ 10.0%

37
다음은 LE세포이다. LE소체(LE body)를 탐식한 백혈구는?

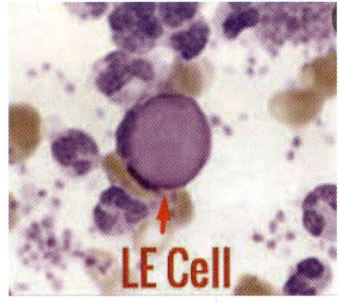

① 호중구
② 단구
③ 호산구
④ 호염기구
⑤ 림프구

38
다음의 말초혈액염색표본에서 관찰되는 세포명은?

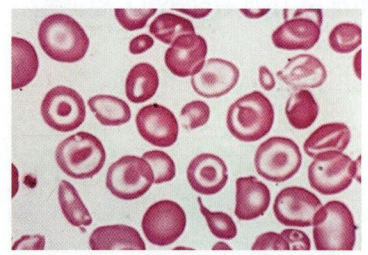

① 구형적혈구
② 그물적혈구
③ 분열적혈구
④ 표적적혈구
⑤ 입모양적혈구

39
성인의 골수검사 시 사진에서 볼 수 있는 골수 채취 부위는?

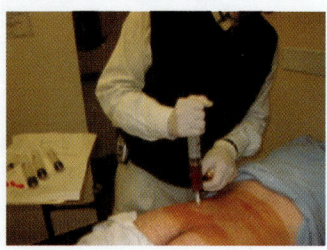

① 갈비뼈(rib)
② 복장뼈(sternum)
③ 종아리뼈(fibula)
④ 넓적다리뼈(femur)
⑤ 뒤엉덩뼈능선(posterior iliac crest)

40
화살표가 가리키는 두 개의 염색체 일부가 절단된 후 서로 교환되어 붙는 구조적 이상은?

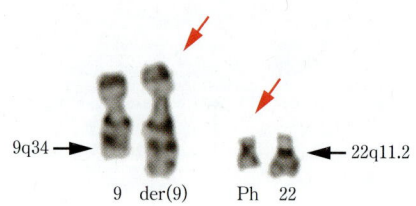

① 결실(deletion)
② 삽입(insertion)
③ 중복(duplication)
④ 자리바꿈(역위, inversion)
⑤ 자리옮김(전좌, translocation)

41
다음 사진의 검사에 대해 해당하는 것은?

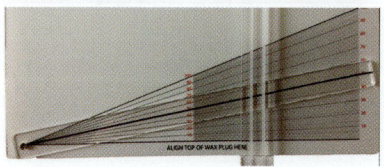

① Hematocrit card
② RBC counter
③ WBC counter
④ DNA inversion
⑤ Lymphoid cell

42

표준화된 프로트롬빈시간(PT)을 계산하는데 시약의 트롬보플라스틴 민감도(ISI)를 사용하여 구하는 것은?

① DNA 지수(DNA index)
② 출혈시간 지수(BT index)
③ 루프스 항응고인자 비율(LA ratio)
④ 활성화부분트롬보플라스틴시간 비율(aPTT ratio)
⑤ 국제표준화비율(international normalized ratio)

43

다음은 자동혈구 계산기의 결과이다. 옳은 것은?

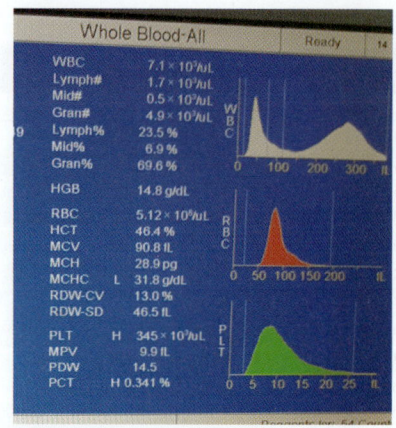

① 혈소판감소증
② 백혈병
③ 빈 혈
④ 정 상
⑤ 진성적혈구증가증

44

신생아 선천성 대사이상 검사 시 올바른 채혈 위치는?

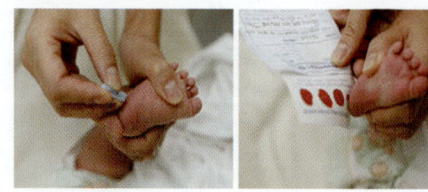

① 귓 불
② 엄지발가락
③ 가운데 손가락 끝
④ 발바닥 가운데
⑤ 발뒤꿈치 바깥쪽

45

사진의 시약 Anti-A_1 렉틴에 응집되고, Anti-H 에 비응집되는 아형은?

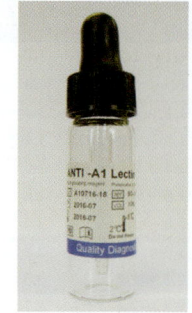 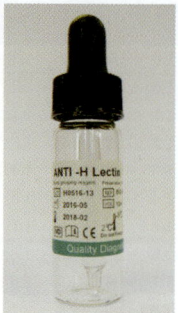

① A_1
② A_2
③ A_3
④ A_m
⑤ A_{el}

46

사진의 태아신생아용혈질환(HDFN)에서 원인이나 처치로 옳은 것은?

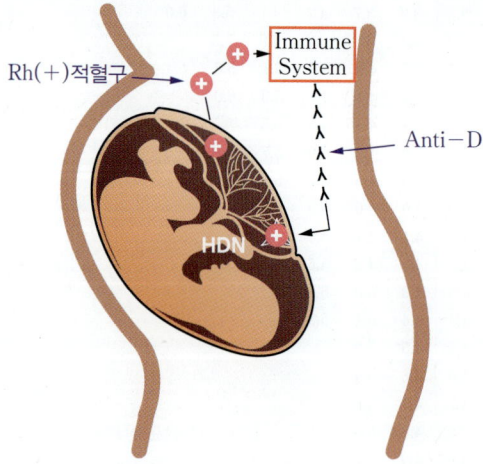

① 산모의 헌혈
② 산모의 교환수혈
③ 산모의 IgM 항체
④ 신생아의 IgM 항체
⑤ 항-D에 의한 Rh 부적합

47
사진에 보이는 농축혈소판의 보관방법은?

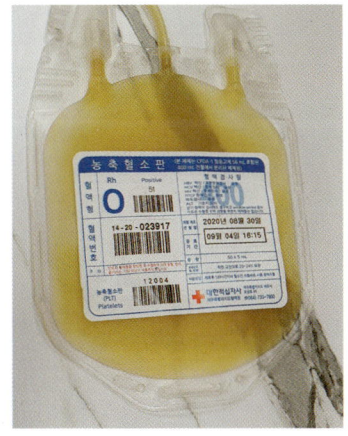

① -65℃ 이하, 제조 후 10년
② -18℃ 이하, 채혈 후 1년
③ 1~6℃, 채혈 후 35일
④ 1~6℃, 개방형 제조 후 24시간
⑤ 20~24℃, 교반기에 제조 후 120시간

48
사진은 혈액제제에서 특정한 성분을 제거하기 위해 사용되는 필터들이다. 제거하고자 하는 것은?

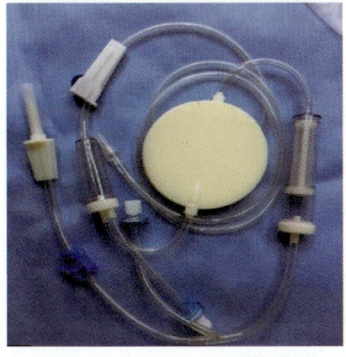

① 혈 장　　② 혈 청
③ 백혈구　　④ 적혈구
⑤ 혈소판

임상미생물검사 (49~65)

49
다음은 O-F test 결과이다. 결과로 옳은 것은?

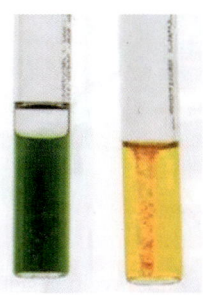

① oxidative
② fermentative
③ fermentative & oxidative
④ glucose 대사를 하지 않음
⑤ sucrose로 대사함

50
다음은 환자의 설사변을 CIN 우무배지에서 접종하여 25℃에서 72시간 배양 후 얻은 결과이다. 집락 성상으로 해당되는 세균은?

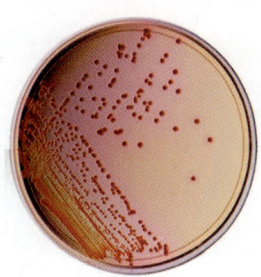

① *Pseudomonas aeruginosa*
② *Serratia marcescens*
③ *Yersinia enterocolitica*
④ *Escherichia coli*
⑤ *Shigella sonnei*

51

다음 항균제 디스크검사에서 알 수 있는 것은?

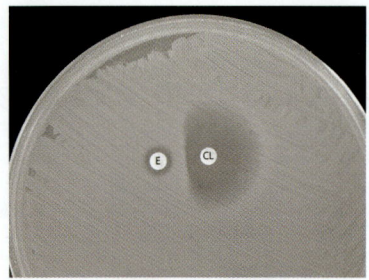

① MRSA
② VRE
③ inducible clindamycin resistant
④ ESBL
⑤ CRE

52

다음은 Bacitracin test를 한 결과이다. 해당되는 균은?

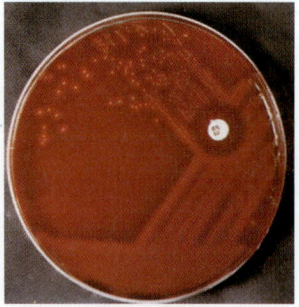

① *Streptococcus pyogenes*
② *Streptococcus agalactiae*
③ *Streptococcus pneumoniae*
④ *Enterococcus faecalis*
⑤ Non *Enterococcus*

53

다음은 TCBS agar에 배양한 균이다. 해당되는 균은?

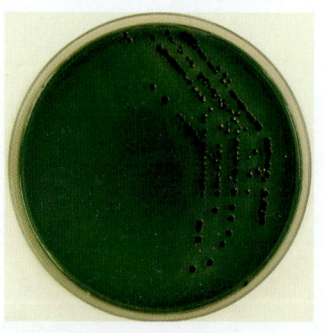

① *Vibrio cholerae*
② *Pseudomonas aeruginosa*
③ *Proteus mirabilis*
④ *Acinetobacter baumannii*
⑤ *Vibrio parahaemolyticus*

54

다음은 porphyrin test agar를 이용한 ALA test이다. 사진의 집락형태를 나타내는 균은?

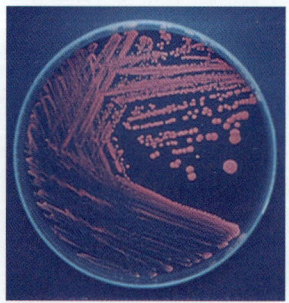

① *H.aegyptius*
② *H.influenzae*
③ *H.parahaemolyticus*
④ *H.aphrophilus*
⑤ *H.ducreyi*

55

다음은 Tuberculin test이다. 설명으로 옳은 것은?

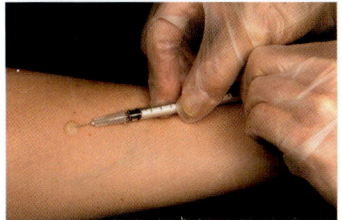

① *Corynebacterium* 감염확인 검사이다.
② 국소발적 직경이 10mm 이상이면 감염경험이 없다.
③ 양성일 경우 비병원성 균이거나 잡균이다.
④ 면역력 저하 환자는 감염되어도 양성이 되지 않을 수 있다.
⑤ 피내주사 후 3~4시간 뒤 확인한다.

56

다음은 Bile esculin test를 한 결과이다. 흑색으로 변한 균은?

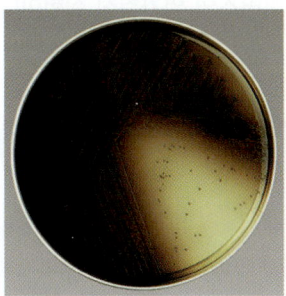

① *Streptococcus mutans*
② *Streptococcus pyogenes*
③ *Enterococcus faecalis*
④ *Streptococcus agalactiae*
⑤ *Streptococcus pneumoniae*

57

다음은 Bile solubility test를 한 결과이다. 오른쪽 broth에 해당되는 균주는?

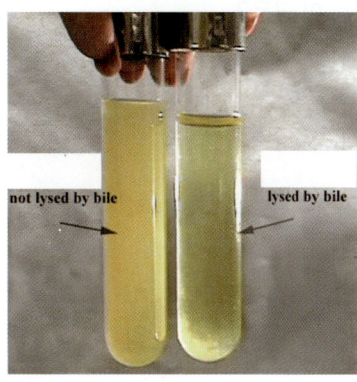

① *Streptococcus agalactiae*
② *Streptococcus pneumoniae*
③ *Streptococcus pyogenes*
④ *Enterococcus faecalis*
⑤ *Enterococcus faecium*

58

다음은 혈액이 첨가된 BHI agar 37℃에서 배양한 균의 모습이다. 배의 타륜 모양을 보이는 이 균은?

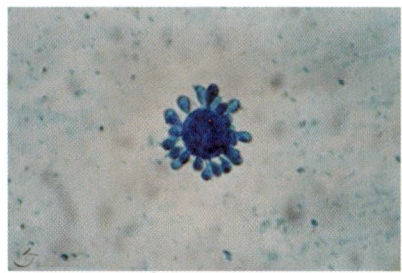

① *Penicillium marneffei*
② *Blastomyces dermatitidis*
③ *Coccidioides immitis*
④ *Paracoccidioides brasiliensis*
⑤ *Histoplasma capsulatum*

59
다음은 혈액이 함유된 BHI agar에 배양한 균을 Gram stain을 한 것이다. Cigar body를 나타내는 이 균은?

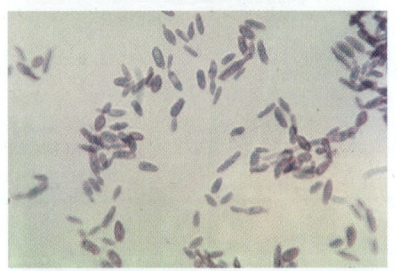

① *Nocardia asteroides*
② *Scedosporium apiospermum*
③ *Sporothrix schenckii*
④ *Streptomyces coelicolor*
⑤ *Cladosporium carrionii*

60
다음 사진에서 화살표가 가리키는 것은?

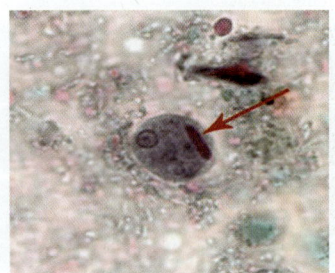

① 대장아메바
② 이질아메바
③ 호중구
④ 질편모충
⑤ 열대열 말라리아

61
다음 사진에 해당하는 것은?

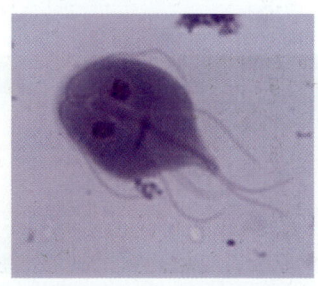

① 광절열두조충
② 폐흡충
③ 리슈만편모충
④ 질편모충
⑤ 람블편모충

62
다음은 바이러스의 역가측정 실험이다. 어떤 검사인가?

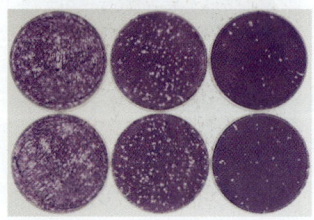

① Ouchterlony
② VDRL
③ ELISA
④ FTA-ABS
⑤ Plaque assay

63

다음은 전자현미경으로 관찰한 바이러스이다. 총알 모양이 특징인 이 바이러스는?

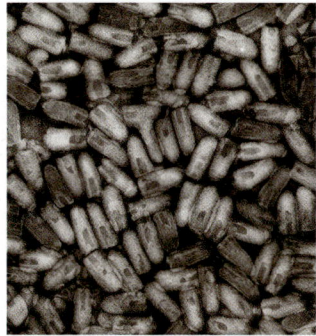

① Parvo virus
② Rota virus
③ Rabies virus
④ Rubella virus
⑤ Measles virus

64

다음은 MHC(Major Histocompatibility Complex)의 구조를 나타낸 것이다. 해당되는 세포는?

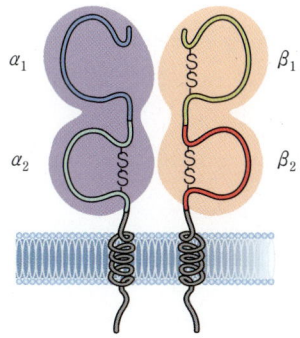

① RBC ② Eosinophil
③ Basophil ④ Macrophage
⑤ Platelet

65

다음은 Ouchterlony 검사를 한 결과이다. 화살표 안에 들어있는 것은?

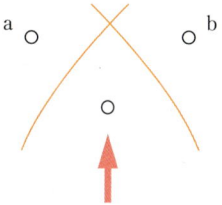

① Anti a
② Anti a & Anti b
③ Anti c
④ None
⑤ a & b

제 5 회

최종모의고사

의료관계법규 (01~20)

01
「의료법」상 100병상 이상 300병상 이하의 종합병원이 반드시 갖추어야 하는 진료과는?

① 치과
② 정형외과
③ 정신건강의학과
④ 이비인후과
⑤ 영상의학과

02
「의료법」상 종합병원을 개설할 수 있는 자는?

① 의사
② 조산사
③ 간호사
④ 한의사
⑤ 치과의사

03
「의료법」상 일회용 의료기기를 한 번 사용한 후 재사용하여 사람의 생명 또는 신체에 중대한 위해를 발생하게 한 의료인에 대하여 보건복지부장관이 내릴 수 있는 처분으로 규정되어 있는 것은?

① 면허정지
② 면허취소
③ 과징금
④ 벌금
⑤ 과태료

04
「의료법」상 의료인의 자격정지 사유는?

① 피한정후견인에 해당하는 경우
② 면허를 다른 사람에게 대여한 경우
③ 일회용 의료기기를 재사용하여 사람의 신체에 중대한 위해를 발생하게 한 경우
④ 특정 지역에 종사할 것을 명하는 면허조건을 이행하지 아니한 경우
⑤ 관련 서류를 위조하여 부정한 방법으로 진료비를 거짓 청구한 경우

05
「의료법」상 의료인으로서 진단서를 교부할 수 있는 자는?

① 의사, 한의사
② 한의사, 조산사
③ 의사, 방사선사
④ 치과의사, 치기공사
⑤ 의사, 조산사

06
「의료기사 등에 관한 법률」상 국가시험 중에 타인의 답안지를 엿보고 답안지를 작성하다가 적발되어 수험이 정지되었다. 이 사람에 대한 국가시험 응시제한의 기준은?

① 해당 연도만 제한
② 그 후 1회 제한
③ 그 후 2회 제한
④ 그 후 3회 제한
⑤ 영구적 응시 제한

07

「의료기사 등에 관한 법률」상 의료기사 면허의 등록은 어디에 자세히 규정하고 있는가?

① 대통령령
② 보건복지부령
③ 의료법
④ 보건복지부 고시
⑤ 의료기사협회 내규

08

「의료기사 등에 관한 법률」상 의료기사의 면허 자격정지에 해당하는 경우는?

① 품위를 현저히 손상시키는 행위를 한 경우
② 다른 사람에게 면허를 대여한 경우
③ 관련법을 위반하여 금고 이상의 실형을 선고받고 그 집행이 끝나지 아니한 사람
④ 면허효력정지 기간에 의료기사 등의 업무를 한 경우
⑤ 3회 이상 면허자격정지 처분을 받았을 때

09

「의료기사 등에 관한 법률」상 의료기사 등의 실태와 취업상황의 신고에 관한 설명으로 옳은 것은?

① 신고의 방법, 절차 기타 신고에 필요한 사항은 보건복지부령으로 정한다.
② 보건복지부장관은 보수교육을 받지 아니한 의료기사의 신고를 반려할 수 없다.
③ 5년마다 그 실태와 취업상황을 보건복지부장관에게 신고하여야 한다.
④ 의료기사 등은 면허증을 발급받은 날부터 매 3년이 되는 해의 12월 31일까지 신고하여야 한다.
⑤ 보건복지부장관은 신고 업무를 전자적으로 처리할 수 있는 전자정보처리시스템을 구축·운영할 수 없다.

10

「감염병의 예방 및 관리에 관한 법률」상 전파 가능성을 고려하여 발생 또는 유행 시 24시간 이내에 신고하여야 하고, 격리가 필요한 감염병은?

① 제1급감염병
② 제2급감염병
③ 제3급감염병
④ 제4급감염병
⑤ 제5급감염병

11

「감염병의 예방 및 관리에 관한 법률」상 필수예방접종을 받은 사람에게 예방접종증명서를 발급하여야 하는 자는?

① 질병관리청장, 특별자치시장·특별자치도지사 또는 시장·군수·구청장
② 시·도지사
③ 보건복지부장관
④ 보건소장
⑤ 검역소장

12

「감염병의 예방 및 관리에 관한 법률」상 그 발생을 계속 감시할 필요가 있어 발생 또는 유행 시 24시간 이내에 신고하여야 하는 감염병은?

① 제1급감염병
② 제2급감염병
③ 제3급감염병
④ 제4급감염병
⑤ 기생충감염병

13

「감염병의 예방 및 관리에 관한 법률」상 감염병이 발생하여 유행할 우려가 있다고 인정하면 지체 없이 역학조사를 하여야 하고, 그 결과에 관한 정보를 필요한 범위에서 해당 의료기관에 제공하여야 하는 자는?

① 보건복지부장관
② 행정안전부장관
③ 시·도지사
④ 국무총리
⑤ 대통령

14

「감염병의 예방 및 관리에 관한 법률」상 감염병의 진단 및 학술 연구 등을 목적으로 고위험병원체를 국내로 반입하려는 자는 누구의 허가를 받아야 하는가?

① 보건복지부장관
② 질병관리청장
③ 검역소장
④ 시·도지사
⑤ 시장·군수·구청장

15

「지역보건법」상 국가와 시·도는 지역보건의료기관의 설치와 운영에 필요한 비용 및 지역보건의료계획의 시행에 필요한 비용의 일부를 보조할 수 있다. 이때 설치비와 부대비의 보조금 지급 범위는?

① 전 액
② 2분의 1 이내
③ 3분의 2 이내
④ 4분의 1 이내
⑤ 4분의 1 이내

16

「지역보건법」상 보건소의 기능 및 업무로 옳은 것은?

① 지역보건의료정책의 기획
② 전문치료시설의 공급
③ 지역보건의료기관 인력의 교육훈련
④ 병상 수급계획의 수립
⑤ 간호인력 취업교육센터 설치 및 운영

17

「혈액관리법」상 혈액원은 헌혈환급예치금을 누구에게 내야 하는가?

① 혈액원장
② 시·도지사
③ 의료기관의 장
④ 시장·군수·구청장
⑤ 보건복지부장관

18
「혈액관리법」상 혈액관리업무로 옳지 않은 것은?

① 의사와 간호사는 헌혈 전에 헌혈기록카드를 작성하여야 한다.
② 채혈은 의사의 지도하에 행하여야 한다.
③ 1인 1회 전혈채혈은 400밀리리터의 110%를 초과하여서는 아니 된다.
④ 1인 1회 성분채혈은 600밀리리터의 110%를 초과하여서는 아니 된다.
⑤ 혈액제제제조를 위하여 혈소판성분채혈은 섭씨 20도 이상 24도 이하에서 관리하여야 한다.

19
「혈액관리법」상 헌혈자에게 채혈을 실시하기 전 건강진단 사항이 아닌 것은?

① 체중 측정
② 신장 측정
③ 체온 측정
④ 맥박 측정
⑤ 혈압 측정

20
「혈액관리법」상 혈액관리업무를 할 수 있는 자 중 채혈업무를 할 수 없는 자는?

① 혈액제제 제조업자
② 대한적십자사
③ 의 원
④ 병 원
⑤ 종합병원

공중보건학(21~30)

21
건강증진활동, 질병의 예방·치료, 재활서비스 등을 포함하는 개념은?

① 의 료
② 2차의료
③ 3차의료
④ 공공보건
⑤ 포괄적인 보건의료

22
WHO의 3대 보건지표는?

① 평균수명, 영아사망률, 비례사망지수
② 평균수명, 보통사망률, 비례사망지수
③ 질병이환율, 사인별사망률, 국세조사
④ 영아사망률, 모성사망률, 조출생률
⑤ 평균수명, 신생아사망률, 비례사망지수

23
못 박기 혹은 벼 모심기 등에 적절한 강노동의 에너지대사율(RMR)은?

① RMR 1 미만
② RMR 1~2
③ RMR 3~4
④ RMR 5~6
⑤ RMR 7 이상

24
정신질환 중 가장 많이 발생하고 청년기에 만성적으로 진행되며 20~40대에 많이 발생하는 것은?

① 약물중독 ② 공황장애
③ 인격장애 ④ 진성간질
⑤ 정신분열증

25
우리나라 의료전달체계상 보건소는 몇 차 의료기관인가?

① 1차 의료기관 ② 2차 의료기관
③ 3차 의료기관 ④ 4차 의료기관
⑤ 5차 의료기관

26
보험가입자, 군인 등 과거기록이 정확한 사람들을 대상으로 원인에 따른 질병 발생률의 차이를 비교분석하는 연구방법은?

① 실험역학연구
② 단면적 연구
③ 기술역학연구
④ 환자-대조군연구
⑤ 후향적 코호트연구

27
절지동물 매개감염병 중 모기에 의해 전파되는 것은?

① 신증후군출혈열
② 쯔쯔가무시증
③ 발진티푸스
④ 페스트
⑤ 말라리아

28
재생산율이 1.0을 초과할 때의 인구는?

① 인구의 증가
② 인구의 증감 없음
③ 인구 증가 후 감소
④ 인구 감소
⑤ 신생아 사망 증가

29
신맬서스주의(Neo-malthusianism)에서 주장한 인구규제 방법은?

① 만 혼
② 피 임
③ 성순결
④ 산아제한
⑤ 금 욕

30
결핍 시 신체발육이 부진하고, 빈혈, 부종, 신체 손모증 등이 있는 성장기 아동에게 필요한 영양소는?

① 지방
② 당질
③ 비타민
④ 무기질
⑤ 단백질

해부생리학(31~40)

31
황체(corpus luteum)에서 분비되는 호르몬은?

① testosterone
② epinephrine
③ thyroxine
④ cortisol
⑤ progesterone

32
태아의 출생 후 폐쇄되는 구조물이 아닌 것은?

① 정맥관
② 대동맥구멍
③ 배꼽(제)동맥
④ 타원구멍(난원공)
⑤ 배꼽(제)정맥

33
카테콜아민(catecholamine) 계통에 속하는 것은?

① dopamine
② progesterone
③ FSH
④ thyroxin
⑤ melatonin

34
맛봉오리(미뢰)가 가장 많이 존재하는 곳으로 미각과 관계가 깊은 유두는?

① 실유두(사상유두)
② 잎새유두(엽상유두)
③ 성곽유두(유곽유두)
④ 버섯유두(심상유두)
⑤ 돌림유두(윤상유두)

35
위장관 중 브루너샘(Brunner's gland)이 분포하는 부위는?

① 위
② 돌창자(회장)
③ 샘창자(십이지장)
④ 빈창자(공장)
⑤ 창자(결장)

36
심장 주기에서 다음과 같은 특징이 나타나는 시기는?

- 모든 판막이 닫힌 상태
- 심실 내압 감소
- 혈액 이동(부피 변화) 없음

① 심실충만기
② 박출기
③ 심방수축기
④ 등용적성 수축기
⑤ 등용적성 확장기

37
사이질세포(간질세포, interstitial cell)의 기능은?

① 정자발생 세포   ② 남성호르몬 분비
③ 정자에 영양공급 ④ 정자의 식균작용
⑤ 면역물질 분비

38
안구의 운동에 관여하는 뇌신경은?

① 3, 4, 6   ② 1, 5, 8
③ 4, 5, 6   ④ 3, 5, 9
⑤ 4, 6, 10

39
남성 생식기 중 정자를 만들어 내는 정원세포가 위치하는 곳은?

① 고 환   ② 정세관
③ 정 관   ④ 사정관
⑤ 요 관

40
위(stomach)에서 가스트린을 분비하는 세포는?

① 으뜸세포(주세포)
② G-세포
③ 은친화세포
④ 벽세포
⑤ 점액목세포(점액경세포)

조직병리학(41~70)

41
동맥 및 세동맥 확장에 따라서 모세혈관에 혈액이 모여 있는 혈액순환부전은?

① 충 혈
② 울 혈
③ 허 혈
④ 빈 혈
⑤ 출 혈

42
랑게르한스 세포, 거대조직구, 건락괴사가 나타나는 질환은?

① 매 독   ② 결 핵
③ 폐 렴   ④ 연성하감
⑤ AIDS

43
13번 삼염색체와 관련되며 구순열과 구개파열, 소두증의 특징을 갖는 선천성 유전질환은?

① 다운증후군   ② 파타우증후군
③ 에드워드증후군 ④ 터너증후군
⑤ 묘성증후군

44
객담 세포검사에서 세포질에 혈철소(hemosiderin)를 포함하고 있는 대식세포를 무엇이라 하는가?

① 폐포대식구 ② 먼지세포
③ 심부전세포 ④ 쿠퍼세포
⑤ 과립세포

45
호흡기계 세포진단을 위해 객담을 채취할 때 폐포로부터 채취된 검체임을 판정하기 위해 반드시 포함되어야 할 세포는?

① 먼지세포 ② 비만세포
③ 술잔세포 ④ 중피세포
⑤ 형질세포

46
술잔세포가 가장 많이 출현하는 장기는?

① 식 도 ② 잘록창자
③ 돌창자 ④ 샘창자
⑤ 위

47
기생충에 감염되거나 과민성 염증이 생겼을 때 많이 증가하는 세포는?

① 호중구 ② 배상세포
③ 비만세포 ④ 림프구
⑤ 호산구

48
탄수화물 증명을 위한 PAS 반응에 쓰이는 발색용액은?

① Light green
② Hematoxylin
③ Crystal violet
④ Metanil yellow
⑤ Schiff's reagent

49
진단세포학에서 가장 보편적으로 사용되는 Papanicolaou 염색 시 세포 고정액은?

① 95% ethanol
② 100% methanol
③ 95% ethanol과 ether 동량 혼합법
④ Polyethylene glycol
⑤ Isopropyl alcohol

50
베데스다보고체계(TBS)에서 저등급편평상피내병변(LSIL)에 속하는 것은?

① 경도이형성증
② 중등도이형성증
③ 고도이형성증
④ 상피내암
⑤ 침윤성 암종

51
뼈조직에서 ALP(alkaline phosphatase)를 증명하기 위해 사용하는 탈회제는?

① EDTA
② Nitric acid
③ Formic acid
④ Picric acid
⑤ Hydrochloric acid

52
탄력섬유를 염색하는 Verhoeff's iron hematoxylin의 분별제는?

① oxalic acid
② acid alcohol
③ ferric chloride
④ phosphate buffer
⑤ potassium metabisulfite

53
지방을 증명하기 위해 Oil red O 염색 후 사용하는 봉입제는?

① 세덱스
② 퍼마운트
③ 글리세린 젤리
④ 캐나다발삼
⑤ 피코라이트 수지

54
산성점액과 중성점액을 동일 절편 위에서 구별해 낼 수 있는 이중염색법은?

① Congo red
② Diastase-PAS
③ Alcian blue-PAS
④ Methyl green-pyronin
⑤ Aldehyde fuchsin-alcian blue

55
PTAH(Phosphotungstic acid hematoxylin) 염색에 의한 교원질 염색 시 필요한 조직고정액은?

① Formalin 용액
② Hemming 용액
③ Kaiserling 용액
④ Zenker 용액
⑤ Alcohol-Ether 동량액

56
D-PAS 염색에서 Diastase 처리 시 분해, 제거되어 염색 시 음성으로 나타나는 물질은?

① glycogen
② sulfomucin
③ mucoprotein
④ mucicarmine
⑤ acid mucopolysaccharide

57
Epoxy resin을 포매제로 사용하는 현미경은?

① 광학현미경 ② 전자현미경
③ 위상차현미경 ④ 형광현미경
⑤ 편광현미경

58
갑상샘과 림프절을 생검하는 방법은?

① 펀치생검 ② 원추생검
③ 세침흡인법 ④ 표층생검
⑤ 시험소파술

59
전립선암종과 결장선암종을 구별하는 데 유용한 면역조직화학적 표지자는?

① LCA ② EMA
③ PSA ④ Vimentin
⑤ Cytokeratin

60
PTAH(Phosphotungstic acid hematoxylin) 염색 시 골격근을 청색으로 착색시키는 것은?

① Azure
② Zenker
③ Hematoxylin
④ Potassium dichromate
⑤ Potassium permanganate

61
니슬소체(Nissle body)를 포함하는 세포는?

① 간세포 ② 근육세포
③ 골세포 ④ 정자세포
⑤ 신경세포

62
산이나 알칼리와 결합하여 염료의 염색성을 강하게 하는 것은?

① 발색단 ② 조색단
③ Azo기 ④ Nitro기
⑤ Ethylene기

63
Masson trichrome(MT) 염색에서 교원섬유는 어떤 염료에 염색되는가?

① Alcian blue
② Aniline blue
③ Acid fuchsin
④ Crystal violet
⑤ Biebrich scarlet

64
면역조직화학 염색 시 발색물질로 AEC를 사용하였다. 봉입제로 옳은 것은?

① Histoclad ② Permount
③ Paraplast ④ Glycerin jelly
⑤ Canada balsam

65
박절 시 발생하는 결함의 원인 중 절편이 수직으로 갈라지는 경우는?

① 파라핀 블록이 클 때
② 틈의 각이 맞지 않을 때
③ 파라핀 블록의 온도가 높을 때
④ 파라핀 블록이 헐겁게 조여졌을 때
⑤ 파라핀 블록에 석회화 물질이 있을 때

66
비만세포(mast cell)를 검출하기 위해 사용하는 변색성 염료(metachromatic dye)는?

① Eosin
② Orange G
③ Alcian blue
④ Acid fuchsin
⑤ Toluidine blue

67
Harris hematoxylin 염색에서 과염색된 핵의 분별에 사용되는 탈색제는?

① 포르말린
② 산화수은
③ 칼륨명반
④ 산-알코올
⑤ 암모니아수

68
진균을 증명하기 위한 GMS(Grocott's methenamine silver) 염색에서 사용되는 산화제는?

① Oxalic acid
② Formic acid
③ Sulfuric acid
④ Periodic acid
⑤ Chromic acid

69
임신 중인 여성의 질도말표본에서 특징적으로 나타나는 세포는?

① 무핵세포
② 기저세포
③ 주상세포
④ 표층세포(표재세포)
⑤ 기저곁세포(방기저세포)

70
전자현미경 표본제작에서 초박절된 절편을 올려놓는 것은?

① 슬라이드(slide)
② 그리드(mesh grid)
③ 빔캡슐(beem capsules)
④ 베이스몰드(base mold)
⑤ 실리콘포매판(silicon embedding mold)

임상생리학(71~100)

71
정상 심전도에 해당하는 것은?

① RR 간격이 1.1초이고, $_aV_R$ 유도의 P파가 상향
② RR 간격이 0.38초이고, $_aV_L$ 유도의 P파가 하향
③ RR 간격이 1.0초이고, PQ 간격이 0.38초
④ RR 간격이 0.49초이고, QT 간격이 0.44초
⑤ RR 간격이 0.8초이고, 사지유도의 QRS군이 0.08초

72
심전도 파형에서 (가)의 명칭은?

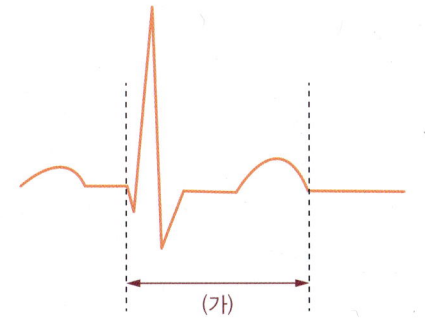

① PR 간격　② PR 분절
③ ST 분절　④ QT 간격
⑤ QRS 간격

73
심전도 기록 시 교류장애의 원인은?

① 증폭기 불안정
② 낮은 실온
③ 피검자의 긴장
④ 실내온도 높을 때
⑤ 피부전극의 접촉 불량

74
사진에 해당하는 심전도검사는?

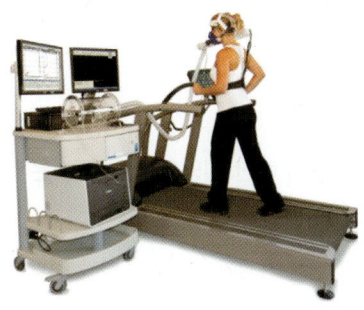

① 저산소부하검사
② 답차운동부하검사
③ 24시간 심전도검사
④ 마스터 2계단검사
⑤ 자전거 에르고미터검사

75
일과성 부정맥의 추적이 용이한 심전도검사는?

① 텔레메타
② 트레드밀
③ 에르고미터
④ 24시간 심전도
⑤ 마스터

76
운동부하시험에 대한 설명 중 옳은 것은?

① 트레드밀법은 마스터 2계단 시험보다 부하량이 더 작다.
② 급성심근경색의 초기 환자에게 유용하다.
③ 부하량을 증가하여도 혈압이 떨어지는 경우는 계속 검사하는 것이 바람직하다.
④ 시험 중에 심실성부정맥이 다발할 경우 즉시 중단한다.
⑤ 시험 중에 협심증이 발생하면 계속 검사를 진행한다.

77
심전도 파형에 대한 설명으로 옳은 것은?

① QRS 간격은 방실흥분전도시간이다.
② QT 간격은 기계적 심실수축시간이다.
③ QT 간격은 심박동수에 의해 영향을 받지 않는다.
④ ST 분절은 심실 전체가 흥분된 극기상태의 활동전위를 나타낸다.
⑤ P파는 심실의 재분극을 나타낸다.

78
운동부하시험의 목적은?

① 심실비대
② 심장판막증
③ 전해질이상
④ 잠재성 심장(관상)동맥질환
⑤ 심박출량 확인

79
24시간 홀터심전도에서 접지유도는?

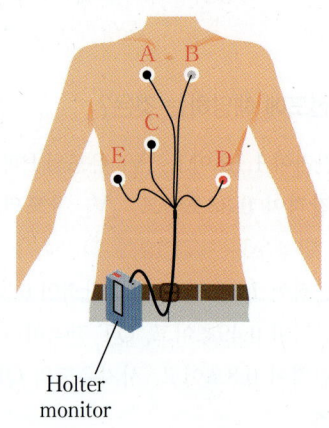

① A
② B
③ C
④ D
⑤ E

80
정신활동 시 이마부에서 나타나는 진폭이 낮고 빠른 파는?

① 베타파
② 델타파
③ 세타파
④ 람다파
⑤ 카파파

81
알파파 억제(α-blocking)가 나타나는 경우는?

① 과호흡
② 섬광자극
③ 수면부활법
④ 광구동
⑤ 눈뜨기, 눈감기법

82
돌발파이며 주기 80msec 이하의 날카롭고 뾰족한 모양인 파는?

① 극 파
② 예 파
③ 양성극파
④ 양성예파
⑤ 다극성서파

83
뇌파와 동시에 검사 가능하며 빠른 안구운동, 호흡, 심근, 근긴장도 등을 측정할 수 있는 검사는?

① 평면뇌파
② 수면부활
③ 유발전위
④ 기립경사도검사
⑤ 수면다원검사

84
10-20법에서 F_{pz} 뒤에 있는 전극은?

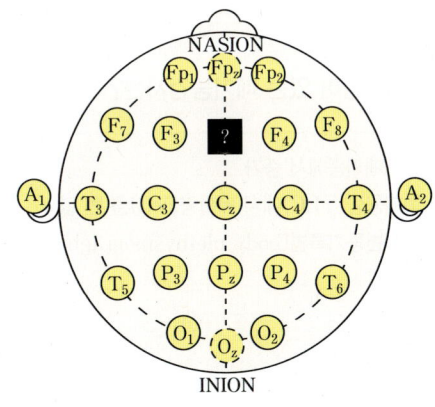

① F_{p1}
② F_{p2}
③ F_z
④ P_z
⑤ C_z

85
눈운동, 눈떨림 등으로 파형이 변할 때의 조치는?

① 전극위치를 바꾼다.
② 검사실 온도를 올린다.
③ 입을 벌리게 한다.
④ 땀을 닦는다.
⑤ 눈에 거즈를 얹는다.

86
팔 또는 다리 신경에 전기자극을 주었을 때 감각신경경로를 따라 활성화되는 신경계의 반응을 평가하는 검사는?

① 운동유발전위검사
② 시각유발전위검사
③ 자극유발전위검사
④ 뇌줄기청각유발전위검사
⑤ 몸감각유발전위검사

87
말초신경 전도속도 증가를 일으키는 인자는?

① 얇은 신경섬유의 직경
② 3세 소아
③ 피부온도 저하
④ 체온 상승
⑤ 노 인

88
다음의 특징이 있는 신경전도검사의 파형은?

- 최대상 자극강도로 신경을 자극
- 자극기 음(−)극이 몸 쪽으로 향하게 함
- 정중신경 및 뒤정강신경을 이용한 후기반응 검사
- 10회 이상 자극하여 가장 짧은 잠복기를 측정함

① A 파
② F 파
③ H 파
④ M 파
⑤ R 파

89
다음과 관련 있는 생리학적 검사는?

- 혈관미주신경성 실신 진단
- 원인이 확실치 않은 재발성 실신 진단
- 환자를 검사대에 세운 후 주기적인 혈압 측정

① 골밀도검사
② 기립경사검사
③ 알레르기검사
④ 안과초음파검사
⑤ 역동적 근전도검사

90
수면 시 무호흡이 관찰되었을 때 실시하는 검사는?

① 와다검사
② 야간수면다원검사
③ 섬광자극검사
④ 과호흡
⑤ 약물검사

91
메타콜린(methacholine), 마니톨(mannitol)을 이용해 천식을 진단하는 검사는?

① 약물알레르기검사
② 기관지과민성검사
③ 한랭알레르기검사
④ 운동부하심폐기능검사
⑤ 알레르기피부반응검사

92
다음의 특징이 있는 폐기능검사는?

- 만성폐기종에서 증가
- 총폐용량(TLC)에서 폐활량(VC)을 뺀 값
- 체적변동기록법(body plethysmography)으로 측정

① 잔기량(RV)
② 일회호흡량(TV)
③ 들숨예비량(IRV)
④ 날숨예비량(ERV)
⑤ 기능적 잔기량(FRC)

93
용적-시간(노력성날숨) 곡선에서 (가)는?

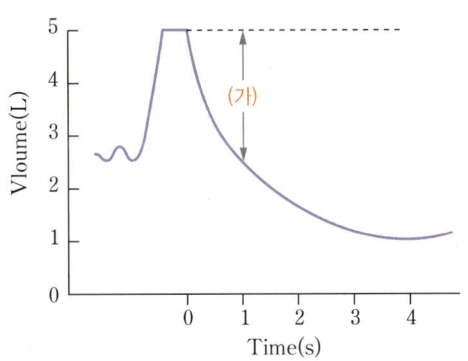

① 폐활량(VC)
② 1초량($FEV_{1.0}$)
③ 1초율($FEV_{1.0}\%$)
④ 최대환기량(MVV)
⑤ 노력성 폐활량(FVC)

94
용적-시간(노력성 날숨) 곡선에서 망설임 없이 세고 빠르게 불어내는 지점은?

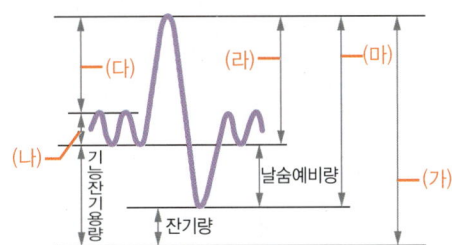

① (가) ② (나)
③ (다) ④ (라)
⑤ (마)

95
다음 그래프에서 잔기량의 위치는?

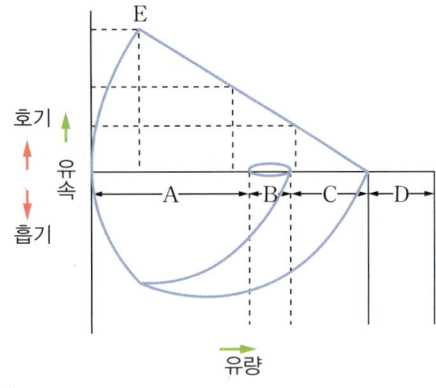

① A
② B
③ C
④ D
⑤ E

96
다음의 M-mode 심장초음파에서 화살표의 구조물은?

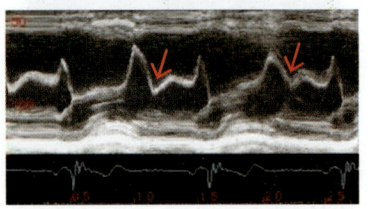

① 대동맥활   ② 승모판막
③ 허파동맥   ④ 대동맥판막
⑤ 아래대정맥

97
다음에서 설명하는 초음파진단 방식의 종류는?

- 세로축은 구조물의 위치, 가로축은 시간을 나타낸다.
- 시간의 변화에 따른 움직이는 물체의 위치변동을 확인한다.

① A-mode   ② B-mode
③ M-mode   ④ CW
⑤ PW

98
왼쪽 축단면에 대한 B-mode 사진이다. A는 무엇인가?

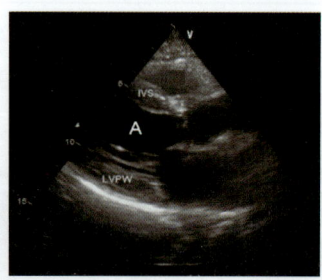

① 왼심방(LA)
② 왼심실(LV)
③ 오른심실(RV)
④ 오른심방(RA)
⑤ 대동맥

99
윌리스고리에 속하는 동맥으로 옳은 것은?

① 눈동맥
② 중간대뇌동맥
③ 온목동맥
④ 뇌바닥동맥
⑤ 바깥목동맥

100
두개경유도플러(뇌혈류초음파, TCD)검사에서 가장 깊게 관찰되는 동맥은?

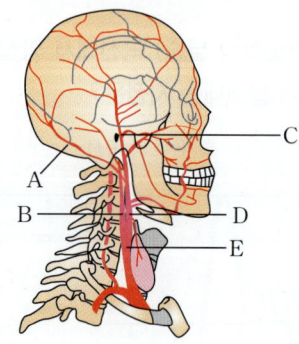

① A
② B
③ C
④ D
⑤ E

임상화학 (01~38)

01
micro 단위의 크기를 나타내는 것은?

① 10^{-3}
② 10^{-4}
③ 10^{-6}
④ 10^{-7}
⑤ 10^{-9}

02
pH가 2인 용액은 pH가 4인 용액보다 수소이온 농도의 몇 배인가?

① 2
② 0.5
③ 0.01
④ 10
⑤ 100

03
광원이 필요 없는 광도계는?

① 형광광도계
② 염광광도계
③ 원자흡광광도계
④ 비탁계(Turbidimeter)
⑤ 혼탁분석계(Nephelometer)

04
원하는 항목을 선택하여 검사할 수 있어 검사소요시간 단축이 가능한 검사방식은?

① 일괄처리방식
② 팩(Pack)방식
③ 임의접근분석방식
④ 연속흐름방식
⑤ 필름방식

05
경구포도당부하시험(OGTT)의 특징으로 옳은 것은?

① 공복 시 정상혈당은 60~80mg/dL이다.
② 당 투여 1시간 후에 공복혈당으로 돌아온다.
③ 2시간 동안 15분 간격으로 채혈하여 측정한다.
④ 최고혈당 농도는 160~170mg/dL이다.
⑤ 첫 검사는 식후 바로 채혈한다.

06
혈청단백 전기영동 시 α_2-globulin이 두드러지게 증가하는 것은?

① 신장질환
② 간질환
③ 다발성골수종
④ 무감마글로불린혈증
⑤ 심장질환

07
urea를 NH₃와 CO₂로 전환시키는 것은?

① α-ketoglutarate
② urease
③ NaOH
④ uricase
⑤ sodium citrate

08
purine body의 최종 대사산물은?

① uric acid
② creatinine
③ ammonia
④ BUN
⑤ bilirubin

09
콜레스테롤(cholesterol)에 대한 설명으로 옳은 것은?

① 대부분 췌장에서 합성된다.
② VLDL의 주된 성분이다.
③ 뇌하수체호르몬 합성의 주된 성분이다.
④ free cholesterol : ester cholesterol = 7 : 3 이다.
⑤ chylomicron 상태로 운반된다.

10
외인성 triglyceride를 운반하는 것은?

① IDL
② LDL
③ HDL
④ chylomicron
⑤ VLDL

11
혈액의 용혈 시 급격히 증가하는 것은?

① Na
② Cl
③ Ca
④ P
⑤ K

12
무기인(P)과 결합하는 것은?

① 8-hydroxyquinoline
② diphenylcarbazone
③ ammonium molybdate
④ bathophenanthroline
⑤ xylidyl blue

13
ACP와 관련이 큰 질환은?

① 혈액암
② 폐 암
③ 심근경색
④ 간 암
⑤ 전립선암

14
유기인산 중독증과 연관이 큰 것은?

① amylase
② cholinesterase
③ alkaline phosphatase
④ creatine kinase
⑤ lactic dehydrogenase

15

요오드(I)를 이용하여 검사하는 것은?

① LDH
② AST
③ amylase
④ CK
⑤ Lipase

16

혈청교질반응과 연관이 큰 것은?

① albumin
② uric acid
③ bilirubin
④ creatinine
⑤ aldosterone

17

사구체여과율검사(GFR) 시 필요한 수치는?

① 요중 creatinine 양
② 1시간 요량
③ 혈중 요소질소의 양
④ 혈중 creatinine 농도
⑤ 요중 creatine 양

18

부신겉질호르몬 중 세뇨관의 나트륨(Na) 재흡수를 촉진하는 것은?

① ACTH
② aldosterone
③ cortisol
④ testosterone
⑤ progesterone

19

세로토닌(serotonin)의 대사산물로서 요 중으로 배설되는 것은?

① 5-hydroxyindoleacetic acid
② 17-hydroxycorticosteroids
③ 17-ketosteroid
④ catecholamine
⑤ cortisol

20

루미놀(Luminol)을 이용한 화학반응의 원리가 적용된 검사는?

① IRMA
② 효소법
③ ELISA
④ RIA
⑤ 화학발광법

21

1~3주간의 혈당 평균치를 반영하는 것은?

① lactose
② fructosamine
③ glucose
④ HbA_{1c}
⑤ sucrose

22

전기영동 시 트랜스페린(transferrin)의 분획 위치는?

① $α_2$-globulin
② $γ$-globulin
③ $β$-globulin
④ albumin
⑤ $α_1$-globulin

23
체내 요산(uric acid)의 증가로 발생하는 질환은?

① 심근경색　　② 통 풍
③ 간질환　　　④ azotemia
⑤ 쿠싱증후군

24
원자흡광광도계의 광원은?

① Hydrogen lamp
② Halogen lamp
③ Xenon lamp
④ Tungsten lamp
⑤ Hollow cathode lamp

25
정신과에서 조울증을 진단받은 환자가 있다. TDM 해야 하는 것은?

① Lithium　　　② Imipramine
③ Theophylline　④ Digoxin
⑤ Cyclosporin

26
Diazo 시약과 반응하여 적자색을 나타내는 것은?

① glucose　　② AST
③ ALP　　　　④ bilirubin
⑤ albumin

27
Lactic dehydrogenase를 정반응을 이용하여 측정할 때 쓰이는 조효소는?

① NAD　　② NADH
③ FAD　　④ FADH
⑤ ATP

28
요 시험지에서 잠혈반응(Occult blood) 검사 시 사용되는 지시약은?

① ρ-arsanilic acid
② Tetramethylbenzidine
③ ρ-dimethylaminobenzaldehyde
④ Tetrahydrobenzoquinoline
⑤ 3-hydroxy-5 phenylpyrrole

29
임상적으로 유의한 요 중 세균수는?

① 10^2/mL　　② 10^3/mL
③ 10^4/mL　　④ 10^5/mL
⑤ 10^6/mL

30
선천적 아미노산 대사장애 시 산성뇨에서 출현하는 비정상 결정형 침사는?

① Cholesterol　② Tyrosine
③ Hippuric acid　④ Bilirubin
⑤ Cystine

31

트립토판(tryptophan)이 장관에서 대장균에 의해 과한 분해작용이 일어날 때 생기는 증상은?

① Phenylketonuria
② Alkaptonuria
③ Indicanuria
④ Hematuria
⑤ Porphyrinuria

32

요를 실온에 방치 시 증가하는 것은?

① nitrite ② ketone body
③ bilirubin ④ glucose
⑤ urobilinogen

33

ascorbic acid에 의해 위음성을 나타내는 검사는?

① BCG ② GOD-POD
③ Hexokinase ④ Kjeldahl
⑤ Biuret

34

혈당의 신역치는?

① 30~50mg/dL
② 50~80mg/dL
③ 80~120mg/dL
④ 120~160mg/dL
⑤ 160~180mg/dL

35

반감기가 가장 긴 방사성 동위원소는?

① ^{14}C ② ^{51}Cr
③ ^{125}I ④ ^{99}Tc
⑤ ^{133}Xe

36

방사성 동위원소를 항체에 붙여 측정하는 것은?

① RIA
② EIA
③ ELISA
④ IRMA
⑤ Immunofluorescence

37

γ선을 방출하는 방사선 동위원소는?

① ^{3}H ② ^{32}P
③ ^{57}Co ④ ^{14}C
⑤ ^{45}Ca

38

방사성 동위원소에 따른 용도가 서로 일치하는 것은?

① ^{14}C - 적혈구 수명 측정
② ^{131}I - 갑상샘 검사
③ ^{32}P - 방사면역법 측정
④ ^{57}Co - 연대 측정
⑤ ^{51}Cr - 진성다혈구증 치료

혈액학(39~73)

39
그물적혈구에 관한 설명으로 옳은 것은?

① 핵이 존재한다.
② 재생불량빈혈에서 증가한다.
③ 적혈구의 조혈기능이 항진되었을 경우 증가한다.
④ Wright 염색에서 그물구조가 관찰된다.
⑤ 정상 성인의 참고치는 6~8%이다.

40
혈색소 분해산물과 운반물질의 결합으로 옳은 것은?

① Heme - Albumin
② Fe^{++} - Transferrin
③ Bilirubin - Apoferritin
④ Metheme - Transferrin
⑤ Hemoglobin dimer - Haptoglobin

41
혈액도말 표본에서 작은 적혈구와 저색소성을 나타내고, 철결핍빈혈과 감별이 필요한 질환은?

① 재생불량성빈혈
② 백혈병
③ 급성간염
④ 용혈성 황달
⑤ 지중해빈혈

42
호염기구에 대한 설명으로 옳은 것은?

① histamine 과립을 함유하고 있다.
② 만성골수성백혈병에서 감소한다.
③ IgG 수용체가 있다.
④ 기생충 반응을 억제한다.
⑤ peroxidase 염색에 음성이다.

43
백혈구 성숙과정 중에 나타나는 형태변화에 대한 설명으로 옳은 것은?

① 성숙할수록 핵소체가 관찰된다.
② 성숙할수록 핵이 커진다.
③ 미숙한 세포에서 특이 과립이 출현한다.
④ 성숙할수록 N/C ratio가 커진다.
⑤ 성숙할수록 염색질이 농축된다.

44
세균 감염 시 증가하는 것은?

① May-Hegglin anomaly
② Döhle body
③ Basophilic stippling
④ Auer body
⑤ Pelger-Huet anomaly

45

혈소판에 대한 설명으로 옳은 것은?

① 혈소판의 막 GPIIb/IIIa는 혈소판응집 시 수용체 기능을 한다.
② 거핵구의 수명은 2~3일 정도이다.
③ 거핵모구 단계에서 혈소판이 생산된다.
④ 전거핵구의 세포질에서 혈소판이 분리된다.
⑤ 거핵모구가 거핵구로 되는 데는 약 2주 소요된다.

46

비정상 형태의 백혈구 중 핵 이상인 것은?

① 독성과립(Toxic granule)
② 하월-졸리소체(Howell-Jolly body)
③ 될소체(Döhle body)
④ 하인츠소체(Heinz body)
⑤ 펠거-휴에트이상(Pelger Huet anomaly)

47

다발골수종에서 증가하는 세포는?

① 림프구
② 호산구
③ 호중구
④ 호염기구
⑤ 형질세포

48

Dual esterase 염색에 양성 반응을 보이는 급성골수성백혈병은?

① M1
② M2
③ M3
④ M4
⑤ M5

49

만성림프구성백혈병 환자의 말초혈액 smear에서 많이 보이는 것은?

① Barr body
② Smudge cell
③ Döhle body
④ Auer body
⑤ Russell body

50

섬유소원의 농도 및 기능저하를 알아보는 데 가장 유용한 검사는?

① Fibrin stabilizing factor test
② Fibrinogen degradation product 측정
③ Prothrombin 소비시험
④ Thrombin time
⑤ Protein C 측정

51
이차적혈구증가증의 원인으로 옳은 것은?

① 종양성의 골수증식질환
② 비타민 B_{12} 결핍
③ erythropoietin 증가
④ 신장기능 장애
⑤ 저장철의 과도한 증가

52
혈우병 A의 검사결과로 옳은 것은?

① Thrombin time이 연장됨
② Prothrombin time이 연장됨
③ Activated partial thromboplastin time이 연장됨
④ Platelet adhesion 기능이 저하됨
⑤ D-Dimer 농도가 증가됨

53
정상성인 혈색소 내에 1~2% 정도 존재하고, 산소와 친화성이 강하며 산과 알칼리에 저항성이 증가하는 혈색소는?

① 혈색소 A
② 혈색소 C
③ 혈색소 S
④ 혈색소 M
⑤ 혈색소 F

54
Westergren ESR법에서 사용되는 항응고제와 혈액의 희석 비율은?

① EDTA, 1 : 1
② Heparin, 1 : 2
③ Sod.citrate, 1 : 4
④ EDTA, 1 : 8
⑤ Sod.citrate, 1 : 9

55
만성골수성백혈병(CML)의 검사소견으로 옳은 것은?

① 골수모구 30% 이상
② PML-RARA 유전자
③ Peroxidase 음성
④ Philadelphia chromosome 양성
⑤ Leukocyte Alkaline Phosphatase 354점

56
헤마토크리트(Hct)에 대한 설명으로 옳은 것은?

① 빈혈 시 적혈구용적률이 증가한다.
② 진성적혈구증가증에서 적혈구용적률은 감소한다.
③ 적혈구용적률(Hct)이 높으면 적혈구침강속도(ESR)는 감소한다.
④ 전혈 중 적혈구가 차지하는 백분율(%)이다.
⑤ 정상 성인에서 헤마토크리트는 남자보다 여자가 더 높다.

57
자동혈구측정기로 혈소판 수를 측정할 때 발생되는 가장 흔한 문제는?

① Aspirin 복용환자에서 혈소판 수 증가
② Sod.citrate 항응고제 사용으로 혈소판 수 감소
③ 혈소판 응집으로 혈소판 수 감소
④ EDTA 작용으로 인한 혈소판 수 증가
⑤ 혈소판의 호산성 염색

58
프로트롬빈시간(PT), 활성화부분트롬보플라스틴시간(aPTT) 및 혈소판 수는 정상이다. 출혈시간(BT)의 연장을 보이는 것은?

① Aspirin 복용환자
② Warfarin 복용환자
③ 선천성 antithrombin III 결핍증
④ 선천성 prothrombin 결핍증
⑤ 혈우병 A

59
골수도말표본에서 지질을 검사하기 위한 염색법은?

① Peroxidase stain
② Prussian blue stain
③ Esterase stain
④ LAP stain
⑤ Sudan black B

60
흐름세포분석기(Flow cytometer) 측정 시 전방 산란(Forward scatter)이 측정하는 것은?

① 세포의 크기
② 과립구의 과립 양상
③ 세포의 종류
④ 형광색소 강도
⑤ 백혈구의 분화항원

61
발작성한랭혈색소뇨증(paroxysmal cold hemoglobinuria ; PCH)을 진단하기 위한 검사법은?

① Ham's test
② Thorn test
③ Schilling test
④ Coomb's test
⑤ Donath-Landsteiner test

62
다음 표현형 중 Rh 음성인 것은?

① CcDe
② cDEe
③ CcDEe
④ CDEe
⑤ CcEe

63
CPDA-1의 유효기간과 관련 성분은?

① 21일, Sodium citrate
② 18일, Citric acid
③ 35일, Dextrose
④ 35일, Adenine
⑤ 21일, Adenosine

64
거대세포성바이러스(CMV)의 감염을 예방할 수 있는 혈액제제는?

① 농축적혈구
② 동결침전
③ 백혈구여과제거혈액
④ 전 혈
⑤ 혈소판

65
ABO 혈액형 검사 시 적혈구 부유액의 농도는?

① 0.5% ② 3%
③ 7%   ④ 10%
⑤ 15%

66
혈액은행에서 22℃를 유지하는 기구는?

① 원심분리기   ② 항온수조
③ 혈소판교반기   ④ View Box
⑤ 혈액보관고

67
신생아 용혈성 빈혈일 때 1차 교환수혈 시 주교차 시험의 조성은?

① 산모 혈구와 공혈자 혈청
② 산모 혈청과 공혈자 혈구
③ 산모 혈청과 신생아 혈구
④ 산모 혈구와 신생아 혈청
⑤ 신생아 혈구와 공혈자 혈청

68
자연적으로 발생되는 anti-A와 anti-B에 대해 옳은 것은?

① IgG   ② 완전항체
③ 면역동종항체   ④ 태반통과
⑤ 자연이종항체

69
혈소판수혈 불응증, 이식편대숙주병과 같은 수혈부작용을 일으키는 원인은?

① Kell   ② HLA
③ MN   ④ Rh
⑤ ABO

70
장기간 적혈구를 보존할 필요가 있는 희귀혈액에 적합한 혈액제제는?

① 동결해동적혈구   ② 세척적혈구
③ 백혈구제거적혈구 ④ 농축적혈구
⑤ 전 혈

71
간접항글로불린 검사에서 자가대조 검사를 하는 목적은?

① 면역항체 검출
② 혈구의 세척이 잘 이루어졌는지 확인
③ 혈구부유액 농도가 정확한지 확인
④ 자가항체 존재 확인
⑤ 항글로불린 시약의 정도관리 확인

72
MSBOS의 guide line이 되는 교차시험의 비율은?

① 1 : 1
② 1.5 : 1
③ 2.5 : 1
④ 3.5 : 1
⑤ 4.5 : 1

73
전혈 운반 시 초과하지 않아야 할 온도의 기준은?

① 5℃
② 10℃
③ 15℃
④ 20℃
⑤ 25℃

임상미생물학(74-115)

74
mecA 유전자에 의해 내성을 띠게 되는 항생제는?

① Vancomycin
② Oxacillin
③ Tetracycline
④ Tobramycin
⑤ Rifampin

75
*Streptococcus pyogenes*와 *Streptococcus agalactiae*를 감별하기 위한 실험은?

① CAMP test
② 6.5% NaCl test
③ Bile solubility test
④ Optochin test
⑤ STX test

76
객담 검체에서 탄수화물 분해를 하지 않는 그람음성 쌍알균이 관찰되었다. 해당하는 균은?

① *Nocardia asteroides*
② *Neisseria gonorrhoeae*
③ *Proteus mirabilis*
④ *Moraxella catarrhalis*
⑤ *Streptococcus agalactiae*

77
Salmonella spp. 중에서 Vi antigen을 가지고 있는 균은?

① *Salmonella paratyphi A*
② *Salmonella paratyphi B*
③ *Salmonella typhirium*
④ *Salmonella enteritidis*
⑤ *Salmonella typhi*

78
*Proteus vulgaris*와 *Proteus mirabilis*의 감별시험은?

① Indole 생성능
② 운동성
③ Urease 생성능
④ Swarming 현상
⑤ H_2S 생성능

79
CIN agar에서 mannitol을 분해하여 분홍색 집락이고, bulls eye 형태의 집락을 보이는 균은?

① *Bacillus cereus*
② *Aeromonas hydrophila*
③ *Yersinia enterocolitica*
④ *Serratia marcescens*
⑤ *Stenotrophomonas maltophilia*

80
*Vibrio cholerae*의 증균배지는?

① TCBS agar
② Tetrathionate broth
③ Gram negative broth
④ Selenite F broth
⑤ Alkaline peptone water

81
산소성 그람음성 막대균으로 포도당 비발효, oxidase 양성이며 42℃ 발육능을 보이는 균은?

① *Stenotrophomonas maltophilia*
② *Pseudomonas aeruginosa*
③ *Acinetobacter baumannii*
④ *Campylobacter jejuni*
⑤ *Alcaligenes faecalis*

82
Haemophilus spp. 중에서 V factor만 요구하는 균은?

① *Haemophilus ducreyi*
② *Haemophilus parainfluenzae*
③ *Haemophilus influenzae*
④ *Haemophilus haemolyticus*
⑤ *Haemophilus aegyptius*

83

백일해 원인균으로 Bordet-Gengou agar에서 수은방울 모양의 집락을 형성하는 균은?

① *Brucella melitensis*
② *Pasteurella multocida*
③ *Gardnerella vaginalis*
④ *Bordetella pertussis*
⑤ *Legionella pneumophila*

84

*Bacillus anthracis*가 *Bacillus cereus*와의 차이점은?

① 주모성 편모로 운동성
② BAP에서 비용혈성
③ Lecithinase 양성
④ Gelatin 액화능 양성
⑤ 아포 형성

85

실온에 보관 가능한 배지는?

① Mannitol salt agar
② Chocolate agar
③ MacConkey agar
④ Blood agar plate
⑤ Thioglycollate broth

86

무산소성의 그람양성 막대균으로 β-hemolysis를 일으키고 북채 모양의 단재성 아포이며, 탄수화물 비발효균으로 파상풍을 일으키는 균은?

① *Actinomyces israelii*
② *Acinetobacter baumannii*
③ *Clostridium tetani*
④ *Bacillus cereus*
⑤ *Bordetella pertussis*

87

생물학적 지시계로 쓰이는 균은?

① *Bacillus stearothermophilus*
② *Staphylococcus aureus*
③ *Escherichia coli*
④ *Aeromonas hydrophila*
⑤ *Lactobacillus acidophilus*

88

Gram stain을 할 때 그람양성균과 그람음성균의 염색차이를 일으키는 미생물의 세포벽 구조는?

① Periplasmic space
② Lipid A
③ Lipopolysaccharide
④ Peptidoglycan
⑤ Teichoic acid

89
페니실린(Penicillin)의 항균 작용기전으로 옳은 것은?

① 세포벽 합성 저해
② 단백질 합성 저해
③ 핵산 합성 저해
④ 물질대사경로 저해
⑤ 세포질막의 투과성 변화

90
세균이 glucose를 분해하여 강산을 생성하는지 확인하기 위한 검사법은?

① Voges-Proskauer test
② ONPG test
③ Indole test
④ Methyl Red test
⑤ Phenylalanine deaminase test

91
Weil-Felix 시험에서 *Proteus* OX-19에만 특이적으로 응집할 때 의심할 수 있는 질환은?

① 발진열
② 록키산 홍반열
④ 털진드기병
④ 선 열
⑤ Q 열

92
운동성 검사를 위한 반고체 배지의 적절한 한천(agar) 함유량은?

① 0.05%
② 0.1%
③ 0.5%
④ 1%
⑤ 2%

93
*Legionella pneumophila*가 일으키는 주된 질환은?

① 백일해
② 재향군인병
③ 파상열
④ 패혈증
⑤ 질 감염

94
어패류에서 창상감염을 일으키며, lactose를 느리게 분해하는 호염성 균은?

① *Vibrio mimicus*
② *Vibrio cholerae*
③ *Vibrio vulnificus*
④ *Vibrio alginolyticus*
⑤ *Vibrio parahaemolyticus*

95
진드기에 물려서 발생하는 라임병의 원인균은?

① *Acinetobacter baumannii*
② *Campylobacter jejuni*
③ *Leptospira interrogans*
④ *Borrelia burgdorferi*
⑤ *Treponema pallidum*

96
아포 생성균을 사멸시키기 위해 실시하는 멸균법은?

① 자외선조사멸균
② 가스멸균
③ 응고멸균
④ 여과멸균
⑤ 고압증기멸균

97
방추형의 대분생자와 한 개씩 배열된 곤봉형의 소분생자를 가지며, Wood's lamp에서 녹황색 형광색소를 나타내는 진균은?

① *Microsporum canis*
② *Scedosporium apiospermum*
③ *Trichophyton rubrum*
④ *Nocardia asteroides*
⑤ *Epidermophyton floccosum*

98
격막형성 진균 중 2~5개의 세포로 이루어진 바나나 또는 실린더 모양의 대분생자를 가진 진균은?

① *Cladosporium cladosporioides*
② *Fusarium oxysporum*
③ *Alternaria alternata*
④ *Gliocladium virens*
⑤ *Penicillium notatum*

99
객담이나 기타 체액 등 세포 조각들이 많은 검체에서 케라틴(keratin)을 녹여서 진균의 관찰을 용이하게 하는 현미경 표본 제작법은?

① PAS
② India ink
③ LCPB
④ 10% KOH
⑤ Gram stain

100
Influenza virus가 속하는 것은?

① 외피 보유 DNA virus
② 외피 비보유 DNA virus
③ 외피 보유 RNA virus
④ 외피 비보유 RNA virus
⑤ Bacteriophage

101
홍반성 구진, 림프절 비대를 발생시키며, 임산부가 감염 시 태아에게 선천성 이상을 유발시키는 바이러스는?

① Marburg virus ② Norovirus
③ Rabies virus   ④ Adenovirus
⑤ Rubella virus

102
간염바이러스 중 경구감염을 일으키는 것은?

① HAV ② HBV
③ HCV ④ HDV
⑤ HEV

103
모기 체내에서 유성생식을 통해 생긴 인체감염형인 말라리아의 종말형은?

① 포자소체(Sporozoite)
② 포낭형(Cyst form)
③ 낭포체(Oocyst)
④ 운동접합체(Ookinete)
⑤ 접합체(Zygote)

104
셀로판후층도말법의 malachite green의 목적은?

① 운동성 검사 ② 검경시야 보호
③ 충란 고정   ④ 충란 염색
⑤ 반복검사

105
회충의 탈각란에서 떨어져 나간 것은?

① 키틴막 ② 지질막
③ 세포벽 ④ 단백막
⑤ 초자질

106
양의 적혈구와 E rosette를 형성하는 세포는?

① Macrophage   ② Dendritic cell
③ NK cell   ④ T cell
⑤ B cell

107
흉선에 이상이 있거나 없는 상태로 태어나 T cell 면역결핍을 일으키는 질환은?

① 중증근무력증
② SLE
③ Di George 증후군
④ 신생아용혈성질환
⑤ 천 식

108
임산부의 요에서 임신반응성 검사를 위해 검출하는 표지자는?

① HCG
② estrogen
③ progesteron
④ FSH
⑤ LH

109

주조직적합성복합체(MHC) class II가 발현되는 세포는?

① Epithelial cell   ② RBC
③ Neutrophil   ④ NK cell
⑤ Dendritic cell

110

보체(complement)의 고전경로에서 C3 전환효소에 해당하는 것은?

① C4b2a   ② C3b
③ C2b   ④ C3bBb3b
⑤ C4b2a3b

111

제1형 과민반응에 해당하는 기관지천식과 연관이 있는 면역글로불린(immunoglobulin)은?

① IgG   ② IgA
③ IgM   ④ IgD
⑤ IgE

112

경구감염에 의해 전파되며, 백신이 있는 간염은?

① HAV   ② HBV
③ HCV   ④ HDV
⑤ HEV

113

항체를 생성하는 세포는?

① macrophage
② $CD4^+$ T cell
③ Plasma cell
④ Memory T cell
⑤ Monocyte

114

후천성면역결핍증인 AIDS의 병원체인 HIV에 대한 설명으로 옳은 것은?

① gp120은 $CD8^+$ T cell의 감염과 연관되어 있다.
② $CD4^+$ T cell : $CD8^+$ T cell의 비율이 1.0 미만으로 감소한다.
③ 단핵구가 감소하고 호중구가 증가한다.
④ 바이러스 고유의 polymerase를 이용해 숙주세포에서 증식한다.
⑤ p24와 p41에 대한 항체는 비교적 후기에 출현한다.

115

즉시형 과민반응에 관여하는 세포는?

① 호중구(Neutrophil)
② T세포(T cell)
③ 단핵구(Monocyte)
④ 호산구(Eosinophil)
⑤ 비만세포(Mast cell)

조직·세포병리검사 (1~16)

01
사진의 장기에 대한 설명으로 옳은 것은?

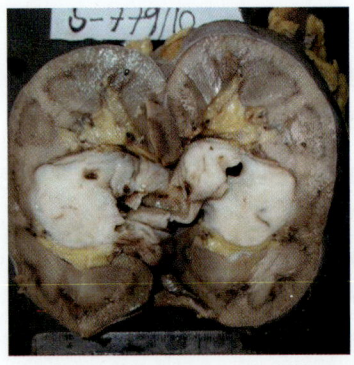

① 대만부를 가위로 절개하고 코르크판에 잘 펴서 핀으로 고정한다.
② 전방벽에서 T자로 절개한다.
③ 피질, 수질, 신우가 동일 절편에 나타나도록 수직 또는 수평방향으로 조직편을 절취한다.
④ 주사기를 이용하여 고정액을 주입한다.
⑤ 중앙위쪽과 중앙부근에서 각 1개씩의 가로단면 조직편 채취 및 끝부분 1/3을 긴축에 평행하게 세로단면 조직편을 채취한다.

02
사진은 어떤 검사방법인가?

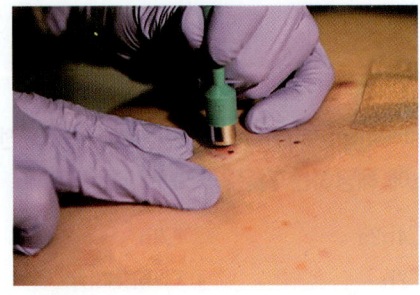

① 표층생검 ② 원추생검
③ 근생검   ④ 침생검
⑤ 펀치생검

03
Verhoeff-Van Gieson stain을 한 사진이다. 검은색으로 염색된 부위가 나타내는 것은?

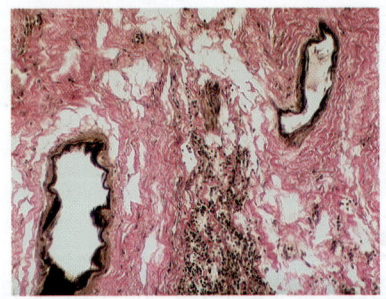

① 탄력섬유 ② 근섬유
③ 교원섬유 ④ 멜라닌
⑤ 나선균

04

Mucicarmine stain을 한 사진이다. 빨간색으로 동그랗게 염색된 것으로 가장 적절한 것은?

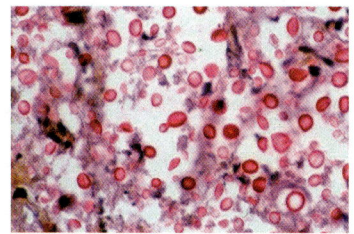

① 중성지방
② 형질세포
③ 기저막
④ *H.pylori*
⑤ *Cryptococcus neoformans*

05

소화기계의 상피조직을 나타낸 사진이다. 세포의 종류는?

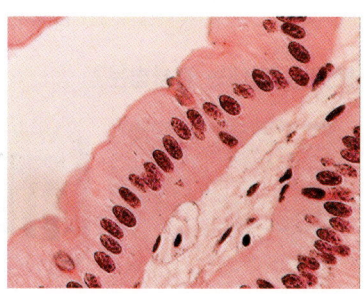

① 단층입방상피
② 단층원주상피
③ 단층편평상피
④ 이행상피
⑤ 중층편평상피

06

사진의 조직이 나타내는 기관으로 가장 적절한 것은?

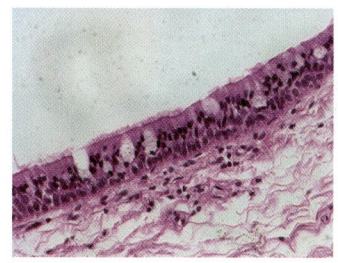

① 코인두
② 작은창자
③ 큰창자
④ 갑상샘
⑤ 신 장

07

다음은 뇌조직의 셀로이딘 포매 블록이다. 옳은 것은?

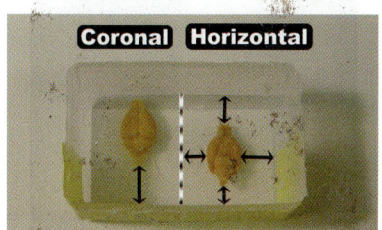

① 60℃ 가온하면 용해된다.
② 조직의 위축과 경화가 단점이다.
③ 얇은 박절이 가능하다.
④ 큰 검체의 포매가 가능하다.
⑤ 회전식 박절기를 주로 사용한다.

08
사진은 조직절편제작에 사용하는 장비 중 하나이다. 어떤 장비인가?

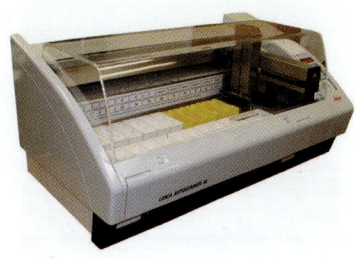

① 자동침투기
② 자동포매기
③ 자동염색기
④ 자동봉입기
⑤ 자동고정기

09
사진은 어떤 과정을 나타내는 것인가?

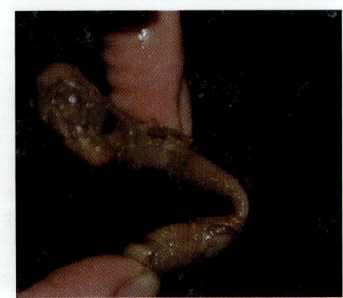

① 고 정
② 탈 회
③ 침 투
④ 포 매
⑤ 염 색

10
그림이 나타내는 검사법은?

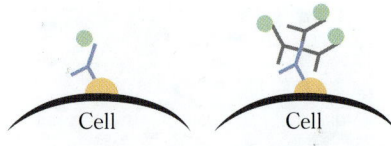

① 효소조직화학법
② 제자리부합법
③ 자가방사기록법
④ 면역조직화학법
⑤ 전자현미경관찰법

11
다음 사진이 나타내는 검사법은?

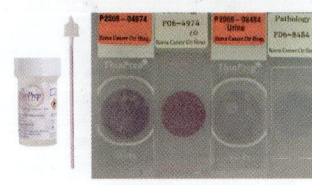 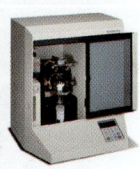

① 경부찰과도말법
② 자궁내막도말법
③ VCE도말법
④ 세포원심침전법
⑤ 액상세포검사법

12

사진의 세포와 연관된 것은?

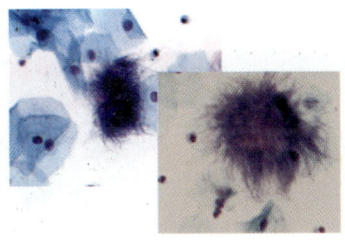

① *Actinomyces*
② *Candida albicans*
③ HSV
④ HPV
⑤ *Gardnerella vaginalis*

13

세포를 pap stain한 사진이다. 연관된 것은?

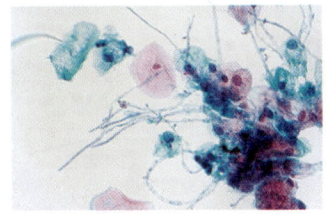

① CMV
② 꽃가루
③ 정 자
④ *Candida albicans*
⑤ *Leptotrichia*

14

객담표본에서 다음과 같은 세포가 관찰되었을 때 베데스다 시스템상의 보고로 옳은 것은?

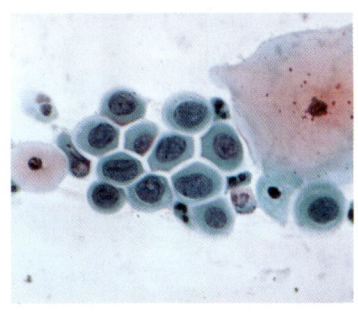

① 경도이형성증(LSIL)
② 미확정 비정형 편평세포병변
③ 고도이형성증(HSIL)
④ 편평세포암종
⑤ 상피내암

15

다음 장기의 상태에 대한 설명으로 옳은 것은?

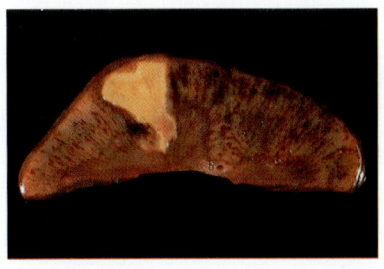

① 핵은 사라지지만 세포 윤곽은 수일간 보존된다.
② 세균의 효소에 의하여 조직이 괴사된다.
③ 만성육아종성 염증에서 볼 수 있다.
④ 지방분해효소가 조직을 분해하여 석회화된다.
⑤ 뇌조직에서도 볼 수 있다.

16
다음 그림은 염색체 구조의 이상을 나타낸다. 해당되는 유형은?

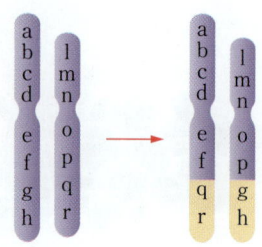

① 전 위
② 결 손
③ 역 위
④ 고리염색체
⑤ 등위염색체

임상화학검사(17~32)

17
다음 그래프와 관련된 것은?

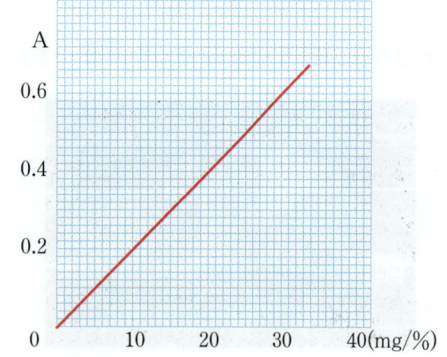

① 투과율 측정
② 흡광도 측정
③ 농도 측정
④ 입사광 측정
⑤ 계수 측정

18
다음 기구는 원자흡광광도계에 쓰이는 램프이다. 명칭은?

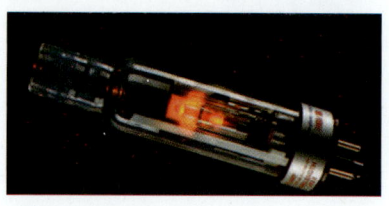

① Xenon lamp
② Tungsten lamp
③ Halogen lamp
④ Mercury lamp
⑤ Hollow cathode lamp

19
다음은 삼투압 측정장비와 이를 이용하여 검사한 결과 그래프이다. 원리는?

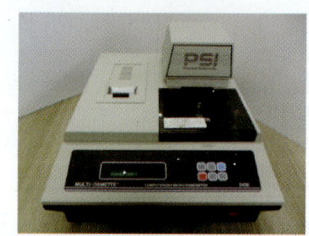

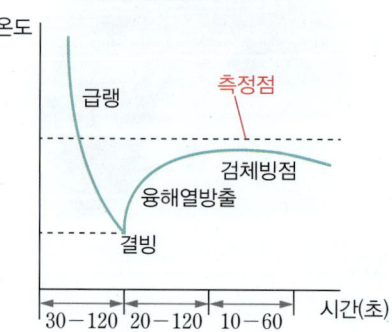

① 융해열상승측정법 ② 빙점상승측정법
③ 급속냉각측정법   ④ 빙점강하측정법
⑤ 기화열측정법

20
다음 현상의 원인으로 가장 적절한 것은?

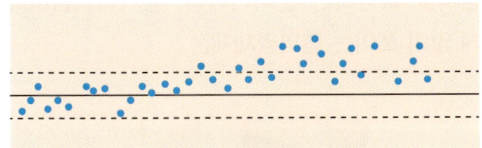

① 표준액 농축
② 기술 미숙
③ 표준액 희석
④ 장비 오염
⑤ 조작 부주의

21
다음은 HPLC로 정상인의 당화혈색소 검사를 한 것이다. HbA_{1c}에 해당하는 것은?

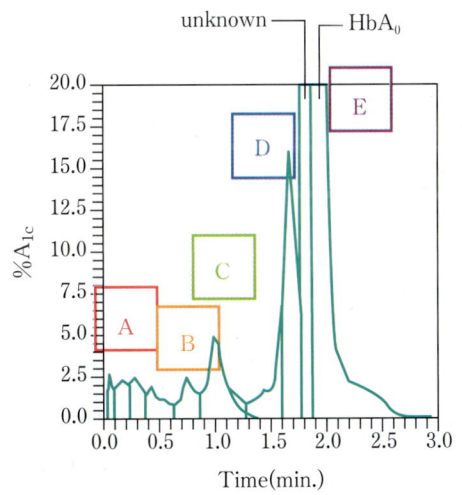

① A
② B
③ C
④ D
⑤ E

22
사진의 기기로 측정하는 것은?

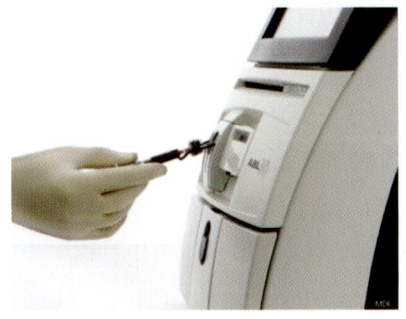

① pO_2
② pCO_3
③ pOH
④ pH_2O
⑤ pH_2CO_3

23
다음 검사와 관련이 있는 질환은?

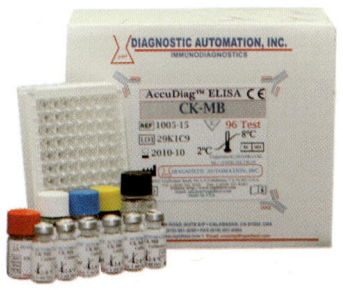

① 간경화
② 신장질환
③ 전립선암
④ 췌장암
⑤ 심근경색

24

다음은 LD isoenzyme의 전기영동 분획상으로 그림 (가)는 정상이다. 그림 (나) 전기영동상에 해당하는 질환은?

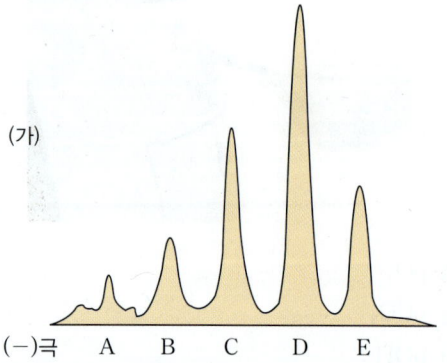

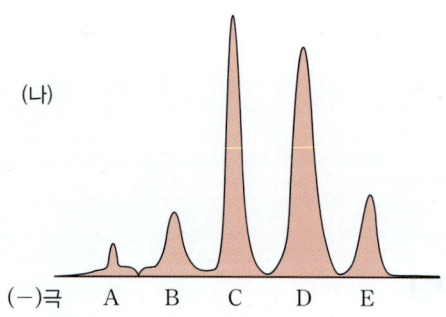

① 심장질환
② 폐질환
③ 골격근질환
④ 용혈성질환
⑤ 신장질환

25

형광편광면역측정법(FPIA)을 이용하여 약물검사를 측정하는 분석기이다. 장기이식환자에게 많이 쓰이는 면역억제제는?

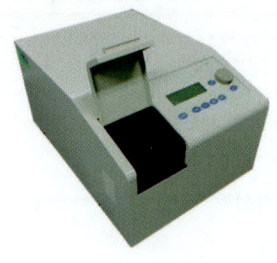

① Digoxin
② Theophylin
③ Lithium
④ Phenobarbital
⑤ Cyclosporine

26

그림이 나타내는 검사법의 원리는?

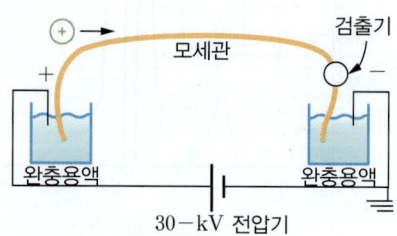

① 전기삼투
② 전위차 측정
③ 반사율 측정
④ 빙점강하
⑤ 비색정량

27

다음은 urine stick이다. 두 가지 효소를 이용하여 검사하는 항목은?

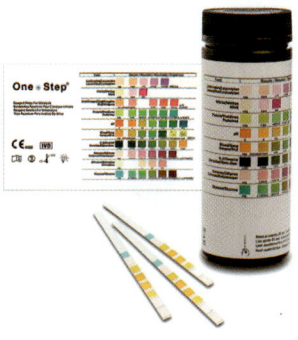

① occult blood
② protein
③ glucose
④ ketone body
⑤ pH

28

다음은 요를 현미경으로 관찰한 것이다. Sudan III로 염색 시 적색이 되었다면 어떤 물질인가?

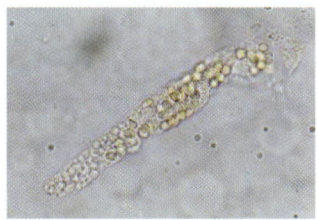

① RBC cast
② WBC cast
③ Waxy cast
④ Fatty cast
⑤ Cylindroid

29

Urine을 장시간 실온에 방치시켰다. 증가하는 성분은?

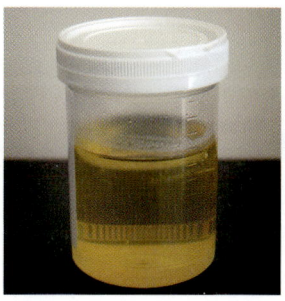

① pH
② glucose
③ uribilinogen
④ bilirubin
⑤ ketone body

30

다음은 방사능을 측정하는 장비이다. 기구의 명칭은?

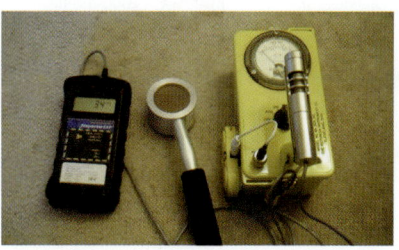

① 가이거계수기
② 타코미터
③ 고체섬광계수기
④ 액체섬광계수기
⑤ 열형광선량계

31

다음은 방사능을 측정하는 장비이다. 기구의 명칭은?

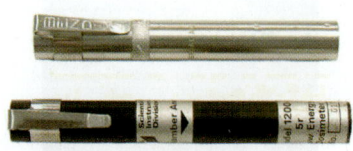

① 필름뱃지
② 열형광선량계
③ 개인피폭선량계
④ 수족선량계
⑤ 비례계수기

32

다음은 신장의 혈압조절 메커니즘을 나타낸 것이다. 빈칸에 들어가는 것은?

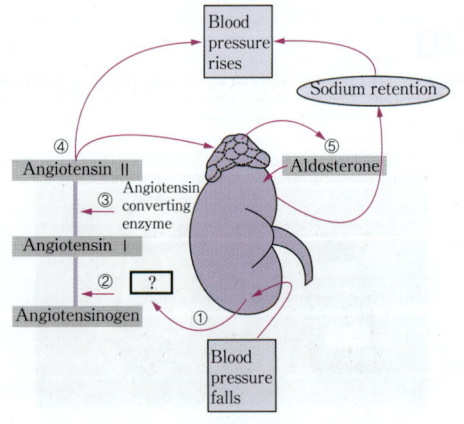

① cortisol
② epinephrine
③ erythropoietin
④ renin
⑤ ADH

혈액학검사(33~48)

33

혈액응고검사(PT, APTT)에 쓰이는 채혈 tube는?

① 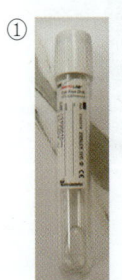   ② 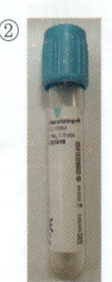   ③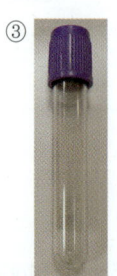

④ 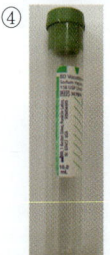   ⑤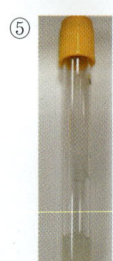

34

사진의 화살표의 혈구와 관련 있는 혈색소는?

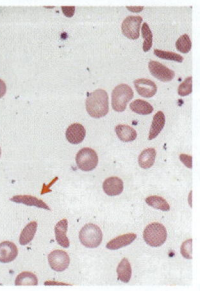

① HbA   ② HbF
③ HbS   ④ HbH
⑤ HbC

35

Wright stain과 Supravital stain 도말염색 표본에서 화살표가 가리키는 세포의 증가 원인은?

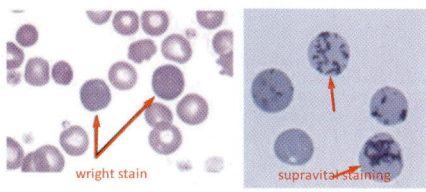

① 골수조혈 기능 항진
② heme 합성장애
③ 비타민 B_{12} 결핍
④ 엽산 부족
⑤ 혈청철 과잉

36

다음은 자동혈구계산기의 Histogram이다. 알맞은 것은?

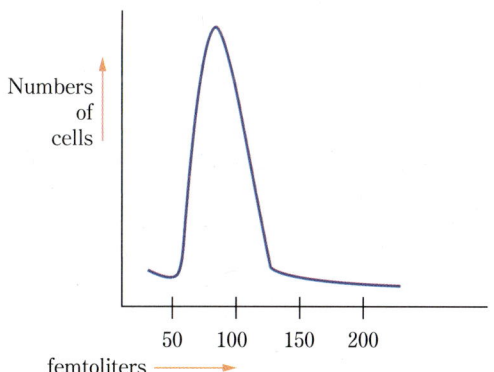

① RBC
② WBC
③ Platelet
④ Megakaryocyte
⑤ Metamyelocyte

37

다음은 뇌척수액 같은 체액에서 세포를 농축시켜 도말표본을 제작하는 기기이다. 무엇인가?

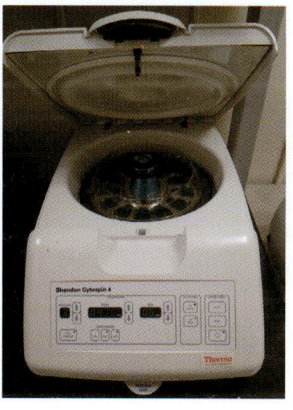

① Centrifuge ② Auto smear
③ Cytocentrifuge ④ PFA100
⑤ TEST-1

38

그림과 같은 검사법은?

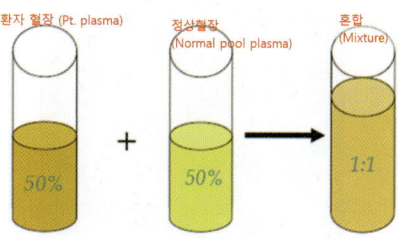

① 혈소판 응집능검사
② 혼합검사
③ 출혈시간 측정검사
④ 혈소판 점착능검사
⑤ 혈병수축시간 검사

39

사진은 Kleihauer betke test이다. 관련 있는 것은?

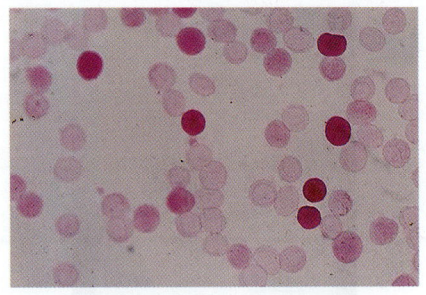

① 산과 알칼리에 저항성이 낮음
② 정상태아의 1~2% 비율로 존재
③ Hb$\alpha_2\beta_2$
④ HbS
⑤ HbF

40

다음은 Duke법을 이용한 Bleeding time이다. 판독은?

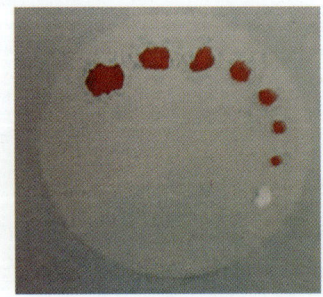

① 1분 30초
② 2분
③ 2분 30초
④ 3분
⑤ 3분 30초

41

사진의 장비로 측정 가능한 것은?

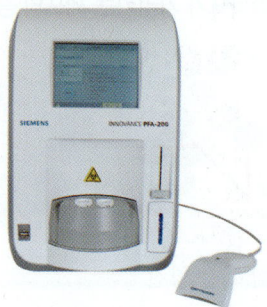

① 혈소판 응집능 검사
② 헤마토크리트 검사
③ aPTT 검사
④ 혈색소 전기영동
⑤ 자동화혈구 계산

42

다음은 응고인자 검사 결과이다. 추정 가능한 질환은?

응고인자	결과(%)	참고치(%)
V	87	50~150
VIII	13	50~150
IV	112	50~150
X	93	50~150
XI	79	50~150

① Bernard-Soulier syndrome
② 괴혈병
③ 파종혈관내응고
④ Hemophilia A
⑤ Hemophilia B

43

다음은 ABO혈액형 검사 결과이다. 혈액형은?

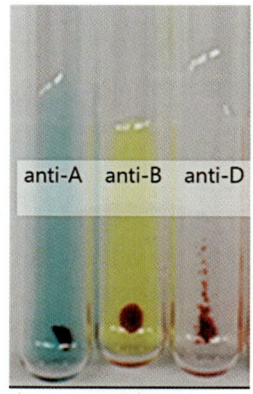

① A형
② B형
③ O형
④ AB형
⑤ Cis-AB형

44

사진의 시약이 필요한 검사는?

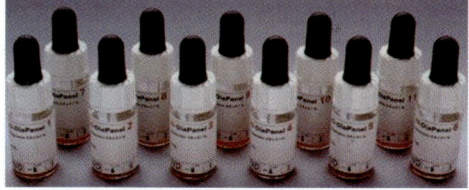

① 한랭항체검사
② 신생아용혈성빈혈검사
③ 불규칙항체선별검사
④ 완전항체검사
⑤ 불규칙항체동정검사

45

다음은 한랭헤모글로빈뇨증 환자 혈액을 검사한 것이다. 검사법은?

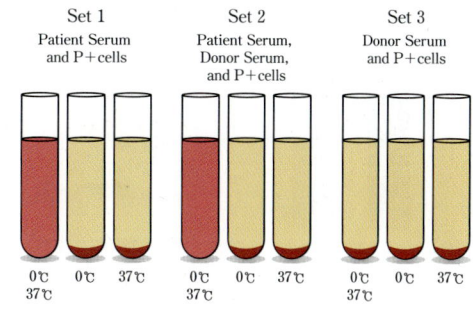

① Cold agglutinin titer
② Donath-Landsteiner Test
③ DAT
④ Weak D test
⑤ Cross matching

46

사진의 혈액제제에 대한 설명으로 옳은 것은?

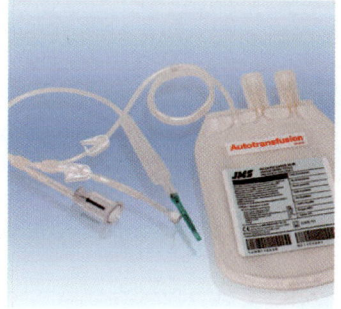

① 소아도 가능하다.
② 수혈전파성 질환 예방이 불가능하다.
③ 동종면역의 위험성을 배제할 수 없다.
④ HIV 환자도 가능하다.
⑤ Hct 29% 시 할 수 있다.

47

다음과 같은 혈액을 보관하는 냉동고의 온도로 옳은 것은?

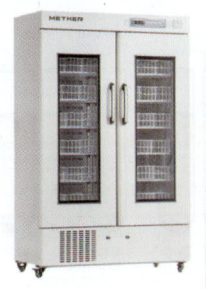 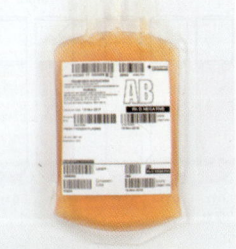

[신선동결혈장 FFP]

① 0℃ 이하
② -8℃ 이하
③ -16℃ 이하
④ -18℃ 이하
⑤ -26℃ 이하

48

ABO typing 원주응집법 혈청형 검사에서 불일치가 관찰되었다. 원인으로 옳은 것은?

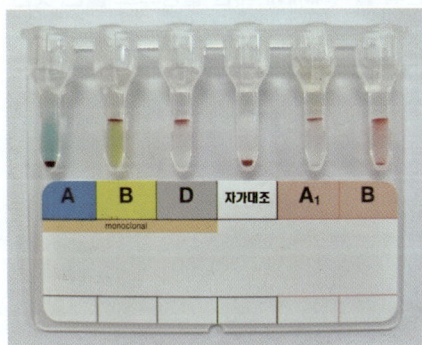

① 항원성 약화
② 비예기동종항체
③ 비타민 B_{12} 결핍
④ Mixed zone 관찰
⑤ 다응집 현상

임상미생물검사(49~65)

49

다음은 stool 무균용기이다. 배양에 필요한 배지는?

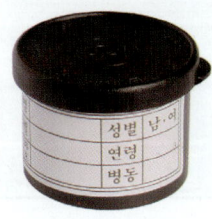

① BAP agar, NA agar
② TSI broth, XLD agar
③ Stuart's medium, MacConkey agar
④ Selenite broth, Tetrathionate broth
⑤ Chocolate agar, TCBS

50

다음은 *Staphylococcus aureus*를 BAP 배지에 일자로 접종한 결과이다. *S.aureus* 주변으로 집락을 형성한 균은?

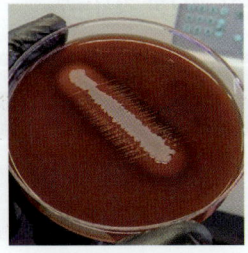

① *Legionella pneumonia*
② *Haemophilus influenzae*
③ *Helicobacter pylori*
④ *Staphylococcus aureus*
⑤ *Streptococcus agalactiae*

51

사진의 장비는 Turbidimeter이다. 균의 배양을 위해 탁도를 측정할 때 적당한 기준은?

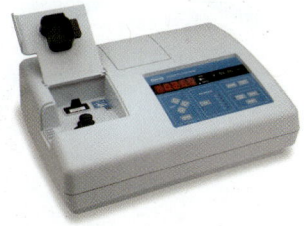

① 0.5 McFarland
② 1.0 McFarland
③ 1.5 McFarland
④ 2.0 McFarland
⑤ 2.5 McFarland

52

다음과 같은 형태의 배양을 하며, 유단독을 일으키는 균은?

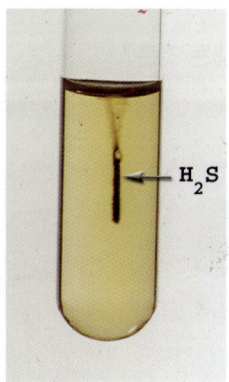

① *Legionella pneumophila*
② *Proteus vulgaris*
③ *Erysipelothrix rhusiopathiae*
④ *Salmonella typhi*
⑤ *Shigella dysenteriae*

53

다음은 CAMP test를 한 결과이다. 화살촉 모양의 용혈대를 형성한 균은?

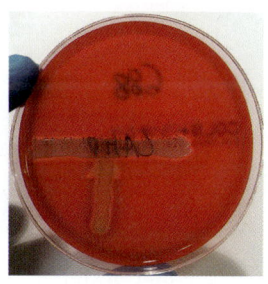

① *Staphylococcus aureus*
② *Streptococcus pneumoniae*
③ *Staphylococcus epidermidis*
④ *Streptococcus pyogenes*
⑤ *Streptococcus agalactiae*

54

다음은 CLO test 결과이다. 무엇을 동정하기 위한 것인가?

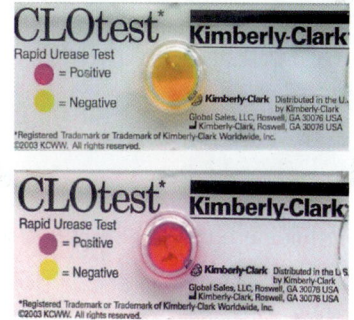

① *Pasteurella multocida*
② *Helicobacter pylori*
③ *Gardnerella vaginalis*
④ *Bordetella pertussis*
⑤ *Campylobacter jejuni*

55

다음은 Ziehl-Neelsen's stain을 한 것이다. 설명으로 옳은 것은?

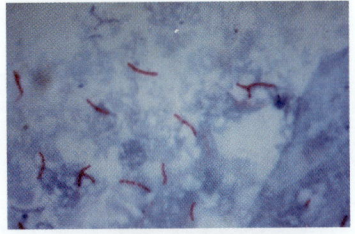

① 이염소체 염색을 위한 것이다.
② *M.tuberculosis*는 적색으로 염색될 수 있다.
③ 가온처리 없이 염색 가능하다.
④ 염색이 잘 안될 경우 Gram stain으로 염색한다.
⑤ 형광염색법이다.

56

사진은 DNase test를 통해 1N HCl을 가한 결과이다. 설명으로 옳은 것은?

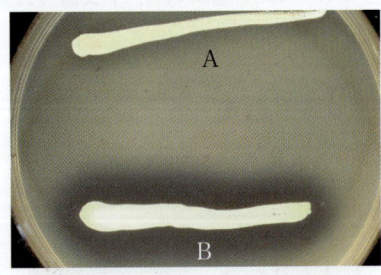

① A는 toluidine blue를 떨어뜨리면 청색이 나온다.
② B는 *Staphylococcus epidermidis*가 될 수 있다.
③ A는 DNA를 분해한다.
④ B는 methyl green 함유배지에서는 투명대가 형성되지 않는다.
⑤ B는 DNase를 생성하지 않는다.

57

사진은 Optochin 감수성 시험을 한 결과이다. 해당되는 균은?

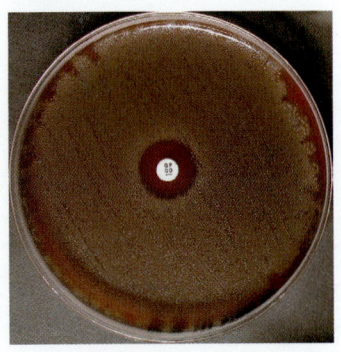

① *Viridans* group
② *Enterococcus faecium*
③ *Streptococcus agalactiae*
④ *Enterococcus faecalis*
⑤ *Streptococcus pneumoniae*

58

사진이 나타내는 것은?

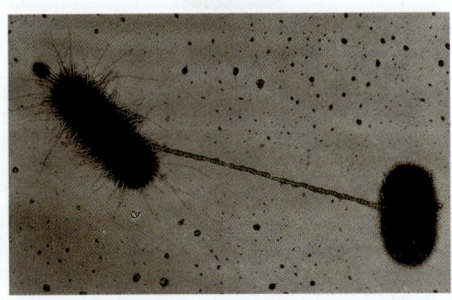

① Transformation
② Conjugation
③ Transduction
④ Resistance
⑤ Metabolic

59

다음은 균을 Lactophenol cotton blue stain을 한 것이다. 추정되는 균은?

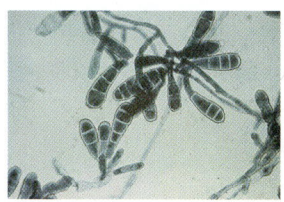

① *Microsporum canis*
② *Trichophyton rubrum*
③ *Epidermophyton floccosum*
④ *Trichosporon beigelii*
⑤ *Piedraia hortae*

60

다음은 균을 Lactophenol cotton blue stain을 한 것이다. 추정되는 균은?

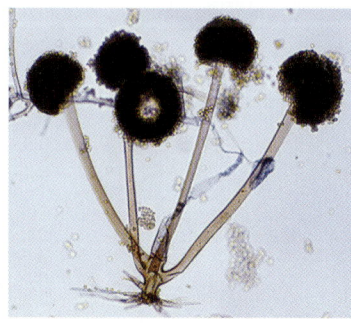

① *Absidia*
② *Mucor*
③ *Alternaria*
④ *Rhizopus*
⑤ *Cladosporium*

61

사진의 충란과 연관된 것은?

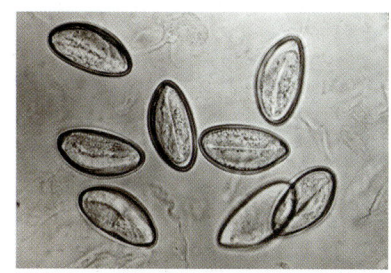

① 간흡충
② 회 충
③ 요 충
④ 편 충
⑤ 폐흡충

62

다음은 생선 내장표면에서 나온 것이다. 무엇인가?

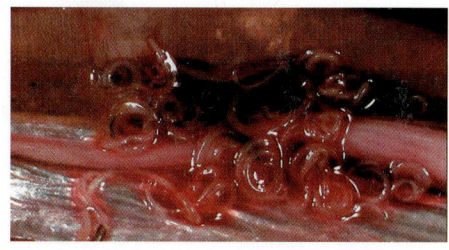

① 고래회충
② 편 충
③ 구 충
④ 분선충
⑤ 선모충

63

다음은 수레바퀴 모양의 capsid를 가지고 있는 virus이다. 무엇인가?

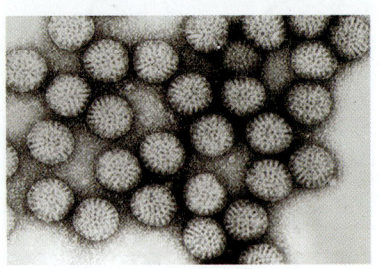

① Poliovirus
② Rotavirus
③ HSV
④ Coronavirus
⑤ HIV

64

다음의 사진이 나타내는 것은?

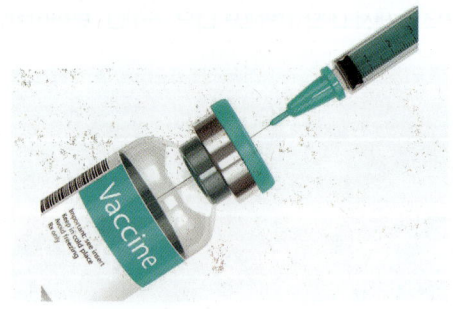

① 자연수동면역
② 인공수동면역
③ 선천면역
④ 자연능동면역
⑤ 인공능동면역

65

얼굴에 나비 모양의 붉은색 발진이 특징인 질병을 나타내는 사진이다. 이 질병의 특징은?

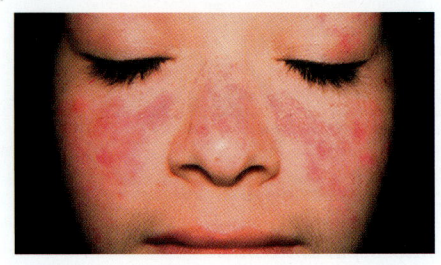

① 호중구 증가
② 제1형 과민반응
③ 보체 감소
④ ANA 음성
⑤ RA 음성

제 6 회

최종모의고사

의료관계법규(01~20)

01
「의료법」상 직접 진찰을 받은 환자가 의식이 없는 경우에 환자를 대리하여 처방전을 수령할 수 없는 자는?

① 배우자
② 직계 비속
③ 직계 존속
④ 형제·자매
⑤ 배우자의 형제·자매

02
「의료법」상 (　)에 들어갈 내용은?

> 보건복지부장관은 보건의료 시책에 필요하다고 인정하면 의료인 면허를 내줄 때 (　)의 기간을 정하여 특정 지역이나 특정 업무에 종사할 것을 면허의 조건으로 붙일 수 있다.

① 6개월 이내
② 1년 이내
③ 2년 이내
④ 3년 이내
⑤ 5년 이내

03
「의료법」상 병원급 의료기관의 종류에 해당하지 않는 것은?

① 정신병원
② 종합병원
③ 치과병원
④ 한방병원
⑤ 노인전문병원

04
「의료법」상 의료인의 면허 취소 사유로 옳지 않은 것은?

① 의료인의 결격사유에 해당하게 된 경우
② 면허를 대여한 경우
③ 자격정지 처분기간 중에 의료행위를 하거나 3회 이상 자격정지 처분을 받은 경우
④ 의료인의 품위를 심하게 손상시키는 행위를 한 경우
⑤ 사람의 생명 또는 신체에 중대한 위해를 발생하게 한 경우

05

「의료기사 등에 관한 법률」상 임상병리사의 업무 범위로 옳은 것은?

① 검사용 시약의 판매
② 진료 통계 관리 및 암 등록
③ 질병 · 사인 · 의료행위의 분류
④ 의료영상진단기와 초음파진단기의 취급
⑤ 혈액의 채혈 · 제제 · 제조 · 조작 · 보존 · 공급

06

「의료기사 등에 관한 법률」상 의료기사 등이 면허증 재발급을 신청하려는 경우에 면허증 재발급 신청서를 누구에게 제출하여야 하는가?

① 시 · 도지사
② 관할 보건소장
③ 보건복지부장관
④ 행정안전부장관
⑤ 시장 · 군수 · 구청장

07

「의료기사 등에 관한 법률」상 의료기사가 3회 이상의 면허자격정지를 받아 면허가 취소된 경우, 보건복지부장관이 면허를 재발급하기 위해서는 면허가 취소된 날로부터 얼마간의 기간이 필요한가?

① 3개월
② 1년
③ 3년
④ 5년
⑤ 6년

08

「의료기사 등에 관한 법률」상 업무에 종사하는 의료기사 등의 보수교육은 매년 몇 시간 이상 받아야 하는가?

① 2시간
② 4시간
③ 6시간
④ 8시간
⑤ 10시간

09

「의료기사 등에 관한 법률」상 임상병리사가 자신이 보건복지부장관으로부터 받은 임상병리사 면허를 다른 사람에게 대여했을 때 처하는 벌칙은?

① 3백만원 이하의 벌금
② 5백만원 이하의 벌금
③ 1년 이하의 징역 또는 1천만원 이하의 벌금
④ 3년 이하의 징역 또는 3천만원 이하의 벌금
⑤ 5년 이하의 징역 또는 5천만원 이하의 벌금

10

「감염병의 예방 및 관리에 관한 법률」상 제2급 감염병의 발생을 신고받은 보건소장이 시장 · 군수 · 구청장에게 보고해야 하는 시기는?

① 즉 시
② 24시간 이내
③ 2시간 이내
④ 7일 이내
⑤ 10일 이내

11
「감염병의 예방 및 관리에 관한 법률」상 의료기관에 소속되지 아니한 의사 또는 한의사가 감염병환자 등을 진단하거나 그 사체를 검안한 경우 그 사실을 누구에게 신고하여야 하는가?

① 검역소장
② 질병관리청장
③ 관할 보건소장
④ 의료기관의 장
⑤ 보건복지부장관

12
「감염병의 예방 및 관리에 관한 법률」상 보건소를 통하여 필수예방접종을 실시하여야 하는 자는?

① 시장·군수·구청장
② 식품의약품안전처장
③ 보건복지부장관
④ 질병관리청장
⑤ 광역시장

13
「감염병의 예방 및 관리에 관한 법률」상 감염병의 진단 및 학술 연구 등을 목적으로 고위험병원체를 국내로 반입하려는 자는 질병관리청장의 허가를 받아야 한다. 반입 허가를 받지 아니한 자에 대한 벌칙 규정으로 옳은 것은?

① 500만원 이하의 벌금
② 1년 이하의 징역 또는 1천만원 이하의 벌금
③ 2년 이하의 징역 또는 2천만원 이하의 벌금
④ 3년 이하의 징역 또는 3천만원 이하의 벌금
⑤ 5년 이하의 징역 또는 5천만원 이하의 벌금

14
「지역보건법」상 보건복지부령으로 정하는 기준에 따라 해당 지방자치단체의 조례로 정하는 것은?

① 보건의료원의 설치
② 보건지소의 설치
③ 보건소의 설치
④ 지역보건의료기관의 수수료와 진료비
⑤ 건강생활지원센터의 설치

15
「지역보건법」상 해당 시·군·구의 인구가 몇 명을 초과할 때 보건소를 추가로 설치할 수 있는가?

① 5만 명
② 13만 명
③ 15만 명
④ 30만 명
⑤ 50만 명

16
「지역보건법」상 외국의 의료인 면허를 가지고 일정 기간 국내에 체류하는 자가 지역주민 다수를 대상으로 건강검진 등을 실시하려는 경우 누구에 신고해야 하는가?

① 질병관리청장
② 관할 경찰서장
③ 관할 보건소장
④ 시장·군수·구청장
⑤ 건강생활지원센터장

17
「혈액관리법」상 혈액원에서 수행하는 혈액관리 업무로 옳지 않은 것은?

① 혈액제제의 공급 업무
② 혈액제제의 보존 업무
③ 채혈 업무
④ 혈액제제의 판매 업무
⑤ 혈액제제의 품질관리 업무

18
「혈액관리법」상 혈액 및 혈액제제의 적격 여부를 검사하고 그 결과를 확인하도록 규정되어 있는 기관은?

① 혈액원
② 보건복지부
③ 행정안전부
④ 보건환경연구원
⑤ 한국건강관리협회

19
「혈액관리법」상 헌혈자로부터 혈액을 채혈한 경우 혈액원이 지체 없이 하여야 할 검사가 아닌 것은?

① 매독검사
② A형간염검사
③ B형간염검사
④ C형간염검사
⑤ 후천성면역결핍증검사

20
「혈액관리법」상 특정수혈부작용으로 사망한 경우 의료기관의 장이 시·도지사에세 신고해야 하는 시간은?

① 지체 없이
② 3시간 이내
③ 24시간 이내
④ 3일 이내
⑤ 21일 이내

공중보건학 (21~30)

21
공중보건학의 연구대상은?

① 지역사회 전체 주민
② 고혈압 성인병 환자
③ 초고령자
④ 건강검진 대상자
⑤ 식습관 개선 필요한 자

22
기체 중에 실내오염 정도를 판정하는 기준으로 사용되는 것은?

① 질소
② 산소
③ 수소
④ 이산화탄소
⑤ 아황산가스

23
도시하수를 위생처리할 때 효율이 좋고, 악취나 해충이 발생하지 않는 생물학적 처리방법은?

① 활성오니법
② 회전원판법
③ 부패조
④ 살수여상법
⑤ 임호프조

24
근로자의 근로강도를 나타내는 비교에너지 대사율(RMR) 산출식에서 분모에 해당되는 것은?

① 근무시간
② 근로대사량
③ 기초대사량
④ 작업 시 소비에너지
⑤ 안정 시 소비에너지

25
식품의 위생관리에서 가장 중요한 것은?

① 영양성
② 보존성
③ 기능성
④ 저장성
⑤ 안정성

26
기존 자료의 활용이 가능하고 희귀질환 연구나 잠복기가 긴 질병의 연구방법으로 적절한 것은?

① 코호트연구
② 단면적연구
③ 기술역학연구
④ 환자-대조군연구
⑤ 실험역학연구

27
감염면역만 형성되는 질병은?

① 홍 역
② 백일해
③ 임 질
④ 수 두
⑤ 유행성 이하선염

28
가입자가 갑작스러운 사고나 질병으로 사망 또는 장애를 입어 소득활동이 중단된 경우에 본인이나 유족에게 안정된 생활을 제공할 수 있도록 정부가 운용하는 소득보장 제도는?

① 의료급여
② 산업재해보상보험
③ 건강보험
④ 국민연금
⑤ 고용보험

29
생산연령 인구가 많이 유입되는 도시지역의 인구구성 형태는?

① 종 형
② 별 형
③ 기타형
④ 항아리형
⑤ 피라미드형

30
유사한 환자군을 질병명으로 구분하고 미리 책정된 의료비용을 지불하여 과잉진료를 방지하는 의료비 지불제도는?

① 인두제
② 일당제
③ 인센티브제
④ 포괄수가제
⑤ 행위별수가제

해부생리학(31~40)

31
귓바퀴면이 있는 볼기뼈는?

① 엉덩뼈
② 꼬리뼈
③ 두덩뼈
④ 궁둥뼈
⑤ 넙다리뼈

32
위대정맥의 혈액과 아래대정맥의 혈액이 들어가는 심장 부위는?

① 오른심방
② 왼심방
③ 오른심실
④ 왼심실
⑤ 심실사이막

33
다음 설명의 장기는?

- 샘창자로 연결되는 부위
- 머리, 몸통, 꼬리로 구분
- 인슐린과 글루카곤 호르몬 분비

① 쓸개(Gallbladder)
② 위(Stomach)
③ 식도(Esophagus)
④ 간(Liver)
⑤ 이자(Pancreas)

34
왼허파, 오른허파의 구조로 옳은 것은?

	왼허파	오른허파
①	2엽	2엽
②	1엽	2엽
③	2엽	3엽
④	3엽	3엽
⑤	3엽	2엽

35
뇌신경 중에서 감각과 운동을 모두 포함한 혼합 신경은?

① 삼차신경(Ⅴ)
② 후각신경(Ⅰ)
③ 시각신경(Ⅱ)
④ 속귀신경(Ⅷ)
⑤ 혀밑신경(Ⅻ)

36
레닌(renin)을 분비하여 혈압조절을 하는 기관은?

① 콩 팥
② 간
③ 부 신
④ 심 장
⑤ 지 라

37
다음과 같은 특징이 나타나는 심장 주기는?

- 심전도 QRS군에 해당
- 제1심음 발생 시기에 해당
- 방실판막 및 반달판막 모두 폐쇄

① 심방수축기
② 심실박출기
③ 심실충만기
④ 등(용)적 수축기
⑤ 등(용)적 확장기

38
다음과 같은 기능을 하는 물질을 분비하는 세포는?

- 허파에서 가스확산이 일어날 때 표면장력을 감소
- 들숨 시 허파의 확장을 도와준다.
- 날숨 시 허파가 달라붙는 현상을 방지한다.

① 랑게르한스세포
② 조직구
③ Ⅱ형 허파꽈리세포
④ 먼지세포
⑤ 쿠퍼세포

39
브루너샘이 위치하는 기관은?

① 이 자
② 곧창자
③ 돌창자
④ 샘창자
⑤ 잘록창자

40
회전감각을 담당하는 내이 구조물은?

① 고 막
② 이 관
③ 귓바퀴
④ 달팽이관
⑤ 반고리뼈관

조직병리학 (41~70)

41
만성염증에서 형성되는 섬유화의 주요 원인은?

① 급성 염증세포의 침윤
② 혈관 확장
③ 섬유모세포의 증식과 콜라겐 침착
④ 괴사조직의 융해
⑤ 백혈구의 아메바 운동

42
괴사 조직의 특징적인 형태인 건락괴사는 어떤 질환에서 흔히 관찰되는가?

① 심근경색
② 결 핵
③ 급성췌장염
④ 간경변
⑤ 지방간

43
세포 손상의 비가역적 변화로 보기 어려운 것은?

① 핵의 용해
② 세포막 파열
③ 미토콘드리아의 팽창
④ 핵 농축
⑤ 세포질 단백질 응고

44
염증반응 중 화학주성에 의해 백혈구를 유인하는 인자는?

① 혈소판
② 히스타민
③ 브래디키닌
④ C5a
⑤ 피브리노겐

45
괴사와 세포자멸사의 주요한 차이점으로 옳은 것은?

① 괴사는 프로그램된 세포사멸이다.
② 세포자멸사는 염증반응을 유발한다.
③ 괴사는 세포막이 보존된다.
④ 세포자멸사는 에너지 의존적이다.
⑤ 세포자멸사는 항상 병리적 현상이다.

46
다음 중 유전자 돌연변이에 의해 발생하는 단일유전자 질환은?

① 다운증후군
② 에드워드증후군
③ 마르판 증후군
④ 파타우증후군
⑤ 클라인펠터증후군

47
모계 유전을 따르는 유전정보는 어디에 위치하는가?

① 핵 염색체
② Y 염색체
③ 미토콘드리아
④ 엽록체
⑤ 소포체

48
연골조직의 기질은 어떤 성분이 풍부한가?

① 탄산칼슘
② 히알루론산
③ 콜라겐 II형
④ 콜라겐 I형
⑤ 케라탄 황산

49
다음 중 점액 분비에 특화된 상피조직은?

① 단층편평상피
② 중층편평상피
③ 단층원주상피
④ 이행상피
⑤ 단층입방상피

50
말초신경의 수초화를 담당하는 세포는?

① 성상세포
② 희소돌기아교세포
③ 미세아교세포
④ 뇌실막세포
⑤ 슈반세포

51
중추신경계에서 수초 형성을 담당하는 세포는?

① 성상세포
② 슈반세포
③ 희소돌기아교세포
④ 미세아교세포
⑤ 뇌실막세포

52
신경전달물질 중 억제성으로 작용하는 것은?

① 글루탐산
② 가바(GABA)
③ 아세틸콜린
④ 노르에피네프린
⑤ 도파민

53
T세포의 성숙이 일어나는 기관은?

① 골 수   ② 비 장
③ 가슴샘   ④ 림프절
⑤ 간

54
항체를 생산하는 세포는?

① 형질세포 ② 대식세포
③ 보조 T세포 ④ NK세포
⑤ 호중구

55
면역반응에서 MHC class II 분자가 항원을 제시하는 세포는?

① 형질세포 ② 호중구
③ 수지상세포 ④ 적혈구
⑤ 간세포

56
탄수화물을 염색하기 위해 사용하는 염색법은?

① Sudan III 염색
② PAS 염색
③ Masson trichrome 염색
④ Giemsa 염색
⑤ H&E 염색

57
철 성분을 검출하는 염색법은?

① Oil Red O 염색
② Congo red 염색
③ Prussian blue 염색
④ Wright 염색
⑤ Ziehl-Neelsen 염색

58
지방을 선택적으로 염색할 수 있는 염색법은?

① Giemsa 염색
② Masson trichrome 염색
③ Sudan III 염색
④ PAS 염색
⑤ Ziehl-Neelsen 염색

59
Masson trichrome 염색에서 핵은 보통 어떤 색으로 염색되는가?

① 청 색 ② 적 색
③ 검 정 ④ 자 색
⑤ 녹 색

60
Gomori silver 염색은 어떤 구조를 검출하는가?

① 탄수화물 ② 핵 산
③ 그물섬유 ④ 지 방
⑤ 콜라겐

61
다음 중 보체계의 고전경로를 활성화시키는 항체는?

① IgA ② IgE
③ IgG ④ IgD
⑤ IgM

62
자가면역 질환 중 전신성 자가면역질환으로 분류되는 것은?

① 제1형 당뇨병
② 다발성경화증
③ 전신홍반루푸스(SLE)
④ 강직성척추염
⑤ 크론병

63
Alcian blue 염색은 어떤 성분을 검출하기 위한 염색법인가?

① 지 방　　　② 당 질
③ 산성 점액물질　　④ 중성 점액물질
⑤ 핵 산

64
Ziehl-Neelsen 염색은 어떤 병원체를 검출하는 데 사용되는가?

① 진 균　　　② 바이러스
③ 결핵균　　　④ 연쇄상구균
⑤ 대장균

65
Reticulin 염색은 어떤 조직구조를 강조하기 위해 사용되는가?

① 콜라겐 섬유　　② 탄성 섬유
③ 그물섬유　　　④ 평활근
⑤ 지방세포

66
도파민은 주로 어느 부위의 신경세포에서 분비되는가?

① 해 마　　　② 소 뇌
③ 흑 질　　　④ 시 상
⑤ 측좌핵

67
후근(ganglion)에는 주로 어떤 신경세포가 존재하는가?

① 운동신경세포
② 감각신경세포
③ 교세포
④ 수초세포
⑤ 자율신경세포

68
다음 중 중층편평상피가 존재하는 기관은?

① 소 장　　　② 기관지
③ 식 도　　　④ 신장세뇨관
⑤ 간

69
단층입방상피가 관찰되는 구조는?

① 피부 표피　　② 방 광
③ 난소 표면　　④ 땀샘 도관
⑤ 기 관

70
간소엽 중심정맥 주변에서 관찰되는 세포는?

① 간세포
② 쿠퍼세포
③ 이중핵세포
④ 담관세포
⑤ 섬유아세포

임상생리학(71~100)

71
심근의 기능적 특성 중 심근에서만 볼 수 있는 성질은?

① 흥분성
② 전도성
③ 율동성
④ 수축성
⑤ 자동성

72
표준팔다리유도에 관한 설명으로 옳은 것은?

① aV_R, aV_L, aV_F 유도가 해당한다.
② 관전극만 이용한다.
③ 단극유도이다.
④ 수평면유도이다.
⑤ 심장의 회전을 측정할 수 있다.

73
비정상 Q파가 심전도 II, III, aV_F 유도에서 기록되는 경우 추측할 수 있는 것은?

① 심실중격(심실사이막) 경색
② 하벽(아래벽) 경색
③ 전벽(앞벽) 경색
④ 측벽(가쪽벽) 경색
⑤ 후벽(뒷벽) 경색

74
다음 인공산물의 원인은?

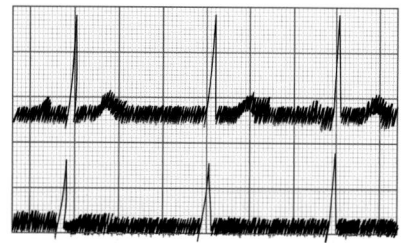

① 접지불량
② 높은 습도
③ 낮은 온도
④ 피검자 불안
⑤ 호흡운동

75
심전도 그래프에서 RR 간격 사이의 작은 눈금이 25칸일 때 심장박동수는?(기록속도 25mm/sec)

① 40회/분
② 50회/분
③ 60회/분
④ 70회/분
⑤ 100회/분

76
24시간 (홀터)심전도의 3채널 검사법에 사용되는 전극의 총 개수는?

① 3개　　② 5개
③ 7개　　④ 9개
⑤ 11개

77
심근섬유의 수축을 자극하는 탈분극이 진행하는 평균방향은?

① 회 전　　② 이행부위
③ 전기축　　④ 전 압
⑤ 심박수

78
발생기전에 따른 분류에서 자극전도장애 부정맥은?

① 모비츠 I형　　② 심방조기수축
③ 심실빈맥　　④ 동빈맥
⑤ 심방조동

79
부하심전도검사의 양성 판정기준으로 옳은 것은?

① ST분절이 2mm 이상 하강
② 0°~+90° 범위의 전기축
③ I, II, III 유도에서 QRS군 양성
④ V_3, V_4 유도에서 이행부위 출현
⑤ II 유도에서 높은 R파 출현

80
뇌파 중 주파수 4~7Hz에 해당하는 것은?

① 알파파　　② 베타파
③ 델타파　　④ 세타파
⑤ 감마파

81
정상 성인의 뇌파에 대한 설명으로 옳은 것은?

① α파는 안정, 명상 등 눈감기 상태에서 나타난다.
② α파는 이마부에서 우세하게 나타난다.
③ β파의 주파수는 30Hz 이상이다.
④ β파는 깊은 수면에서 우세하게 출현한다.
⑤ δ파는 각성 상태에서 우세하게 나타난다.

82
뇌파검사에서 Fp_1-A_1, Fp_1-A_2에서 잡음이 발생하였다면 원인은 무엇인가?

① 발 한　　② 딸꾹질
③ 혀 운동　　④ 호 흡
⑤ 눈 깜박임

83
과호흡 유발 이후 나타나는 뇌파반응은?

① 역설적 알파-차단(paradoxical α-blocking)
② 광자극유도(photic driving)
③ 광경련반응(photic conclusive response)
④ 증강(build up)
⑤ 광범성 알파파(diffuse α wavw)

84

뇌파에서 (가)와 같은 반응을 유도하는 (나) 장치의 뇌파 유발법은?

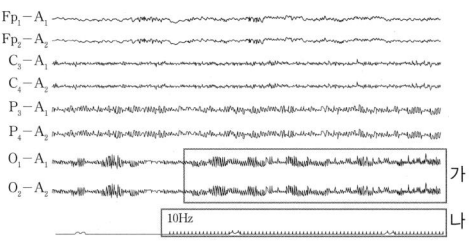

① 과호흡
② 음자극
③ 섬광자극
④ 약물자극
⑤ 눈뜨기 · 눈감기

85

뇌파기록과 함께 근전도, 심전도, 눈전위도, 호흡운동, 산소포화도를 동시에 기록하는 검사는?

① 수면다원검사
② 와다검사
③ 24시간 비디오뇌파검사
④ 유발전위검사
⑤ 동맥경직도검사

86

다음은 정중신경을 자극하여 얻은 파형이다. 손목에서 팔꿈치까지의 거리가 33cm인 경우 운동신경전도속도(m/sec)는?

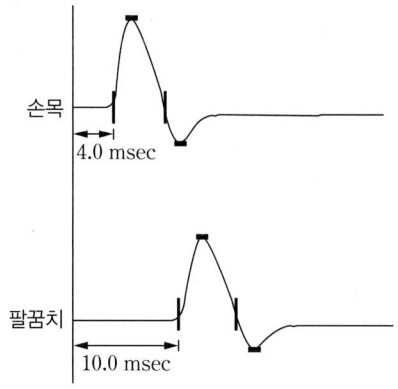

① 5.5
② 11.0
③ 22.0
④ 33.0
⑤ 55.0

87

다음에서 설명하는 검사는?

- 중증근무력증 진단에 이용
- 신경-근육 접합부 전후 질환의 감별에 이용
- 저빈도 및 고빈도 자극에 의한 M파 진폭변화 관찰

① 후기반응검사
② 눈깜빡반사검사
③ 얼굴신경전도검사
④ 반복신경자극검사
⑤ 몸감각유발전위검사

88
말초신경(팔과 다리)을 전기자극하여 척수, 뇌줄기, 대뇌겉질에 이르는 감각 전도로의 기능을 평가하는 검사는?

① 몸감각유발전위
② 운동유발전위
③ 자극뇌유발전위
④ 뇌줄기청각유발전위
⑤ 시각유발전위

90
날숨 조기종결에 의한 오류는?

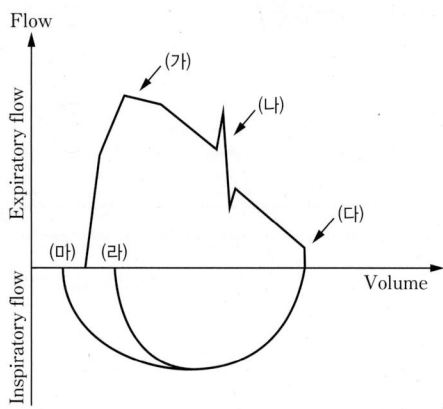

① (가) ② (나)
③ (다) ④ (라)
⑤ (마)

89
다음과 같은 폐기량 결과에서 날숨예비량(ERV)은?

- 폐활량(VC) : 4,000mL
- 들숨예비량(IRV) : 2,100mL
- 일회환기량(TV) : 400mL
- 잔여 공기량(RV) : 100mL

① 1,300mL
② 1,400mL
③ 1,500mL
④ 3,000mL
⑤ 4,000mL

91
다음은 용적-시간 곡선이다. (나) 높이에서 구할 수 있는 공기량은?

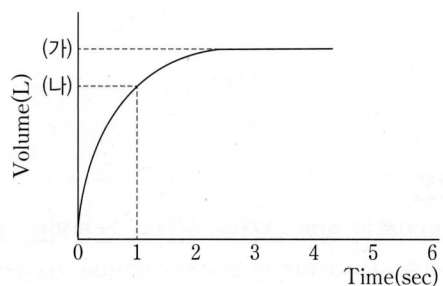

① 잔기량(RV)
② 1초율($FEV_{1.0}\%$)
③ 1초량($FEV_{1.0}$)
④ 총폐용량(TLC)
⑤ 강제(노력성)폐활량(FVC)

92
다음 설명에 해당하는 폐기능 검사는?

- 단위는 L/min
- 정상은 예측값의 80% 이상
- 호흡의 길이는 폐활량의 1/3~1/2
- 12초 또는 15초간 깊고 빠른 호흡 실시

① 강제(노력성)폐활량(FVC)
② 폐확산능(DLco)
③ 총폐용량(TLC)
④ 기능잔기용량(FRC)
⑤ 최대환기량(MVV)

93
다음 설명에 해당하는 폐기능 검사는?

- 기관지 천식 진단에 이용
- 메타콜린 유발검사법 이용
- 1초량($FEV_{1.0}$)을 지표로 사용

① 기도저항검사
② 기관지과민성검사
③ 폐확산능검사
④ 폐용적검사
⑤ 체적변동기록검사

94
다음 검사로 측정하는 것은?

- 비디오 눈운동기록법
- 주시안진검사(주시눈떨림검사)
- 자발안진검사(자발눈떨림검사)

① 시각기능   ② 미각기능
③ 후각기능   ④ 평형기능
⑤ 청각기능

95
다음의 생리기능검사 중 혈관미주신경성 실신 진단에 활용하는 것은?

① 인체동작분석검사
② 기립경사검사
③ 추종운동검사
④ 등자반사검사
⑤ 비디오두부충동검사

96
심장초음파에서 (가)에서 (나)로 구조물을 확대하는 초음파 조절장치는?

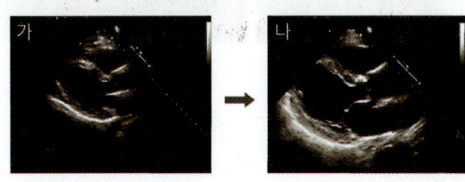

① gain   ② depth
③ dynamic range ④ TGC
⑤ frame rate

97
다음에서 설명하는 심초음파 표시법은?

- 세로축은 깊이, 가로축은 시간을 의미
- 순간적인 해상력이 높아 심장크기, 판막운동의 변화 관찰에 적합
- 탐촉자의 위치를 고정시켜 일정 시간 내에 반사파의 위치 변화를 기록

① 간헐파형 도플러
② 연속파형 도플러
③ A-모드
④ M-모드
⑤ B-모드

98
다음 성인 두개경유도플러 검사의 탐촉자 위치에서 기록되는 혈관은?

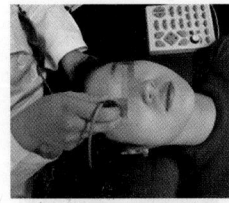 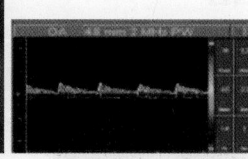

(탐촉자 위치)   (검사결과 파향)

① 바깥목동맥
② 눈동맥
③ 척추동맥
④ 온목동맥
⑤ 뇌바닥동맥

99
대뇌동맥고리(Willis circle)에 속하는 혈관은?

① 뇌바닥동맥
② 눈동맥
③ 바깥목동맥
④ 앞교통동맥
⑤ 척추동맥

100
두개경유도플러 초음파검사에서 다음과 같은 공식으로 측정할 수 있는 지표는?

$$[수축기\ 혈류속도 - 확장기\ 혈류속도] \div 평균\ 혈류속도$$

① 저항 지수(RI)
② 박동성 지수(PI)
③ 혈류 가속도(FA)
④ 평균 혈류속도(MV)
⑤ 대뇌반구 지수(CHI)

임상화학(01~38)

01
혈청에서 알부민 농도를 측정하는 가장 일반적인 방법은?

① 염기성 포스파타제법
② 브롬크레졸그린(BCG)법
③ 포스포몰리브덴산법
④ 황산바륨 침전법
⑤ 황산카드뮴 환원법

02
간기능 평가에 사용되는 효소 중 ALT의 주요 조직분포는?

① 심 장
② 신 장
③ 간
④ 췌 장
⑤ 폐

03
총 단백질 측정을 위한 Biuret 반응의 원리는?

① 당의 환원성 이용
② 염색체의 농축도 분석
③ 단백질의 펩타이드 결합과 구리이온의 착화합물 형성
④ 효소 활성 측정
⑤ 항원-항체 반응

04
고지혈증 환자의 혈중 LDL 농도 산출에 사용되는 공식은?

① Wintrobe 공식
② Friedewald 공식
③ Modified Haldane 공식
④ Van Slyke 공식
⑤ Westgard 공식

05
요산(Uric acid)은 체내 어떤 물질의 대사산물인가?

① 지 질   ② 단백질
③ 요 소   ④ 푸 린
⑤ 피리미딘

06

혈중 Glucose 농도 측정에 가장 흔히 사용되는 효소는?

① GOT
② LDH
③ Hexokinase
④ Amylase
⑤ Peroxidase

07

소변에서 단백질을 검출하기 위해 사용되는 검사법은?

① Benedict 검사
② Sulfur test
③ Heat and acetic acid test
④ Jaffe reaction
⑤ Diazo reaction

08

정상적인 소변의 pH 범위는?

① 3.0~4.0
② 4.5~8.0
③ 7.5~9.0
④ 5.5~10.5
⑤ 2.0~5.0

09

^{99m}Tc-pertechnetate는 어떤 장기의 영상화에 주로 사용되는가?

① 간
② 갑상샘
③ 신 장
④ 심 장
⑤ 비 장

10

방사선 동위원소 ^{131}I는 주로 어떤 목적인가?

① 혈액 응고검사
② 갑상샘 치료
③ 간기능 측정
④ 심장 관류검사
⑤ 신장 배설검사

11

혈청 총단백 농도의 증가 원인으로 가장 적절한 것은?

① 간경변
② 신증후군
③ 탈 수
④ 영양결핍
⑤ 간성혼수

12

혈청에서 빌리루빈을 측정할 때 직접 빌리루빈에 해당하는 것은?

① 비결합형 빌리루빈
② 알부민 결합 빌리루빈
③ 담즙 내 빌리루빈
④ 글루쿠론산과 결합된 빌리루빈
⑤ 간세포 내 미처리 빌리루빈

13
철 결핍성 빈혈에서 감소하는 지표는?

① 혈청 철
② TIBC
③ 트랜스페린
④ 혈청 페리틴
⑤ 용혈성 지수

14
고암모니아혈증이 나타나는 질환은?

① 간부전
② 당뇨병
③ 신증후군
④ 요붕증
⑤ 갑상샘기능저하증

15
당화혈색소(HbA_{1c})는 최근 몇 주간의 평균 혈당을 반영하는가?

① 1주
② 2주
③ 4주
④ 8주
⑤ 12주

16
정상 소변에서 관찰되는 케톤체는?

① β-hydroxybutyrate
② acetone
③ acetoacetate
④ glucose
⑤ ammonia

17
소변검사 시 황갈색 색을 띠는 주요 원인은?

① 단백질
② 빌리루빈
③ 요 산
④ 유로빌리노겐
⑤ 중성지방

18
방사선 동위원소 ^{99m}Tc-MDP는 어떤 검사에 사용되는가?

① 신장기능 검사
② 뼈 스캔
③ 갑상샘 검사
④ 폐관류 검사
⑤ 간 스캔

19
SPECT는 어떤 특징을 갖는 영상기법인가?

① 정적 2차원 영상 제공
② 고주파 자기장 사용
③ 양전자 방출 영상
④ 회전형 감마카메라로 3차원 영상 생성
⑤ 단일채널 기록 방식

20
PET에서 사용되는 대표적인 방사성 동위원소는?

① ^{131}I
② ^{201}Tl
③ ^{99m}Tc
④ ^{18}F
⑤ ^{67}Ga

21
혈청 칼슘농도에 영향을 주는 주요 호르몬은?

① 인슐린
② 부갑상샘호르몬
③ 에스트로겐
④ 아드레날린
⑤ 코르티솔

22
알칼리 포스파타제가 상승하는 경우로 옳은 것은?

① 급성 백혈병
② 간경화 초기
③ 췌장염
④ 담도 폐쇄
⑤ 심근경색 초기

23
급성 심근경색 진단에 가장 특이적인 효소마커는?

① AST
② ALT
③ CK-MB
④ LDH-5
⑤ CK-BB

24
요소(nitrogen)의 주요 대사장소는?

① 신장
② 위
③ 간
④ 소장
⑤ 비장

25
혈중 크레아티닌 수치는 어떤 장기의 기능을 반영하는가?

① 간
② 신장
③ 심장
④ 폐
⑤ 췌장

26
소변에서 보통 관찰되지 않아야 하는 성분은?

① 요소
② 요산
③ 단백질
④ 나트륨
⑤ 칼륨

27
소변의 특정 중량(specific gravity)은 어떤 성분에 가장 영향을 받는가?

① pH
② 전해질
③ 백혈구
④ 요단백
⑤ 산도

28
소변에 갈색 침전물이 생겼을 때 의심할 수 있는 것은?

① 요당
② 크레아티닌
③ 혈색소
④ 백혈구
⑤ 질산염

29
PET 검사에서 ^{18}F-FDG의 주 용도는?

① 신장 배설 관찰
② 갑상샘 기능 확인
③ 간기능 측정
④ 세포 대사활동 평가
⑤ 심박수 측정

30
방사성 동위원소의 반감기란 무엇인가?

① 복용 후 배출되는 시간
② 방사능이 최대가 되는 시간
③ 방사능이 절반으로 감소하는 데 걸리는 시간
④ 동위원소의 사용기한
⑤ 인체 내 완전제거 시간

31
체액 전해질 분석 시 혈청 칼륨수치가 거짓으로 상승할 수 있는 상황은?

① 심한 탈수
② 고단백혈증
③ 용혈된 검체
④ 정맥울혈
⑤ 지질혈증

32
요산 상승과 관련이 깊은 질환은?

① 신장결석
② 지질이상증
③ 통풍
④ 당뇨병
⑤ 저알부민혈증

33
소변의 거품 형성을 일으킬 수 있는 이상 성분은?

① 글루코오스
② 단백질
③ 요소
④ 요산
⑤ 중성지방

34
케톤체가 검출되는 대표적인 임상상태는?

① 신증후군
② 요붕증
③ 당뇨병성 케톤산증
④ 간성혼수
⑤ 위장관 출혈

35
^{99m}Tc-DTPA는 주로 어떤 기능평가에 이용되는가?

① 간 배설 기능
② 심장박동 평가
③ 신장 사구체여과율(GFR)
④ 골격대사 검사
⑤ 갑상샘 기능 검사

36
방사선 안전관리에서 반감기가 짧은 동위원소를 사용하는 주된 이유는?

① 비용 절감
② 조직침투율 증가
③ 체내 체류시간 감소
④ 영상품질 향상
⑤ 검사속도 증가

37
방사선 검사의 방사선 피폭량 단위는?

① Becquerel(Bq)
② Curie(Ci)
③ Sievert(Sv)
④ Gray(Gy)
⑤ Coulomb(C)

38
동위원소를 취급하는 핵의학실에서 가장 중요한 보호장비는?

① 고무장갑
② 연장갑
③ 연 필
④ 페이스실드
⑤ 보안경

혈액학(39~73)

39
광학현미경에서 골수모세포(myeloblast)의 형태학적인 특징은?

① 핵의 염색질이 응축되어 있다.
② 핵은 함몰되어 있고, 편재되어 있다.
③ 핵소체가 관찰된다.
④ 핵과 세포질의 비율(N/C ratio)은 1:1이다.
⑤ 세포질 내 특이적 과립이 관찰된다.

40
태생기 4~5개월경에 조혈이 가장 활발한 장기는?

① 신장(Kidney)
② 이자(Pancreas)
③ 간(Liver)
④ 큰창자(Large intestine)
⑤ 작은창자(Small intestine)

41
혈색소 중 산과 알칼리에 저항성이 강하고, 태아기에 주된 혈색소는?

① 혈색소 A
② 혈색소 C
③ 혈색소 F
④ 혈색소 M
⑤ 혈색소 S

42
다음과 같은 특징을 갖는 세포는?

- MCHC 증가
- 삼투압 취약성 증가
- 세포막 단백질 결핍
- 소구성 고색소 적혈구

① 낫적혈구
② 구형적혈구
③ 분열적혈구
④ 표적적혈구
⑤ 입모양적혈구

43

핵 잔존물로 DNA 성분 함유 때문에 Feulgen 반응이 양성이며, 거대적혈모구빈혈에서 관찰되는 것은?

① 하인츠소체
② 호염기반점
③ 혈색소결정체
④ 하월-졸리소체
⑤ 파펜하이머소체

44

IgE 매개 면역반응에 관여하고 정상인의 말초혈액에서 가장 적은 수의 세포는?

① 중성구
② 림프구
③ 단핵구
④ 호산구
⑤ 호염기구

45

프러시안블루(Prussian blue) 염색 시 세포질 안에 푸른색으로 염색되고, 혈색소 합성 기능 저하 시 출현하는 비정상 봉입체는?

① 카보트고리
② 쉬트너반점
③ 호염기반점
④ 파펜하이머소체
⑤ 하월졸리소체

46

혈소판의 활성을 억제하는 물질은?

① 트롬빈
② 섬유소원
③ 콜라겐
④ 아스피린
⑤ 리스토세틴

47

혈소판 응집 과정에서 활성화된 혈소판 막의 GPIIb/IIIa 복합체와 결합하는 물질은?

① 헤파린
② 섬유소원
③ 세로토닌
④ 항트롬빈-III
⑤ 프로트롬빈

48

혈액응고인자 중 혈장 내 농도가 가장 높고, 적혈구 침강속도(ESR)를 증가시키는 것은?

① I인자(fibrinogen)
② II인자(prothrombin)
③ V인자(proaccelerin)
④ VII인자(proconventin)
⑤ IX인자(antihemophilic factor B)

49
골수모구(myeloblast)에서 나타나며, 세포질 내 적색의 바늘 모양을 보이는 급성골수백혈병에서 볼 수 있는 것은?

① Döhle body
② Russell body
③ Auer body
④ Heinz body
⑤ Basophilic stippling

50
진성적혈구증가증 진단 시 나타나는 특징은?

① 적혈구 수 감소
② 백혈구 수 감소
③ JAK2 유전자 변이
④ 적혈구용적률 감소
⑤ 적혈구형성호르몬 증가

51
감염단핵구증 환자에서 특징적으로 증가하는 혈구는?

① 중성구
② 혈소판
③ 그물적혈구
④ 성숙적혈구
⑤ 비정형 림프구

52
골수도말염색 시 MPO(myeloperoxidase), SBB(sudan black B) 염색에 강한 양성반응을 보이며, t(15;17) 염색체와 PML-RARA 유전자의 존재를 확인하였다. 예상되는 질환은?

① 다발골수종(MM)
② 털세포백혈병(HCL)
③ 진성적혈구증가증(PV)
④ 만성골수세포백혈병(CML)
⑤ 급성골수세포백혈병(APL)

53
프로트롬빈시간(PT)은 정상이고, 활성화부분트롬보플라스틴시간(aPTT)이 연장되었을 때 예상되는 결핍인자는?

① I인자
② II인자
③ V인자
④ VII인자
⑤ VIII인자

54
환자 혈액의 적혈구 용적률이 65%일 때, 혈액응고 검사 시의 해결방법은?

① 가온한다.
② 혼합검사를 실시한다.
③ 항응고제 양을 줄인다.
④ 알부민 한 방울을 첨가한다.
⑤ 헤파린 항응고제를 사용한다.

55
말초혈액을 초생체염색(supravital stain)한 도말표본에서 관찰된 적혈구 내 그물구조물은?

① RNA
② DNA
③ 단당류
④ 혈청철
⑤ 철과립

56
혈색소량(Hb)과 RBC 수로 계산할 수 있는 항수는?

① MCV
② MCH
③ MCHC
④ RDW
⑤ PDW

57
이상 혈색소 검사 중 sodium dithionite 용해도 검사결과가 양성일 경우, 확인검사는?

① 철염색
② PAS염색
③ 실링검사
④ 엽산검사
⑤ 혈색소 전기영동검사

58
정상 성인의 골수도말검사에서 myeloid : erythroid(M : E)의 비율은?

① 1 : 1∼2
② 1 : 3∼4
③ 1 : 5∼8
④ 2∼5 : 1
⑤ 8∼10 : 1

59
급성골수세포백혈병(AML) FAB 분류 중 M5에서 증가하고, 비특이적 에스터 분해효소(NSE) 염색에 양성을 보이며 NaF 저해시험에서 억제되는 세포계는?

① 단핵구계
② 거핵구계
③ 적혈구계
④ 호산구계
⑤ 호염기구계

60
1차 지혈검사 결과는 정상이고, PT와 aPTT가 모두 연장되었을 때 다음으로 시행해야 하는 검사는?

① 혈소판점착능검사
② 혈병수축능검사
③ 출혈시간검사
④ 혈소판응집능검사
⑤ 혼합검사

61
만성골수세포백혈병(CML) 진단에 유용한 필라데피아염색체의 유전자 배열은?

① t(9;22), BCR-ABL1
② t(1;19), PBX1-TCF3
③ t(9;11), MLLT3-MLL
④ t(15;17), PML-RARA
⑤ t(8;21), RUNX1-RUNX1T1

62
Rh 항원체계 중 가장 면역원성이 강한 항원은?

① C   ② c
③ e   ④ D
⑤ E

63
혈액형 표현형 A형의 유전형은?

① AA, OO   ② AO, BO
③ AO, AB   ④ AO, AA
⑤ AB, AB

64
ABO 혈액형 검사 시, 혈구형 검사 Anti-A, Anti-B에는 비응집을, 혈청형 검사 A cell, B cell, O cell에는 모두 응집이 관찰되었다. 이 환자의 혈액형은?

① A형   ② B형
③ O형   ④ Cis-AB형
⑤ Bombay(Oh)형

65
Weak D형 혈액형이 나왔다. 이후 처리에 관한 설명으로 옳은 것은?

① 수혈자와 공혈자 모두 Rh(D) 음성으로 취급한다.
② Rh(D) 음성으로 판정한다.
③ 반드시 Rh(D) 양성 혈액을 수혈받는다.
④ 실온식염수법에서 반응성이 강하다.
⑤ 간접항글로불린법(IAT)을 실시한다.

66
장기이식 시 발생하는 이식편대숙주병(GVHD) 예방을 위한 효과적인 방법은?

① 근친 간 수혈을 피한다.
② 방사선을 조사하여 백혈구를 제거한다.
③ 저온에서 수혈한다.
④ 원심 후 수혈한다.
⑤ 세척 후 수혈한다.

67
성분채혈혈소판의 보존기간은?

① 35일
② 21일
③ 120시간
④ 24시간
⑤ 4시간

68
환자 자신의 혈액을 수혈하는 자가수혈에 관한 설명으로 옳은 것은?

① 혈색소(Hb)가 9.0g/dL 이상이어야 한다.
② 동종면역의 위험성이 있다.
③ 희귀혈액 확보에 유리하다.
④ 최대 6단위까지 가능하다.
⑤ 만 16세 미만은 실시하지 않는다.

69
비예기항체검사에서 원주응집법(column agglutination)에 대한 설명으로 옳은 것은?

① 한랭항체의 검출이 용이하다
② 시험관법에 비해 객관적인 판독이 가능하다.
③ 응집반응이 강하면 적혈구는 겔 하부에 모인다.
④ Anti-A 시약만 사용한다.
⑤ 생물학적 위험이 증가한다.

70
Type & Screen(T&S)에 포함되는 검사는?

① 비예기항체선별검사
② 항체용출검사
③ 교차시험
④ 약제유발용혈검사
⑤ 직접항글로불린검사

71
주교차 적합시험은?

① O형 혈청 + 수혈자 혈청
② 수혈자 혈청 + 수혈자 적혈구
③ 수혈자 혈청 + 공혈자 적혈구
④ 수혈자 적혈구 + 공혈자 혈청
⑤ 공혈자 혈청 + 공혈자 적혈구

72
장기 및 골수이식 시 중요한 항원으로, 인체 내 조직세포 표면, 혈소판, 백혈구의 표면에 존재하는 것은?

① Lewis
② Lutheran
③ Kell
④ P
⑤ HLA

73
혈액제제 중 보존기간이 가장 짧은 제제는?

① 전 혈
② 농축혈소판
③ 신선동결혈장
④ 세척적혈구
⑤ 농축적혈구

임상미생물학(74-115)

74
그람음성균 중에서도 포도당을 발효하는 균은?

① *Pseudomonas aeruginosa*
② *Neisseria gonorrhoeae*
③ *Escherichia coli*
④ *Brucella abortus*
⑤ *Bordetella pertussis*

75
*Bacillus anthracis*의 특징으로 옳은 것은?

① 운동성이 있다.
② 내생포자를 형성하지 않는다.
③ 편모가 있다.
④ 캡슐을 형성한다.
⑤ 혐기성균이다.

76
MacConkey agar에서 유당 분해 여부를 확인할 수 있는 이유는?

① pH 지시약 포함
② 혈액 성분 포함
③ 항생제 저항성 확인
④ 염분 농도 차이
⑤ 항체-항원 반응

77
*Campylobacter jejuni*의 배양조건으로 적절한 것은?

① 37℃에서 혐기성
② 30℃에서 호기성
③ 42℃에서 미호기성
④ 4℃에서 혐기성
⑤ 25℃에서 호기성

78
카탈라제 양성이고 포도상으로 배양되는 균은?

① *Streptococcus pyogenes*
② *Staphylococcus aureus*
③ *Enterococcus faecalis*
④ *Listeria monocytogenes*
⑤ *Streptococcus pneumoniae*

79
크립토코쿠스(*Cryptococcus neoformans*)의 진단에 사용되는 염색은?

① India ink 염색
② Ziehl-Neelsen 염색
③ Gram 염색
④ PAS 염색
⑤ Giemsa 염색

80
*Candida albicans*의 대표적인 형태학적 특징은?

① 분절된 균사
② 직선형 균사
③ 위성 식민지
④ 위균사(pseudohyphae)
⑤ 포 낭

81
다음 중 진균 배양에 가장 적합한 온도는?

① 4℃ ② 25℃
③ 37℃ ④ 42℃
⑤ 60℃

82
RNA 바이러스 중 역전사효소를 가지는 것은?

① Poliovirus
② HIV
③ Influenza virus
④ Hepatitis A virus
⑤ Coronavirus

83
Hepatitis B virus(HBV)의 유전물질은?

① ssRNA ② ssDNA
③ dsRNA ④ dsDNA
⑤ RNA-DNA 복합체

84
산-알코올 저항성(항산성)을 보이는 균은?

① *Clostridium tetani*
② *Mycobacterium tuberculosis*
③ *Streptococcus pneumoniae*
④ *Salmonella typhi*
⑤ *Listeria monocytogenes*

85
*Enterococcus faecalis*의 일반적인 그람염색 및 형태는?

① 그람음성 간균 ② 그람양성 간균
③ 그람양성 구균 ④ 그람음성 나선균
⑤ 그람양성 나선균

86
혈액 배지를 사용하는 목적은?

① 호기성 세균 검출
② 균의 운동성 확인
③ 용혈반응 관찰
④ 항균제 감수성 검사
⑤ 형광 관찰

87
Histoplasma capsulatum 감염의 주요 감염 경로는?

① 피부 접촉 ② 오염된 물
③ 흡 입 ④ 곤충 매개
⑤ 혈액 전파

88
*Aspergillus fumigatus*의 병원성과 관련된 구조는?

① 포자낭
② 위균사
③ 분절형 균사
④ 균사벽 리포터
⑤ 담즙색소

89
Dermatophyte 감염에서 가장 흔한 감염부위는?

① 폐
② 혈액
③ 피부
④ 간
⑤ 중추신경계

90
CPE(Cytopathic Effect)를 관찰하는 주된 목적은?

① 항생제 감수성 평가
② 세균 오염 확인
③ 바이러스 감염 여부 확인
④ 혈청학적 반응 측정
⑤ 백혈구 수 확인

91
홍역 바이러스의 전파경로는?

① 경피감염
② 혈액 접촉
③ 소화기계 경로
④ 호흡기 비말
⑤ 곤충 매개

92
Rotavirus는 주로 어떤 질환을 유발하는가?

① 호흡기감염
② 장염
③ 간염
④ 수막염
⑤ 심근염

93
인플루엔자 바이러스의 항원성 변화 중 큰 변이를 일으키는 것은?

① 항원 표적화
② 항원 소변배출
③ 항원 변이
④ 항원 이동(shift)
⑤ 항체 회피

94
*Clostridium botulinum*이 생성하는 독소의 주요 작용부위는?

① 신장세포
② 적혈구
③ 신경근 접합부
④ 간세포
⑤ 폐포세포

95
Salmonella typhi 감별에 가장 적합한 배지조합은?

① MacConkey + Chocolate
② Blood + SS agar
③ SS agar + Bismuth sulfite
④ Thioglycollate + Blood
⑤ XLD + EMB

96
Catalase 음성이며 사슬 모양으로 배열되는 균은?

① *Staphylococcus aureus*
② *Listeria monocytogenes*
③ *Enterococcus faecium*
④ *Streptococcus pyogenes*
⑤ *Micrococcus luteus*

97
Candida 감염의 진단에서 사용할 수 있는 방법은?

① 혈액 배양
② 항산균 염색
③ 바이러스 배양
④ 호중구 수 측정
⑤ 결합반응 시험

98
*Mucor spp.*의 대표적 감염부위는?

① 중추신경계
② 피 부
③ 부비동 및 폐
④ 심 장
⑤ 소화기계

99
Trichophyton rubrum 감염의 진단에 적합한 검사는?

① KOH 검사
② India ink 염색
③ Ziehl-Neelsen 염색
④ Gram 염색
⑤ 항체 검사

100
Hepatitis C virus(HCV)는 어떤 유형의 유전물질을 가지는가?

① dsDNA
② ssDNA
③ ssRNA 양성가닥
④ ssRNA 음성가닥
⑤ dsRNA

101
Rabies virus 감염의 전형적 증상은?

① 간기능 저하
② 호흡곤란
③ 광수증
④ 수막염
⑤ 설 사

102
Adenovirus가 주로 감염시키는 부위는?

① 장 ② 간
③ 비 장 ④ 호흡기
⑤ 신경계

103
Papillomavirus는 어떤 증상을 주로 유발하나요?

① 간경변 ② 피부 사마귀
③ 폐 렴 ④ 치 매
⑤ 고 열

104
Varicella-zoster virus는 재활성화 시 어떤 질환을 유발하는가?

① 홍 역 ② 대상포진
③ 풍 진 ④ 수막염
⑤ 간 염

105
Vibrio cholerae의 주된 독소작용은?

① 신경마비 유도
② 세포 용해
③ 장내 수분 분비 증가
④ 면역 억제
⑤ 혈액응고 유도

106
Helicobacter pylori의 진단법 중 비침습적인 방법은?

① 조직 생검 ② 요소호흡검사
③ 배 양 ④ 면역조직염색
⑤ 혈액배양

107
Shigella 감염의 대표 증상은?

① 심한 탈수 ② 신경마비
③ 혈 변 ④ 황 달
⑤ 위산 저하

108
Sporothrix schenckii 감염의 주요 전파 경로는?

① 호흡기 흡입 ② 피부 손상
③ 음식물 섭취 ④ 혈액 매개
⑤ 비말 전파

109
Pneumocystis jirovecii 감염은 어떤 환자에게 흔한가?

① 건강한 성인 ② 소아
③ HIV 감염자 ④ 당뇨병 환자
⑤ 간암 환자

110
Microsporum 감염은 주로 어느 조직을 침범하는가?

① 피부와 모발 ② 간
③ 혈액 ④ 폐
⑤ 신경계

111
COVID-19의 원인 바이러스는?

① SARS-CoV
② MERS-CoV
③ SARS-CoV-2
④ HCoV-OC43
⑤ HKU1

112
B형간염 예방을 위한 백신은 어떤 항원을 포함하는가?

① 핵산 항원 ② E 항원
③ S 항원 ④ C 항원
⑤ NS 항원

113
Poliovirus의 전파경로는?

① 호흡기 ② 비 말
③ 소화기계 ④ 피부 접촉
⑤ 혈 액

114
Epstein-Barr virus는 어떤 질환과 가장 관련이 깊은가?

① 전염성 단핵구증
② 수막염
③ 폐 렴
④ 홍 역
⑤ 간 암

115
Herpes simplex virus 1(HSV-1)은 주로 어떤 부위를 감염시키는가?

① 생식기
② 안 구
③ 간
④ 호흡기
⑤ 피부 및 구강

조직·세포병리검사(1~16)

01
다음은 H&E 염색을 한 간 조직의 슬라이드 사진이다. 이 슬라이드에서 가장 잘 관찰되는 병리학적 변화는?

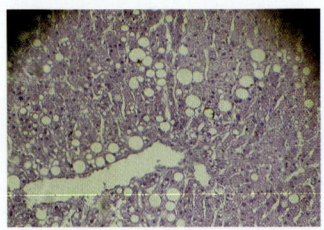

① 지방변성
② 괴 사
③ 출 혈
④ 세포증식
⑤ 석회화

02
다음 슬라이드는 Papanicolaou 염색을 이용한 자궁경부 세포검사이다. 가장 가능성 높은 진단은?

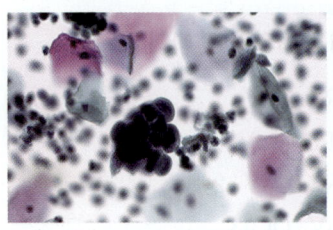

① 정상 편평상피세포
② 고등급편평상피내병변(HSIL)
③ 비정형편평세포(ASC-US)
④ 편평상피세포암
⑤ 저등급편평상피내병변(LSIL)

03
다음은 PAS 염색된 신장조직 사진이다. 붉은색으로 염색된 부위는 무엇을 의미하는가?

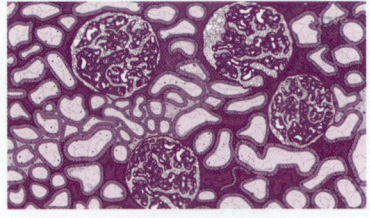

① 지 질   ② 콜라겐
③ 당 질   ④ 핵 산
⑤ 근육섬유

04

다음은 조직 슬라이드의 마운트 전 사용하는 시약이다. 본 과정은?

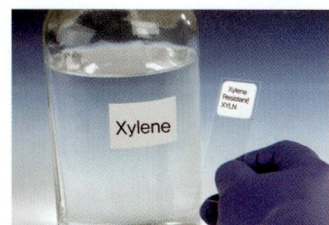

① 탈 수
② 투명화
③ 절 편
④ 고 정
⑤ 염 색

05

다음은 세포병리 슬라이드이다. 세포의 핵이 비정상적으로 진하게 염색된 소견은 무엇을 의미하는가?

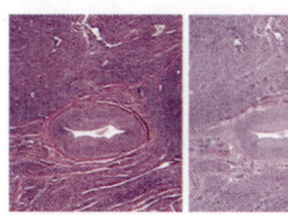

① 핵비대
② 핵농축
③ 과염색성
④ 핵분열
⑤ 세포질 팽창

06

다음은 Ziehl-Neelsen 염색을 이용한 슬라이드이다. 염색된 붉은색 막대 모양 구조는 무엇을 나타내는가?

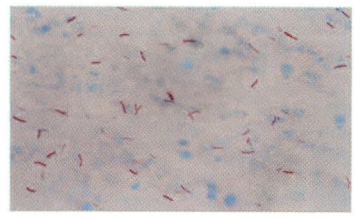

① 진균 포자
② 그람양성 구균
③ 결핵균
④ 바실루스속균
⑤ 백혈구

07

다음은 골수 천자 슬라이드이다. 이 중 과립구계의 성숙단계를 구분할 수 있는 특징은?

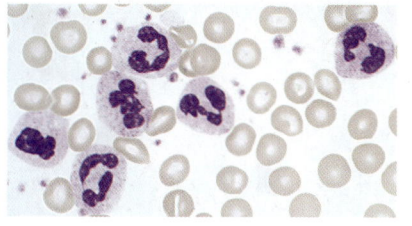

① 핵분열
② 핵의 세절화
③ 세포질의 기포화
④ 세포질의 호염기성
⑤ 핵막의 소실

08

다음은 lymph node 절편 조직 슬라이드이다. 이 조직에서 가장 특징적인 구조는?

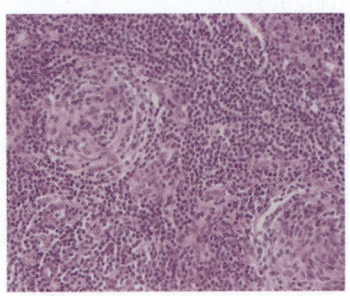

① 생식 중심
② 도 관
③ 섬유소 침착
④ 결절조직
⑤ 점액샘

10

다음 세포병리 슬라이드에서 관찰된 mult inucleation은 어떤 감염과 관련이 깊은가?

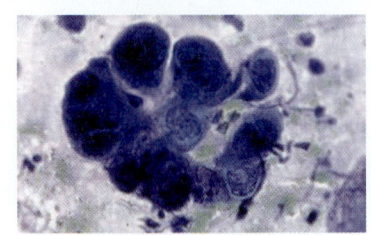

① HIV
② CMV
③ HSV
④ HPV
⑤ EBV

09

다음은 간조직에서 Masson trichrome 염색을 한 슬라이드이다. 청색으로 염색된 영역은 어떤 성분을 의미하는가?

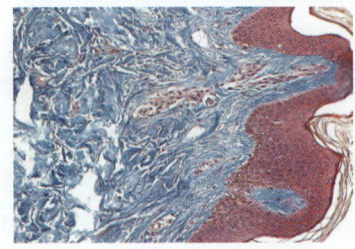

① 핵
② 지 질
③ 근섬유
④ 콜라겐 섬유
⑤ 당 질

11

Papanicolaou 염색에서 eosinophilic cytoplasm은 어떤 세포 분화와 관련이 있는가?

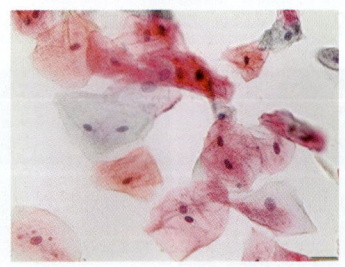

① 미성숙 세포
② 호염기성 분화
③ 호산성 분화
④ 중성 분화
⑤ 이형성 분화

12

다음 슬라이드는 자궁경부세포검사이다. Koilocytosis가 관찰되는 경우 가장 의심되는 원인은?

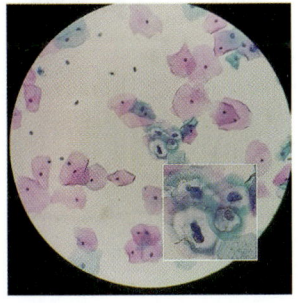

① *Chlamydia* 감염
② *Candida* 감염
③ HPV 감염
④ HSV 감염
⑤ *Trichomonas* 감염

13

다음 슬라이드에서 확인되는 결절성 림프구 집합은 어느 질환에서 흔히 나타나는가?

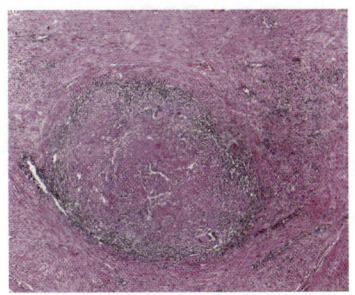

① 간경화
② 결 핵
③ 류마티스관절염
④ 신세포암
⑤ 간세포암

14

다음은 세포병리 도말 슬라이드이다. 고정 시 가장 적절한 시기는 언제인가?

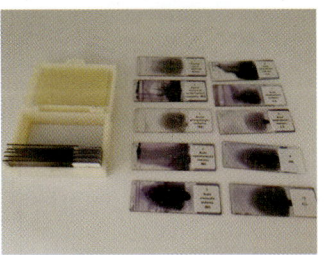

① 도말 후 10분 후
② 완전 건조 후
③ 즉 시
④ 염색 전날
⑤ 수분 제거 후

15

조직절편에서 두께가 불균일하게 절단되는 주요 원인은?

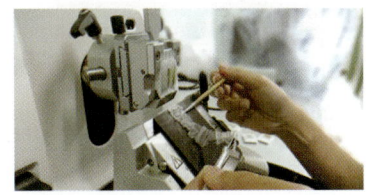

① 염색 시약의 농도
② 포르말린 농도 부족
③ 마이크로톰 나이프의 손상
④ 탈수 미흡
⑤ 파라핀의 색 변화

16

조직절편을 수조에서 올릴 때 발생할 수 있는 문제 중 잘못된 수온의 영향은?

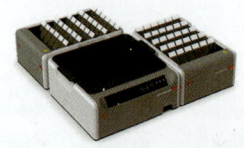

① 절편의 수축
② 절편의 팽창 및 주름
③ 절편의 염색 저하
④ 슬라이드 부착 불량
⑤ 세포질 염색 과다

18

요검체 분석 시 pH가 9.0 이상으로 나왔다. 이 경우 가장 먼저 고려할 사항은?

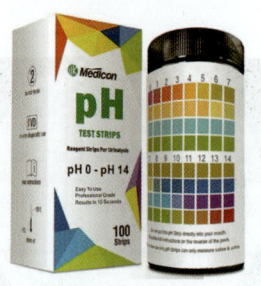

① 정상 소견
② 세균 감염
③ 검체의 오염 또는 저장 지연
④ 단백뇨
⑤ 산성약물 복용

임상화학검사(17~32)

17

혈청 Glucose 측정 시 Hexokinase 방법을 사용한다. 이 방법에서 생성되는 측정 가능한 물질은?

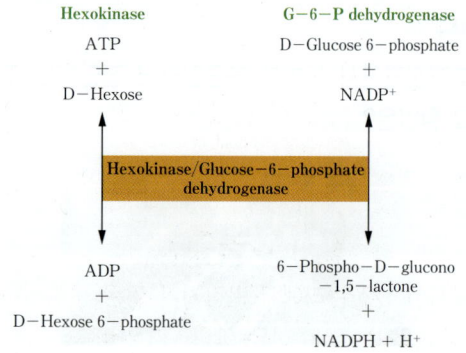

① Glucose-6-phosphate
② NADPH
③ Fructose
④ Lactate
⑤ ATP

19

총 빌리루빈 측정 시 Jendrassik-Grof 방법을 사용할 때 주요 반응물은?

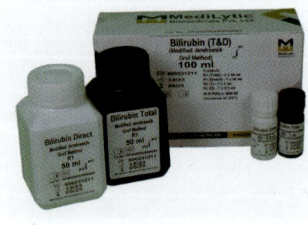

① Sulfanilic acid
② Vanadate
③ Diazotized sulfanilic acid
④ Benedict reagent
⑤ Ferric chloride

20

갑상샘 기능검사 결과 TSH가 낮고, T_3와 T_4가 높을 경우 어떤 질환이 의심되는가?

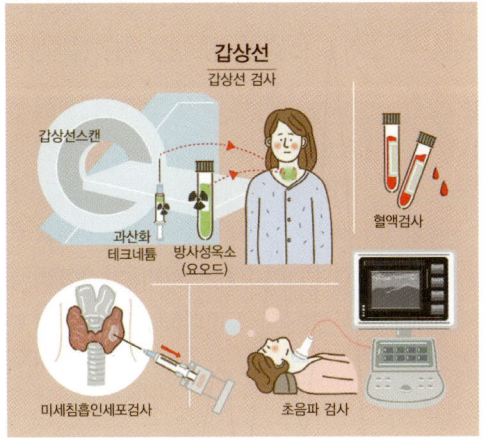

① 갑상샘 기능저하증
② 무기질 코르티코이드 과다증
③ 요붕증
④ 갑상샘 기능항진증
⑤ 당뇨병

21

혈청 단백 전기영동 결과에서 감마영역의 농도가 증가되어 있다. 가장 가능성 있는 해석은?

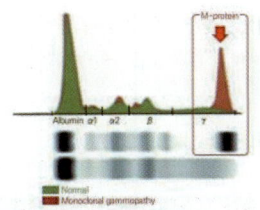

① 지질 감소
② 단일클론성 감마글로불린 증가
③ 알부민 감소
④ 요산 증가
⑤ 철 결핍

22

요검사 스트립 검사에서 유로빌리노겐 양성 반응은 무엇을 시사할 수 있는가?

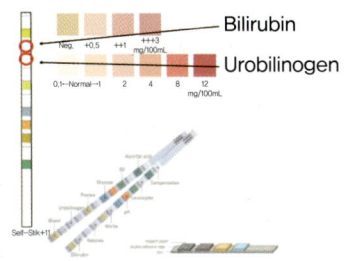

① 담도 폐쇄
② 용혈성 질환
③ 요붕증
④ 요 석
⑤ 케톤산증

23

핵의학 검사에서 ^{99m}Tc-MDP를 사용하는 주된 목적은?

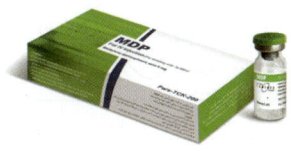

① 간기능 검사
② 폐관류 검사
③ 신장기능 검사
④ 뼈 스캔
⑤ 갑상샘기능 검사

24

혈청 크레아티닌 농도를 측정하는 Jaffe 반응의 간섭물질 중 하나는?

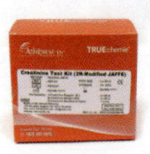

① 글루코오스
② 아세틸콜린
③ 아세토아세트산
④ 요 소
⑤ 지 질

25

혈중 알부민 농도 감소 시 가장 먼저 의심할 수 있는 상태는?

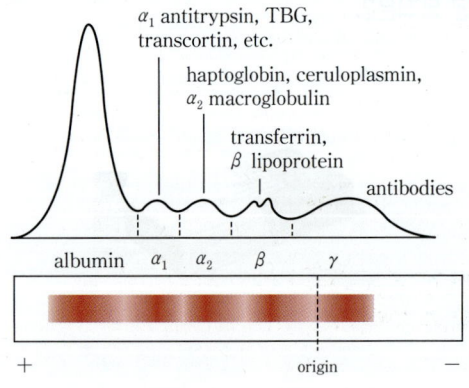

① 급성 바이러스 감염
② 만성 간질환
③ 요붕증
④ 요로감염
⑤ 췌장염

26

LDH 측정에서 LDH-1이 증가되어 있고 LDH-2보다 높은 경우, 가장 가능성 있는 진단은?

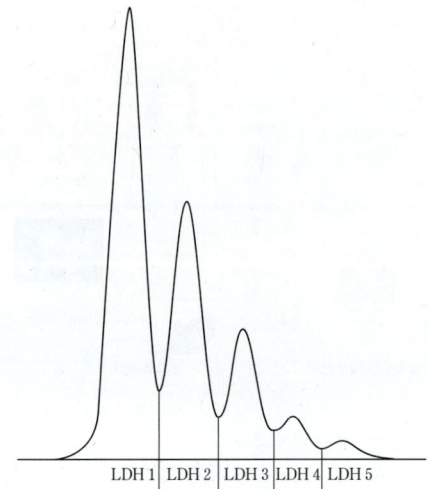

① 급성 신부전　② 골격근 손상
③ 급성 심근경색　④ 지방간
⑤ 요산 증가증

27

소변검사에서 백혈구에 의한 탁도가 관찰되었을 때 추가로 시행해야 할 검사는?

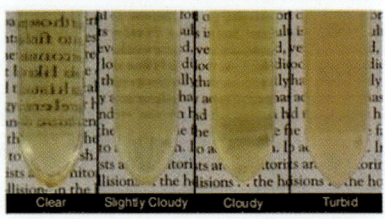

① 단백 검사
② 케톤 검사
③ 현미경 검사
④ 잠혈 검사
⑤ pH 검사

28

요중 단백질 검사에서 '양성'이 나왔을 때 가장 먼저 고려해야 할 해석은?

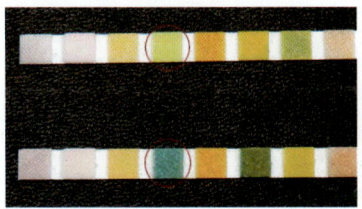

① 정상소견
② 콩팥기능 정상
③ 사구체 이상 가능성
④ 담도 폐쇄
⑤ 혈소판 감소증

29

핵의학 검사에서 폐관류 스캔에 사용되는 방사성 물질은?

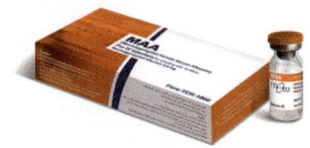

① $^{99m}Tc-MAA$
② $^{99m}Tc-DTPA$
③ ^{131}I
④ $^{18}F-FDG$
⑤ ^{201}Tl

30

혈청 Calcium 분석 시 EDTA 튜브를 사용한 경우 결과에 미치는 영향은?

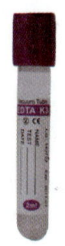

① 농도 증가
② 정확한 측정
③ 거짓 감소
④ pH 변화 없음
⑤ 간섭 없음

31

소변 케톤 검출에 가장 민감한 방법은?

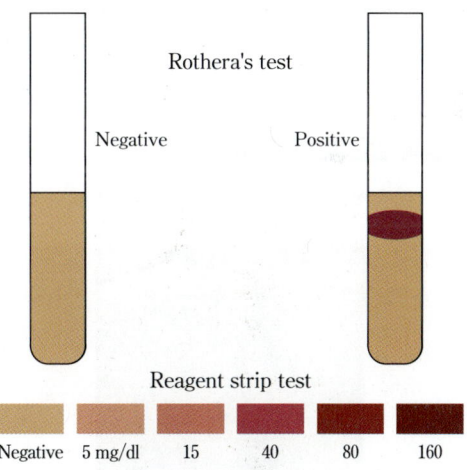

① Benedict test
② Seliwanoff test
③ Rothera test
④ Fehling test
⑤ Clinitest

32

18F-FDG를 사용하는 PET 검사의 주요 목적은?

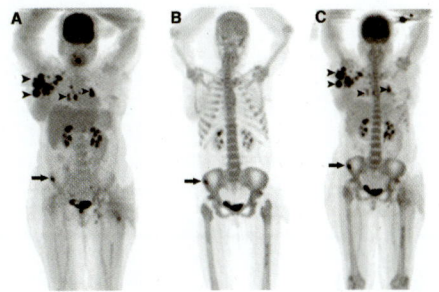

① 신장 여과율 측정
② 암세포 대사활동 평가
③ 갑상샘 기능 측정
④ 폐환기 검사
⑤ 뼈 밀도 측정

혈액학검사(33~48)

33

다음과 같은 검체 부적합의 원인은?

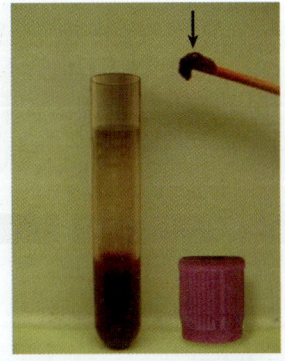

① 혈액응고 형성   ② 검체량 부족
③ 항응고제 과잉   ④ 검체운반 지연
⑤ 혈액 혼입

34

혈액 채취 후 가장 먼저 담아야 하는 것은?

① 혈액배양(Blood culture)

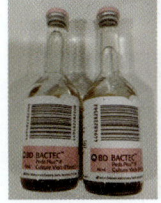

② 응고검사(Sod. citrate)

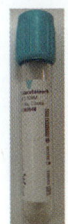

③ cbc 검사(EDTA)

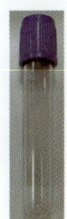

④ Glucose 검사(Gray)

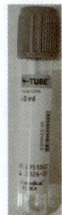

⑤ LFT 검사(Yellow)

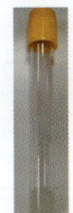

35
정상성인의 말초혈액 도말표본(PB smear)에서 혈구형태 관찰에 적합한 부위를 ideal zone 이라 한다. 해당하는 것은?

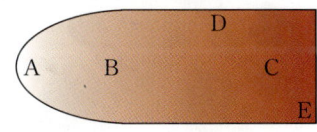

① A
② B
③ C
④ D
⑤ E

36
EDTA 혈액을 혈액도말한 표본에서 화살표가 가리키는 혈소판 응집이 관찰되었다. 해결방법은?

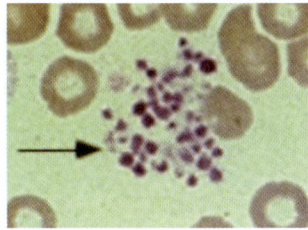

① 항응고제 양을 줄인다.
② 항응고제 양을 늘린다.
③ 생리식염수로 세척한다.
④ 항응고제를 Sodium citrate로 교체한다.
⑤ 37℃ 항온수조(water bath)에 가온한다.

37
골수도말표본에서 사진의 세포가 성숙했을 때 관련 있는 세포는?

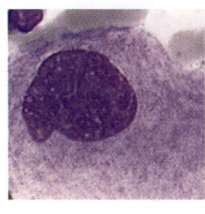 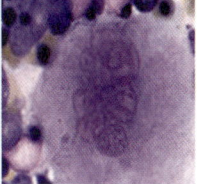

① 림프구
② 호중구
③ 단핵구
④ 적혈구
⑤ 혈소판

38
다음 사진과 같이 특정 염색체 표적 유전자에 프로브를 교접하여 관찰하는 유전학적 검사는?

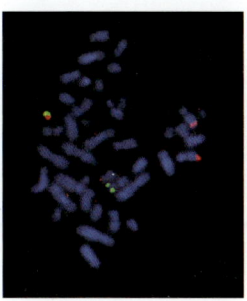

① ELISA
② FDP
③ FISH
④ 염색체표본지도
⑤ 섬유소분해검사

39
다음 사진을 통해 알 수 있는 질환은?

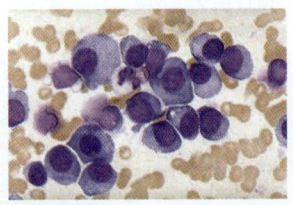

① 말라리아 감염
② 다발성골수종
③ 재생불량빈혈
④ 철결핍빈혈
⑤ 진성적혈구증가증

40
다음은 염색체 표본제작 과정을 모식화한 그림이다. 세포분열을 중지시키고 중기의 세포를 얻기 위한 단계는?

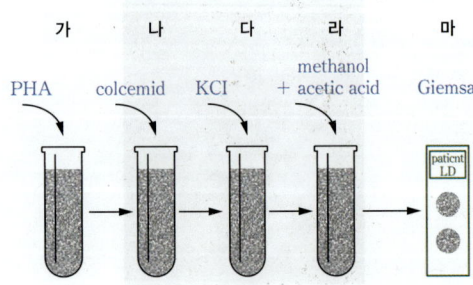

① 가
② 나
③ 다
④ 라
⑤ 마

41
말초혈액에 도말표본에서 화살표가 가리키는 세포는?

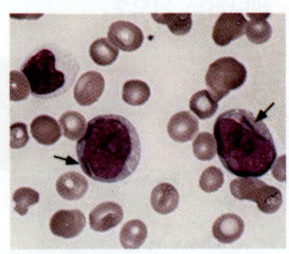

① 아우어소체(Auer body)
② 타원적혈구
③ 가시적혈구
④ 될소체(Döhle body)
⑤ 하인츠소체(Heinz body)

42
초생체염색 표본이다. 화살표가 가리키는 세포에 사용된 시약은?

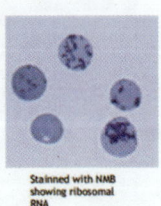

① Eosin
② Safranin O
③ Congo red
④ Hematoxylin
⑤ New methylene blue

43

사진 (가)의 원리를 이용하여 (나) 시약으로 확인할 수 있는 것은?

가   나

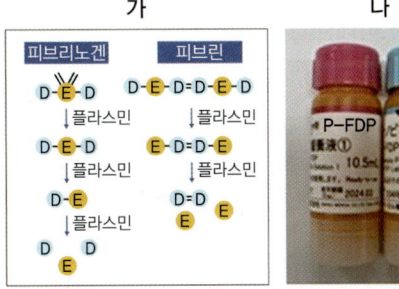

① 섬유소 용해계 경로
② 외인계 경로
③ 내인계 경로
④ 공통 경로
⑤ 혼합 경로

44

사진은 원주응집법으로 시행한 검사결과이다. Rh 표현형으로 옳은 것은?

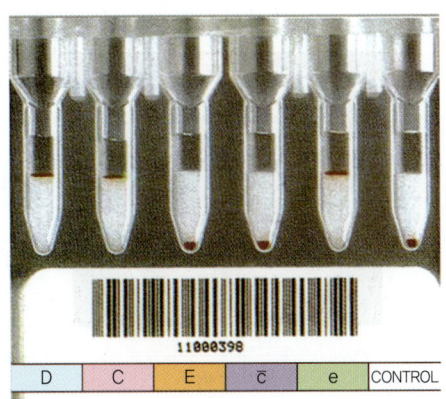

① DcE
② DCE
③ DCe
④ dCE
⑤ dcE

45

가장 흔한 수혈 부작용을 예방하기 위해 사용하는 혈액 제제는?

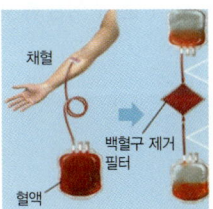

① 용혈
② 발열
③ 패혈증
④ 지연성 알러지반응
⑤ 부정맥

46

다음은 항체동정검사 시약이다. 정확한 항체동정을 위해 사진에 효소(enzyme)로 처리된 시약으로 검사를 시행했다. 반응이 증강되는 항체는?

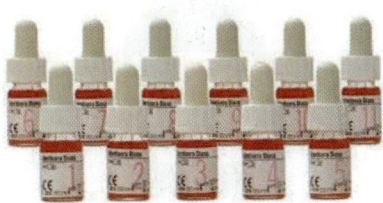

① Anti-E
② Anti-M
③ Anti-N
④ Anti-S
⑤ Anti-Fy_a

47

빈혈 환자가 백혈구여과제거적혈구 수혈 후 사진과 같은 두드러기, 아나필락시스반응을 보였다. 다음 수혈 시 수혈 부작용을 예방하기 위해 사용할 제제는?

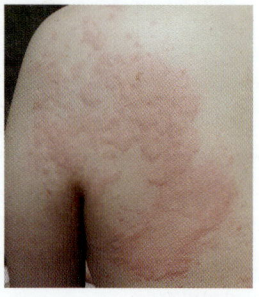

① 농축백혈구 ② 농축혈소판
③ 농축적혈구 ④ 전 혈
⑤ 세척적혈구

48

응급실로 내원한 초진환자이다. 위급한 상황에서 혈액형 검사와 교차시험이 불가할 경우 응급 수혈 시 선택할 수 있는 적혈구 제제는?

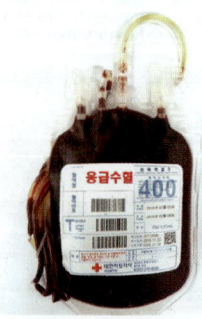

① A형, Rh(D)음성
② B형, Rh(D)음성
③ AB형, Rh(D)음성
④ O형, Rh(D)음성
⑤ A형, Rh(D)양성

임상미생물검사 (49~65)

49

그람음성 막대균의 감별에 사용되는 배지로 적절한 것은?

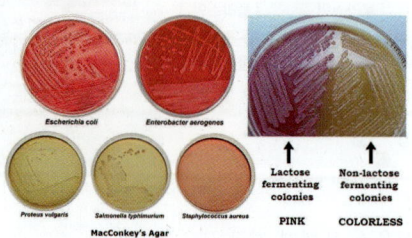

① Blood agar
② MacConkey agar
③ Chocolate agar
④ Sabouraud agar
⑤ Löwenstein–Jensen medium

50

혈액 배지에서 베타용혈을 보이는 그람양성 구균은?

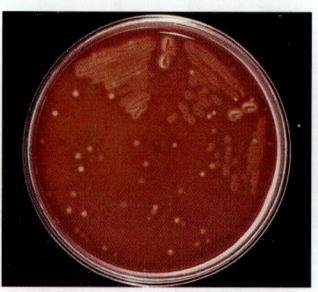

① *Streptococcus pyogenes*
② *Staphylococcus epidermidis*
③ *Streptococcus pneumoniae*
④ *Enterococcus faecalis*
⑤ *Staphylococcus saprophyticus*

51
India ink 염색으로 관찰되는 진균은?

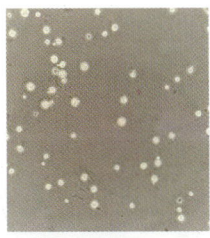

① *Aspergillus fumigatus*
② *Histoplasma capsulatum*
③ *Candida albicans*
④ *Cryptococcus neoformans*
⑤ *Trichophyton rubrum*

52
A형간염(HAV)의 주요 전파경로는?

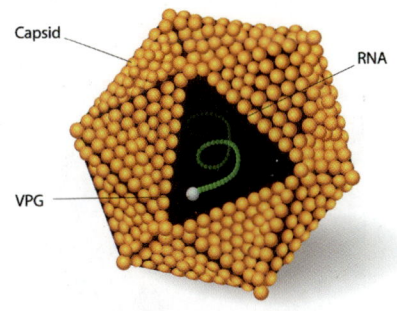

① 혈 액
② 모 유
③ 성접촉
④ 분변-경구
⑤ 비 말

53
COVID-19 항원검사에서 사용하는 시료로 적절한 것은?

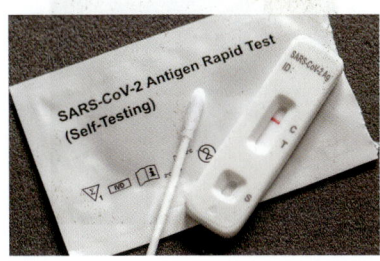

① 혈 액
② 소 변
③ 비인두 도말
④ 뇌척수액
⑤ 대 변

54
면역형광법(IFA)에서 사용되는 형광염료로 가장 일반적인 것은?

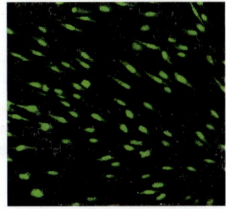

① Fast Red
② Methylene blue
③ Fluorescein isothiocyanate(FITC)
④ Hematoxylin
⑤ Safranin

55

진균 배양 시 가장 적절한 배지는?

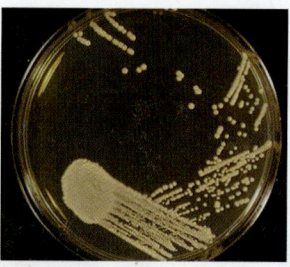

① MacConkey agar
② Blood agar
③ Nutrient agar
④ Sabouraud dextrose agar
⑤ Chocolate agar

56

HIV 감염진단에 가장 민감한 초기검사는?

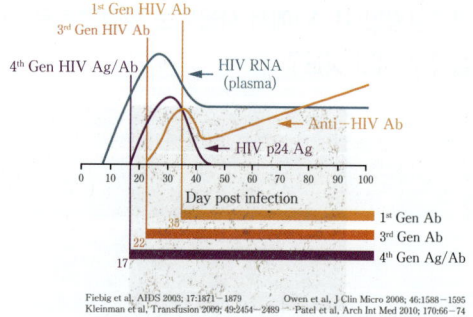

① Western blot
② CD4+ T세포 수치
③ 항원/항체 동시검사(4세대 ELISA)
④ PCR로 HIV RNA 정량
⑤ p24 항원 단독검사

57

세균의 항생제 감수성 검사를 수행하기 위해 사용하는 방법은?

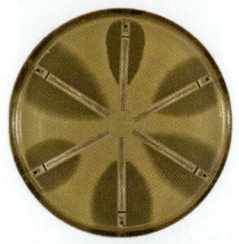

① 그람염색
② E-test
③ Zinc test
④ Catalase test
⑤ KOH prep

58

캔디다 감염을 진단하기 위한 간단한 실험실 검사는?

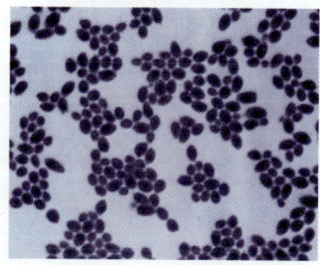

① 그람염색
② H&E 염색
③ Ziehl-Neelsen 염색
④ India ink 염색
⑤ Acid-fast stain

59
바이러스 배양이 일반적으로 어려운 이유는?

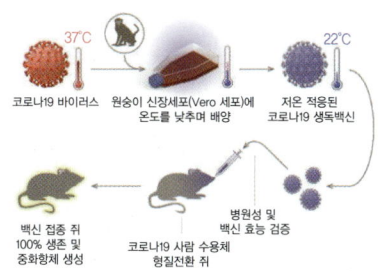

① 크기가 작아서
② 세포 내 기생체여서
③ 배양 시 산소가 필요해서
④ 고온이 필요해서
⑤ 항생제가 필요해서

60
진균의 형태학적 분류에 기여하는 구조는?

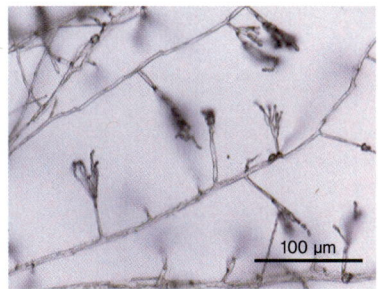

① 편모
② 아포
③ 균사
④ 편평상피
⑤ 호염기성 과립

61
Hepatitis B 바이러스(HBV)의 항원 중 백신에 사용되는 것은?

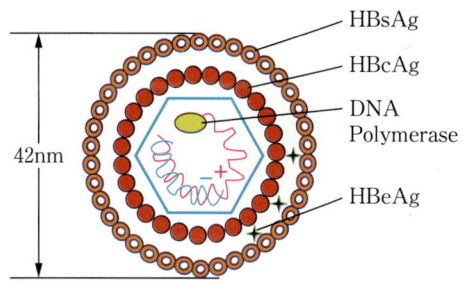

① HBcAg
② HBeAg
③ HBxAg
④ HBsAg
⑤ DNA polymerase

62
비특이적 면역반응에 해당하는 것은?

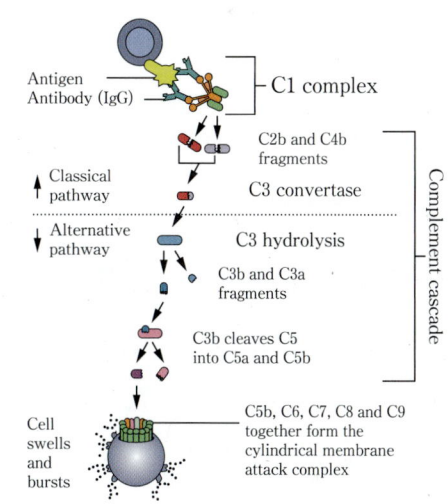

① 항체 생성   ② T세포 활성화
③ 보체 작용   ④ 기억세포 생성
⑤ 면역글로불린 분비

63
EIA(Enzyme Immunoassay)의 결과에서 'cut-off value'의 역할은?

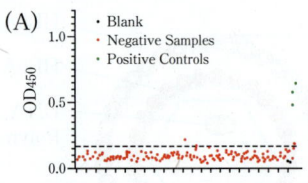
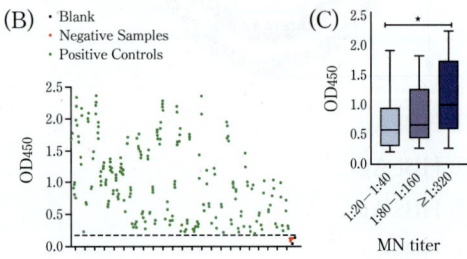

① 표준곡선의 기울기
② 양성과 음성을 구분하는 기준값
③ 검체 희석배수
④ 기질 반응속도
⑤ 기기 오차범위

64
결핵균의 항산성은 어떤 구성성분 때문인가?

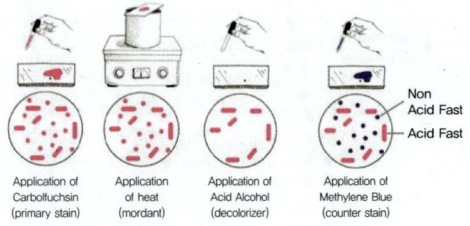

① 펩티도글리칸
② 카복실기
③ 마이콜산
④ 콜레스테롤
⑤ 폴리사카라이드

65
EBV 감염과 가장 관련 있는 질환은?

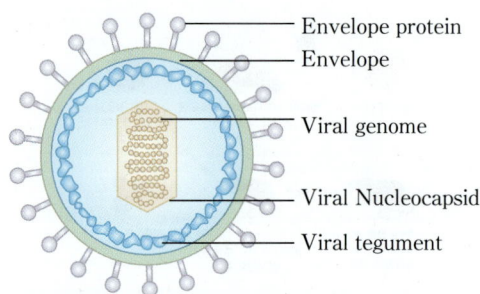

① A형간염
② 인플루엔자
③ 전염성 단핵구증
④ 대상포진
⑤ 광견병

2025
최신개정판

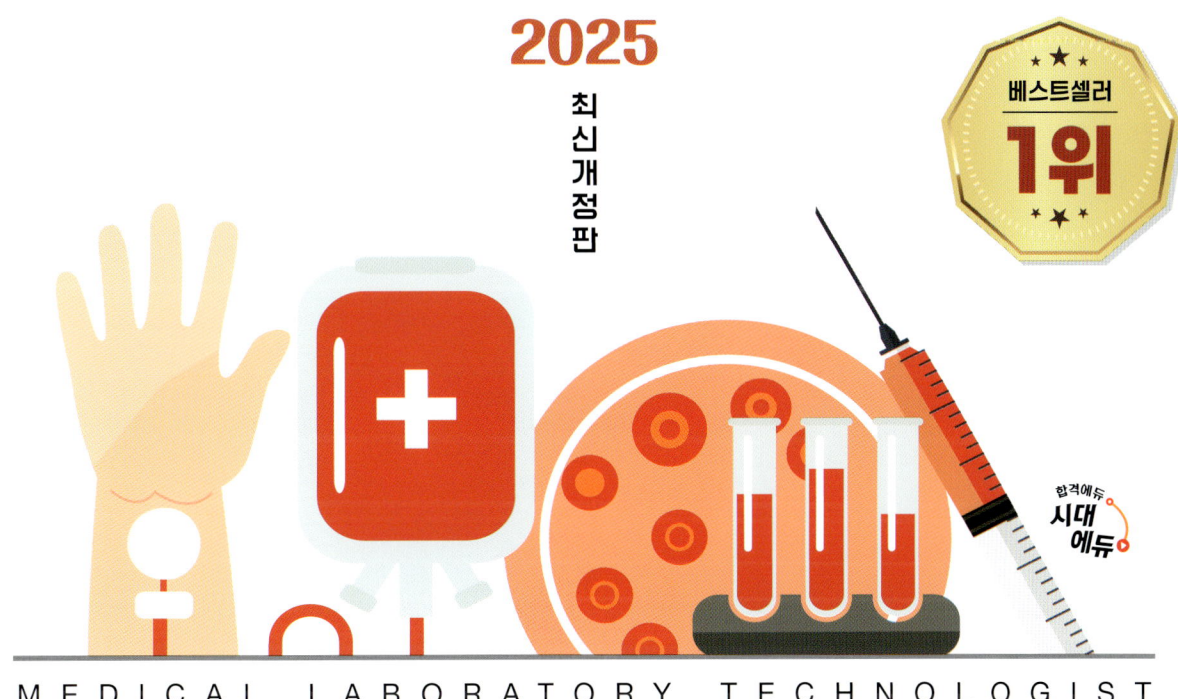

MEDICAL LABORATORY TECHNOLOGIST

임상병리사
최종모의고사

정답 및 해설

제 1 회

정답 및 해설

제1회 모의고사(1교시) 해설

임상병리사

문제 P. 2

>>> 정답 확인

01	②	02	①	03	②	04	①	05	③	06	④	07	③	08	④	09	②	10	③
11	⑤	12	③	13	②	14	②	15	③	16	①	17	⑤	18	③	19	②	20	②
21	③	22	③	23	①	24	⑤	25	①	26	④	27	③	28	②	29	⑤	30	①
31	②	32	④	33	⑤	34	②	35	②	36	⑤	37	③	38	③	39	②	40	③
41	②	42	②	43	⑤	44	⑤	45	①	46	②	47	③	48	⑤	49	②	50	⑤
51	②	52	①	53	②	54	①	55	③	56	①	57	④	58	③	59	①	60	⑤
61	③	62	②	63	②	64	②	65	④	66	④	67	①	68	③	69	④	70	④
71	③	72	①	73	④	74	③	75	③	76	②	77	①	78	②	79	⑤	80	①
81	⑤	82	①	83	②	84	③	85	①	86	⑤	87	④	88	④	89	③	90	①
91	②	92	⑤	93	①	94	③	95	②	96	⑤	97	②	98	②	99	⑤	100	⑤

의료관계법규 (01~20)

01 종합병원(법 제3조의3 제1항 제3호)
300병상을 초과하는 경우에는 내과, 외과, 소아청소년과, 산부인과, 영상의학과, 마취통증의학과, 진단검사의학과 또는 병리과, 정신건강의학과 및 치과를 포함한 9개 이상의 진료과목을 갖추고 각 진료과목마다 전속하는 전문의를 둘 것

02 의료인(법 제2조 제1항)
이 법에서 "의료인"이란 보건복지부장관의 면허를 받은 의사·치과의사·한의사·조산사 및 간호사를 말한다.

03 진료기록부 등의 보존(시행규칙 제15조)
- 2년 : 처방전
- 3년 : 진단서 등의 부본(진단서·사망진단서 및 시체검안서 등을 따로 구분하여 보존할 것)
- 5년 : 환자 명부, 검사내용 및 검사소견기록, 방사선 사진(영상물 포함) 및 그 소견서, 간호기록부, 조산기록부
- 10년 : 진료기록부, 수술기록

04 의료인의 결격사유(법 제8조)
- 정신질환자. 다만, 전문의가 의료인으로서 적합하다고 인정하는 사람은 그러하지 아니하다.
- 마약·대마·향정신성의약품 중독자
- 피성년후견인·피한정후견인
- 금고 이상의 실형을 선고받고 그 집행이 끝나거나 그 집행을 받지 아니하기로 확정된 후 5년이 지나지 아니한 자
- 금고 이상의 형의 집행유예를 선고받고 그 유예기간이 지난 후 2년이 지나지 아니한 자
- 금고 이상의 형의 선고유예를 받고 그 유예기간 중에 있는 자

05 3년 이하의 징역 또는 3천만원 이하의 벌금(법 제30조 제1항)
- 의료기사 등의 면허 없이 의료기사 등의 업무를 한 사람
- 다른 사람에게 면허를 대여한 사람
- 면허를 대여받거나 면허 대여를 알선한 사람
- 업무상 알게 된 비밀을 누설한 사람

06 보수교육(시행규칙 제18조 제4항)
의료기관에서 업무에 종사하지 않다가 다시 그 업무에 종사하려는 의료기사 중 보수교육이 2년 유예된 경우 16시간 이상의 보수교육을 받아야 한다.

07 자격의 정지(법 제22조 제1항)
보건복지부장관은 의료기사 등이 다음의 어느 하나에 해당하는 경우에는 6개월 이내의 기간을 정하여 그 면허자격을 정지시킬 수 있다.
- 품위를 현저히 손상시키는 행위를 한 경우
- 치과기공소 또는 안경업소의 개설자가 될 수 없는 사람에게 고용되어 치과기공사 또는 안경사의 업무를 한 경우
- 치과진료를 행하는 의료기관 또는 등록한 치과기공소가 아닌 곳에서 치과기공사의 업무를 행한 때
- 개설등록을 하지 아니하고 치과기공소를 개설·운영한 때
- 치과기공물제작의뢰서를 보존하지 아니한 때
- 치과기공사 등의 준수사항을 위반한 때
- 그 밖에 이 법 또는 이 법에 따른 명령을 위반한 경우

08 의료기사의 종류 및 업무(법 제2조 제2항)
- 임상병리사 : 각종 화학적 또는 생리학적 검사
- 방사선사 : 방사선 등의 취급 또는 검사 및 방사선 등 관련 기기의 취급 또는 관리
- 물리치료사 : 신체의 교정 및 재활을 위한 물리요법적 치료
- 작업치료사 : 신체적·정신적 기능장애를 회복시키기 위한 작업요법적 치료
- 치과기공사 : 보철물의 제작, 수리 또는 가공
- 치과위생사 : 치아 및 구강질환의 예방과 위생 관리 등

09 국가시험(법 제6조 제1항)
국가시험은 대통령령으로 정하는 바에 따라 해마다 1회 이상 보건복지부장관이 실시한다.

10 보건소장 등의 보고(시행규칙 제10조)
보건소장은 다음의 구분에 따른 시기에 감염병 발생·사망(검안) 신고서, 병원체 검사결과 신고서 또는 예방접종 후 이상반응 발생보고서를 특별자치시장·특별자치도지사 또는 시장·군수·구청장에게 정보시스템을 이용하여 제출해야 하고, 보고를 받은 특별자치시장·특별자치도지사 또는 시장·군수·구청장은 해당 신고서 또는 발생보고서를 질병관리청장 및 특별시장·광역시장·도지사에게 정보시스템을 이용하여 각각 제출해야 한다.
- 제1급감염병의 발생, 사망, 병원체 검사결과의 보고 : 신고를 받은 후 즉시
- 제2급감염병 및 제3급감염병의 발생, 사망 및 병원체 검사결과의 보고 : 신고를 받은 후 24시간 이내
- 제4급감염병의 발생 및 사망의 보고 : 신고를 받은 후 7일 이내
- 예방접종 후 이상반응의 보고 : 신고를 받은 후 즉시

11 신고(법 제11조 제1항)
의사, 치과의사 또는 한의사는 다음의 어느 하나에 해당하는 사실(제4급감염병으로 인한 경우는 제외)이 있으면 소속 의료기관의 장에게 보고하여야 하고, 해당 환자와 그 동거인에게 질병관리청장이 정하는 감염 방지 방법 등을 지도하여야 한다. 다만, 의료기관에 소속되지 아니한 의사, 치과의사 또는 한의사는 그 사실을 관할 보건소장에게 신고하여야 한다.
- 감염병환자 등을 진단하거나 그 사체를 검안한 경우
- 예방접종 후 이상반응자를 진단하거나 그 사체를 검안한 경우
- 감염병환자 등이 제1급감염병부터 제3급감염병까지에 해당하는 감염병으로 사망한 경우
- 감염병환자로 의심되는 사람이 감염병원체 검사를 거부하는 경우

12 고위험병원체의 분리, 분양·이동 및 이동신고(법 제21조 제3항)
고위험병원체를 이동하려는 자는 사전에 고위험병원체의 명칭과 이동계획 등을 질병관리청장에게 신고하여야 한다.

13 긴급상황실(법 제8조의5)
- 질병관리청장은 감염병 정보의 수집·전파, 상황관리, 감염병이 유입되거나 유행하는 긴급한 경우의 초동조치 및 지휘 등의 업무를 수행하기 위하여 상시 긴급상황실을 설치·운영하여야 한다.
- 긴급상황실의 설치·운영에 필요한 사항은 대통령령으로 정한다.

14 감염병 예방 및 관리 계획의 수립 등(법 제7조 제1~2항)
- 질병관리청장은 보건복지부장관과 협의하여 감염병의 예방 및 관리에 관한 기본계획을 5년마다 수립·시행하여야 한다.
- 기본계획에는 다음의 사항이 포함되어야 한다.
  - 감염병 예방·관리의 기본목표 및 추진방향
  - 주요 감염병의 예방·관리에 관한 사업계획 및 추진방법
  - 감염병 대비 의료·방역 물품의 비축 및 관리에 관한 사항
  - 감염병 전문인력의 양성 방안
  - 의료기관 종별 감염병 위기대응역량의 강화 방안
  - 감염병 통계 및 정보통신기술 등을 활용한 감염병 정보의 관리 방안
  - 감염병 관련 정보의 의료기관 간 공유 방안
  - 그 밖에 감염병의 예방 및 관리에 필요한 사항

감염병 연구개발 지원 등(법 제8조의6 제1항)
질병관리청장은 감염병에 관한 조사·연구를 위하여 감염병 연구개발 기획 및 치료제·백신 등의 연구개발에 관한 사업을 추진할 수 있다. 이 경우 질병관리청장은 예산의 범위에서 연구개발사업을 하는 기관 또는 단체에 그 연구에 드는 비용을 충당할 자금을 출연금으로 지급할 수 있다.

15 목적(법 제1조)
이 법은 보건소 등 지역보건의료기관의 설치·운영에 관한 사항과 보건의료 관련기관·단체와의 연계·협력을 통하여 지역보건의료기관의 기능을 효과적으로 수행하는 데 필요한 사항을 규정함으로써 지역보건의료정책을 효율적으로 추진하여 지역주민의 건강 증진에 이바지함을 목적으로 한다.

16 보건소의 기능 및 업무(법 제11조 제1항)
- 건강 친화적인 지역사회 여건의 조성
- 지역보건의료정책의 기획, 조사·연구 및 평가
- 보건의료인 및 보건의료기관 등에 대한 지도·관리·육성과 국민보건 향상을 위한 지도·관리
- 보건의료 관련기관·단체, 학교, 직장 등과의 협력체계 구축
- 지역주민의 건강증진 및 질병예방·관리를 위한 다음의 지역보건의료서비스의 제공
  - 국민건강증진·구강건강·영양관리사업 및 보건교육
  - 감염병의 예방 및 관리
  - 모성과 영유아의 건강유지·증진
  - 여성·노인·장애인 등 보건의료 취약계층의 건강유지·증진
  - 정신건강증진 및 생명존중에 관한 사항
  - 지역주민에 대한 진료, 건강검진 및 만성질환 등의 질병관리에 관한 사항
  - 가정 및 사회복지시설 등을 방문하여 행하는 보건의료 및 건강관리사업
  - 난임의 예방 및 관리

17 특정수혈부작용의 신고 등(시행규칙 제13조 제3항)
- 수혈자의 인적사항, 수혈기록 및 의무기록 조사
- 헌혈자의 헌혈기록 및 과거 헌혈혈액 검사결과 조회
- 수혈자 및 헌혈자의 특정수혈부작용 관련 진료내역 및 검사결과 확인
- 헌혈혈액 보관검체 검사결과 확인
- 헌혈자 채혈혈액 검사결과 확인

18 특정수혈부작용 및 채혈부작용의 보상(법 제10조의2 제1항)
혈액원은 다음의 어느 하나에 해당하는 사람에 대하여 특정수혈부작용 및 채혈부작용에 대한 보상금을 지급할 수 있다.
- 헌혈이 직접적인 원인이 되어 질병이 발생하거나 사망한 채혈부작용자
- 혈액원이 공급한 혈액이 직접적인 원인이 되어 질병이 발생하거나 사망한 특정수혈부작용자

19 혈액 등의 안전성 확보(법 제8조 제1항)
혈액원은 다음의 방법으로 혈액 및 혈액제제의 적격 여부를 검사하고 그 결과를 확인하여야 한다.
- 헌혈자로부터 채혈
- 보건복지부령으로 정하는 헌혈금지약물의 복용 여부 확인

20 정의(법 제2조)
- "헌혈자"란 자기의 혈액을 혈액원에 무상으로 제공하는 사람을 말한다.
- "채혈금지대상자"란 감염병 환자, 약물복용 환자 등 건강기준에 미달하는 사람으로서 헌혈을 하기에 부적합하다고 보건복지부령으로 정하는 사람을 말한다.
- "특정수혈부작용"이란 수혈한 혈액제제로 인하여 발생한 부작용으로서 보건복지부령으로 정하는 것을 말한다.
- "헌혈환급예치금"이란 수혈비용을 보상하거나 헌혈사업에 사용할 목적으로 혈액원이 보건복지부장관에게 예치하는 금액을 말한다.

공중보건학(21~30)

21 건설의학과 사회의학
- 건설의학 : 최고 수준의 건강을 목표로 하여 건강을 향상시키기 위한 적극적인 건강관리 방법을 연구하는 학문
- 사회의학 : 질병 또는 건강과 관련된 사회적인 요인을 규명하여 유해요인을 제거함으로써 건강을 증진시키기 위한 학문

22 활성오니법(Activated Sludge Process)
- 호기성 세균을 활성화하여 유기물과 영양분을 제거하는 대표적인 생물학적 처리방법
- 악취나 해충이 발생하지 않는 가장 발전된 형태의 하수처리
- 환경보호 및 수질 개선에 크게 기여함

23
① 골격근(뼈대근육) : 체온 생산의 주요부위로, 운동할 때 골격근이 수축하면서 많은 열 발생
② 폐포 : 폐에서 가스교환이 이루어지는 부위로, 호흡과 관련 있음
③ 피부 : 체온조절에 중요한 역할을 하지만 체온을 생산하지 않음
④ 방광 : 소변 저장
⑤ 콩팥 : 체내 노폐물 걸러냄

24 물의 정수
- 침사 : 가라앉기 쉬운 토사나 모래 제거
- 침전 : 보통침전과 약품침전
- 여과 : 완속여과와 급속여과
- 소독 : 물리적 소독, 화학적 소독, 염소 소독
- 급 수

25
식품의 물리적 보존법 중 건조법(탈수법)에서 미생물의 번식을 억제하기 위해 적당한 수분함량은 일반적으로 15% 이하로 유지하는 것이다.

26 실험역학 연구
- 특정 원인과 결과 사이의 인과관계를 검증하기 위해 연구대상에게 개입(조작)을 가하고 그 반응을 관찰하는 연구방법
- 인과관계를 명확히 알 수 있는 강력한 연구방법론
- 임상시험, 공중보건 연구 등에 활용

27 인수공통감염병
동물에서 사람으로 전염될 수 있는 질병을 말한다.

동물 병원소	병원체	감염병
개	라임병균 (*Borrelia burgdorferi*)	라임병
소	브루셀라균 (*Brucella spp.*)	브루셀라증
돼 지	돼지 인플루엔자 바이러스 (*Swine influenza virus*)	인플루엔자
고양이	고양이 배설물 기생충 (*Toxoplasma gondii*)	톡소포자충증
들 쥐	렙토스피라균 (*Leptospira spp.*)	렙토스피라증

28 비타민 결핍증
- 비타민 A : 야맹증, 피부건조
- 비타민 D : 구루병, 골연화증
- 비타민 E : 불임, 용혈성빈혈
- 비타민 K : 혈액응고 지연, 출혈성빈혈
- 비타민 B_1 : 각기병, 신경염

29 지적온도
- 체온조절에 가장 적절한 온도를 지적온도라 하며 생활하는 데 가장 적절한 온도로 16~20℃를 말한다.
- 주관적 지적온도, 생산적 지적온도, 생리학적 지적온도로 구분한다.
- 지적온도는 작업의 종류에 따라 다르며, 중(中)노동에서는 10~14℃, 중(重)등의 강한 작업에서는 14~18℃, 지적(知的) 작업에서는 16~18℃ 정도가 지적온도이다.

30 풍 진
산모의 태반을 통하여 바이러스가 태아에게 전달되는 선천성 바이러스 감염이다. 임신 첫 3개월 이내에 감염될 경우 기형의 위험이 85%로 높으나 임신 20주 이후에 감염되면 기형 발생위험이 감소한다. 임신한 여성이 감염되면 사산이나 유산을 일으킬 수 있고, 선천성 풍진 증후군(congenital rubella syndrome)에 따른 심각한 기형을 일으킬 수 있다. 태아에게 주로 나타나는 증상으로는 선천성 난청, 선천성 백내장, 선천성 심장기형(동맥관개존증, 말초폐동맥협착 등), 소두증, 정신지체, 자반증, 간비종대 등이 있다.

해부생리학(31~40)

31 골수 채취
- 성인 : 주로 엉덩뼈능선에서 시행. 단, 후면 접근이 어려운 환자에게는 앞쪽 장골능이나 가슴의 복장뼈에서 시행
- 영유아 : 정강이뼈에서 골수 흡인만 시행

32 ④ 복강동맥 : 배대동맥에서 갈라져 나와 위, 간, 지라에 혈액 공급
① 아래창자간막동맥 : 대장 하부와 직장에 혈액 공급
② 콩팥동맥 : 신장에 혈액 공급
③ 정중엉치동맥 : 엉치 부위에 혈액 공급
⑤ 위창자간막동맥 : 소장과 대장 상부에 혈액 공급

33 칼시토닌
- 갑상샘에서 분비되는 호르몬
- 혈중 칼슘농도를 조절하기 위해 부갑상샘호르몬과 길항작용
- 뼈에서 칼슘이 방출되는 것을 억제
- 신장에서 칼슘의 재흡수를 감소시킴
- 체내 칼슘 균형 유지에 중요한 역할

34 엉덩이 근육주사 부위는 큰볼기근이며, 예방주사 부위는 어깨세모근이다.

35 뇌신경
- 운동신경 : 눈돌림신경(동안신경, III), 도르래신경(활차신경, IV), 갓돌림신경(외전신경, VI), 더부신경(부신경, XI), 혀밑신경(설하신경, XII)
- 감각신경 : 후각신경(I), 시각신경(II), 청각신경(III)
- 혼합신경 : 삼차신경(V), 얼굴신경(안면신경, VII), 혀인두신경(설인신경, IX), 미주신경(X)

36 삼 투
- 반투막의 존재 : 삼투는 반투막을 통해 발생
- 용매의 이동 : 삼투에서는 용매가 농도가 낮은 쪽(용액의 용질 농도가 낮은 쪽)에서 농도가 높은 쪽(용액의 용질 농도가 높은 쪽)으로 이동. 이 과정은 용질의 농도를 평형상태로 만들기 위함
- 삼투압 : 용액의 농도 차이에 의해 발생하는 압력으로, 용매가 이동하는 힘을 나타냄
- 적혈구의 용혈현상
  - 저장액에서 적혈구가 저삼투 용액에 놓일 경우 → 외부의 물이 적혈구 내부로 유입되어 적혈구 팽창 → 세포막 손상, 용혈 발생
  - 삼투의 결과로, 적혈구 내부의 농도가 외부 용액보다 높을 때 발생

37 ③ 위장관의 구조는 안쪽에서 바깥쪽 방향으로 점막층 → 점막밑층 → 근육층 → 장막층으로 구성되어 있다.

위장관(gastrointestinal tract)의 구조

- 점막층(Mucosa)
  - 위의 내면에는 위주름이 존재하며 위체부에서 보다 명확하게 나타남
  - 위장관의 가장 안쪽 층으로, 음식물과 접촉하며 소화와 흡수의 주요 기능
    ⓐ 분문선 : 점액세포가 주를 이루며, 벽세포가 일부 형성
    ⓑ 위저선 : 위저부와 체부에 분포하며 주세포, 벽세포, 점액경세포, 장크롬친화성세포로 구성
    ⓒ 유문선 : 점액경세포가 대부분 차지
  - 위의 내면은 단순원주형 상피조직으로 덮여 있음
- 점막밑층(Submucosa)
  - 섬유아세포, 대식세포, 림프구, 형질세포 등 존재
  - 점막층 아래에 위치하며, 혈관, 신경, 림프관 등이 포함되어 있어 영양소의 흡수와 신경 신호전달에 중요한 역할
- 근육층(Muscularis) : 위장관의 운동을 담당하는 층으로, 주로 평활근
- 장막(Serosa) : 위장관의 가장 바깥층으로, 장기를 감싸고 있는 결합조직

38 배뇨반사 : 배뇨준비-개시-배뇨발생

배뇨준비 과정

방광벽의 펌수용체 흥분
→ 골반신경(부교감신경) 흥분
→ 배뇨반사중추(엉치분절) 흥분
→ 방광 수축(골반신경에 의해 바깥요도 이완, 음부신경 억제로 속요도조임근 이완)
→ 배뇨준비(대뇌겉질에 의한 배뇨중추 억제가 해제)

39 일회호흡량(Tidal Volume)

- 정의 : 정상적인 호흡에서 한 번에 출입하는 공기의 양
- 정상 성인 기준 : 약 500mL(체중에 따라 약 7mL/kg에 해당)
- 성인이 한 번의 호흡으로 들이마시거나 내보내는 공기의 양을 의미

40 ③ 돌림주름 : 작은창자 내벽에 있는 주름으로, 흡수면적을 증가시켜 영양소의 흡수를 도움
① 잘록창자띠 : 대장의 구조
② 복막주렁 : 복막의 구조
④ 간원인대 : 간과 관련된 구조
⑤ 날문관 : 위의 구조

조직병리학(41~70)

41 ② 화생(metaplasia) : 한 형태의 성숙세포가 지속적인 자극에 의해 다른 형태의 성숙세포로 대치되는 현상으로, 만성 자극에 노출되어 있는 호흡 기도의 점막상피, 자궁경부상피 등에서 주로 관찰
① 생리적 증식 : 임산부의 유선 증식, 사춘기 여성의 유방상피 증식, 대상성 증식으로 절제한 간세포 증식, 병적 증식으로 자궁내막 증식 등
③ 세포자멸사 : 개체의 성장, 발육, 장기 형성, 면역반응에서 없어져야 할 세포가 스스로 사멸하는(계획된 죽음) 현상
④ 세포과형성 : 세포의 기능을 항진하는 자극이 세포분열을 일으키고 세포의 수적 증가를 초래하는 반응으로, 세포분열이 가능한 세포에 자극이 가해졌을 때 발생
⑤ 비대 : 세포의 수에는 변동 없이 세포 하나하나의 용적이 증가된 상태

42 심장근섬유는 사이원반(개재원반, intercalated disc)에 의해 서로 연결되어 있다. 사이원반은 수축을 자극하는 활동전위가 근섬유 사이에서 간극연접을 통해 빠르게 퍼지게 한다. 사이원반 내에서 세포와 세포 사이의 강한 결합이 심장근섬유를 서로 단단하게 붙잡아서 수축 시에 세포가 떨어지지 않도록 한다.

43 단세포샘인 술잔세포가 가장 많은 장기는 큰창자이다. 큰창자는 막창자(맹장), 잘록창자(결장), 곧은창자(직장)로 나뉜다. 팽창된 끝부분의 세포질은 점액성 과립을 가지고 있으며, 세포 배출작용에 의해 분비되면 물과 반응하여 끈적한 점액을 만든다. 점액과립은 중성과 산성의 당단백질로 구성되어 있고, PAS 염색이 잘된다.

44 작은창자는 위와 큰창자 사이에 위치하며 샘창자, 빈창자, 돌창자로 이루어져 있다. 파네트세포는 창자상피에서 발견되며 살균성분을 생산한다. 작은창자의 특징은 길이가 6~7m이고, 융모로 소화와 흡수작용을 하며 대부분의 수분을 흡수한다.

45 이행상피의 표면층은 둥근 세포, 중간층과 바닥층은 중층 편평세포와 입상세포로 구성되어 있어 수축과 이완이 가능하다. 방광, 요도, 요관의 내면 등 비뇨기계통에 존재한다.

46 건락괴사(caseous necrosis)는 결핵감염 병소에서 볼 수 있다. 괴사부위가 부서지기 쉬운 백색형태를 이루며, 염증성 경계에 의해 둘러싸여 관찰되는데 이를 육아종(granuloma)이라 한다.

47 비만세포(mast cell)는 결합조직에 분포하며 히스타민(histamine)과 헤파린(heparin)의 과립을 함유한다.

48 염색체 질환
- 성염색체성 질환
  - 터너증후군 : 여성에게서 X염색체 1개 부족, 바소체 결핍, [45,X]
  - 클라인펠터증후군 : 남성에게서 X염색체 2개 이상 보유, [47,XXY]
- 삼염색체성 질환
  - 다운증후군 : 21번 염색체 3개(trisomy 21), [47,XX(XY),+21]
  - 에드워드증후군 : 18번 염색체 3개(trisomy 18), [47,XX(XY),+18]
  - 파타우증후군 : 13번 염색체 3개(trisomy 13), [47,XX(XY),+13]

49 중간엽에서 기원하여 뼈, 연조직, 횡문근육 등 비상피성 조직에서 발생한 악성종양을 육종이라고 한다.

50 양성종양은 발육속도가 완만하여 성장에 한계가 있고 침윤이나 전이를 일으키지 않는다. 피막에 의해 잘 경계되어 있고, 팽창성 성장을 한다. 섬유종이나 지방종이 전형적인 예이다.

51 ⑤ 시험소파술 : 끝이 예리한 큐렛을 이용하여 조직을 긁어서 채취
① 바늘생검 : 주사기에 주삿바늘을 끼운 후 혹에 삽입하여 조직을 흡인하여 주사기 내로 채취
② 절제생검 : 이상 조직의 검사와 제거를 위해 특수한 절제검자를 사용하여 조직 채취
③ 펀치생검 : 1~8mm 크기의 둥근 칼을 사용하여 조직을 채취
④ 표층생검 : 외과용 칼, 면도날로 돌출된 종양의 작은 조직편만 얇게 잘라냄

52 조직처리 과정
탈수 → 투명 → 침투 3단계를 처리한 후 파라핀으로 포매를 수행해야 한다.
- 탈 수
  - 조직 속에 존재하는 물을 제거하는 것
  - 일반적으로 에탄올(비등점 78.3℃) 사용
- 투 명
  - 탈수제를 제거하는 것
  - 에탄올이 투명제와 치환되는 것
- 침 투
  - 파라핀(paraffin)을 침투시키는 것
  - 조직이 박절에 적합한 강도를 가지게 하며, 조직 내 공간을 채워 조직의 구조적 변형이 발생하지 않도록 하는 것

53 Alcian blue 염색은 산성점액 조직을 감별하기 위한 특수염색으로, 산성점액 조직이 청색으로 양성반응을 나타낸다. Alcian blue-PAS(이중염색법) 검사 시 Alcian blue 시약은 산성점액 물질이 Blue로 염색되고, Schiff 시약은 PAS 양성물질이 Red로 염색된다.

54 니슬소체는 신경세포에 존재하는 RNA 덩어리로 세포의 영양에 관여하기 때문에 니슬소체의 존재 여부는 신경원의 상해나 손상을 평가하는 데 유용하게 이용된다. 크기, 형태, 분포는 신경원의 종류에 따라 다르다.

55 심부전세포
심장 기능의 이상으로 폐로 박출량이 줄어들 때 폐조직에 출혈이 생겨 폐포에 있는 대식세포가 적혈구를 탐식하여 세포질 내에 소화되지 않은 혈철소를 포함하고 있는 세포를 의미한다.

56 세침천자흡인검사(Fine needle aspiration biopsy)
주삿바늘(22~23G)을 사용하여 인체의 조직이나 기관 내 병소에서 세포를 채취하는 방법이다. 갑상샘, 유방, 췌장, 폐, 침샘, 림프절 등의 장기에 종괴나 결절이 생긴 경우 병변의 세포학적 진단을 위해 시행한다.

57 boat type(보트형세포＝주상세포)
- 핵은 안쪽으로 치우쳐 있고 세포 가장자리가 두꺼워져 보트형으로 불린다.
- 보트형은 임신 3개월이 끝나갈 무렵 뚜렷해지며, 깊은 층의 소형 중간세포가 군집을 이루는 것이 특징이다.
- 세포질 내에 글리코겐이 축적되어 황색으로 염색된다.

58 PAMS(periodic acid methenamine silver)
기저막의 탄수화물 성분을 산화시키면 aldehyde기가 유리되고 aldehyde기는 Methenamine silver와 결합하고 silver를 환원시켜 흑색 금속염을 형성한다. 염색 결과 사구체 기저막과 Endothelial cell은 Black으로 염색되고, 핵은 Blue, 그 외 조직성분은 Red로 염색된다.

59 객담 검사
폐의 병변이 의심스러울 때 매일 아침 기상 후 양치질을 한 후에 입구가 넓은 객담용기를 사용하여 3일 동안 첫 객담을 연속적으로 검사하여 병적 세포의 발견율을 높이는 방법으로 비교적 간단한 기관지암 발견 검사법이다. 채취된 객담 검사물에서 불투명하고 변색된 조직파편이나 혈성 또는 농성부분을 주로 도말하여야 하고, 도말표본에서는 호흡기계의 상피세포인 원주세포가 포함되고, 횡격막의 깊숙한 기침을 통하여 폐포에 존재하는 대식세포인 먼지세포가 반드시 관찰되어야 한다. 도말 후 남은 객담은 세포군집 절편에 사용된다.

60 ⑤ 회전식 박절기는 칼 고정대가 고정되어 있고 미동핸들을 회전시키면 파라핀 블록 재물대가 상하로 움직이면서 4~6μm씩 절편을 제작한다.

블록의 이동방향에 대한 칼의 각도
- 회전식 박절기 : 90°
- 활주식 박절기 : 45°
- 셀로이딘 박절기 : 30°

61
각화성 편평상피암에서 세포질은 호산성으로 핵은 크고 형태가 다양하다. 염색질도 뚜렷한 핵 농축을 보이는 것, 거친 과립상, 핵 속 투명하게 보이는 것 등 다양하다.

62 질트리코모나스(Trichomonas vaginalis)의 세포도말 특징
- 서양배 모양의 핵
- 핵 주위 투명대
- 세포질 내 호에오신성(호산성)의 과립
- Leptotrichia와 함께 출현
- 희미한 충체
- 포탄볼, 폴리볼 형성

63 분비기 : 프로게스테론 효과를 보임

Progesterone 양상
- 중간세포의 증가
- 중간세포의 군집 형성
- 중간세포질의 말림 형성
- 세포질 내에 당원이 농축된 주상세포의 출현
- Döderlein bacilli의 증가
- 세포질 내의 당원이 분해되어 나핵의 출현
- 백혈구의 증가

64 성숙지수(MI ; Maturation Index)
기저곁세포 : 중간세포 : 표층세포로 나누어 백분율로 표시한 것으로 0/10/90은 표층형(우방 이동), 10/80/10은 중간형(중앙 이동), 90/10/0은 기저곁형(좌방 이동)이다. 배란기는 여성의 월경주기에서 에스트로겐 혈중농도가 가장 높은 시기로, 주로 표재세포가 잘 펴진 표층형 상태이다. 임신기의 성숙지수는 0/95/5이다.

65 공동세포(Koilocyte)
핵 주위에 속이 빈 투명한 공간을 가진 고리 모양을 나타내며, HPV 감염 시 발견할 수 있다. 이핵성 또는 다핵성을 나타낸다. 베데스다분류법(the bethesda system ; TBS)에서 저등급편평상피내병변(low grade squamous intraepithelial lesion ; LSIL)에서 관찰할 수 있다.

66 인유두종바이러스(HPV)는 주로 편평세포에 감염된 후 세포학적 변화를 초래하여 자궁경부암을 일으키는 것으로 알려져 있다. HPV의 균주는 70여 종의 아형이 있으며, HPV 16형은 고등급 편평상피내병변에서 주로 발견된다.

67 이주세포(Exodus cell)
중앙부분과 가장자리 부분이 구분되는 이중적 구조의 세포이다. 월경주기 6~10일째 세포군집은 간질세포를 중심으로 둘러싼 두껍게 겹치는 이주세포가 관찰된다.

68 PCR
PCR은 DNA 변성, Primer 결합, DNA 합성 3단계를 이용하여 소량의 DNA를 대량으로 증폭하는 방법이다.
- Denaturation(변성) : PCR의 가장 첫 단계이며, 온도가 높아짐에 따라 DNA의 염기 사이에 있는 수소결합이 끊어져 두 가닥의 DNA가 분리된다.
- Annealing(결합) : 열처리로 한 가닥으로 분리된 DNA 가닥에 Primer가 붙는 과정이다. Primer는 상보적인 염기를 가지고 있는 주형 DNA 염기서열에 결합(annealing)한다. 이 과정이 바로 PCR의 정확도를 결정짓는 단계로 민감도와 특이성을 결정하는 데 중요하다.
- Extension(합성) : Primer로부터 DNA 원형과 상보적 결합으로 생성되며 뻗어나가는 과정이다.

69 에폭시 수지(Epoxy resin)
전자현미경용 시료에 가장 많이 사용되는 수지로, 중합 시 수축이 적고 발포가 없으며 접착성이 좋고 경화반응이 균일하다.

70 베데스다(TBS) 보고체계
- 1단계 : 검체의 적합성(부적합한 검체로 인한 오진을 미리 방지)
- 2단계 : 일반적 3분류(정상/양성변화/비정상변화 판단)
- 3단계 : 서술적 보고(비정상적인 경우 세부상황 표시)

임상생리학(71~100)

71 심전도의 파형

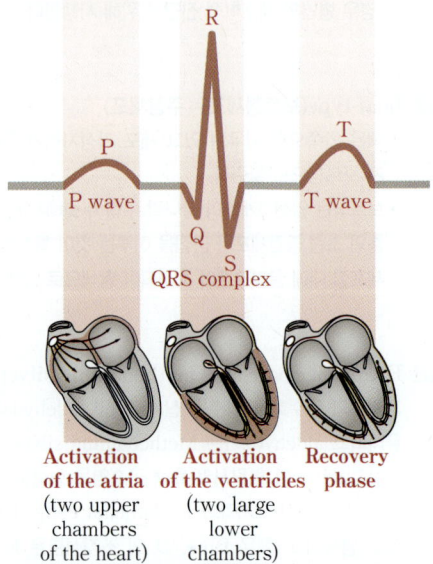

- P파 : 최초의 양성파, 심방파
- PR : 방실 흥분 전도시간
- QRS군 : 양측 심실의 탈분극
- T파 : 양측 심실의 재분극, 흥분 회복기
- RR 간격 : 심장의 1주기
- QT 간격 : RR * 1/2

72 표준 12유도법

유도	전극위치		유도명	
I	왼손-오른손	쌍극유도	표준사지유도 (Einthoven 유도)	전액면 유도
II	왼발-오른손			
III	왼발-왼손			
aV$_R$	오른손	단극유도	단극사지유도 (Goldberger 유도)	
aV$_F$	왼 발			
aV$_L$	왼 손			
V$_1$	제4늑간 흉골 우측 가장자리		단극흉부유도 (Wilson 유도)	수평면 유도
V$_2$	제4늑간 흉골 좌측 가장자리			

V₃	V₂와 V₄의 중간점	
V₄	제5늑간과 좌측 쇄골 중간선의 교점	
V₅	V₄의 높이에서 좌전액와선상	
V₆	V₄의 높이에서 좌중액와선상	

73 ① 동방차단 : 동방결절에서 심방으로의 전도 문제가 생긴 상태로, P파 자체가 소실되거나 불규칙하게 나타난다.
② 완전 방실차단 : 심방과 심실의 전도가 완전히 차단되어 P파와 QRS군이 완전히 독립적으로 나타나며, PR 간격은 일정하지 않다.
③ 제1도 방실차단 : 모든 P파 뒤에 QRS군이 오지만, PR 간격이 정상보다 길고 일정하게 연장되어 있다. QRS 탈락은 없다.
⑤ 제2도 방실차단 모비츠 Ⅱ형 : PR 간격이 일정하다가 갑자기 QRS군이 탈락한다. PR 간격의 점진적 연장은 없다.

제2도 방실차단 모비츠 Ⅰ형
- PR 간격이 점진적으로 길어지다가 QRS군이 한 번 탈락하는 패턴이 반복되는 것이 특징이다.
- 심방에서 심실로 가는 전기신호가 방실결절에서 점차 지연되다가(PR 간격 점차 연장), 결국 심실로 전달되지 못해 QRS군이 탈락하고, 해당 P파만 나타나는 특징적인 패턴을 보인다.

74 심박동수 측정법
- 심박동수 규칙적일 때 : RR 시간을 측정하여 60으로 나눈 값(60÷RR 시간)을 구한다.
- 심박동수 불규칙적일 때 : 6초간 나오는 QRS군의 수에 10배를 곱해주면 약 1분간의 심박동수가 얻어진다.
- ※ 단위는 회/분(bpm)이다.

75 심장 전기축의 특징
- 심장의 평균 전기축(mean electrical axis)은 표준사지유도 Ⅰ, Ⅱ, Ⅲ 유도와 증폭단극사지유도는 $_aV_R$, $_aV_L$, $_aV_F$ 유도를 이용하여 구한다.
- 전기축은 심장의 평면적 위치, 심실비대 여부, 심근경색 부위를 추정할 수 있으며, 심장 전기축의 중심은 방실결절(AV node)이다.
- 정상축(normal axis)은 Ⅰ 유도가 상향파이고, $_aV_F$ 유도(또는 Ⅲ 유도)가 상향파일 때이며, 범위는 0°~+90°이다.
- 좌축편위(left axis deviation, LAD)는 Ⅰ 유도가 상향파이고, $_aV_F$ 유도(또는 Ⅲ 유도)가 하향파일 때이며, 범위는 0°~-90°이다.
- 우축편위(right axis deviation, RAD)는 Ⅰ 유도가 하향파이고, $_aV_F$ 유도(또는 Ⅲ 유도)가 상향파일 때이며, 범위는 +90°~+150°이다.

76 답차운동부하 검사의 중지
- 목표 심박수는 최대 심박수의 85~90%로 하고 목표 심박수에 도달하면 검사를 중지한다.
- 혈압이 계속 100mmHg 이하로 유지되는 경우 중지한다.
- 1mm 이상 ST가 상승하는 심근경색, 심실성 부정맥, 각블록, 심실세동파가 출현하면 중지한다.

77 제1도 방실블록
- 심방에서 심실로 가는 전기신호가 방실결절이나 히스속에서 지연되는 상태이다.
- 모든 P파 뒤에 QRS 복합체가 오지만, PR 간격이 정상보다 길고 일정하게 연장되어 있다. QRS 탈락은 없다.
- 불완전 블록, P-QRS의 정상 순서, PR 간격 연장은 제1도 방실블록의 전형적인 소견이다.

78 심방세동
- 심방의 불규칙적 흥분
- P파 소실
- f파(300~600회/분)
- RR 간격 완전히 불규칙
- 절대성 부정맥

79 심전도 그래프상 왼손 전극과 오른손 전극이 바뀔 때 특징
- I 유도에서 P, QRS, T파 음성
- $_aV_L$ 유도에서 P, QRS, T파 음성
- II 유도와 III 유도의 심전도가 서로 바뀜

80 ① 정상적인 심박동은 굴심방결절(동방결절)에서 시작된다. 굴심방결절(동방결절)은 심장의 오른쪽 심방에 위치하며, 스스로 가장 빠르게 규칙적인 전기신호를 생성하여 심장박동을 시작하는 정상적인 박동조율기(pacemaker)이다.
② · ⑤ 전기신호를 심방에서 심실로 전달하는 통로 역할을 한다. 스스로 신호를 만들 수 있으나 동방결절보다 느리고, 미약한 자동성을 가지며, 백업 역할을 수행한다.
③ · ④ 비정상적인 상황에서 자체적으로 신호를 만들 수 있으나, 정상적인 심박동의 시작 부위는 아니다.

81
- 알파파 억제는 눈뜨기, 빛 불안, 암산 시 출현
- 광범성 출현은 뇌기능의 저하

82 비정상 뇌파의 파형
- 극파 : 주기 80msec 이하의 날카로운 파
- 예파 : 주기 80~200msec 이상의 날카로운 파
- 다극파 : 극파의 군발, 뇌전증 경련의 대표
- 14Hz와 6Hz의 양성극파 : 뒤통수부 뒤 관자 부위에 출현, 두통, 뇌기질 병변 등
- 3상성파 : 대사성 질환의 의식장애(간성혼수)

83 수면뇌파

수면 단계	Stage 분류	파형에 의한 분류	특 징	비고
Stage W	각성기	$\alpha+\beta$	α파 50% 이상	
Stage I	졸음기와 얕은 수면초기	느린파	• 느린 안구운동 • α파 50% 이하, 저진폭 • 낮은 진폭의 β파, θ파 • 2~3상성의 고진폭 느린파 • 중심·마루부위에서 봉우리파 (50~100μV) • 뒤통수 양성 예파 (POSTs)	비램수면
Stage II	얕은 수면기	봉우리파, 방추파 혼합기	• 수면 1단계 특징 잔존(봉우리파, 방추파) • 양쪽중심·마루부위에 12~14Hz 방추파 • K-complex 출현 • 이상뇌파 출현 증가	
Stage III	중증도 수면기	방추파, 느린 혼합기	• 느린파 20~50% • 고진폭 느린파 (12~16Hz)	
Stage IV	깊은 수면기	느린파	고진폭 느린파(θ파) 50% 이상	
Stage REM	REM 수면기	재수기	• 빠른 안구운동, 근긴장 저하 • 대사활동 증가 • 청각자극에 각성역치 증가 • 내장운동 정지, 발기, 호흡 불규칙 증가 • 2~7Hz의 저진폭 θ파 • 꿈꾸기, 잠든 후 90분 정도(3~5회)	램수면

84 뇌파

뇌파는 주파수(Hz) 범위에 의해 σ파, θ파, α파, β파, γ파로 분류한다.

- δ파 : 0.5~3Hz, 서파(slow wave), 높은 진폭, 수면 시, 뇌의 활동 저하 시 등장
- θ파 : 4~7Hz, 서파(slow wave), 높은 진폭, 수면 시, 뇌의 활동 저하 시 등장
- α파 : 8~13Hz, 눈을 감을 때 후두부에서 관찰
- β파 : 14~30Hz, 속파(fast wave), 낮은 진폭, 눈을 뜨거나 각성, 암산 등 뇌의 활동 촉진 시 등장
- γ파 : 30Hz 이상, 속파(fast wave), 낮은 진폭, 눈을 뜨거나 각성, 암산 등 뇌의 활동 촉진 시 등장

※ 뇌파의 주기는 msec 단위로 표시한다.

85 뇌파 전극 위치와 명칭

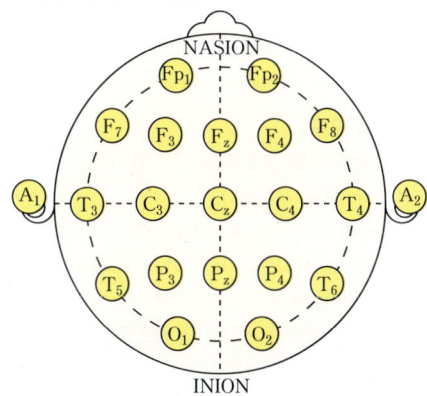

- Fp_1, Fp_2 : 이마극(frontal pole)
- F_3, F_4 : 이마부(frontal)
- C_3, C_4 : 중심부(central)
- P_3, P_4 : 마루부(parietal)
- O_1, O_2 : 뒷통수부(occipital)
- F_7, F_8 : 관자전부(anterior temporal)
- $T_{3=7}$, $T_{4=8}$: 관자중부(middle temporal)
- T_5, T_6 : 관자후부(posterior temporal)
- F_z : 정중이마부(midline frontal)
- C_z : 정중중심부(midline central)
- P_z : 정중마루부(midline parietal)
- A_1, A_2 : 귓불(auricular)

※ 눈 깜빡임이 있을 때 눈 바로 위에 붙이는 Fp_1, Fp_2와 같은 전두극 유도(이마부, 이마극)에서 인공산물이 발생한다.

86
84번 해설 참고

87 감각신경전도검사와 전도속도 공식

- 상지의 감각신경전도검사 시 기록전극은 손목의 자쪽손목굽힘근에, 자극은 손가락의 손허리손가락 관절 부위에 부착하여 검사한다. 하지는 얕은 종아리신경, 장딴지신경에서 검사한다.
- 감각신경전도속도=활동자극 전극과 활동기록 전극 사이의 거리(mm) ÷ 잠복기(msec)

88 운동신경전도속도(motor nerve conduction velocity ; MCV) 측정법

$$MCV(m/sec) = \frac{D(mm)}{t_1 - t_2 (msec)}$$

활동자극 전극과 활동기록 전극 사이의 거리(mm) ÷ 잠복기(msec)로 측정한다.

즉, (30cm=300mm) ÷ 5(msec)=60m/sec가 된다.

89 수면다원검사(Polysomnography, PSG)

주기성 사지운동장애(PLMD)와 하지불안증후군(RLS)을 평가할 때는 하지의 근전도(EMG) 측정이 필요하다. 이때 전극을 부착하는 대표적인 근육이 앞정강근(tibialis anterior muscle)이다. 앞정강근은 수면 중 다리의 반복적 움직임, 특히 발등 쪽으로 젖히는 동작(dorsiflexion)을 잘 감지할 수 있어 EMG 측정에 적합하다.

90 폐확산능(DLco)

- 폐확산능(DLco) 증가 : 다혈증, 폐울혈, 흉곽질환
- 폐확산능(DLco) 저하 : 간질성폐렴, 폐섬유증, 폐기종, 빈혈, 폐수종, 환기혈류의 불균등, 폐절제술 후, 흡연자, 고령자 등

폐확산능 검사(DL_{CO} 검사법)

CO를 지시가스로 하는 폐확산능을 보기 위한 검사이다. CO가 폐포막 내외에 1mmHg의 분압차가 있을 때 1분간에 그 막을 통해서 이동하는 가스량을 나타낸다(단위는 mL/min/mmHg). 이 검사는 가스가 폐포에서 폐모세혈관으로 얼마나 용이하게 퍼지는지의 능력을 보는 것이다. 검사방법은 피검자에게 저농도(0.3%)의 CO 혼합가스(0.3% CO, 10% He, 20% O_2, 70% N_2)를 흡입시키고, 약 10초간 호흡을 정지시켜 그 사이에 혈액 중으로 이동한 CO량을 구한다.

91 기관지과민성검사
기관지유발검사라고도 하며, 메타콜린, 히스타민 등을 이용하여 기도평활근을 직접 자극하여 기도수축을 통해 양성 유무를 진단한다. 1초량($FEV_{1.0}$)을 지표로 사용하고, 기관지천식 진단에 이용한다. 이 검사는 민감도가 높으나 특이도는 낮다.

92 흡기-호기 곡선

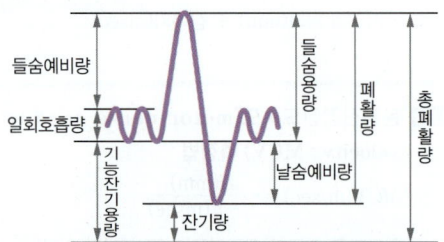

93 환기장애

구 분	폐기능 검사의 이상		
	폐쇄성 환기장애	제한성 환기장애	혼합성 환기장애
FEV_1	감 소	감 소 또는 정상	감 소
FVC	감 소 또는 정상	감 소	감 소
FEV_1/FVC	감 소	감 소 또는 증가	감 소

- 제한성 환기장애 : 1초율 70% 이상, 노력성 폐활량 80% 미만
  - 예 폐섬유증, 폐울혈, 폐렴, 폐암, 흉막염, 광범위 간질성 폐렴
- 폐쇄성 환기장애 : 1초율 70% 이하, 노력성 폐활량 80% 이상
  - 예 폐기종, 만성기관지염, 기관지천식, 기도협착

94 체인-스토크스 호흡(Cheyne-Stokes respiration)
호흡곤란과 무호흡이 교대로 일어나는 경우이다. 두개내압의 생성, 마약 및 CO의 급성중독 등으로 호흡중추의 흥분성이 저하할 때 일어나는 것으로서 생체가 죽기 직전에는 반드시 이 호흡이 있다.

95 순음청력검사(PTA ; pure tone audiometry)
- 난청의 정도, 원인, 기전을 측정할 수 있다.
- 오디오미터를 사용하여 125, 250, 500, 1,000, 2,000, 4,000, 8,000Hz의 각 주파수의 순음에 대해서 들리는 최소의 역치를 측정하는 검사이다.
- 외이도, 고막, 이소골, 내이로 전하는 경로를 측정하는 기도청력검사와 두개골을 진동시켜 내이로 전달하는 골도(이도)청력검사가 있다.

96 ⑤ 움직이는 물체의 시간적 위치변화를 보는 것은 M-mode(Motion mode)의 특징이다.

초음파 모드
초음파 모드는 펄스파(A, B, M-mode)와 연속파(D-mode)로 구분된다.
- A-mode(진폭) : 수신된 반사파의 강도를 시간축에 진폭으로 표시한다. 머리 안(두개 내) 이상, 눈 검사 등에 사용한다.
- B-mode(밝기) : 반사파의 강도를 밝기 변조하여 강약으로 표시하는 방법으로, 시간축 위에 밝기의 강약으로 표시한다. 복부장기 및 산부인과 검사 등에 사용한다.
- M-mode(움직임) : 탐촉자의 위치를 고정시킨 후 일정한 시간 내에 반사파 위치변화를 보는 방법으로, 심장판막·대동맥·왼심실벽(좌심실벽) 등의 운동상태를 검사한다.
- D-mode(도플러) : 연속파나 펄스파를 이용하여 혈구에 부딪혀 산란되는 반사파를 기록한다. 혈류속도 측정, 태아심박수 계측 등에 사용한다.

97

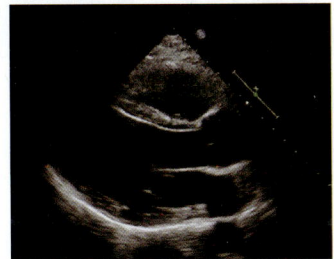

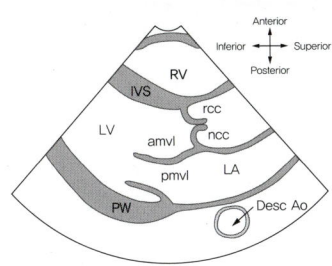

(가) 오른심실(RV)
(나) 왼심실(LV)
(라) 왼심방(LA)
(마) 내림대동맥(Desc Ao)

98

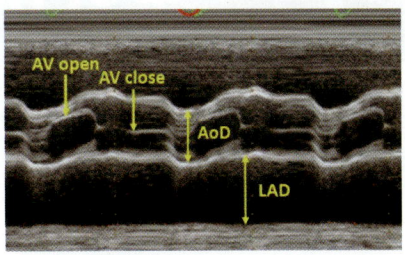

- AV : 오른심실
- AoD : 대동맥뿌리 부위 내경
- LAD : 왼심방 내경

99 뇌바닥동맥

양쪽 척추동맥이 머리뼈 안에서 만나 하나의 줄기를 이룬 동맥으로, 다리뇌의 바닥에 위치하며, 중간뇌와의 경계에서 좌우와 뒤의 대뇌동맥으로 나뉜다.

100 중간대뇌동맥에 대한 설명이다.

제1회 모의고사(2교시) 해설

임상병리사

문제 P. 19

>>> 정답 확인

01	⑤	02	④	03	④	04	①	05	①	06	③	07	⑤	08	①	09	④	10	④
11	③	12	⑤	13	①	14	②	15	①	16	④	17	⑤	18	②	19	③	20	⑤
21	①	22	④	23	⑤	24	③	25	①	26	④	27	⑤	28	③	29	⑤	30	②
31	①	32	③	33	④	34	①	35	①	36	⑤	37	①	38	③	39	②	40	①
41	⑤	42	⑤	43	④	44	⑤	45	②	46	④	47	①	48	③	49	①	50	④
51	②	52	②	53	②	54	④	55	③	56	②	57	①	58	⑤	59	①	60	④
61	②	62	④	63	④	64	①	65	⑤	66	⑤	67	④	68	⑤	69	①	70	④
71	②	72	⑤	73	⑤	74	⑤	75	②	76	①	77	②	78	①	79	⑤	80	①
81	②	82	⑤	83	①	84	③	85	④	86	②	87	①	88	⑤	89	①	90	④
91	①	92	③	93	④	94	①	95	②	96	①	97	①	98	②	99	④	100	⑤
101	③	102	①	103	①	104	③	105	①	106	①	107	⑤	108	①	109	②	110	④
111	③	112	②	113	①	114	④	115	③										

임상화학(01~38)

01 SI 기본단위의 종류

기본 물리량	명 칭	기 호
길 이	meter	m
질 량	kilogram	kg
시 간	second	s
전 류	ampere	A
물질의 양	mole	mol
광 도	candela	cd
열역학적 온도	Kelvin	K

02 Ostwald-Folin pipette
- 점성이 있는 검체를 취할 때 사용
- 하단 팽대부
- ※ 나머지 Pipette 특징 알아두기

03 빛의 종류와 파장

빛의 종류	파장의 길이
γ-ray	0.1nm 이하
X-ray	0.1~10nm
UV (Ultra Violet : 자외선)	400nm 이하
가시광선	400~800nm
적외선	800nm~0.04cm
microwave	0.04~25cm
radiowave	25cm 이상

04 형광광도계
- 광원 : xenon lamp, mercury lamp
- 측정물질 : 호르몬, 비타민 등
- 파장이 2개(2중 슬릿)
- 광원부의 90° 위치에서 측정

05 변동계수(CV)
- CV = 표준편차÷평균치
- 시간의 경과에 따라 CV%의 변화를 통해 정도관리 평가를 할 수 있음

06 글루코오스(glucose)
- insulin : 췌장 β-cell에서 생산, 혈당 감소
- glucagon : 췌장 α-cell에서 생산, 혈당 증가
- 표준액 : benzoic acid
- 보존제 : NaF
- 간에 glycogen 형태로 저장
- HbA_{1c} : 2~3개월 전 혈당농도 반영
- fructosamine : 1~3주 전 혈당농도 반영
- 혈당치 : 동맥혈 > 모세관혈 > 정맥혈

07 뷰렛(Biuret)법
- total protein 측정법
- Sod.sulfate-sulfite : globulin 침전
- ether : albumin과 globulin의 분리촉진제
- biuret reagent : 청색 → 보라색(단백질 반응)
- NaOH : pH 조정(alkali)
- KI : 환원제
- $CuSO_4$: 정색시약
- Na.K.tartrate : 안정제
- 반응결과 : 펩티드결합 수에 의해 결정

08 야페(Jaffe) 반응
- creatinine 측정법
- alkaline picrate(picric acid+NaOH) : 정색시약
- Lloyd's 시약(aluminium silicate) : creatinine 흡착제
- 종말색 : 등적색(orange red)

09 아포지단백(apolipoprotein)
- APO A-1 : HDL 성분, LCAT 활성화
- APO A-2 : HDL 성분, LCAT & HDL 활성 저해
- APO B-48 : chylomicron 성분
- APO B-100 : VLDL & LDL 성분

10 콜레스테롤(cholesterol) 측정 2단계(추출+발색)법
- H_2SO_4 : 산화제
- acetic acid(빙초산) : 유기용매
- 무수초산 : 발색시약
- digitonin : Free cholesterol 침전
- chloroform : 표준액 용매제

11
테타니(Tetany)는 혈청 이온화 Ca이 저하될 때 발생한다.

12 철(Fe)
- 활성형(70~75%) : hemoglobin, myoglobin, transferrin
- 저장형(25~30%) : ferritin, hemosiderin
- transferrin : Fe^{3+} 2분자와 결합
- ferritin : apoferritin protein과 복합체를 이루며 용해성
- 측정 시 용혈의 영향이 큼

13
K_m은 반응속도가 최대속도 값의 1/2이 되는 기질의 농도를 뜻한다.

14 ALP
- 주로 성인은 간, 유아는 골(=뼈)에서 유래함
- 아연(Zn)을 활성중심으로 한 금속효소
- 유래장기 : ALP_1(간), ALP_2(간), ALP_3(뼈), ALP_4(태반), ALP_5(작은창자), ALP_6(간)

15 각 효소별 isoenzyme 개수
- ALP : 6개
- LDH : 5개
- CK : 3개

16 간접빌리루빈(indirect bilirubin)과 직접빌리루빈(direct bilirubin)

종류	indirect bilirubin	direct bilirubin
다른 이름	unconjugated bilirubin	conjugated bilirubin
용해성	지용성	수용성
diazo 반응	간접 반응	직접 반응
albumin과 결합능	강하게 결합	약하게 결합
구조	유리형 (free form)	결합형 (bound form)
간 경유 여부	간 경유 전	간 경유 후

17 이물질 배설시험의 종류
- BSP(bromosulfophthalein)
- ICG(indocyanine green)

18 옥시토신(Oxytocin)
- 뇌하수체 후엽 호르몬
- 자궁근 수축에 의한 분만촉진 및 모유분비

19 Porter-Silber 반응(=phenylhydrazine 반응)
- 17-hydroxycorticosteroids(17-OHCS) 측정
- cortisol, cortisone 연관
- 발색 시약 : phenylhydrazine
- 증가 질환 : 쿠싱증후군
- 감소 질환 : 애디슨증후군

20 건식화학분석법(필름방식, dry chemistry)의 원리 : 반사광 측정

21 Lambert-Beer's 법칙
- Lambert 법칙 : 용액의 농도가 일정할 때, 흡광도는 광로의 길이에 비례
- Beer's 법칙 : 광로의 길이가 일정할 때, 흡광도는 용액의 농도에 비례
- 농도와 흡광도는 비례
- 농도와 투과율은 반비례

22 약물의 종류
- 강심약 : Digoxin, Digitoxin
- 항부정맥약 : Quinidine
- 항천식약 : Theophylline
- 항우울약 : Imipramine, Desipramine
- 항조울병약 : Lithium
- 면역억제제 : Cyclosporin, Tacrolimus

23 종양표지자 진단
- AFP : 간세포암, 암태아성 종양항원 표지자
- CEA : 대장암
- CA19-9 : 췌장암
- CA-125 : 난소암
- PSA : 전립선암

24 혈당검사
- HbA_{1c} : 2~3개월간 혈당농도 반영
- fructosamine : 1~3주간 혈당농도 반영

25 미오글로빈(myoglobin)
- 근세포 속에 있는 헤모글로빈과 비슷한 헴단백질
- 심근경색 시 가장 먼저 증가

26 요소(urea)의 측정
요소(urea) = 요소질소(urea nitrogen)×2.14

27 항응고제의 종류 및 용도
- Heparin : 염색체검사, 삼투압취약성검사, 혈액 gas 측정
- Sodium citrate : 응고검사
- EDTA : 혈액검사
- NaF : 혈당검사

28 다뇨(Polyuria)의 종류
- 당뇨병 : 2,000mL/24hrs, 높은 비중
- 요붕증 : 2,000mL/24hrs, 낮은 비중

29 요의 실온 방치 시 성분변화
- 증가 : 색깔(진한 황색), 혼탁도, 암모니아 냄새, pH(알칼리화), 세균, nitrite
- 감소 : glucose, urobilinogen, bilirubin, ketone body

30 요의 보존제
- phenol : 장거리 수송용
- toluene : 화학적 성분 보존
- boric acid : 세균배양과 세균의 약제 민감성 검사, 호르몬 정량검사
- formalin : 세포성분 보존
- NaF : 요당 정량검사, glycolysis 억제
- thymol : 세균이나 효모 발육 억제

31 요의 pH 검사
- methyl red : pH가 낮으면 주황색으로 변함
- bromthymol blue : pH가 높으면 청색으로 변함

32 단백뇨 검사
- 사구체성 신염 : 시험지법 검출(albumin)
- 세뇨관성 신염 : Sulfosalicylic acid법 검출 (albumin, globulin, Bence-Jones protein)
- 다발성골수종 : Toluene Sulfonic acid법 검출 (Bence-Jones protein : 40~60℃ 침전, 80~100℃ 용해)

33 뇌척수액의 포도당 농도는 혈장 포도당(80~120mg/L)의 60~70%이다.

34 에리트로포이에틴(erythropoietin)은 신장에서 생성되어 적혈구 생산을 자극하는 당단백질호르몬이다.

35 원자의 표시
- 질량수(원자량 = 양성자 + 중성자)
- 원자번호(원자핵을 구성하는 양성자수)

36 동위원소의 용도
- ^{59}Fe : 철대사 측정
- ^{57}Co : schilling test
- ^{131}I : 갑상샘검사 및 치료
- ^{99}Tc : 장기 scan
- ^{14}C : 연대 측정

37 조직의 방사성 감수성은 일반적으로 면역기능을 관장하는 조직이 크다.

38 감마선 계측기(NaI 섬광계측법)
NaI : 혈액, 소변의 미량 방사능 측정

혈액학(39~73)

39 전구세포의 성숙단계

Steam cell	CFU-GEMM	CFU-E	적혈구 (Erythrocyte)
		CFU-G	과립구 (Granulocyte) : 호중구, 호산구, 호염기구
		CFU-M	단구(Monocyte)
		CFU-Meg	혈소판(Platelet)
	CFU-L		T-림프구, B-림프구

40 적혈구계 성숙
- 세포 크기가 감소한다.
- 핵이 소실된다.
- 핵 염색질이 농축된다.
- 핵소체가 감소한다.
- 세포질이 청색에서 붉은색으로 변한다. 이는 헤모글로빈합성 증가에 따른 변화이다.

41 낫적혈구빈혈(sickle cell anemia)
- 혈색소(S)를 포함하고 있는 낫 모양의 적혈구 발견
- 삼투압 취약성 감소
- HbS, HbF 증가
- ESR 지연

42 ⑤ 펠거-휴에트이상(Pelger-Huet anomaly) : 호중구의 핵분엽이 2개 이하의 저분엽 상태, 백혈병, 무과립구증 등
① 메이-헤글린이상(May-Hegglin anomaly) : Döhle 소체와 비슷한 푸른색 봉입체, 거대혈소판을 동반하며, 혈소판 감소증을 보임
② 될소체(Döhle body) : 호중구의 세포질에 연청색 봉입체, 소체는 ribosome RNA
③ 아우어소체(Auer body) : 막대 모양의 소체, 급성백혈병 시
④ 알더-레일리이상(Alder-Reilly anomaly) : 상염색체상 열성 유전질환, 뮤코다당류의 대사이상증, Azure 과립
※ 펠거-휴에트이상(Pelger-Huet anomaly)만 핵분엽 이상이고, 나머지는 세포질 이상이다.

43 공모양적혈구(spherocyte)
- 작은 구상의 세포
- 소구성(microcytic), 고색소(hyperchromic)
- 혈색소농축 : 세포 내 Na^+ 증가
- 삼투압 취약성 증가
- 유전성 구상적혈구증, 면역용혈성빈혈

44 혈소판은 혈액 내에서 세로토닌을 저장하고, 혈액 응고 과정에서 세로토닌을 방출하는 역할을 한다.

45 비타민 K
- 역할 : Ⅱ, Ⅶ, Ⅸ, Ⅹ인자와 calcium과의 반응을 도와줌
- 비타민 K 의존성 인자 : Ⅱ, Ⅶ, Ⅸ, Ⅹ인자
- 비타민 K 기능 억제제 : 와파린

46 거핵구(megakaryocyte)
- 골수 중 가장 큰 혈구
- 세포질 내 과립 형성
- 거핵구 1개당 평균 1,500~2,000개의 혈소판을 생산, 방출함

47 ④ 프로트롬빈시간(PT)과 활성화부분트롬보플라스틴시간(aPTT)이 모두 연장되었다면 외인계인자와 내인계인자에 모두 포함되는 공통인자(Ⅰ, Ⅱ, Ⅴ, Ⅹ) 중에 결핍을 추측할 수 있다.

혈액응고 과정
- 내인계에 관련된 인자 : HMWK, prekallikrein, XII, XI, IX, VIII, X, V, II, I
- 외인계에 관련된 인자 : VII, X, V, II, I
- 공통 경로에 관계된 인자 : X, V, II, I

48 ③ 보기의 특징(전골수구 60% 이상, 파곳세포 관찰, MPO 양성)은 M3 급성전골수성백혈병(AML)의 전형적인 진단기준이다.

FAB 진단에 따른 AML 분류

M0		peroxidase 3% 미만
M1	acute myeloblastic leukemia (급성골수모구백혈병)	• without maturation • myeloblast 90% 이상 • Auer body 관찰
M2		• with maturation • myeloblast 30~89% • 그 외 promyelocyte, myelocyte 10% • Auer body 관찰 • 염색체 이상 M2 : t(8;21)(q22;q22)
M3	acute promyelocytic leukemia (급성전골수세포백혈병)	• 과립구계 promyelocyte 60% 이상 • Auer body, Faggot cell 관찰 • peroxidase 염색 시 Blue~Brown 양성 • 염색체 이상 M3 : t(15;17)(q22;q12)

M4	acute myelo monocytic leukemia (급성골수단핵구 백혈병)	• 과립구계의 myeloblast, promyelocyte • 단구계의 monoblast, promonocyte, monocyte 혼재 • dual esterase 염색이 특징
M5	acute monocytic leukemia (급성단구성 백혈병)	• M5a : monocytic 80% 이상 • M5b : monocytic 80% 미만
M6	erythro leukemia (적백혈병)	• erythroblast 30~50% 이상 • PAS 양성
M7	mega karyoblastic leukemia (거대핵모세포성 백혈병)	• megakaryoblast 30% 이상 • 골수섬유증 동반 • 혈소판 증가

49 거대적혈모구빈혈(megaloblastic anemia)
- 과분엽(hypersegmentation) 호중구 관찰
- 백혈구의 우방이행
- 엽산과 비타민 B_{12} 결핍 시 DNA 합성장애를 일으켜 발생
- 순환혈액에서 macrocytosis, 골수에서 megaloblast 관찰
- Howell-Jolly body, Cabot's ring
- MCV, MCH 증가
- Schilling test 양성 : 57 Co-vitamin B_{12} 투여 후 24시간 요에서 7% 이하 검출이면 양성

50 Peroxidase 염색
- 급성백혈병(AML과 ALL)을 감별하는 특수염색법
- Myelo계 세포가 검푸른 색의 양성반응을 보여서 AML을 감별
- Myelo계 세포 : 호중구, 호산구, 단구(약양성), Auer body
- 양성반응 : Blue~Brown color(기질에 따라 다름)

51 감염단핵구증(infectious mononucleosis)
- 말초혈액에서 상대적, 절대적인 림프구 증가증 : 20~90%의 비정형 림프구(atypical lymphocyte)가 관찰됨
- 적혈구, 혈소판 수 정상
- 혈청검사에서 림프구의 Epstein Barr virus가 젊은 층에서 관찰
- 검사소견 : 비정형 림프구 관찰, 이호성 항체 양성, LAP 증가, LDH 증가

52 아우어소체(Auer body)
- 막대 모양의 적자색으로 염색된 소체
- 급성백혈병 시 골수모구(myeloblast)에서 Auer body 출현

53
- 혈소판 수는 정상인데 출혈시간(BT)이 연장되었으므로, 혈소판 기능 이상(응집능)을 의심해야 한다.
- PT, aPTT가 모두 정상이라면 내인계 및 외인계 응고인자에는 이상이 없으므로 응고인자 검사, D-이량체 검사, 칼슘 재가 검사, 프로트롬빈 소비시험은 의미가 없다.
- 혈소판 응집능 검사 : 혈소판이 서로 뭉치는 기능(응집능)을 직접 평가하는 검사로, 혈소판 기능 이상을 진단하는 데 가장 유용하다.

54 Wright's 염색 시
- 푸른색으로 염색되는 경우
  - 과염색
  - 세척시간 부족
  - 완충액의 pH 알칼리
  - 도말이 두꺼울 시
- 붉은색으로 염색되는 경우
  - 과세척
  - 염색시간 부족
  - 완충액의 pH 산성

55 철결핍빈혈
- 소구성(microcytic), 저색소성빈혈(hypochromic anemia)
- anisocytosis, poikilocytosis
- Hb, Hct, RBC 감소
- MCV, MCH, MCHC 감소
- 혈청철(SI) 감소
- 총철결합능(TIBC) 증가
- 원인 : 성장, 임신 중 철 요구량 증가에 못 미치는 철 섭취, 십이지장충 감염
- 철결핍의 진행에 따른 변화 : 저장철 감소 → 혈청철 감소 → 혈색소 감소 → 조직철 감소

56 염색체 검사의 순서
세포배양 : 분열자극제인 PHA mitogen 첨가
→ 세포 수확을 위한 colcemid 처리 : 유사분열 중기에서 정지(방추사작용 억제, 동원체 분리 억제하는 기능을 함)
→ 세포 팽창을 위한 저장액 KCl(0.075%) 처리
→ 세포 고정을 위한 고정액(Methanol) 처리
→ 세포 표본의 전개와 Giemsa 염색

57 LE(Lupus Erythematosus) 세포
- 홍반성 낭창이라는 자가면역질환 환자에게서 관찰
- 자홍색의 봉입체를 지닌 호중구
- 호중구의 핵은 한쪽으로 배압
- 체내 LE인자라는 자가항핵항체의 존재 시 호중구가 탐식하여 LE cell(Lupus Erythematosus cell)이 됨
- 형광항체법인 ANA test로 검출
- LE세포의 감별 : tart cell(단구가 핵의 파편을 탐식한 것)

58 PAS(Periodic acid Schiff) 염색
- 목적 : 글리코겐과 같은 다당류를 검출하는 데 사용, 급성백혈병 중에서 AML(아형인 M1, M2는 음성)과 ALL(아형인 L1, L2, L3 모두 양성)의 감별에 사용
- 특히, 적백혈병(Erythroleukemia, M6)의 적아구(PAS+)와 거적모구빈혈의 적아구(PAS−) 감별에 활용

59 I인자(Fibrinogen)의 특징
- 혈장 내 가장 높은 농도
- 정상치 : 180~400mg/dL
- thrombin에 의하여 fibrin monomer로 변하고 다른 fibrin monomer와 결합하여 fibrin polymer로 됨

60 VIII인자(Antihemophilic factor A)
Hemophilia A(고전적 혈우병)에서 VIII인자 결핍 또는 결손

61 염색체 분염법(banding technique)
- G 염색법 : Giemsa Sol.으로 염색하며, 염색체 구조 이상의 절단 등 핵형 분석을 위해 주로 사용
- Q 염색법 : 형광색소인 퀴나크린 머스타드로 표본을 염색하여 형광현미경으로 관찰하는 방법으로, 염색된 띠 경계가 명료하지 않은 것이 단점
- R 염색법 : Q 또는 G 염색법과 병용하여 염색체의 구조 이상, 염색체 말단부의 염색체 구조 이상 분석에 사용
- Silver-NOR 염색법 : 염색체의 경상부를 염색하는 방법

62 항체의 종류

구 분	IgG	IgM
분류 항체	Anti−Rh, Duffy, kidd, Kell, S,s,Diego	• Anti−A,B,H • Anti−I,P,M,N,Le,Lu
적혈구 응집	불완전 항체	완전 항체
반응 증강제	알부민, 효소, 쿰스, LISS	임신, 수혈
온 도	37℃	4~20℃
태반 통과	가능	불가능

63 ABO 혈액형 검사에서 불일치 결과 원인

- 혈청 측의 원인
  - 혈청 중 비예기항체의 존재
  - anti-A, B 역가 감소
  - 신생아의 anti-A, B 미생성
  - 항체가 너무 높은 지대현상
  - 연전 형성
- 혈구 측의 원인
  - ABO 아형
  - 환자의 항원성이 약해지는 경우(백혈병, 임산부 등)
  - 다응집 현상
  - 자기 항체에 감작된 경우
  - 키메라현상 : 쌍생아의 태생 초기 혈액교환 등 2종류의 적혈구 혼합 시

64 Anti-A_1 lectin 반응강도

- A_1 혈액형 : A_1 항원을 가지고 있어 Anti-A_1 lectin과 강하게 반응한다.
- A_2 혈액형 : A_2 항원을 가지고 있어 Anti-A_1 lectin과 약하게 반응한다.
- O, B 혈액형 : 반응하지 않는다.

65 Weak D 검사

- 강한 anti-D 혈청을 이용하여도 응집이 약하거나 비응집 시 간접항글로불린 검사(tube 법)를 시행한다. 검사를 통해 weak D형과 Rh(D) 음성을 구분한다.
- 검사순서
  - 2~5% 환자 혈구부유액(Pt) 제조
  - Tube 1(test)에 Pt 1 drop + Anti-D 1 drop → Mix
  - Tube 2(ctl)에 환자 혈구부유액 1 drop + 22% Bovine albumin 1 drop → Mix
  - 37℃ water bath/15~30분 → 응집 시 Rh(D) 양성
  - 비응집 시 Saline로 3회 세척 후 원심분리하여 상층액 완전히 제거
  - Coombs serum(AHG) 2 drop씩 → Mix 후 원심 → Tapping
  - 쿰스 결과 → 응집 시 Weak D형, 비응집 시 Rh(D) 음성

66
유효기간이 21일인 항응고제 CPD에 adenine을 추가한 CPDA-1의 유효기간은 35일이다.

67 혈액성분제제

- 동결침전제제 : -20℃ 이하의 냉동고에서 최대 1년 보관 가능
- 혈소판 : 20~24℃(실온)에서 혈소판 교반기를 사용하여 5일간(120시간) 보관 가능
- 농축적혈구 : 1~6℃의 냉장고에서 채혈일로부터 35일간 유효
- 신선동결혈장 : -18℃ 이하 냉동고에서 최대 1년 보관 가능

68
신생아 교환수혈은 혈청 빌리루빈이 20mg/dL 이상일 때 실시한다. 교환수혈은 아기의 적혈구와 혈장을 적합한 적혈구 및 혈장으로 바꾸어 주는 것으로, 간접 빌리루빈을 낮추어 황달을 예방하고 비결합항체의 농도를 낮추기 위함이다.

69 쿰즈(Coomb's) 시약
IgG 항체를 검출하는 데 사용되며, IgG 감작혈구가 포함되어 있다.

- 직접 쿰스검사
  - 환자의 적혈구에 결합된 IgG 항체를 검출한다.
  - 자가면역성 용혈성 빈혈, 자가면역질환, 약물에 의한 용혈성 빈혈, 신생아 용혈성 질환 등의 진단에 사용된다.
- 간접 쿰스검사
  - 혈액샘플에서 혈청의 항체를 검출한다.
  - 수혈 전 혈액형 적합성 검사에 사용된다.

70
비예기항체 동정검사에서 anti-c가 검출된 환자에게는 anti-c와 반응하는 c 항원을 가진 혈액은 수혈할 수 없다. 따라서 c 항원을 가진 Rh 표현형은 수혈용 혈액에서 제외해야 한다.

71 교차시험(Crossmatching)
임상적으로 의의가 있는 ABO 부적합 방지 및 비예기항체 검출을 위한 검사이다.

- 주시험 : 공혈자 혈구 + 수혈자 혈청
- 부시험 : 공혈자 혈청 + 수혈자 혈구

72 HLA(human leukocyte antigen) 검사
- 자가세포를 구별
- 장기이식 후 성공률과 생존율에 중요
- 장기이식 시 여러 공여자의 HLA형을 시험하여 적합한 HLA형을 결정하고, 이식 거부반응을 예방하기 위해 반드시 시행해야 함
- heparin 처리된 혈액 분리 시 Ficoll-Hypaque (1.077) 용액을 사용
- HLA typing 시 혈소판을 제거하기 위해 thrombin 처리를 함

73 혈액형 시약별 최소 역가
- anti-A, B 시약의 최소 응집소 역가 : 256배
- anti-D 시약의 최소 응집소 역가 : 64배

임상미생물학(74~115)

74
*Staphylococcus aureus*는 coagulase, DNase, mannitol 시험에서 양성으로 *S.epidermidis* & *S.saprophyticus*와 구별 가능하다.

75 *Streptococcus pyogenes*
- β-hemolysis
- Bacitracin 감수성
- STX 내성

76
MTM medium은 *Neisseria spp.* 감별배지이다.
- 억제물질 : vancomycin, colistin, nystatin, trimethoprim lactate

77 배지별 지시제
- Mannitol salt agar : phenol red
- MacConkey agar : neutral red
- SS agar : neutral red
- EMB agar : Methylene blue
- H-E agar : BTB

78 *Salmonella typhi*
- 그람음성 막대균
- K/A, H_2S, IMViC : －＋－＋
- 주모성 편모
- bile salt에서 성장
- lactose, sucrose 비발효
- H_2S 생성
- 흑색집락 : SS agar, BS agar, XLD agar, H-E agar(주변 녹색)
- 증균배지 : selenite F broth, tetrathionate broth
- 발병 초기 1주 내 양성률 높은 검체 : 혈액

79 *Klebsiella spp.*와 *Enterobacter spp.*의 감별점

시험	*Klebsiella*	*Enterobacter*
운동성	－	＋
Ornithine	－	＋
Capsule	＋	－

80
*Serratia marcescens*는 적색색소(prodigiosin)를 생성한다.

81 *Y.enterocolitica*와 *Y.pestis*의 감별점

균 종	운동성	Urea
Yersinia pestis	－	－
Yersinia enterocolitica	25℃ ＋ 37℃ －	＋

82 TCBS 배지
- pH 8.6
- 지시약 : BTB
- sucrose를 분해하면 황색 집락(*V.cholerae*, *V.alginolyticus*)

83 *Pseudomonas aeruginosa*의 생성색소
- pyocyanin : 녹색
- pyoverdin : 황색(형광)
- pyorubin : 적색
- pyomelanin : 갈색

84 *Campylobacter jejuni*
- 미산소성, 10% CO_2 요구
- 선택배지 : Skirrow, Butzler, Blaser
- 37℃ & 42℃ 발육
- 장염, 설사, 식중독 유발

85 CLO test는 *H.pylori*의 빠른 urease 생성능으로 phenol red에 의해 적색으로 변하는 원리를 활용한 방법이다.

86 chocolate agar는 *Haemophilus spp.*와 *Neisseria spp.*의 분리배양 배지이다.

87 *Legionella pneumophilia*
- 절대산소성
- 극단모성 편모
- catalase(+), gelatinase(+), β-lactamase 형성, hippurate 가수분해(+)
- 증식배지 : BCYE agar
- 재향군인병, 폰티악 열(pontiac fever)

88 Elek's test
- 독소생성 시험법(toxin-antitoxin 침강반응)
- *C.diphtheriae*가 다른 균들보다 독소생성량이 많음을 이용
- *C.diphtheriae*(독소 생성) + *C.diphtheriae* 항독소(antitoxin) → 집락 주위 침강반응(침강선 확인)

89 *Listeria monocytogenes*
- 그람양성 막대균, 무아포, 조건무산소성균
- BAP agar에서 β-hemolysis
- 25℃에서 배양 시 운동성
- 반고체 배지에서 우산 모양의 집락

90 *Bacillus anthracis*
- 그람양성 막대균, 아포 형성, 산소성 또는 조건무산소성, 비운동성, 비용혈성
- 대나무마디 모양
- 탄저균
- *B.cereus* & *B.subtilis*와 차이점 : 비용혈성, 비운동성

91 객담 전처리 시약
- 4% NaOH : 객담액화, 잡균 제거, 균질화, pH 조절
- NALC + 2% NaOH
- 13% Trisodium phosphate
- 5% oxalic acid

92 무산소성 단지(gas pak jar)의 성분
- CO_2, H_2
- methylene blue(청색 : 호기성, 흰색 : 무산소성)
- resazurin(적색 : 호기성, 흰색 : 무산소성)

93 *C.difficile*은 주로 대변검사 시 검출되며, 위막성 대장염의 원인균이다.

94 *M.pneumoniae*
- 세포벽이 없고 3겹의 단위막 보유
- 인공배지에서 발육
- cholesterol 요구
- PPLO 배지에서 증식
- 뽕나무 열매 모양
- atypical pneumonia(원발성 이형 폐렴)의 원인균

95 세포벽 합성 저해 항생제
- penicillin계 : penicillin, ampicillin, methicillin
- cephem계 : cephalothin, cefsulodin, cefoperazone, cephalosporin, cephamycin
- vancomycin, imipenem, fosfomycin

96 *E.coli* O157
- Sorbitol MacConkey agar에서 Sorbitol을 비분해하여 무색 집락 형성
- Verotoxin 생성
- 출혈성 대장염, 용혈성 요독증후군

97 피부사상균
- *Microsporum* : 타원형 또는 방추형 대분생자, 적은 곤봉형 소분생자
- *Epidermophyton* : 곤봉형 대분생자, 소분생자 없음
- *Trichophyton* : 연필 모양 대분생자, 많은 포도송이 모양 소분생자

98 Sabouraud Dextrose Agar(SDA)는 진균 배양용 배지로 pH 5.6이다. 20% glucose 함량(고농도)으로 세균을 증식하지 못한다.

99 *Candida albicans*
- 25℃, 72시간 배양 : 후막포자, 분아포자, 가성균사
- 30~37℃ 배양 : 후막포자 형성 ×
- 발아관 형성
- sucrose 동화시험 양성

100 외피 보유 DNA virus
- Hepadnaviridae : HBV, HDV
- Herpesviridae : HSV, VZV, CMV, EBV
- Poxviridae : Poxvirus, Cowpox virus

101 virus 복제주기
흡착 → 침투 → 코팅 해제 → 복제 → 조립 → 방출

102 *Retroviridae*(외피보유 RNA virus)의 종류
HTLV-1, HTLV-2, HIV

103 기생충의 중간숙주
- 고래회충(아니사키스) : 바다새우류(제1중간숙주), 해산어류(제2중간숙주)
- 반크롭트사상충 : Culex모기
- 말레이사상충 : Mansonia모기
- 간흡충 : 왜우렁이(제1중간숙주), 담수어(제2중간숙주)
- 폐흡충 : 다슬기(제1중간숙주), 가재(제2중간숙주)
- 유구조충 : 돼지
- 무구조충 : 소
- 광절열두조충 : 물벼룩(제1중간숙주), 담수어류(제2중간숙주)

104 요충
- 어린이 감염률 높음
- 사람에게 가장 흔한 접촉 감염성 기생충
- 선충류 중 가장 높은 감염률
- 집단생활에서 많이 발견

105 이질아메바 영양형 & 대장아메바 영양형
- 이질아메바 영양형 : 적혈구 탐식, 3~4개 큰 위족, 운동성 활발, 중심성 핵소체
- 대장아메바 영양형 : 세균&세포 등 탐식, 1~2개 작은 위족, 운동성 완만 및 결여

106 매독 검사법
- VDRL : cardiolipin을 항원으로 하는 micro flocculation 반응, 혈청을 56℃에서 30분 또는 60~63℃에서 3분간 불활성화 필요, 현미경으로 관찰
- RPR : VDRL 항원을 carbon 입자에 흡착시켜 놓은 것으로 매독환자의 혈청에 가하면 flocculation 반응 발생, 비특이성 항체 검출, 육안관찰
- FTA-ABS : VDRL 또는 RPR test가 양성일 경우 시행

107 SLE(전신홍반루푸스)
- 전신 자가면역질환
- 다양한 조직 항원들에 대한 자가항체들을 생산
- ANA(항핵항체)를 통해 진단 : 간접형광항체법
- 여성 : 남성 = 9 : 1

108 면역의 종류
- 인공능동면역 : 인공적으로 항원을 투여해 항체 형성 (예 예방접종)
- 자연능동면역 : 감염되어 항체 형성(예 감기)
- 인공수동면역 : 인공적으로 항체 투여(예 항독소 or 면역글로불린 주사)
- 자연수동면역 : 모체로부터 받음(예 태반 IgG, 모유의 IgA)

109 혈청 중의 보체성분을 불활성화하기 위하여 56℃, 30분 또는 60~63℃, 3분간 불활성화가 필요하다.

110 면역관용은 면역세포나 항체가 자신을 공격하는 것을 막는 여러 단계의 보호기작이다.

111 간염바이러스
- 만성 B형간염 : HBs Ag, Anti-HBc IgG, Anti HBe
- 전염성 감염지표 : HBe Ag

112 항원항체 반응
- 항원과 항체의 양이 비슷해야 반응이 가장 잘 일어남 (equivalence)
- 전역반응(prozone reaction) : 항체 과잉 → 항체 희석
- 후역반응(postzone reaction) : 항원 과잉 → 항원 희석

113 과민반응의 종류
- 제1형 : IgE 연관, 알레르기와 아토피(예 천식, 아나필락시스 등)
- 제2형 : IgG 또는 IgM 연관, 항체매개 과민반응(예 수혈반응, 태아적모구증, 자가면역용혈빈혈 등)
- 제3형 : 면역복합체 매개 과민반응(예 아르투스반응, 사구체신염, 류마티스관절염, 전신홍반루푸스 등)
- 제4형 : T 림프구 연관, 지연형 과민반응(예 접촉성 피부염, 이식거부반응, 투베르쿨린반응 등)

114 주조직적합성복합체(MHC ; Major Histocompatibility Complex)
- MHC class I & II 모두 T cell로 항원을 제시함
- MHC class I은 유핵세포에서 발현됨
- MHC class II는 항원제시세포 등 특정 면역관련 세포에만 존재함
- MHC class I 분자는 3개 영역(α_1, α_2, α_3) 당단백질과 β_2-microglobulin으로 구성됨($CD8^+$ T cell ; Tc cell과 결합)
- MHC class II 분자는 α, β-chain 당단백질이 비공유결합으로 연결되어 있음($CD4^+$ T cell ; Th cell과 결합)

115 보체(complement) 관련 물질
- 과민성독소(anaphylatoxin ; 아나필락시스 관여물질) : C3a, C4a, C5a
- 화학주성 작용 : C5a
- 백혈구 등의 C5a 수용체와 결합하여 이들 세포를 자극하고, 세포표면에 CR1 또는 CR3를 다수 발현시켜 대식작용 반응을 촉진함
- 옵소닌화 관여 : C3b
- SLE에서 결핍 : C1, C4, C2
- 보체 활성화 관여 : Ca^{2+}, Mg^{2+}

제1회 모의고사(3교시) 해설

문제 P. 37

>>> 정답 확인

01	①	02	⑤	03	④	04	③	05	②	06	①	07	④	08	④	09	①	10	④
11	③	12	①	13	④	14	②	15	②	16	②	17	④	18	②	19	③	20	①
21	④	22	⑤	23	⑤	24	③	25	②	26	④	27	⑤	28	④	29	④	30	①
31	①	32	③	33	②	34	④	35	③	36	①	37	③	38	④	39	②	40	③
41	①	42	⑤	43	④	44	④	45	③	46	②	47	④	48	⑤	49	②	50	⑤
51	③	52	⑤	53	④	54	①	55	①	56	③	57	⑤	58	⑤	59	③	60	⑤
61	②	62	③	63	①	64	③	65	②										

조직·세포병리검사(1~16)

01 동결절편검사의 몰드 사진이다. 동결절편은 조직을 영하의 온도에서 급속냉각시켜 단시간에 조직진단을 내리거나 지질검사 등을 할 때 사용한다. 효소조직화학법은 세포나 조직 구조물 내에 존재하는 효소활성을 이용하여 세포 내 구조물을 알아내는 방법이다. 효소활성에 열과 유기용매의 부적절한 효과를 피하기 위해 동결절편검사를 한다.

02 간세동이는 쓸개관(bile duct), 간문맥(portal vein), 간동맥(hepatic artery)의 가지를 뜻한다.
1 : 간문맥, 2 : 간동맥, 3 : 쓸개관

03 ① 글리코겐 : PAS stain
② 산성점액질 : Alcian blue stain
③ 세망섬유 : Gomori Reticulum stain(도은법)
⑤ 아교섬유 : PTAH, van Gieson, Masson Trichrome

Congo red stain
• 본 사진은 Congo red stain으로 혈관벽이나 결합조직에 침착하는 아밀로이드(amyloid)를 증명하는 염색법이다. 일반현미경으로 볼 때는 아밀로이드가 침착된 부분이 적색(or 주황색)으로 보이며, 편광현미경으로 볼 때는 노란색(or 연두색)으로 보인다.
• 조직절편두께 : 12μm
• 다발성골수종, 알츠하이머 질환, 결핵 증명

04 본 부위는 squamocolumnar junction(sc junction)이다. 자궁목관의 단층원주상피가 질의 중층편평상피로 급격히 변화하는 경계를 뜻한다.

05 동그란 모양의 연골세포를 기억해야 한다.

06 도은법의 기본원리
• 산화 : potassium permanganate
• 감작 : ferric ammonium sulfate
• 은침투 : ammoniacal silver
• 환원 : formalin
• 조색 : gold chloride
• 정착 : sodium thiosulfate

07 근육세포
- 가로무늬근육(뼈대근육) : 가로무늬가 있는 긴 원통형의 다핵세포. 수의적으로 조절
- 심장근육 : 가로무늬가 있는 불규칙하게 분지한 세포들이 사이원반에 의해 결합. 수의적으로 조절 안 됨
- 민무늬근육 : 가로무늬가 없는 방추형세포. 수의적으로 조절 안 됨

08 CMV(cytomegalovirus)에 의해 나타나는 세포는 핵 내 큰 에오신성 봉입체와 부엉이 눈 모양의 특징을 가지고 있다.

09 본 사진은 주상세포이다. 프로게스테론(progesterone)이 증가하면 중간세포의 세포질 내에는 당원이 침착되어 황색으로 염색된다. 세포 가장자리가 두꺼워져 보트처럼 생겼다 하여 보트형 세포라고도 하며 임신 3개월이 끝나갈 무렵에 뚜렷해져 소형 중간세포가 군집을 이루는 것이 특징이다. 핵은 한쪽으로 치우쳐져 있다.

10 ④ 본 사진은 Pap stain에 사용되는 시약들이다.

Pap stain
- 고정 : 습윤고정
- 핵염색 : 퇴행성(Harris Hematoxylin), 진행성(Mayer Hematoxylin)
- 세포질 염색 : Orange G, EA(Eosin : 편평상피세포 세포질, Light green : 방기저세포, 중간세포, 원주상피세포)
- 청명 : 세포의 투명도(xylene)

11 세침흡인검사(Fine needle aspiration biopsy)
얇은 바늘을 이용하여 병변의 세포를 뽑아 검사하는 방법이다. 갑상샘, 유방, 췌장, 폐, 침샘, 림프절 등의 장기에 종괴나 결절이 생긴 경우 병변의 세포학적 진단을 위해 시행한다.

12 본 사진은 공동세포(koilocyte)를 보여주고 있다. 공동세포는 핵 주위에 속이 빈 투명한 공간을 가진 고리모양을 나타낸다. LSIL에서 볼 수 있으며 HPV 감염 시 발견할 수 있다. 이상각화증이며 이핵성 또는 다핵성을 나타낸다.

13 가열처리를 해주면 항원성 부활(epitope retrieval)을 일으킬 수 있다.

14 본 사진은 자궁내막 간질세포로부터 유래하는 이주세포(Exodus cell)이다. 안쪽에는 기질세포들이 뭉쳐있으며 핵이 짙게 염색되며, 이주현상은 증식기 전기(6~10일) 때 나온다. 겉에는 상피세포들이 둘러싸고 있다.

15 사진은 포매(Embedding) 장비이다. 크게 파라핀 포매, 셀로이딘 포매, 카보왁스 포매로 나뉜다.
※ 각 포매별 특징 알아두기
※ 조직별 포매방법 알아두기
※ 조직표본 제작 전 과정 숙지하기

16 ② 파타우증후군 : 13번 삼염색체
① 에드워드증후군 : 18번 삼염색체
③ 다운증후군 : 21번 삼염색체
④ 고양이울음증후군 : 5번 염색체 일부 결실
⑤ 클라인펠터증후군 : XY 성염색체에 X 염색체가 한 개 이상 더 존재(예 XXY, XXXY, XXYY)

임상화학검사(17~32)

17 Multi rule chart의 6종류 관리 평가기준
- 1_{2S} : 하나의 관리혈청이 평균±2s를 초과(warning limit)
- 1_{3S} : 하나의 관리혈청이 평균±3s를 초과(random error)
- 2_{2S} : 두 연속적인 관리혈청이 동일한 방향으로 평균 +2s 또는 평균 -2s를 초과(systemic error)
- R_{4S} : 하나의 값이 평균+2s를 초과하고 다른 연속되는 값이 평균-2s를 초과(random error)
- 4_{1S} : 4개의 연속적인 관리혈청이 평균+1s 또는 평균-1s를 초과(systemic error)
- 10_{x} : 10개의 연속적인 관리혈청이 평균의 한쪽 면으로 치우친 경우(systemic error)

18 용량피펫(volumetric pipette)
- 시약을 옮길 때 사용
- 시약을 제조 또는 희석할 때 사용
- 중앙 팽대부
- 정확도가 높음

19 다발성골수종 환자의 단백질 전기영동상은 γ-globulin의 증가로 M자 모양의 형태를 나타낸다.

20 β-globulin의 성분
LDL, VLDL, transferrin, hemoglobin, complement(보체)
※ 다른 부위에 속하는 성분 알아두기

21 카테터뇨는 요도에서 방광 내로 카테터를 삽입하여 채취하는 방법으로, 무균적 채뇨를 목적으로 한다.

22
- hematuria : 원심분리 시 적혈구가 침전하여 맑은 상층 부분이 나타난다.
- hemoglobinuria : 80% ammonium sulfate를 가하면 Hemoglobulin이 침전한다.
- 요의 화학적 검사로 잠혈반응은 TMB를 이용한 Peroxidase reaction으로 검사할 수 있다.

23 본 사진의 침사는 류신(Leucine)으로, 간장 손상 시 산성뇨에서 출현하며 NaOH에 용해된다.
※ 다른 침사의 특징 알아두기

24 미오글로빈(myoglobin)은 근세포의 파괴를 의미하므로 심근세포가 손상되면서 가장 먼저 검출된다.

25 알캅톤뇨증(alkaptonuria)
공기 중에 산화되어 흑색을 띠는 homogentisic acid가 혈액과 조직에 축적되어 소변으로 배설된 것이다. 유전적 대사질환으로 homogentisic acid oxidase의 결핍으로 생긴다.

26 gas chromatography에서 내부의 용수철 모양은 칼럼(column)으로 시료를 분리하는 역할을 한다.

27 공복 시 혈당 정상치가 80~120mg/dL임을 알고 y축 값을 통해 정상인을 가려낼 수 있다.

28 요의 화학적 검사 중 leukocyte esterase는 염증이나 감염증 여부를 확인하기 위해 검사한다. esterase를 다량 함유하고 있는 호중구와 관련이 크다. ascorbic acid에 의해 위음성이 나오는 검사는 요당, 잠혈반응, 빌리루빈, 아질산염, leukocyte esterase가 있으며, 요단백 검사는 위양성의 영향을 받는다.

29 pH meter
- 측정전극 : 유리전극
- 기준전극 : 은/염화은 전극
- 측정원리 : 전위차 측정
- 표준시약 : pH 4.01 프탈산염, pH 6.86 중성인산염, pH 9.18 붕산염

30 열형광선량계는 방사선에 조사된 물질을 가열하면 그 물질이 방사선 피폭선량에 비례하여 빛이 발생하는 작용을 이용한 것이다.

31 테오필린(theophylline)은 기관지천식을 치료하는 데 쓰인다.

32 페닐케톤뇨증(phenylketonuria)은 페닐알라닌의 대사의 선천적 장애로서 신생아에서 생후 2~3일경 발뒤꿈치에서 혈액을 채취하여 농도를 측정한다.

혈액학검사 (33~48)

33 항응고제의 특성

tube색	Green	Violet	Light blue
항응고제	Heparin	EDTA	Sod. citrate
항응고 원리	항트롬빈 작용	Ca^{2+} 착염 제거	Ca^{2+} 활성 방지
특 징	• 삼투압 취약성 검사 • 염색체검사 • blood gas 측정	• CBC : 혈구 세포수 감별 • PB smear • ESR 2시간 이내 검사 • 혈소판 위성 현상 나타남	응고검사 (PT/ aPTT)

34 ① 진성적혈구증가증(Polycythemia Vera) : 골수에서 적혈구가 과다 생성되어 발생하며, 혈액 점도 증가, Hb 및 Hct 상승이 나타난다. JAK2 유전자 돌연변이가 흔히 발견된다.
② 유전구형적혈구증(Hereditary Spherocytosis) : 적혈구의 막 구조 이상으로 인해 구형적혈구(spherocyte) 수가 증가하는 것이 특징이다.
③ 용혈성 빈혈(Hemolytic Anemia) : 적혈구의 파괴가 증가하여 발생하며, 혈중 빌리루빈 증가, 적혈구 수 감소, 그물적혈구 증가가 나타난다.
⑤ 철결핍성 빈혈(Iron Deficiency Anemia) : 체내 철분 부족으로 인해 헤모글로빈 합성이 저해되며, 혈청 철 수치 감소 및 철 염색 시 저장철 감소가 관찰된다.

거대적모구성 빈혈
• MCV > 110fL → 거대적혈구(대적혈구)로 인해 평균 적혈구 용적이 증가한다.
• 비타민 B_{12} 또는 엽산 부족으로 발생하며, 5개 이상의 엽을 가진 과분엽 호중구(hypersegmented neutrophils)가 관찰된다.
• 골수 검사 시 비정상적으로 커다란 적혈구 전구세포인 거대적모구(megaloblast)가 관찰된다.

35 적혈구 내 ring form이 보이는 것은 말라리아 기생충의 초기 영양형이고, 적혈구 내 자색 반점이 많은 것은 Schuffner's dots라 한다. 삼일열(P.vivax)과 난형열 말라리아의 영양형 시기에 관찰된다.

36 ① A : 림프구
② B : 혈소판
③ C : 전골수구
④ D : 후골수구, kidney bean 모양
⑤ E : 호중구, 3~5개의 핵 분엽

37 혈소판 위성현상
• 말초혈액 중의 호중구에 혈소판이 이상하게 부착되어 있는 것
• EDTA를 가한 혈액에서만 관찰
• 혈소판의 위성현상(Satellition of platelet)이 관찰되면 혈소판 수가 감소한 것처럼 측정

38 입모양적혈구(stomatocyte)는 적혈구의 중앙부 혈색소가 빠져나가 입을 벌린 것처럼 보이는 특징이 있다. 일반적으로 알코올성 간질환, 유전성유구적혈구증 등에서 관찰된다.

39 Peroxidase 염색
• 급성백혈병(AML과 ALL)을 감별하는 특수염색법
• Myelo계 세포가 검푸른 색의 양성반응을 보여서, AML을 감별
• Myelo계 세포 : 호중구, 호산구, 단구(약양성), Auer body

40 혈소판의 응집을 촉진시키는 것
collagen, ADP, thromboxan A_2, epinephrine, thrombin, ristocetin

41 21번 염색체가 3개로 여성 다운증후군을 추측할 수 있다[47, XX(XY), +21].

42 $CaCl_2$ 시약과 Thromborel S 시약을 사용하며, blue 채혈 튜브를 사용하는 응고검사(PT/aPTT) 장비임을 추측할 수 있다.

43 환자의 인적사항(이름, 등록번호, 생년월일)을 반드시 확인한다.

44 ③ 해당 사진은 37℃를 유지하는 항온수조(water bath)로, 교차시험(Cross-matching)에서 주로 사용한다. 공혈자의 혈액과 수혈자의 혈액을 Cross-matching 시 22% bovine albumin 시약을 37℃ water bath에 항온하여 응집 여부를 확인한다.

교차시험(Crossmatching)
- 임상적으로 의의가 있는 ABO 부적합 방지 및 비예기 항체 검출을 위한 검사
  - 주시험 : 공혈자 혈구 + 수혈자 혈청
  - 부시험 : 공혈자 혈청 + 수혈자 혈구
- 검사순서 : 생리식염수법 → 알부민법 → 항글로불린법
  - 생리식염수법 : 공혈자의 혈구 + 수혈자의 혈청 → 원심, 응집 관찰
  - 알부민법 : 22% bovine albumin 첨가 → 37℃ water bath, 15분 → 원심, 응집 관찰
  - 항글로불린법 : 응집이 잘 풀린 시험관에 생리식염수로 3회 세척 → 상층액을 완전히 제거 → 쿰스 시약 2drop Mix 후 원심 → 원심, 응집 관찰

45 ③ 태반을 통과하는 IgG 항체로 인해 신생아 용혈성 질환이 발생한다.

신생아 용혈성 질환
태아가 Rh 양성인 경우, 산모의 Rh 항체가 태반을 통과하여 태아에게 흘러가 태아의 적혈구를 파괴하여 유산이나 사산의 반응을 보이는 질환이다.

46
- (가), (나) Rh+ O형
- (다), (라) Rh+ A형
- (마) Rh+ B형

47 이식편대숙주병
수혈된 림프구가 면역기능이 저하된 환자의 정상 조직을 공격하는 질환으로 방사선을 조사하는 과정을 필수적으로 거쳐 림프구 증식을 억제하여 예방한다. X선 조사기로 이식편대숙주병을 더욱 안전하게 예방한다.

48 전혈에서 혈장을 분리할 때 사용하는 혈장분리기이다.

임상미생물검사(49~65)

49 String test는 균을 0.5% sodium deoxycholate와 혼합 후 loop를 따라 집락이 올라오면 양성으로, *Vibrio*는 양성이나 *Aeromonas*나 *Plesiomonas*는 음성이다.

50 Adenoviridae는 ds DNA virus이며 외피가 없다. 모양이 정이십면체이다. Hexon과 Penton으로 구성된 240개의 capsomer로 이루어져 있다.

51 간흡충란
- 뚜렷한 난개
- 난개와 난각 사이의 어깨 돌출(shouldering)
- 충란 후단의 꼬리

52 아메리카 구충 & 두비니 구충
- 아메리카 구충 : 한 쌍(2개)의 치아, S자 모양, 주로 경피감염
- 두비니 구충 : 2쌍(4개)의 구상치아절치, 구강낭 존재, C자 모양, 주로 경구감염

53 Lactophenol cotton blue stain
- phenol : 세포 사멸
- lactic acid : 진균 구조 보존
- cotton blue : 진균 세포벽의 키틴 염색
- 영구표본 제작

54 India ink stain으로 encapsulated yeast가 보이는 것은 C.neoformans의 특징이다. C.neoformans는 곰팡이균으로 흡입 시 폐렴을 일으킨다.

55 본 사진은 장티푸스와 파라티푸스 진단에 사용되는 Widal test이다. O항원은 균체에 존재하는 항원으로 내열성이며, H항원은 편모에 존재하는 항원으로 이열성이다. S.paratyphi C는 Vi항원을 가지고 있다.
- O항체가 높음 : 현재 감염
- H항체가 높음 : 과거 감염
- Vi항체가 높음 : 보균자

56 본 사진은 A형간염으로 인한 황달에 걸린 환자의 모습이다.

57 IFA의 염색패턴

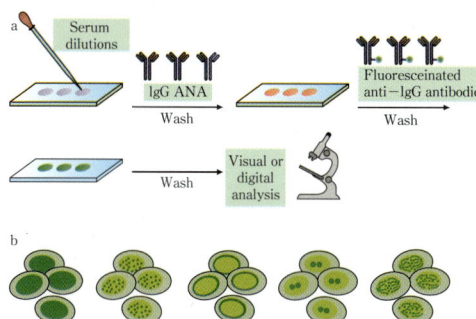

58 HIV 유전자와 밴드의 관계

HIV 유전자	Western blot 밴드
env	
Precursor protein	gp160
External glycoprotein	gp120
Transmembrane protein	gp41
pol	
Reverse transcriptase	p66
Reverse transcriptase	p51
Endonuclease	p31
gag	
Gag precursor	p55
Core	p24
Matrix	p17
Nucleocapsid precursor	p15

59 혐기균 배양병은 보라색, 호기균 배양병은 파란색이며, 혐기균 배양병에 보통 8~10mL의 혈액을 먼저 담는다. 채혈량이 많을수록 혈액배양 양성률은 올라간다.

60 MRSA는 methicillin 및 oxacillin 항생제에 내성인 균이다. MRSA 검출에 methicillin과 같은 종류의 약제인 oxacillin이 사용되고 있다.

61 멸균 확인방법
- 기계적 확인 : 기압계, 습도계
- 화학적 확인 : 내부 화학적 지시계, 외부 화학적 지시계
- 생물학적 확인 : Geobacillus stearothermophilus (아포생성균)

62 Sandwich ELISA는 항원에 대한 항체를 well에 결합시킨 후 sample(항원)을 반응시킨다. 그 후 직접적이나 간접적으로 검사함으로써 항원을 정성 및 정량적으로 분석한다.

63 X & V factor test
- X인자 : 내열성, RBC의 hemin 성분
- V인자 : 이열성, NAD 성분
- X인자만 요구 : *H.ducreyi*
- V인자만 요구 : *H.parahaemolyticus*, *H.parainfluenzae*
- X & V인자 요구 : *H.influenzae*, *H.aegyptius*, *H.haemolyticus*
- 둘 다 요구하지 않음 : *H.aphrophilus*

64 *Listeria monocytogenes*
- 22℃ 반고체 배지에서 우산 모양의 집락을 형성 (37℃에서 비운동성)
- 그람양성 알막대균, 무아포, 무협막, 편모 보유

65 ② 생물안전작업대(Biological Safety Cabinet) Class Ⅲ는 생물안전 4등급 시설에서 쓰인다.

생물안전작업대의 분류
- 생물안전 1등급 시설 : 건강한 성인에게는 질병을 일으키지 않는 것으로 알려진 미생물(*E.coli* 등)
- 생물안전 2등급 시설 : 사람에게 감염되었을 경우 증세가 심각하지 않고 예방 또는 치료가 가능한 미생물 (Hepatitis virus, *Vibrio cholerae* 등)
- 생물안전 3등급 시설 : 사람에게 감염되었을 경우 증세가 심각하거나 치명적일 수도 있으나 예방 또는 치료가 가능한 미생물(SARS, *Mycobacterium tuberculosis*, *Bacillus anthracis* 등)
- 생물안전 4등급 시설 : 사람에게 감염되었을 경우 증세가 매우 심각하거나 치명적이며 예방 또는 치료가 어려운 미생물(Evola virus, Lassa virus, Marburg virus 등)

제 2 회

정답 및 해설

제2회 모의고사(1교시) 해설

임상병리사

문제 P. 54

>>> 정답 확인

01	②	02	②	03	④	04	④	05	②	06	③	07	④	08	⑤	09	③	10	①
11	④	12	③	13	⑤	14	②	15	①	16	④	17	②	18	⑤	19	③	20	①
21	①	22	①	23	②	24	③	25	③	26	⑤	27	①	28	②	29	④	30	⑤
31	⑤	32	⑤	33	④	34	⑤	35	⑤	36	①	37	③	38	④	39	②	40	④
41	②	42	③	43	④	44	④	45	③	46	①	47	③	48	③	49	②	50	④
51	④	52	②	53	③	54	⑤	55	④	56	②	57	③	58	⑤	59	②	60	①
61	③	62	③	63	③	64	③	65	②	66	②	67	③	68	⑤	69	③	70	②
71	②	72	③	73	③	74	④	75	⑤	76	②	77	③	78	⑤	79	②	80	③
81	①	82	①	83	③	84	①	85	②	86	③	87	⑤	88	③	89	①	90	④
91	④	92	⑤	93	④	94	③	95	①	96	③	97	①	98	①	99	②	100	②

의료관계법규 (01~20)

01 진료기록부 등의 보존 (시행규칙 제15조 제1항)
- 2년 : 처방전
- 3년 : 진단서 등의 부본(진단서 · 사망진단서 및 시체검안서 등을 따로 구분하여 보존할 것)
- 5년 : 환자 명부, 검사내용 및 검사소견기록, 방사선 사진(영상물 포함) 및 그 소견서, 간호기록부, 조산기록부
- 10년 : 진료기록부, 수술기록

02 병원급 의료기관 (법 제3조 제2항 제3호)
의사, 치과의사 또는 한의사가 주로 입원환자를 대상으로 의료행위를 하는 의료기관으로서 그 종류는 다음과 같다.
- 병원
- 치과병원
- 한방병원
- 요양병원
- 정신병원
- 종합병원

03 개설 등 (법 제33조 제3~4항)
- 의원 · 치과의원 · 한의원 또는 조산원을 개설하려는 자는 시장 · 군수 · 구청장에게 신고하여야 한다.
- 종합병원 · 병원 · 치과병원 · 한방병원 · 요양병원 또는 정신병원을 개설하려면 시 · 도 의료기관개설위원회의 사전심의 및 본심의를 거쳐 시 · 도지사의 허가를 받아야 한다.

04 기록 열람 등의 요건 (시행규칙 제13조의3 제1항)
환자의 배우자, 직계 존속 · 비속, 형제 · 자매 또는 배우자의 직계 존속이 환자에 관한 기록의 열람이나 그 사본의 발급을 요청할 경우에는 다음의 서류를 갖추어 의료인, 의료기관의 장 및 의료기관 종사자에게 제출해야 한다.
- 기록 열람이나 사본 발급을 요청하는 자의 신분증 사본
- 가족관계증명서, 주민등록표 등본 등 친족관계임을 확인할 수 있는 서류. 다만, 환자의 형제 · 자매가 요청하는 경우에는 환자의 배우자 및 직계존속 · 비속, 배우자의 직계 존속이 모두 없음을 증명하는 자료를 함께 제출하여야 한다.
- 환자가 자필서명한 동의서. 다만, 환자가 만 14세 미만의 미성년자인 경우에는 제외한다.

05 자격의 정지(법 제22조 제1항)
보건복지부장관은 의료기사 등이 품위를 현저히 손상시키는 행위를 한 경우에는 6개월 이내의 기간을 정하여 그 면허자격을 정지시킬 수 있다.

06 3년 이하의 징역 또는 3천만원 이하의 벌금(법 제30조 제1항)
- 의료기사 등의 면허 없이 의료기사 등의 업무를 한 사람
- 다른 사람에게 면허를 대여한 사람
- 면허를 대여받거나 면허 대여를 알선한 사람
- 업무상 알게 된 비밀을 누설한 사람

07 임상병리사 업무 범위(시행령 별표 1)
- 기생충학·미생물학·법의학·병리학·생화학·세포병리학·수혈의학·요화학·혈액학·혈청학 분야, 방사성동위원소를 사용한 검사물 분야 및 기초대사·뇌파·심전도·심폐기능 등 생리기능 분야의 화학적·생리학적 검사에 관한 다음의 구분에 따른 업무
  - 검사물 등의 채취·검사
  - 검사용 시약의 조제
  - 기계·기구·시약 등의 보관·관리·사용
  - 혈액의 채혈·제제·제조·조작·보존·공급
- 그 밖의 화학적·생리학적 검사

08
① 보수교육실시기관의 장은 보수교육을 받은 사람에게 보수교육 이수증을 발급하여야 한다(시행규칙 제19조 제3항).
② 보수교육이 3년 이상 유예된 경우 20시간 이상 보수교육을 받아야 한다(시행규칙 제18조 제4항).
③ 보수교육실시기관의 장은 매년 3월 31일까지 전년도 보수교육 실적보고서를 보건복지부장관에게 제출하여야 한다(시행규칙 제19조 제2항).
④ 보수교육 관계서류는 3년 동안 보존하여야 한다(시행규칙 제21조).

09 결격사유(법 제5조)
- 정신질환자. 다만, 전문의가 의료기사 등으로서 적합하다고 인정하는 사람의 경우에는 그러하지 아니하다.
- 마약류 중독자
- 피성년후견인, 피한정후견인
- 관련법을 위반하여 금고 이상의 실형을 선고받고 그 집행이 끝나지 아니하거나 면제되지 아니한 사람

10 제1급감염병의 정의(법 제2조 제2호)
생물테러감염병 또는 치명률이 높거나 집단 발생의 우려가 커서 발생 또는 유행 즉시 신고하여야 하고, 음압격리와 같은 높은 수준의 격리가 필요한 감염병을 말한다. 다만, 갑작스러운 국내 유입 또는 유행이 예견되어 긴급한 예방·관리가 필요하여 질병관리청장이 보건복지부장관과 협의하여 지정하는 감염병을 포함한다.

11 고위험병원체의 분리, 분양·이동 및 이동신고(법 제21조 제1항)
감염병환자, 식품, 동식물, 그 밖의 환경 등으로부터 고위험병원체를 분리한 자는 지체 없이 고위험병원체의 명칭, 분리된 검체명, 분리 일자 등을 질병관리청장에게 신고하여야 한다.

12 고위험병원체(법 제2조 제19호)
"고위험병원체"란 생물테러의 목적으로 이용되거나 사고 등에 의하여 외부에 유출될 경우 국민 건강에 심각한 위험을 초래할 수 있는 감염병병원체로서 보건복지부령으로 정하는 것을 말한다.

13 예방접종업무의 위탁(시행령 제20조 제1항)
특별자치시장·특별자치도지사 또는 시장·군수·구청장은 보건소에서 시행하기 어렵거나 보건소를 이용하기 불편한 주민 등에 대한 예방접종업무를 다음에 해당하는 의료기관 중에서 특별자치시장·특별자치도지사 또는 시장·군수·구청장이 지정하는 의료기관에 위탁할 수 있다. 이 경우 특별자치시장·특별자치도지사 또는 시장·군수·구청장은 위탁한 기관을 공고해야 한다
- 「의료법」에 따른 의원
- 「의료법」에 따른 병원급 의료기관(치과병원 및 한방병원은 의사를 두어 의과 진료과목을 추가로 설치·운영하는 경우로 한정)

14 300만원 이하의 과태료(법 제34조 제2항)
- 제23조(건강검진 등의 신고)에 따른 신고를 하지 아니하거나 거짓으로 신고하고 건강검진 등을 한 자
- 제29조(동일 명칭 사용금지)를 위반하여 동일 명칭을 사용한 자

동일 명칭 사용금지(법 제29조)
이 법에 따른 보건소, 보건의료원, 보건지소 또는 건강생활지원센터가 아닌 자는 각각 보건소, 보건의료원, 보건지소 또는 건강생활지원센터라는 명칭을 사용하지 못한다.

15 보건소의 설치(법 제10조)
- 지역주민의 건강을 증진하고 질병을 예방·관리하기 위하여 시·군·구에 1개소의 보건소(보건의료원 포함)를 설치한다. 다만, 시·군·구의 인구가 30만 명을 초과하는 등 지역주민의 보건의료를 위하여 특별히 필요하다고 인정되는 경우에는 대통령령으로 정하는 기준에 따라 해당 지방자치단체의 조례로 보건소를 추가로 설치할 수 있다.
- 동일한 시·군·구에 2개 이상의 보건소가 설치되어 있는 경우 해당 지방자치단체의 조례로 정하는 바에 따라 업무를 총괄하는 보건소를 지정하여 운영할 수 있다.

보건소의 추가 설치(시행령 제8조)
- 보건소를 추가로 설치할 수 있는 경우는 다음의 어느 하나에 해당하는 경우로 한다.
  - 해당 시·군·구의 인구가 30만 명을 초과하는 경우
  - 해당 시·군·구의 「보건의료기본법」에 따른 보건의료기관 현황 등 보건의료 여건과 아동·여성·노인·장애인 등 보건의료 취약계층의 보건의료 수요 등을 고려하여 보건소를 추가로 설치할 필요가 있다고 인정되는 경우
- 보건소를 추가로 설치하려는 경우에는 지방자치법 시행령 제73조에 따른다. 이 경우 해당 지방자치단체의 장은 보건복지부장관과 미리 협의하여야 한다.

16 건강검진 등의 신고(시행규칙 제9조 제2항)
보건소장은 건강검진 등 신고서를 제출받은 날부터 7일 이내에 신고의 수리 여부를 신고인에게 통지해야 한다. 이 경우 신고를 수리하는 때에는 건강검진 등 신고확인서를 발급해야 한다.

17 혈액의 적격여부 검사 등(시행규칙 제8조 제1항)
혈액원은 헌혈자로부터 혈액을 채혈한 때에는 지체 없이 그 혈액에 대한 간기능검사(ALT검사, 수혈용으로 사용되는 혈액만 해당), 비(B)형간염검사, 시(C)형간염검사, 매독검사, 후천성면역결핍증검사, 사람T세포림프친화바이러스(HTLV) 검사(혈장성분은 제외), 그 밖에 보건복지부장관이 정하는 검사를 실시하고, 혈액 및 혈액제제의 적격 여부를 확인하여야 한다.

18 특정수혈부작용(시행규칙 제3조)
- 사 망
- 장 애
- 입원치료를 요하는 부작용
- 바이러스 등에 의하여 감염되는 질병
- 의료기관의 장이 규정에 의한 부작용과 유사하다고 판단하는 부작용

19 특정수혈부작용의 신고 등(시행규칙 제13조 제1항)
의료기관의 장은 특정수혈부작용이 발생한 사실을 확인한 날부터 15일 이내에 해당 의료기관 소재지의 보건소장을 거쳐 특별시장·광역시장·특별자치시장·도지사·특별자치도지사(이하 "시·도지사"라 함)에게 특정수혈부작용이 발생한 사실을 신고해야 한다. 다만, 사망의 경우에는 지체 없이 신고해야 한다.

20 채혈금지대상자(시행규칙 별표 1의2)
- 발열, 인후통, 설사 등 급성 감염성 질환이 의심되는 증상이 없어진 지 3일이 경과하지 아니한 자
- 수혈 후 1년이 경과하지 아니한 자
- 16세 미만인 자
- 콜레라, 디프테리아, 인플루엔자, A형간염, B형간염, 주사용 장티푸스, 주사용 소아마비, 파상풍, 백일해, 일본뇌염, 신증후군출혈열(유행성출혈열), 탄저, 공수병 예방접종을 받은 후 24시간이 경과하지 않은 사람

공중보건학(21~30)

21 1차 보건의료 활동
- 지역사회에서 건강을 증진하고 질병을 예방하기 위한 기본적인 의료서비스
- 주민들이 건강한 생활을 유지할 수 있도록 돕는 역할
- 활동 종류
  - 예방접종 : 전염병 예방을 위한 백신접종
  - 건강상담 : 개인 및 가족의 건강문제에 대한 상담 제공
  - 건강검진 : 조기발견을 위한 정기 건강검진
  - 영양교육 : 건강한 식습관과 영양에 관한 교육
  - 질병 예방프로그램 : 만성질환 및 전염병 예방을 위한 프로그램 운영
  - 응급처치 : 기본적인 응급처치 및 응급상황 대처

22 불쾌지수(DI ; Discomfort Index)
- 불쾌지수(DI)를 계산하는 데 요구되는 온열요소는 기온(T)과 기습이다. 기습은 일반적으로 상대습도를 말하고, 불쾌지수는 기온과 상대습도를 바탕으로 사람의 쾌적함을 나타내는 지수로, 높은 기온과 높은 습도가 결합될수록 불쾌지수(DI)가 높아져 불쾌감을 느끼기 쉽다.
- $DI = T + 0.555 \times (e-10)$

23 파상풍
상처로 들어간 파상풍균이 증식하여 그 독소가 말초신경계 및 척수전각세포에 침범하여 전신의 근육에 강직성 경련이 일어나는 질병이다.

24 ③ 열탈진 또는 열허탈의 경우 체내 수분과 전해질의 손실이 발생하므로 생리식염수를 통해 수분과 전해질을 보충하는 것이 중요하다.
① 진통제는 통증 완화에 사용되지만, 열탈진의 원인인 탈수나 전해질 불균형을 해결하지 못한다.
② 보호구를 착용은 예방조치일 뿐, 이미 발생한 열탈진에 대한 응급조치가 아니다.
④ 인공산소 공급은 호흡문제가 있을 때 필요하며, 열탈진의 주된 문제는 수분과 전해질 부족이다.
⑤ 고지방식은 소화에 부담이 되며, 열탈진 시에는 수분과 전해질 보충이 더 중요하다.

열허탈과 열탈진
- 열허탈 : 일반적으로 체내 열이 과소모되어 체온조절이 실패한 상태로, 체내 수분과 전해질이 부족하다.
- 열탈진 : 고온환경이나 과도한 열에 노출되어 체온조절이 실패하여 체내 수분과 전해질이 부족하다.

25 신생아 WHO 기준
- 2.5kg 이하 : 조산아, 미숙아
- 2.5~4.5kg : 정상체중 출산아
- 4.5kg 이상 : 과숙아

26 실험역학 연구
- 특정한 원인과 결과 사이의 관계를 검증하여 연구결과의 확실성을 높이기 위해 연구대상에게 조작이나 자극을 주고 그 반응을 관찰하는 연구방법이다.
- 인과관계를 명확히 알 수 있는 강력한 방법론이다.
- 임상시험, 공중보건 연구에 활용된다.

27 ① 장티푸스 : 주로 *Salmonella typhi*에 의해 발생하며, 오염된 음식물이나 물을 통해 전파된다. 감염된 사람의 분변이 오염된 음식이나 물에 섞여 경구로 침입하게 되면 감염이 발생한다.
② C형간염 : 혈액 매개 바이러스성 감염병
③ 홍역 : 호흡기 바이러스성 감염병
④ 인플루엔자 : 호흡기 바이러스성 감염병
⑤ 일본뇌염 : 모기 매개 바이러스성 감염병

28 버즈세션(Buzz Session)
많은 수의 참가인원을 몇 개의 분단으로 나누어 토의한 후 이를 다시 전체회의에서 종합하는 토론 방식이다.

29 보건행정의 관리요소는 기획, 조직, 인사, 지휘, 보고, 조정, 예산으로 구분한다. 이 중 직원의 적절한 근무평정과 신분보장 등 행정관리의 중추적인 기능을 담당하는 단계는 인사이다.

30 비타민 결핍증
- 비타민 A(레티놀) : 야맹증, 피부 건조
- 비타민 B_1(티아민) : 각기병, 신경염
- 비타민 B_2 : 구순구각염, 설염
- 비타민 C(아스코르빈산) : 괴혈병
- 비타민 D : 구루병, 골연화증
- 비타민 E : 불임, 용혈성빈혈
- 비타민 B_{12} : 악성빈혈

해부생리학(31~40)

31 정중앙에서 몸을 좌우대칭으로 나누는 면을 정중시상면이라 한다.

32 니슬소체는 신경세포에 존재하는 RNA 덩어리로 세포의 영양에 관여한다.

33 쿠퍼세포는 간 조직에서 관찰되는 단핵포식세포 계통(mononuclear phagocytic system ; MPS)으로, 간의 굴모세혈관에서 식작용을 한다.

34 일차기관지
- 위 치
  - 기관과 엽기관지 사이에 위치하고, 다섯째 등뼈 높이에서 분지
  - 오른쪽 일차기관지는 오른쪽 폐로, 왼쪽 일차기관지는 왼쪽 폐로 각각 연결
  - 오른쪽 일차기관지가 왼쪽에 비해 짧고 굵음
- 특 징
  - 연골로 이루어진 C자형 고리로 지지되어 있으며, 이로 인해 기관지의 형태 유지
  - 내벽은 점막으로 덮여 있으며, 섬모와 점액세포가 있어 이물질을 제거
- 분 지
  - 오른쪽 일차기관지 : 3개의 엽기관지(상엽, 중엽, 하엽)로 분지
  - 왼쪽 일차기관지 : 2개의 엽기관지(상엽, 하엽)로 분지
- 혈액 공급 : 기관지 동맥을 통해 혈액을 공급받음
- 신경 지배 : 자율신경계에 의해 지배되며, 교감신경과 부교감신경의 영향을 받음

35 반사의 종류
- 뇌반사 : 조건반사, 각막반사, 재채기 반사, 구토반사 등
- 척수반사 : 무릎반사(슬개건반사, 근육의 신전반사 작용), 거고근반사, 발목반사, 복부반사, 방광반사 등

36 뼈
- 1개의 뼈 : 후두골, 접형골, 전두골, 사골, 서골, 하악골, 설골
- 1쌍의 뼈 : 측두골, 두정골, 누골, 비골, 협골, 갑개골, 구개골, 상악골

37 소 뇌
- 중앙부 : 벌레와 같은 외형을 하고 있음
- 피질 : 분자층, 조롱박신경세포층, 과립층으로 구성
- 속질 : 치상핵 → 마개핵 → 둥근핵 → 꼭지핵 순으로 배열
- 기능 : 운동조절과 균형유지에 중요한 역할

38 심장근육의 특징
- 심장근육은 활동전위 후 다음 자극에 반응하지 않는 긴 불응기를 가진다.
- 가로무늬근, 제대로근이다.
- 타원형 단핵세포, 원주형 세포 : 심장근 세포는 가지 모양이며 사이원반(intercalated disc)으로 연결된다.
- 자동능이 있다.

39 인슐린(insulin)
랑게르한스섬에 있는 세포에서 분비되며, 생체 내에서 혈당을 낮추는 유일한 호르몬이다. 사람의 인슐린은 21개의 아미노산으로 된 S-S결합을 1개 가진 A사슬과 30개의 아미노산으로 된 B사슬이 2개의 S-S결합으로 연결된 구조를 가진 폴리펩티드 호르몬이다.

40 중간대뇌동맥(중대뇌동맥)에서 뇌출혈이 가장 흔하게 나타난다.

조직병리학(41~70)

41 중간엽에서 기원하여 뼈, 연조직, 횡문근육 등 비상피성조직에서 생긴 악성종양을 육종이라고 한다.

42 정자(sperm)는 고환의 정세관 내피세포에서 형성된다.

43 신경조직의 발생은 외배엽에서 기원된다. 하지만 탐식작용이 있는 미세아교세포는 단핵구에서 기원된다.

44 심근은 가로무늬근(횡문근)이면서 중앙에 타원형 단핵세포가 존재하고 사이원반을 관찰할 수 있는 특징이 있다. 또한 제대로근(불수의근), 자동성, 원주형 세포, 개대간막(윤반), 긴 절대불응기 등을 나타낸다.

45 마비란 중추신경계통 및 운동신경계통의 손상으로 의지운동이 불가능한 상태이다. 신경이나 근육이 형태의 변화 없이 기능을 잃어버리는 상태로서, 감각이 없어지거나 움직일 수 없다.

46 배상세포의 세포질은 점액성 과립을 가지고 있으며, 세포 배출작용에 의해 분비되면 물과 반응하여 끈적한 점액을 만든다. 점액과립은 중성과 산성의 당단백질로 구성되어 있고 PAS 염색에 잘 된다.
자궁내경부 원주세포의 종류는 분비성 원주세포, 섬유성 원주세포, 점액생산 원주세포(술잔세포)로 구성되어 있다.

47 니슬소체(Nissle's body)
신경세포에 존재하는 RNA 덩어리로 세포의 영양에 관여하기 때문에, 니슬소체의 존재 여부는 신경원의 상해나 손상을 평가하는 데 유용하게 이용된다. 크기, 형태, 분포는 신경원의 종류에 따라 다르다.

48 위세포의 특징
- 주세포(chief cell)
  - 위저선의 하부에 주로 분포
  - 펩시노겐(pepsinogen), 레닌(renin), gastric lipase 등의 효소 분비
  - 핵상부에 zymogen 과립을 갖고 있음
- 벽세포(parietal cell)
  - 구형 또는 추체형의 큰 호산성 세포
  - 염산과 내인자(intrinsic factor) 분비
  - 전자현미경에서 사립체(mitochondria)와 무과립 내형질세망(smooth endoplasmic reticulum)이 풍부하게 관찰
- 점액경세포(mucosal neck cell)
  - 선의 목부위에 위치
  - 점액과 dipeptidase 분비
- 장크롬친화성세포(enterochromaffin cell)
  - 세로토닌(serotonin) 분비

49 결핵균 감염 시 육아종성 염증세포(림프구, 이물형 거대세포, 유상피세포)로 둘러싸이고, 건락괴사가 일어나는 것이 특징이다.

50 종양표지자
- CEA : 대장암, 유방암
- CA-125 : 난소암
- NSE : 신경세포종
- hCG : 융모암
- AFP : 간암

51 세침흡인검사
유방의 종괴나 경부의 림프절, 간, 폐, 갑상샘 등과 같이 인체의 조직 혹은 기관의 결합조직 내에 병소가 있을 경우 인체 밖으로 연결된 통로가 없으므로 세포들이 자연탈락될 수밖에 없다. 이 경우 세침(22~23gauge)을 부착한 주사기로 병소를 찔러 흡인하여 세포를 채취한다. 이 채취된 세포들이 작은 조직구조를 갖추고 있어 미소생검이라고 한다.

52 내인성 효소활성(peroxidase)의 제거용액
- 0.3% H_2O_2를 첨가한 methanol 용액(실온 20~30분)
- 5mM periodic acid 수용액(실온 10분)
- 0.1% phenylhydrazine을 첨가한 PBS(실온 30~120분)

53 자궁외구 부위에는 자궁외경부와 자궁내경부의 경계가 있는데 상피의 종류가 달라지는 부위라 하여 이행부위라고 한다. 실제로 자궁외구의 이행부위에는 비각화성 중증편평상피와 단층원주상피가 분리되는 부위가 있고 이 부위를 편평-원주 접합부라고 한다. 이 편평-원주 접합부는 여성의 연령, 호르몬 상태, 임신, 염증, 자궁의 크기, 선천적 기형과 같은 요인에 따라 변화할 수 있다.

54 일반적인 탈회제의 종류에는 조직형태학적 관찰을 위한 산 탈회액과 조직화학적 관찰을 위한 탈회제로 분류한다. 전기분해 탈회법은 전기분해에 의해 뼈조직 내 칼슘의 이온화를 증진시켜 신속한 탈회를 위해 고안된 방법이다.

탈회 촉진방법
- 초음파 탈회법
- 이온교환수지 탈회법
- 극초단파 탈회법
- 전기분해 탈회법

55 단순포진 바이러스(HSV)
- 다핵세포
- 젖빛유리 모양
- 핵 밀착
- 염색질 핵막 이동
- 핵 내 호산성 봉입체
- 봉입체 주위 투명대

56 질트리코모나스
- 서양배 모양의 핵
- 핵 주위 투명대
- 호산성 또는 호오렌지성 세포질
- 세포질 내 호에오신성의 과립
- 다형핵 백혈구 증가
- *Leptotrichia*와 함께 출현
- 편모 소실
- 딸기 형태의 자궁경부

57 베데스다 분류(TBS ; The Bethesda System)
- 저등급편평상피내병변(LSIL) : HPV, 경도의 이형성증(CIN I)
- 고등급편평상피내병변(HSIL) : CIN II, CIN III

자궁경부상피내종양(CIN ; Cervical Intraepithelial Neoplasia) 분류
- CIN I : 경도의 이형성증
- CIN II : 중등도의 이형성증
- CIN III : 고도의 이형성증과 상피내암(편평상피내암)

58 인유두종바이러스(HPV)는 주로 편평세포에 감염된 후 세포학적 변화를 초래하여 자궁경부암을 일으키는 것으로 알려져 있다. HPV 감염의 세포학적 특징은 핵은 커지고 농염되며 핵 주위의 불규칙한 투명대(공동세포)가 형성된다.

59 ② 중간세포가 군집을 이루는 보트형세포, 주상세포가 많이 관찰된다.

Progesterone의 양상
- 중간세포의 증가
- 중간세포의 군집 형성
- 중간세포질의 말림 형성
- 세포질 내에 당원이 농축된 주상세포의 출현
- *Döderlein bacilli*의 증가
- 세포질 내의 당원이 분해되어 나핵의 출현
- 백혈구의 증가

60 곰팡이 GMS 염색(도은염색-유도성 은환원성)
진균세포벽 다당류 → 크롬산으로 산화 → aldehyde기 유리 → methenamine silver에 의해 검은색, 흑색

61 포르말린 고정으로 형성된 단백질 가교에 의한 입체구조가 가열처리로 인해 변성과 분해되어 가려져 있던 항원이 노출되기 때문에 항원성의 부활을 위해 가열처리법을 시행한다.

62 동결절편법의 주 목적
- 급한 외과적 수술 중
- 신속 정확한 진단이 필요할 때
- 조직화학적 반응, 즉 특수염색에 의한 지방이나 효소 등의 검색이 필요할 때
- 일부 중추신경계 구조의 증명이 필요할 때
- 일부 면역조직화학적 검색이 필요할 때

63 PAS 양성물질 중 디아스타제(diastase)에 제거되는 것은 당질인 글리코겐뿐이기 때문에 특이적인 방법이라 할 수 있다. 글리코겐은 디아스타제 처리 후 PAS 염색에서 음성반응을 보인다.

64 PAMS(Periodic Acid Methenamine Silver)
바닥막의 구성성분의 하나인 다당류의 1,2 glycol기(CHOH-CHOH)를 과요오드산(periodic acid, HIO_4)으로 산화하여 디알데히드(dialdehyde, CHO-CHO)를 유리시킨 다음, 이 알데히드를 이용하여 무색의 메테나민-은(methenamine-silver)을 흑색으로 환원시키는 은거울 반응에 기초한 염색이다.

65 Masson trichrome(MT) 염색법
3가지 염료를 사용하여 근육, 아교섬유, 섬유소 및 적혈구를 선택적으로 염색하는 방법이다. 이 염색은 반드시 bouin 고정액에 고정한다(매염작용). 교원섬유는 aniline blue에 의해 청색으로 염색되고 근섬유, 세포질은 biebrich scarlet-acid fuchsin에 의해 적색으로 염색되며 핵은 weigert's iron hematoxylin에 의해 흑색으로 염색된다.

66 파라핀 표본제작 과정 중, 조직침투 과정은 탈수 → 투명 → 침투이다. 투명단계는 탈수제인 알코올을 제거한다.

67 유전분은 HE 염색에서 형태를 갖추지 않은 유리질 구조로 보여 다른 단백질들과 구별되지 않기 때문에 확인을 위해서는 특수염색을 사용해야 한다. 유전분 검출을 위한 특수염색으로 가장 흔히 사용되는 방법이 콩고레드(congo red) 염색이다. 또한 유전분의 변색성을 이용한 메탈바이올렛 또는 크리스털 바이올렛 염색도 유전분 검출에 사용된다.

68 Harris hematoxylin 염색은 먼저 필요하지 않은 부분까지 모두 염색한 후, 필요하지 않은 부분은 분별제를 통해 탈색시키는 염색법이다. 분별제는 HCl-alcohol을 사용하며, 핵 염색에 탁월하다.

69 Verhoeff's iron hematoxylin
- 탄력섬유 : 흑색
- 주염료 : hematoxylin, 10% ferric chloride, iodine(염료포획제)
- 분별 : 2% ferric chloride(염화제2철) → 퇴행성 염색
- 정착 : Sod.thiosulfate

70 면역조직화학 염색 시 단백질분해효소나 극초단파 등 가열처리법에 의해 항원성을 복원한다. 높은 염색강도로 항원을 관찰할 수 있다.

임상생리학(71~100)

71 심방수축기는 왼심방이 수축하여 왼심방 압력이 올라가는 시기로, 심전도상에서 P파가 출현한다. 심방의 압력이 심실의 압력보다 높아지며, 방실판막이 열리면서 심실로 혈액이 유입된다.

72 흉곽운동 측정장치로, 호흡운동을 하는 데 들이는 노력을 측정하기 위해 탄력 있는 띠로 둘러준다.

73 RR 시간을 이용한 심박동수 측정법
- 공식 : 60 ÷ RR 간격[단위 : 회/분(bpm)]
- 1분(60초) 동안 몇 번의 심박동이 발생하는지를 계산하는 것이다.
- 즉, 60초÷0.6초 = 100회

74 ※ 심전도에서 기본으로 기억할 것

전극 부착위치
- V_1 : 넷째 갈비사이공간의 우측 복장뼈 부위
- V_2 : 넷째 갈비사이공간의 좌측 복장뼈 부위
- V_3 : V_2와 V_4 사이 중간지점
- V_4 : 다섯째 갈비사이공간과 왼빗장뼈 중앙선과의 교차 부위
- V_5 : 다섯째 갈비사이공간과 앞겨드랑선과의 교차 부위
- V_6 : 다섯째 갈비사이공간과 중간겨드랑선과의 교차 부위

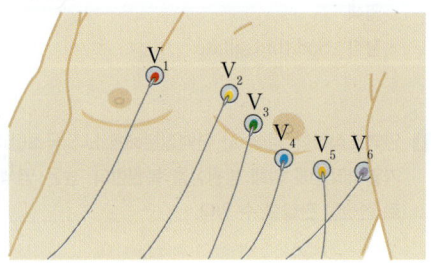

심전도의 정상범위
- PR : 0.12~0.2초
- P파 : 0.06~0.1초
- QRS군 : 0.06~0.1초
- T파 : 0.1~0.25초
- PQ 시간 : 0.12~0.2초
- QTc 시간 : 0.3~0.44초
- RR 시간 : 0.6~1.0초

75 Holter 심전도(24시간 심전도, 활동 중 심전도)
- 일과성 부정맥, 허혈성 심장질환을 추적하는 데 효과적이며, 환자는 일기장에 시간, 활동종류, 증상을 기록하며 증상이 있으면 버튼을 누른다.
- 2채널 : 5개 전극, 가슴벽에 쌍극유도, 접지 1개
- 3채널 : 7개 전극, 가슴벽에 쌍극유도, 접지 1개
- 주의사항 : 전기장판 금지, 물침투 금지, 전극 만지지 않기, 파손주의

76 WPW증후군(조기흥분증후군)
- Delta wave 출현
- 켄트(kent)섬유 속의 부전도
- Short PR interval
- Wide QRS prolongation

77 심근경색 시 심전도 특징
- 이상 Q파(폭이 넓고 깊음)
- ST 분절 상승
- 관성 T파(T파 역위)

78 ①·②·③ 교류장애, ④ 근전도 혼입에 해당한다.

79 보기는 운동부하심전도 검사 중지의 기준이고, 이외에 ST 변화, 어지러움 등이 있다.

80 ① 본 그래프는 흉부유도 V_1~V_6의 접촉불량으로 그 래프가 나타나지 않는다.

심전도 검사 시 발생할 수 있는 3대 인공산물(artifact) : 교류장애(hum)의 혼입, 근전도(EMG)의 혼입, 기선동요(drift)
- 교류장애의 발생원인 : 단선(접지선, 오른발유도코드, 유도코드의 차폐선 등의 단선 등), 접속 접촉불량(접지의 접속불량, 전극과 유도코드와의 접촉불량, 피부와 전극의 접촉불량 등), 심전계 부근에 전기기구(룸쿨러, 전기냉장고, X선장치, 형광등, 라디오 등)가 있는 경우, 심전계 내의 교류장해 제거장치의 고장 등
- 근전도 혼입의 발생원인 : 피검자의 불안이나 긴장, 검사실의 온도 저하에 의한 근육의 떨림, 전극부착밴드나 집게의 지나친 조임, 파킨슨증후군이나 바세도우씨병 등에 의한 손발의 떨림 등
- 기선동요의 발생원인 : 전극의 오염, 증폭기의 불안정, 거친 호흡운동, 접속 접촉불량(전원코드, 전극과 유도코드 등의 접속불량, 피부와 전극의 접촉불량) 등

81 단극유도법
- 활성 전극(두피상 전극)과 비활성 전극(기준전극, 귓불 등) 간의 전위차를 기록하는 유도법
- 장점 : 뇌의 변동을 절대치에 가깝게 기록하고 뇌 전체의 위상관계를 파악하는 데 적합, 대뇌피질하 또는 심부의 이상을 쉽게 발견
- 단점 : 미세한 국소차나 초점의 확인의 어려움, 잡음의 혼입, 기준전극의 활성화 우려

82 뇌 파
- α파 : 8~13Hz, 눈을 감을 때 후두부에서 관찰
- β파 : 14~30Hz, 속파(fast wave), 낮은 진폭, 눈을 뜨거나 각성, 암산 등 뇌의 활동 촉진 시 등장
- γ파 : 30Hz 이상, 속파(fast wave), 낮은 진폭, 눈을 뜨거나 각성, 암산 등 뇌의 활동 촉진 시 등장
- δ파 : 0.5~3Hz, 서파(slow wave), 높은 진폭, 수면 시, 뇌의 활동 저하 시 등장
- θ파 : 4~7Hz, 서파(slow wave), 높은 진폭, 수면 시, 뇌의 활동 저하 시 등장

83 ③ 전극과 피부 사이에 전극풀을 충분히 바르면 접촉저항이 줄어든다.

84 소발작이나 근간대성 발작을 가지는 간질에서는 섬광자극에 의해서 극서파 복합 혹은 다극서파 복합(광경련) 등의 이상파를 유발한다.
섬광자극은 안정, 각성, 폐안 상태에서 섬광용 램프(stroboscope)를 눈앞의 20~30cm 위치에서 3~30Hz의 빈도로 빛을 10초 자극하고 10초 휴식하는 것이다. 광자극의 빈도에 동기하여 후두부 우세의 특이한 파형을 광구동이라고 한다.

85 수면뇌파

수면 단계	Stage 분류	파형에 의한 분류	특 징	비 고
Stage W	각성기	$\alpha+\beta$	α파 50% 이상	비램수면
Stage I	졸음기와 얕은 수면초기	느린파	• 느린 안구운동 • α파 50% 이하, 저진폭 • 낮은 진폭의 β파, θ파 • 2~3상성의 고진폭 느린파 • 중심·마루부위에서 봉우리파 (50~100μV) • 뒤통수 양성 예파 (POSTs)	
Stage II	얕은 수면기	봉우리파, 방추파 혼합기	• 수면 1단계 특징 잔존 (봉우리파, 방추파) • 양쪽중심·마루 부위에 12~14Hz 방추파 • K-complex 출현 • 이상뇌파 출현증가	
Stage III	중증도 수면기	방추파, 느린 혼합기	• 느린파 20~50% • 고진폭 느린파 (12~16Hz)	
Stage IV	깊은 수면기	느린파	고진폭 느린파(θ파) 50% 이상	
Stage REM	REM 수면기	재수기	• 빠른 안구운동, 근긴장 저하 • 대사활동 증가 • 청각자극에 각성 역치 증가 • 내장운동 정지, 발기, 호흡 불규칙 증가 • 2~7Hz의 저진폭 θ파 • 꿈꾸기, 잠든 후 90분 정도(3~5회)	램수면

86 운동신경전도 검사의 경우 정중신경을 검사할 때의 기록전극은 근육, 자극부위는 손목·팔꿈치·겨드랑이, 활성부위는 엄지 힘줄근이다.

87 반복신경자극검사

M파를 이용하여 중증근무력증 등에 사용하는 검사이다. 신경전도검사에 영향을 미치는 인자로는 성별, 온도, 연령, 신장, 신경해부학적 변이, 신경의 위치가 있다.

88
- 유발근전도(evoked EMG)는 말초신경에 직접 전기자극을 가하여 그 신경이 지배하고 있는 근육이 수축하여 형성되는 활동전위를 측정하는 것으로 중요한 파형은 M파, F파, H파 등이 있다. 자극강도가 높으면 H파는 소실되고 M파의 진폭이 증가하며, 더 높이면 F파가 출현한다.
- M파는 운동신경섬유의 직접 자극에 의한 통상적인 근육 활동전위에 의해 형성되는 잠복시간이 짧은(수 msec) 파형으로 말초신경 및 근육의 상태, 신경근접합부 등의 상태를 반영하므로 운동신경전도속도검사나 반복자극검사에 주로 이용된다.
- 중증근무력증의 경우 M파의 진폭이 점차 감소하며, Eaton-lambert 증후군의 경우 M파의 진폭이 점차 증가한다.

89 폐활량(VC)

공기를 최대 들숨한 후 최대로 날숨하는 공기량이다.
- 들숨용량(IC) = 들숨예비량(IRV) + 일회호흡량(TV)
- 폐활량(VC) = 들숨용량(IC) + 날숨예비량(ERV)

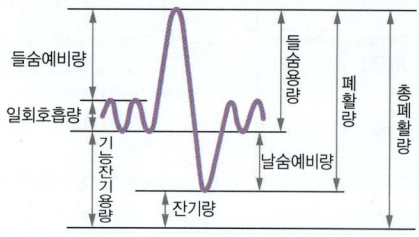

90 최대환기량(MVV)
- 자발적 노력에 의해 1분간 심호흡을 통해 얻는 최대의 공기량
- 단위시간 내 환기를 통해 얻어진 최대가스량 (80~120L/min)
- 정상은 80% 이상이고, 60~80%는 경도장애, 60% 이하는 중증장애를 의미
- 최대환기량의 저하는 기도장애, 폐탄성 저하, 폐쇄성 장애를 나타내는 지표

91 폐기량 검사
- 신장, 체중, 성별, 연령, 수검자의 체위(앉은 자세, 선 자세, 바로 누운 자세)에 따라 영향이 있다. 신장과 상관성이 가장 높으며, 선 자세에서 폐활량, 기능적 잔기량 모두 최대이다.
- 연령 증가에 의해 증가 : 기능적 잔기량, 잔기량
- 연령 증가에 의해 감소 : 총폐기량, 들숨예비량, 노력성폐활량, 폐활량

92 환기장애

- 제한성 환기장애
  - 폐조직이 파괴되어 폐용적이 감소되어 있음
  - 총폐용량(TLC) 감소, 잔기량(RV) 감소, 1초율 정상, 폐활량 감소
  - 키가 크고 폭이 좁은 그래프
  - 폐섬유증, 폐울혈, 폐렴, 폐암, 흉막염, 광범성 간질성폐렴

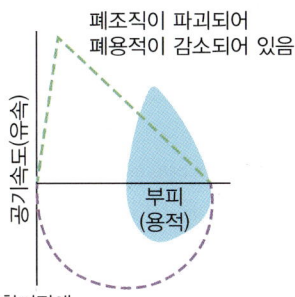

- 폐쇄성 환기장애
  - 기도폐쇄에 의해 1초간 내쉬는 호흡의 속도가 떨어짐
  - 총폐용량(TLC) 증가, 잔기량(RV) 증가, 1초율 감소, 폐활량 정상
  - 곡선의 모양은 급격히 낮아져 뾰족하고 정상보다 아래로 꺼짐
  - 폐기종, 만성기관지염, 기관지천식, 기도협착

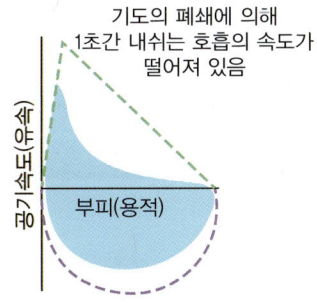

- 혼합성 환기장애
  - 제한성과 폐쇄성의 특징이 동시에 나타남
  - 유육종증

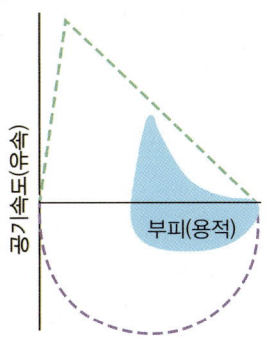

93
① 폐용적 : 폐의 용적을 측정하는 검사이다.
② 폐활량 : 최대 호흡 시 흡입하거나 내보낼 수 있는 공기의 양을 측정하는 검사로, 가스 이동 능력과는 관련 없다.
③ 기도저항 : 기도의 저항을 측정하는 검사로, 기도의 상태를 평가한다.
⑤ 기관지과민성 : 기관지가 자극에 얼마나 민감한지를 평가하는 검사이다.

폐확산능(DL_{CO})

- 가스가 허파꽈리에서 모세혈관으로 얼마나 잘 이동하는지를 측정하는 검사이다.
- 일산화탄소(CO) 혼합가스를 활용한다.
- CO 혼합가스(0.3% CO, 10% He, 20% O_2, 70% N_2)를 흡입시킨 후, 약 10초간 호흡을 정지시킨다. 이후 혈액 중으로 이동한 CO의 양을 구한다.
- 임상적 의의
  - 폐확산능(DL_{CO}) 증가 : 다혈증, 폐울혈, 흉곽질환
  - 폐확산능(DL_{CO}) 저하 : 간질성폐렴, 폐섬유증, 폐기종, 빈혈, 폐수종, 환기혈류의 불균등, 폐절제술 후, 흡연자, 고령자 등

94 시각유발전위(VEP)

- 흑백의 사각형을 교차시킨 무늬(서양장기판 모양)를 반전시켜 60~200회 자극하였을 때 후두부에서 기록되는 유발전위이다. 시신경, 시각교차, 시각로, 가쪽무릎체, 시각로부챗살, 일차시각겉질의 경로를 검사한다. 파형은 3가지이며, P_{100}, N_{75}, N_{145} 순서로 기록된다.
- 100msec 이후 기록되는 커다란 양성파인 P_{100}이 시각 중추의 이상 부위를 예측하는 기준이 되며, 임상적으로 중요하다. 자극 모니터와 피검자는 70~100cm 이상 거리를 두어야 하고, 전시야는 100회, 반시야는 200회 반복해서 평균값을 낸다.

95
초음파 장치에서 깊이 있는 먼 조직에서 되돌아오는 약한 신호를 선택적으로 증폭하는 장치를 TGC(Time gain compression)이라고 한다.

96 ③ 복장뼈위파임창 : 폐동맥, 대동맥활, 오름대동맥, 내림대동맥을 관찰하는 데 적합하다. 검사 시 바로 누운 자세에서 목을 가볍게 뒤로 젖힌 상태로 진행하는 것이 일반적이다.
① 갈비밑창(갈비활아래창) : 심장의 오른쪽 심실과 폐동맥을 관찰에 사용된다.
② 심첨창(심장끝창) : 심장의 심첨부를 관찰하는 데 적합하다.
④ 복장곁짧은축장(복장뼈주위단축장) : 심장의 단축을 평가하는 데 사용된다.
⑤ 복장곁긴축장(복장뼈주위장축장) : 심장의 긴축을 평가하는 데 사용된다.

97 (가) 왼심실의 이완기
(나) 왼심실의 수축기
(다) 심실격벽의 수축기
(라) 심실격벽의 이완기
(마) 왼심실후벽의 두께

98 초음파검사 모드
• A-mode : 머리뼈 이상, 눈 검사
• B-mode : 복부장기 및 산부인과(접촉법)
• M-mode : 심장판막, 대동맥, 좌심실벽의 형태, 운동상태
• D-mode : 혈류의 속도, 태아 심박동수

99 앞대뇌동맥
속목동맥에서 좌우 2개로 분지하는 동맥으로, 시신경 뒤쪽을 주행하며 앞교통동맥에서 연결된다.

100 눈확경유창의 동맥(눈동맥, 속목동맥)은 초음파 강도를 낮추고 척도를 줄여서 검사한다.
① A : 뇌바닥동맥
② B : 속목동맥
③ C : 앞대뇌동맥
④ D : 바깥쪽 동맥
⑤ E : 온목동맥

제2회 모의고사(2교시) 해설

임상병리사

문제 P. 70

>>> 정답 확인

01	②	02	⑤	03	①	04	④	05	①	06	③	07	③	08	①	09	①	10	①
11	②	12	⑤	13	④	14	③	15	②	16	⑤	17	①	18	③	19	②	20	③
21	①	22	①	23	④	24	②	25	⑤	26	③	27	④	28	③	29	①	30	⑤
31	③	32	①	33	③	34	②	35	⑤	36	③	37	②	38	④	39	⑤	40	④
41	①	42	⑤	43	④	44	⑤	45	③	46	③	47	①	48	④	49	⑤	50	④
51	③	52	⑤	53	②	54	④	55	③	56	②	57	①	58	⑤	59	③	60	④
61	④	62	④	63	②	64	③	65	⑤	66	③	67	④	68	④	69	②	70	④
71	⑤	72	⑤	73	③	74	④	75	⑤	76	②	77	③	78	②	79	①	80	⑤
81	⑤	82	②	83	③	84	①	85	③	86	②	87	③	88	②	89	④	90	③
91	②	92	⑤	93	④	94	③	95	①	96	⑤	97	③	98	②	99	①	100	③
101	⑤	102	③	103	③	104	③	105	②	106	①	107	④	108	④	109	③	110	②
111	①	112	①	113	③	114	⑤	115	④										

임상화학(01~38)

01 용량기구 검정 시 용액의 온도는 20℃ 전후일 때 읽는다.

02 중화적정법
- 희석 전 농도 × 희석 전 부피 = 희석 후 농도 × 희석 후 부피
- $80\% \times (A) mL = 50\% \times 100 mL = 5{,}000$
- $(A) = 62.5 mL$

03 흡광도 구하기
- 흡광도 = $2 - \log T$(투과율)
- 흡광도 = $2 - \log 10 = 2 - 1 = 1$

04 웨스트가드 다중규칙 시스템(Westgard multirule system)의 정의
6종류의 관리평가기준에 준하여 평가한다.
- 1_{2S} : 하나의 관리혈청이 평균 ± 2s 초과(Warning limit)
- 1_{3S} : 하나의 관리혈청이 평균 ± 3s 초과(우연오차)
- 2_{2S} : 두 연속적인 관리혈청이 동일한 방향으로 평균 +2s 또는 -2s 초과(계통오차)
- R_{4S} : 하나의 값이 평균 +2s를 초과하고 다른 연속되는 값이 -2s를 초과(우연오차)
- 4_{1S} : 4개의 연속적인 관리혈청이 평균 +1s 또는 -1s 초과(계통오차)
- 10_x : 10개의 연속적인 관리혈청이 평균의 한쪽 면으로 치우친 경우(계통오차)

05 단당류의 종류
glucose, galactose, fructose, pentose, tetrose, triose

06 총단백(total protein)
- 일반적으로 albumin+globulin을 지칭
- 아미노산은 peptide 결합으로 이루어짐
- 식사와 상관없음
- 서 있을 때가 누워있을 때보다 높게 나옴
- 단시간에 심한 운동을 하면 증가

07 크레아티닌(creatinine)
- creatine의 분해산물
- 사구체 여과에 의해 배설되며 재사용되지 않음
- 요에 항상 일정량 배설되므로 신장기능검사 종목
- 근육량(체중)에 비례
- creatine=creatinine×1.16

08
혈액요소질소(BUN)는 비단백질소(NPN)에서 50%로 가장 많은 비중을 차지한다.

09
HDL은 혈관벽이나 말초조직에 축적된 유리형 cholesterol을 간으로 운반한다.

10
- phospholipid : 식사의 영향을 받지 않음
- free fatty acid : 식사 후 감소

11 칼슘(Ca)
- 투과성 50~60% : 유리상태, 확산성
- 비투과성 40~50% : 단백과 결합, 비확산성
- 부갑상샘호르몬(PTH), 비타민 D : 혈장 Ca 상승
- 갑상샘호르몬(calcitonin) : 혈장 Ca 감소
- heparin으로 처리된 전혈 사용

12 각 측정법의 원리
- pH : 전위차 측정
- pCO_2 : pH 측정에 의한 전위차 측정
- pO_2 : 전류량 측정

13
효소의 국제단위(IU)는 1분간 1µmol의 기질을 변화시킨 효소량이다.

14 효소별 사용되는 기질
- Amylase : starch
- Lipase : olive oil
- ALP : phenylphosphate
- ALT : alanine
- LDH : pyruvic acid

15 보조효소의 흡수극대 파장대
- NAD : 265nm
- NADH : 340nm

16
빌리루빈(bilirubin)은 직사광선에 노출이 되지 않도록 채혈 및 보관되어야 한다.

17 항이뇨호르몬(ADH ; antidiuretic hormone)
- vasopressin이라고도 함
- 사구체를 통해 여과된 원뇨 중 일부 물질들을 능동수송에 의해 세뇨관에서 모세혈관으로 선택적 재흡수함

18 스테로이드 호르몬
- 부신겉질 : cortisol, aldosterone
- 정소 : testosterone
- 난소 : estrogen, progesterone

19 VMA
- VMA는 epinephrine과 norepinephrine의 최종 대사산물
- 카테콜아민의 대부분은 epinephrine과 norepinephrine이 차지하며, 약 90%를 구성

20 종양표지자 진단
- CEA : 대장암
- CA-125 : 난소암
- AFP : 간세포암
- CA19-9 : 췌장암
- PSA : 전립선암

21 혈당검사
- HbA_{1c} : 2~3개월간 혈당농도 반영
- fructosamine : 1~3주간 혈당농도 반영

22 크레아틴(creatine) 공식
creatine = creatinine × 1.16

23 혈청 단백질 분획별 정상치
- α_1-globulin : 2~6%
- α_2-globulin : 4~8%
- β-globulin : 8~15%
- γ-globulin : 12~20%
- albumin : 50~60%

24 고지단백혈증의 분류
검체를 뿌옇게 하는 물질은 chylomicron과 VLDL이다.
- Type Ⅰ : Chylomicron 증가
- Type Ⅱa : LDL 증가
- Type Ⅱb : LDL, VLDL 증가
- Type Ⅲ : IDL(Pre β와 β 사이에 위치) 증가
- Type Ⅳ : VLDL 증가
- Type Ⅴ : VLDL, Chylomicron 증가

25 칼슘(Ca) 대사는 주로 부갑상샘에 의해 조절된다.

26 비타민 결핍증
- 비타민 A : 야맹증
- 비타민 D : 구루병, 저칼슘혈증, 저인산혈증
- 비타민 E : 불임, 근위축
- 비타민 K : 괴혈병

27 체내 완충계
- $H_2PO_4^-$: HPO_4^{2-} = 1 : 4
- H_2CO_3 : HCO_3^- = 1 : 20

28 시험지법 : albumin과 특이적 반응

albumin + TBPB (tetrabromophenol blue) → 단백오차반응(pH 3.0) → TBPB의 색 변화

29 요 백혈구의 현미경 검사
- 백혈구는 glycogen의 존재에 의해 lugol액에 자색으로 염색된다.
- 백혈구는 10% 초산을 가하면 세포질이 투명해지고 핵이 나타난다(소원형세포는 변화가 없음).
- 백혈구와 질트리코모나스(*Trichomonas vaginalis*)의 비교 : 운동성
- 휘세포(glitter cell) : polymorphonuclear cell이 변형된 것으로, 세포의 과립은 브라운운동을 한다.

30 정상뇨에서 발견되는 결정형 침사
- 산성뇨 : calcium oxalate, calcium sulfate, uric acid, sodium urate, amorphous urate
- 알칼리뇨 : triple phosphate, ammonium urate, calcium phosphate, calcium carbonate, amorphous phosphate

31 정액(semen)
- 60~70%는 정낭에서 생성, 30%는 전립선에서 생성
- fructose를 고농도로 포함
- 아연(Zn) 및 단백질분해효소를 포함
- 실온에서 60분 이내에 액화
- 정액 1mL당 2천만~1억 6천만 개 정도의 정자 농도를 유지
- 액화 : 사정 후 30~60분 후 액화(액화 후에 검사)
- 양 : 2~5mL
- 점도 : 있음
- pH : 7.2~8.0
- 운동성 : 있음

32 뇌척수액 질환
- 포도당 수치가 낮을 경우 : 세균성 수막염
- 포도당 수치는 정상이나 림프구의 수가 증가할 경우 : 바이러스성 수막염

33 케톤체(ketone body)는 glucose 이용이 저하된 상태(당뇨병, 금식, 심한 운동 등)에서 증가한다.

34 단백뇨 검사
- 사구체성 신염 : 시험지법 검출(albumin)
- 세뇨관성 신염 : sulfosalicylic acid법 검출(albumin, globulin, Bence-Jones protein)
- 다발성골수종 : toluene sulfonic acid법 검출 (Bence-Jones protein : 40~60℃ 침전, 80~100℃ 용해)

35 동위원소(isotype)는 원자번호(양성자수)는 같으나 중성자수와 질량수가 다른 것이다.

36 동위원소의 용도
- ^{32}P : 진성다혈구증 치료
- ^{57}Co : Schilling test
- ^{51}Cr : 적혈구 수명 측정
- ^{54}Xe : 폐기능 검사
- ^{125}I : 방사면역법

37 감마선 계측기[NaI(Tl) 섬광계측법]
^{125}I, ^{131}I, ^{57}Co, ^{59}Fe 사용

38 개인방사선 관리용 측정기의 종류
포켓선량계, 열형광선량계, 필름뱃지, 수족선량계

혈액학(39~73)

39 조혈모세포(Hematopoietic Stem Cell)
- 모든 종류의 혈액세포(적혈구, 백혈구, 혈소판 등)를 만들어낼 수 있는 다능성 줄기세포이다.
- 면역학적 표면 항원 : CD34
- CD34 양성 세포 : 조혈줄기세포 이식, 골수이식, 백혈병 연구 등에서 매우 중요한 표지(marker)로 사용된다.
- CD4 : 보조 T세포(Helper T cell)의 표지
- CD56 : NK 세포의 표지

40 그물적혈구
- 정상치는 20,000~80,000/μL이다.
- 적혈구보다 크고 비중은 가볍다.
- 골수에서 1~2일 존재한 후 순환 혈액에서 1~2일이 지나면 성숙적혈구가 된다.
- 세포 내 그물구조물은 ribosome의 RNA이다.

41 적혈구 성숙
- 핵 : 푸른색
- 세포질 : 붉은색
- 세포크기 : 작아짐
- N/C ratio 감소
- 핵소체 소실

42 적혈구 에너지대사 종류
- Replication, DNA 합성 : 유핵적혈구에서 발생
- TCA 회로와 단백질 합성 : 유핵적혈구와 그물적혈구에서 발생
- Embden-Meyerhof 과정 : 포도당을 혐기적으로 분해시켜 ATP를 생성하는 대사경로로, 유핵적혈구, 그물적혈구, 적혈구에서 발생. ATP의 90%는 이 경로를 통해 생성

43 호염기반점(Basophilic stippling)
- 적혈구 내에 작은 점 모양의 파란색 또는 보라색 과립이 나타나는 현상이다.
- 이 과립은 리보솜의 잔여물로, RNA의 응집 결과이다.
- 원인 : 납중독, 철 결핍성 빈혈, 알코올 남용 등
- 관련 질환 : 지중해빈혈, 겸상적혈구빈혈 등

44 형질세포(Plasma Cell)
- 특 징
  - B 림프구가 활성화되어 분화한 세포
  - 항체(면역글로불린) 생성 : IgG, IgA, IgM, IgE, IgD 등
- 기 능
  - 항체 생산 : 특정 항원에 대한 항체를 대량으로 생성하여 면역반응 유도
  - 면역기억 : 일부 형질세포는 장기적인 면역기억을 형성하여, 동일한 항원에 대해 빠르게 반응 가능
- 질환 : 다발골수종에서 형질세포와 연전형성(적혈구가 원통 모양으로 쌓여있는) 관찰

45
③ 메이-헤글린이상(May-Hegglin anomaly) : Döhle body 소체와 비슷한 푸른색 봉입체가 관찰되며, 거대혈소판과 혈소판 감소증을 동반한다.
① 아우어소체(Auer body) : 막대 모양의 소체로, 급성백혈병에서 관찰된다.
② 알더-레일리이상(Alder-Reilly anomaly) : 상염색체 열성 유전질환으로, 뮤코다당류 대사이상증에 해당하며, Azure 과립이 관찰된다.
④ 펠거-휴에트이상(Pelger-Huet anomaly) : 호중구의 핵분엽 수가 2개 이하로 감소된 저분엽 상태를 보이며, 백혈병, 무과립구증 등에서 관찰된다.
⑤ 체디악-히가시이상(Chediak-Higashi anomaly) : 상염색체 열성 유전질환으로, 백혈구 내에 거대 과립성 봉입체가 관찰되며, 반복 감염과 부분 알비노증이 동반된다.

46 혈소판의 점착(Adhesion)
- 혈소판이 손상된 혈관의 콜라겐에 부착되는 과정을 점착이라고 한다.
- 점착 관여 수용체는 GP Ib-IX(Glycoprotein Ib-IX)로, von Willebrand Factor(vWF)와 결합하여, 혈소판이 콜라겐에 부착할 수 있도록 돕는다.
- 점착과정 : 혈관 손상 → 콜라겐 노출 → vWF가 콜라겐에 결합 → vWF가 혈소판의 GP Ib-IX와 결합 → 혈소판 점착

47 활성화된 XIII인자(피브린 안정화 인자, Factor XIII)
- 역 할
  - 피브린 교차결합 : 피브린 섬유 사이에 교차결합 형성 → 혈전의 강도 증가
  - 혈전 안정화 : 피브린 섬유구조를 변화시킴 → 혈전 지속시간 증가, 출혈 방지
  - 응고과정 조절 : 응고완료 신호역할
- ② XIIIa로 활성화
  - 트롬빈(Thrombin) : 활성화 촉진
  - 혈액응고의 마지막 단계에서 작용하며, 피브린 혈전의 안정성을 높이는 데 필수

48 응고기전의 마지막 작용
Fibrinogen → Fibrin

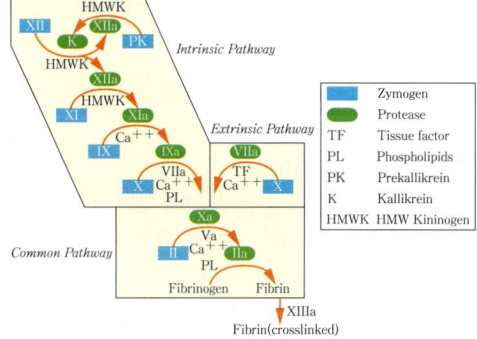

49 악성빈혈
비타민 B_{12} 결핍으로 DNA 합성장애를 일으켜 나타나는 빈혈이다. 치료 시 골수에서 조혈작용이 활발해져 순환 혈액 내 그물적혈구가 증가한다.

50 Donath-Landsteiner 검사
- 발작성한랭혈색소뇨증(PCH) 환자의 혈청 내에서 Donath-Landsteiner antibody 용혈항체가 존재하는지 확인하는 검사이다.
- 검사의 원리 : Donath-Landsteiner 한랭항체는 한랭 시에는 적혈구에 결합하며 다시 37℃로 가온하면 용혈을 일으킨다.

51 감염단핵구증(infectious mononucleosis)
- 순환 혈액 내에서 상대적, 절대적인 림프구 증가 : 20~90%의 비정형 림프구(atypical lymphocyte)가 관찰됨
- 적혈구, 혈소판 수 정상
- 혈청검사에서 림프구의 Epstein barr virus가 젊은 층에서 관찰
- 검사소견 : 비정형 림프구 관찰, 이호성 항체 양성, LAP 증가, LDH 증가

52 다발성골수종
- 형질세포와 연전형성(적혈구가 원통 모양으로 차곡차곡 쌓인 모양) 관찰
- 혈중 섬유소원 감소
- γ-globulin의 증가로 적혈구의 연전형성을 촉진하며, ESR이 현저히 증가
- 약 50% 환자에서 Bence-Jones 단백뇨 검사 양성

53 파종혈관내응고(DIC)
가장 흔한 출혈성 질환으로 초기에는 응고 활성이 시작되어 혈전이 형성되며, 이후 응고인자들이 고갈되어 PT 연장, aPTT 연장 출혈을 일으키고, 항트롬빈이 감소하여 혈전 형성이 일어난다. 이차적으로 섬유소 용해 현상이 일어나고 섬유소원과 혈소판이 모두 감소한다.

54
④ 호산구 : 정상 말초혈액에서 관찰
① 대식세포 : 정상 골수에서 관찰
② 형질세포 : 다발성골수종 질병에서 연전형성과 관찰
③ 후골수구 : 정상 골수에서 관찰
⑤ 비만세포 : 정상 골수에서 관찰

55 자동혈구분석기의 측정원리
- 전기 저항법 : 전기는 (+)극에서 (-)극으로, 혈구는 (-)극에서 (+)극으로 이동하면서 저항이 생겨 혈구 크기를 측정
- 전방 산란광 : 빛의 산란으로 혈구 수와 크기를 추정
- 측방 산란광 : 세포의 구조를 추정

56
- heparin에 의해 활성이 억제되는 것은 thrombin 이다.
- 단백질 C는 단백질 S, PF3, Ca^{2+}와 결합하여 Va, VIIIa를 억제한다.

57 LE(lupus erythematosus) 세포
- 홍반성 낭창이라는 자가면역질환 환자에서 관찰
- 자홍색의 봉입체를 지닌 호중구
- 호중구의 핵은 한쪽으로 눌려 있음

58
- 뒤엉덩뼈능선은 골수흡인 및 생검사를 동시에 시행할 수 있으며, 모든 연령층에서 골수생검과 천자를 하는 부위다.
- 복장뼈는 엉덩이뼈에 어떤 질환이 있다거나 비만증이 심하여 골수검사가 어려울 경우에만 고려할 수 있다. 또한 생명의 위협이 될 수 있는 골수생검은 안 되고 일리노이스 흡인침으로 골수흡인만 시행해야 한다.

59 Protein C
thrombomodulin과 thrombin에 의해 활성화된다. 활성화된 protein C는 protein S, PF3, Ca^{2+}와 결합하여 활성화된 V인자와 VIII인자(Va, VIIIa)를 억제시킨다. 또한 조직 plasminogen activator의 농도를 증가시켜 섬유소 용해를 촉진시킨다.

60
- 프로트롬빈시간(PT)은 I, II, V, VII, X인자 결핍일 때 연장된다.
- stypven time은 I, II, V, X인자 결핍일 때 연장된다.
- stypven time은 정상이고, PT 검사만 연장되었다면, VII의 결핍이다.

61 항응고제의 종류 및 용도
- heparin : 염색체검사, 삼투압취약성검사, 혈액 gas 측정
- Sodium citrate : 응고검사
- EDTA : 혈액검사
- NaF : 혈당검사

62 ABO 검사와 Rh 검사는 항원항체의 직접응집반응을 통해 결과를 도출한다.

63 Anti-A_1 시약은 Dolichos biflorus라는 식물의 씨앗에서 추출하여 만들었다. A_1형과 A_1B형 혈구를 응집시키고 A_2형과 A_2B형 혈구를 응집시키지 않으므로 Anti-A_1 렉틴 시약은 A_1, A_2 구분 시 사용된다.

64 ABO 혈액형 항원의 결정기
- H-항원 결정기 : L-fucose
- B-항원 결정기 : D-galactose
- A-항원 결정기 : N-acetylgalactosamine

65 Weak D 검사
- Anti-D 응집이 약하거나 반응하지 않을 경우 반드시 간접 항글로불린 검사(tube 법)를 시행한다. 검사를 통해 Weak D형과 Rh(D)음성을 구분한다.
- 검사순서
  - 2~5% 환자 혈구부유액(Pt) 제조
  - Tube 1(test)에 Pt 1 drop + Anti-D 1 drop → Mix
  - Tube 2(ctl)에 환자 혈구부유액 1 drop + 22% Bovine albumin 1 drop → Mix
  - 37℃ water bath /15~30분 → 응집 시 Rh(D) 양성
  - 비응집 시 Saline로 3회 세척 후 원심분리하여 상층액 완전히 제거
  - Coombs serum(AHG) 2 drop씩 → Mix 후 원심 → Tapping
  - 쿰스 결과 → 응집 시 Weak D형, 비응집 시 Rh(D) 음성

66 CPDA-1
- 유효기간 : 35일
- 성분 : trisodium citrate, citric acid, dextrose, sod.phosphate, adenine
- 전혈 100mL당 항응고제 CPDA-1은 14mL이므로, 400mL 전혈 팩은 항응고제가 56mL이다.

67 신생아 교환수혈
- 신생아 교환수혈 시 합성혈액은 O형의 적혈구와 AB형의 혈장이다.
- 신생아 혈액량의 2배 정도 교환수혈한다.
- 신생아의 순환혈액량은 1kg당 85mL이므로, 3kg의 신생아라면 250mL의 2배인 500mL 혈액으로 교환수혈한다.

68 ④ 동결침전제제는 응고인자인 제8인자, 제13인자, 폰빌레브란트인자, 섬유소원이 많이 포함되도록 분리해 다시 얼린 것이다.

동결침전제제를 수혈하는 질병
- 제8인자 결핍이 원인인 혈우병 A
- 제13인자 결핍증
- 폰빌레브란트인자가 부족한 폰빌레브란트병
- Fibrinogen이 100mg 미만인 저섬유소원혈증(Hypofibrinogenaemia) 등

69
- 세척하는 이유 : 결합하지 않은 항체 및 보체를 제거하는 것
- DAT(직접 항글로불린 검사) : 적혈구 표면에 항체(주로 IgG)나 보체(C3)가 결합해 있는지 확인하는 검사
- 중요성 : 혈청에 남아 있는 결합하지 않은 항체나 보체가 AHG 시약을 중화시켜서 위음성 결과가 나올 수 있음

70 최대혈액신청량(MSBOS ; Maximum Surgical Blood Order Schedule)
- 수혈에 필요한 혈액을 수술 72시간 전에 type & screen을 해두고, 수술 중 수혈이 필요하다고 생각될 때 간단한 주교차 시험만 실시하여 수혈한다.
- 교차시험 비율 C/T ratio는 1 : 1이 이상적이나 최대 2.5를 넘지 않도록 한다.
- 수술이 예정된 환자에게 수술종류별로 출혈예상량을 적용하여 혈액 폐기를 최소화하여 효율적 혈액관리 위함이다.

71 응급수혈 시 Rh음성의 O형 농축적혈구를 사용할 수 있다.

72 교차시험 후 혈액분절은 최소 7일간 보관한다.

73 사람백혈구항원(HLA ; Human Leukocyte Antigen)
- 자가세포를 구별하므로 유전, 친자감별에 활용한다.
- 장기이식 후 생존율에 중요한 영향을 미친다.

임상미생물학(74~115)

74 Novobiocin test에서 *S.epidermidis*는 감수성, *S.saprophyticus*는 내성이다.

75 그람양성 쌍알균 중 *S.pneumoniae*와 Viridans group은 α-hemolysis(녹색 용혈대)를 일으킨다. Optochin test에서 *S.pneumoniae*는 감수성, Viridans group은 내성이다.

76 그람음성 쌍알균의 종류 및 검체
- *N.gonorrhoeae* : 요도, 자궁 등
- *N.meningitidis* : 척수액, 혈액, 객담 등

77 MacConkey agar 성분
- 탄수화물 : lactose
- 지시제 : neutral red
- 억제제 : bile salt, crystal violet

SS agar 성분
- 탄수화물 : lactose
- 지시제 : neutral red, ferric citrate
- 억제제 : bile salt, Sod. Citrate, brilliant green

78 *Salmonella*는 주모성 편모로 운동성, *Shigella*는 편모가 없어 비운동성이다.

79 *Proteus spp.*는 Urease 양성이며, *Providencia spp*는 Urease 음성이다. 그 외 *Proteus spp.*는 H_2S를 생성하고 유주현상이 발생한다.

80 조건무산소성 그람음성 막대균
- *Vibrio spp.*
- *Aeromonas hydrophila* : β-hemolysis, DNase 양성, ODC 음성, mannitol 분해
- *Plesiomonas shigelloides* : non-hemolysis, DNase 음성, ODC 양성, mannitol 비분해

81 *Campylobacter*의 선택배지
Skirrow agar, Butzler agar, Campy BAP

82 그람음성 알막대균
- *Haemophilus spp.* : *H.influenzae*는 소아에서 수막염을 일으키는 균
- *Legionella spp.*
- *Bordetella spp.*
- *Pasteurella spp.*
- *Brucella spp.*

83 *C.diphtheriae*의 증균배지와 선택배지
- 증균배지 : Loeffler serum agar slant
- 선택배지 : Cystein tellurite blood agar, Tinsdale agar

84 Niacin test
- 인형 결핵균(*M.tuberculosis*)
- 결핵균이 생성한 niacin을 cyanogen bromide와 aniline 시약을 가했을 시 황색이 되면 양성

85 Egg yolk test
난황(Egg yolk)의 지질단백질인 lecithovitellin은 lecithinase에 의해 분해되어 황색에서 유백색으로 변화한다.

86 *B.fragilis*
- 그람음성 막대균
- 무산소성
- 비용혈성
- esculin 가수분해
- BBE(Bacteroides bile esculin) agar 사용

87 *Chlamydia trachomatis*
- 그람음성 또는 부정의 짧은 막대균
- 비운동성, 무아포
- 절대 세포 내 기생, 이분열 증식, 여과성
- 세포벽 보유, DNA, RNA, ribosome, 효소 보유
- 인공배지 비발육
- 세포질 내 증식, 봉입체 형성
- Glycogen 함유 : iodine 염색 양성
- HeLa cell 또는 McCoy cell에서 증식

88 *Rickettsia spp.*의 병원성
- *Rickettsia prowazekii* : 발진티푸스
- *Rickettsia typhi* : 발진열
- *Rickettsia rickettsii* : 록키산홍반열
- *Bartonella quintana* : 참호열
- *Rickettsia sennetsu* : 선열
- *Rickettsia tsutsugamushi* : 쯔쯔가무시증
- *Coxiella burnetii* : Q열

89 유전물질의 전달
- 형질전환(transformation) : 세균이 다른 세균의 DNA를 받아들여 자신의 염색체에 삽입
- 접합(conjugation) : 세균끼리 성선모(sex pili)를 통해 한쪽 세균의 plasmid가 다른 쪽 세균에 복제되어 전달
- 형질도입(transduction) : 세균 속 증식된 bacteriophage가 숙주세포의 유전자 일부를 받아들여 다른 숙주세포에 감염될 때 이 유전자를 전달

90 아포 형성균
- *Bacillus spp.* : 호기성 아포균
- *Clostridium spp.* : 혐기성 아포균

91 Mueller Hinton agar
배지에 함유되어 있는 전분은 세균에서 방출된 독소를 흡수하여 항생제 반응에 방해되지 않도록 하는 역할을 한다.

92 Ogawa agar의 주요성분
- Glycerin : 인형 결핵균 증식 촉진, 우형 결핵균 증식 억제
- Malachite green : 오염균 제거

93 편모 보유균
- 무모균 : 모든 구균, *Shigella*, *Klebsiella*, *pneumoniae*
- 단모균 : *Vibrio cholerae*
- 총모균 : *Pseudomonas aeruginosa*
- 양모균 : *Spirillum spp.*
- 주모균 : 모든 장내세균(*Shigella*, *K.pneumoniae* 제외), *Listeria*, *Clostridium spp.*(*welchii* 제외), *Bacillus spp.*(*anthracis* 제외)

94 그람양성균의 외피 구조
- 외피 : 세포질막과 peptidoglycan층
- teichoic acid : peptidoglycan층 사이를 채우고 있음
- 그람음성균에 비해 peptidoglycan층이 두꺼움

95 *Proteus spp.*의 유주현상(swarming)을 억제하는 방법
- 첨가 : PEA(phenylethyl alcohol), 0.1% chloral hydrate, 0.1% boric acid, 0.2mM p-nitrophenyl glycerol, bile salt
- MacConkey agar, SSagar에 배양(담즙 함유)
- salt free 배지

96
oxacillin은 methicillin과 같은 계열의 항생제로 *S.aureus*가 이 항생제에 내성일 경우 MRSA (methicillin-resistant Staphylococcus aureus) 라고 부른다.

97 *T.mentagrophytes*
- 모발천공시험 양성
- 적색색소 생성
- Urease test 양성(*T.rubrum*은 음성)

98 진균의 구조 및 성분
- 핵 : 진핵세포의 구조
- 세포막 : ergosterol, zymosterol
- 세포벽 : mannan(효모), chitin 또는 cellulose (사상균)

99 전신성 진균증 + 두 형태 진균의 종류 및 특징
- *Blastomyces dermatitidis* : 구형 또는 서양배 모양의 소분생자
- *Coccidioides immitis* : 술통 모양의 분절포자
- *Histoplasma capsulatum* : 초기 구형 또는 서양배 모양의 소분생자, 수주 후 혹같이 생긴 대분생자 형성
- *Paracoccidioides brasiliensis* : 분아포자가 모세포에 여러 개 붙어 있는 배의 타륜 모양
- *Penicillium marneffei* : 이중 윤상체 페니실러스가 조밀

100 로타바이러스(Rotavirus)
- 외피 비보유 RNA virus
- 수레바퀴 모양의 2중 capsid
- 신생아 설사 유발

101 외피 보유 RNA virus
- Retroviridae : HTLV-1, HTLV-2, HIV
- Coronaviridae : Coronavirus, SARS, MERS
- Togaviridae : Rubella virus, Sindbis virus, Semliki Forest virus
- Paramyxoviridae : Parainfluenza virus, Respiratory syncytial virus, Measles virus, Mumps virus, Nipah virus
- Orthomyxoviridae : Influenza virus
- Rhabdoviridae : Rabies virus, Vesicular stomatitis virus
- Bunyaviridae : Hantaan virus
- Flaviviridae : Japanese encephalitis virus, West Nile virus, Dengue fever virus, Zika virus, HCV
- Filoviridae : Marburg virus, Ebola virus
- Arenaviridae : Lassa fever virus

102 아데노바이러스(Adenovirus)
- DNA 외피 비보유 virus
- 유행성 결막염 유발

103 질편모충(*T.vaginalis*)
- 성접촉에 의한 감염
- 영양형만 존재
- 파동막이 체장의 1/3
- 4개의 전편모
- 1개의 대핵, 철 과립성 과립

104 요충의 진단법
- scotch tape anal swab method
- 대변검사

105 말라리아
- 삼일열(*P.vivax*) : 영양형이 아메바 모양으로 불규칙, ring form에 감염된 적혈구는 비대, schuffner 반점, 분열소체(merozoite) 10~24개
- 사일열(*P.malariae*) : 윤상체는 삼일열과 비슷, 적혈구 비대 없음, 분열소체(merozoite) 6~10개
- 열대열(*P.falciparum*) : ring form이 double dots 또는 2~3개 존재, 적혈구 비대 없음, 분열소체(merozoite) 8~36개, mauer 반점, 생식세포가 반달형 또는 소시지 또는 바나나 모양

106 면역글로불린(Immunoglobulin)
- 양적 순서 : IgG > IgA > IgM > IgD > IgE
- IgG : monomer 구조, 태반 통과
- IgA : dimer 구조, 타액과 점막 등 함유
- IgM : pentamer 구조
- IgD : monomer 구조, B-cell에 항원수용체 기능
- IgE : monomer 구조, allergy 관여, 기생충으로부터 보호

107 보체(complement)
- 고전경로 : (Ag+Ab)+C1q → C4, C2, C3 → C5, C6, C7, C8, C9(MAC)
- 아나필락시스 관여물질 : C3a, C4a, C5a
- 화학주성 작용 : C5a
- 옵소닌화 관여 : C3b
- SLE에서 결핍 : C1, C4, C2
- 보체 활성화 관여 : Ca^{2+}, Mg^{2+}

108 거부반응
- 초급성 거부반응 : 거부반응이 이식 후 수 시간 내에 발생
- 급성 거부반응 : 거부반응이 이식 후 약 1주일~3개월 이내에 발생
- 만성 거부반응 : 거부반응이 이식 후 수 개월에서 수년 이후 발생

109 유세포분석기(Flow cytometry)
전방산란광(FSC ; 입자크기분석)과 측면산란광(SSC ; 입자과립도, 내부구조분석)을 X축과 Y축으로 나타내어 세포 분포도를 분석한다.

110
C-reactive protein(CRP ; C-반응단백질)은 염증이나 조직손상에 반응하여 양이 증가 또는 감소하는 급성기 반응물질이다.

111
전염성 단핵구증(EBV)은 이호성 항체검사에 의해 진단된다.

112
HIV는 cell 표면의 CD4를 인지하여 감염되며, $CD4^+$ T-cell에서 증식하여 cell을 파괴한다.

113 과민반응의 종류
- 제1형 : IgE 연관, 알레르기와 아토피(예 천식, 아나필락시스 등)
- 제2형 : IgG 또는 IgM 연관, 항체매개 과민반응(예 수혈반응, 태아적모구증, 자가면역용혈빈혈 등)
- 제3형 : 면역복합체 매개 과민반응(예 아르투스 반응, 사구체신염, 류마티스관절염, 전신홍반루푸스 등)
- 제4형 : T-림프구 연관, 지연형 과민반응(예 접촉성 피부염, 이식거부반응, 투베르쿨린 반응 등)

114
전신홍반루푸스(SLE)는 C1, C2, C4 3가지 보체(complement)의 결핍에 의해 발생한다.

115
HIV 항체를 확인하는 대표적인 검사는 Western blot이다. 또한 Western blot은 단백질을 정량하는 검사이다.

제2회 모의고사(3교시) 해설

임상병리사

문제 P. 88

정답 확인

01	②	02	③	03	③	04	④	05	⑤	06	④	07	③	08	④	09	②	10	⑤
11	④	12	⑤	13	③	14	⑤	15	①	16	①	17	③	18	①	19	④	20	③
21	①	22	②	23	①	24	④	25	②	26	④	27	①	28	②	29	③	30	①
31	③	32	③	33	①	34	④	35	③	36	①	37	④	38	④	39	②	40	⑤
41	④	42	③	43	①	44	③	45	②	46	⑤	47	②	48	①	49	⑤	50	③
51	④	52	①	53	①	54	④	55	③	56	③	57	④	58	②	59	④	60	①
61	⑤	62	④	63	①	64	③	65	②										

조직·세포병리검사 (1~16)

01 주입고정은 폐와 같이 공기가 들어있는 장기를 고정할 때 사용한다.

02 사용한 뼈탈회액에 강암모니아수를 가하여 혼탁해지면 많은 양의 칼슘이 골조직 내에 침착해있음을 시사하므로 더 탈회해야 한다.

03 본 사진은 회전식 박절기이다. 칼 고정대가 고정되어 있고 미동핸들을 회전시키면 블록 재물대가 상하로 운동하면서 조금씩 밀려나온다(4~6μm). 회전식 박절기의 당기는 각은 90°이다.
※ 활주식 박절기의 특징 알아두기
※ 동결 박절기의 특징 알아두기

04 • Harris hematoxylin은 퇴행성 염색으로 전체 조직을 과염색한 다음, 과염색된 부분을 묽은 산에 옮겨 제거하는 방식이다. 분별과정이 필요하며 산화제로 mercuric oxide가 쓰인다.
• H-E stain에서 핵은 hematoxylin에 의해 청색, 세포질은 eosin에 의해 분홍색으로 염색되며, 핵 염색이 약할 경우 과한 탈색 또는 탈수가 원인일 수 있다.

05 pH 9.4-ATPase stain에서 I형은 옅게, II형은 짙게 염색된다. 효소조직화학 염색법이므로 동결절편을 이용한다.

근섬유형에 따른 골격근섬유의 특징

특성	섬유형		
	I형	IIa형	IIb형
myosin ATPase 활성	낮음	높음	높음
수축속도	느림	빠름	빠름
피로에 대한 저항성	높음	중간	낮음
산화능	높음	높음	낮음
혐기성효소 함량	낮음	중간	높음
미토콘드리아	많음	많음	적음
모세혈관	많음	많음	적음
마이오글로빈 함량	높음	높음	낮음
근섬유의 색	적색	적색	백색
글리코겐 함량	높음	높음	낮음
섬유의 직경	좁음	중간	넓음

06 조직미세배열법(TMA)은 최대 1,000개의 개별 조직이 다중 조직학적 분석이 가능한 파라핀 블록으로 만들어져 검사될 수 있다.

07 면역조직화학 염색의 발색제는 DAB이며, 대조염색으로 hematoxylin을 사용한다.

08 Feulgen reaction stain
- 핵산 염색
- DNA : 적색
- bouin solution 사용금지
- CMV 증명 : 핵 내 봉입체 염색

09 본 사진은 투과전자현미경으로 찍은 미토콘드리아이다. 투과전자현미경은 세포의 내부구조를 관찰할 수 있다.

10 상피세포의 종류

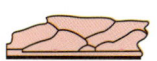 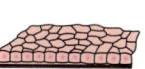

단층편평상피 simple squamous / 단층입방상피 simple cuboidal / 단층원주상피 simple columnar

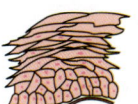 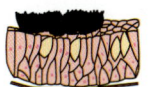 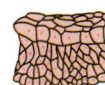

중층편평상피 stratified squamous / 거짓중층원주상피 pseudostratified columnar / 이행상피 transitional

11 우산세포(돔세포, umbrella cell)는 큰 망울성 세포이다. 고장성 오줌의 세포독성으로부터 점막을 보호하는 역할을 한다.

12 임균(*Neisseria gonorrhoeae*) 감염 시 두 개의 커피콩 모양의 핵이 붙어 있는 형상을 한다.

13 비각화성 편평세포암종
- 구형 또는 난원형 세포들로 뭉쳐짐
- 핵의 크기 및 변이가 구형 또는 난원형으로 심함
- N/C 비율이 높음
- 굵고 치밀한 과염색성의 핵 염색질
- 불규칙한 크고 작은 핵소체

14 객담검체는 먼지세포(dust cell)가 보여야 한다.

15 성숙지수(M.I)는 "방기저세포 : 중간세포 : 표층세포"로 나누어 백분율로 표시한다.

16 질트리코모나스(*Trichomonas vaginalis*)
- 서양배 모양의 핵
- 핵 주위 투명대
- *Leptotrichia*와 함께 출현
- 다형핵 백혈구 증가

임상화학검사(17~32)

17 적색뇨 구분 방법
- 원심분리 시 침전하면 hematuria이다.
- 80% ammonium sulfate를 가하여 침전하면 hemoglobinuria이다.
- 아무 반응이 없으면 myglobinuria이다.
- 잠혈반응이 모두 양성이다.

18 검사 전 용혈이나 fibrinogen을 확인하여 centrifuge를 더 돌려야 하는 상황인지 확인한다.

19 초고속원심분리기는 lipemic한 검체에 사용한다.

20 Ostwald-Folin pipette
- 점성이 있는 검체를 취할 때 사용
- 하단 팽대부

21 IgG는 태반통과가 가능하기 때문에 출생 초기에 모체로부터 받은 IgG에 의해 양이 많다.

22 Michaelis 상수 그래프
- K_m : 기질농도, 최대속도의 1/2의 속도를 얻을 수 있는 기질농도
- V_{max} : 반응속도(최대속도), 기질농도를 높여서 효소반응이 도달할 수 있는 최대속도
- K_m이 작을수록 효소는 기질과 친화성이 높음

23 항정상태 혈중농도 그래프

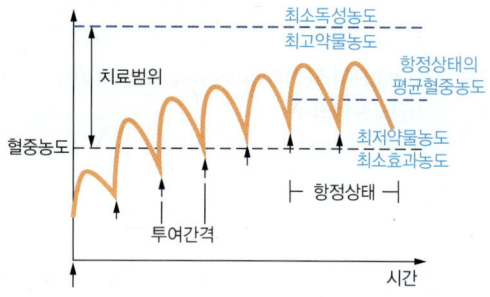

24 Lipemic한 검체는 초고속원심분리기를 돌린다.

25 칼륨(K)을 측정하는 전극은 발리노마이신 전극(Valinomycin electrode)이다.

26 lipoprotein 분획(초고속원심분리 & 전기영동)

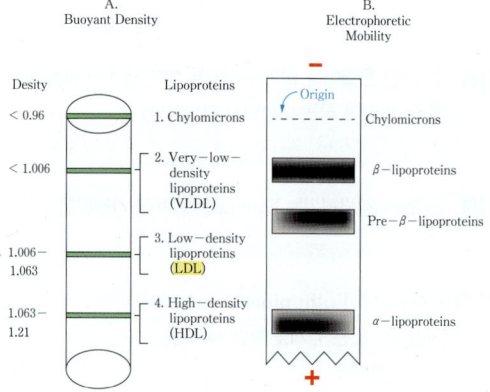

27 질량분석기로 할 수 있는 검사
- 생화학유전(biochemical genetics) : 유전성 대사질환 등의 진단을 위한 다양한 효소 활성도 검사
- 25-OH Vitamin D_3/D_2
- 마약을 비롯한 약물 분석

28 Westgard multirule chart
- 1_{2S} : 하나의 관리혈청이 평균±2s를 초과(warning limit)
- 1_{3S} : 하나의 관리혈청이 평균±3s를 초과(random error)
- 2_{2S} : 두 연속적인 관리혈청이 동일한 방향으로 평균 +2s 또는 평균 -2s를 초과(systemic error)
- R_{4S} : 하나의 값이 평균 +2s를 초과하고 다른 연속 값이 평균 -2s를 초과(random error)
- 4_{1S} : 4개의 연속적인 관리혈청이 평균 +1s 또는 평균 -1s를 초과(systemic error)
- 10_x : 10개의 연속적인 관리혈청이 평균의 한쪽 면으로 치우친 경우(systemic error)

29 RIA & IRMA
- RIA : antigen에 동위원소 표지, 경쟁적 반응
- IRMA : antibody에 동위원소 표지, 비경쟁적 반응

30 경고표지

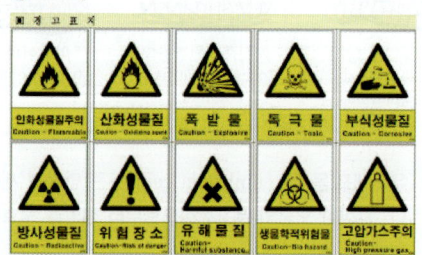

31 cystine 결정형 침사의 특징
- 선천적 아미노산 대사장애 시 산성뇨에 출현
- 육각형 모양
- 염산에 용해

32 정자의 구조
- 첨체 : 난자 침입. 난자의 투명대 분해
- 핵 : 유전정보 보관
- 미토콘드리아 : 에너지 생성
- 편모 : 운동성

혈액학검사(33~48)

33 낫모양적혈구
- HbS에서 기인한 이상 적혈구
- 삼투압 취약성 감소, ESR 연장

34 표적적혈구(target cell)
- 다트판 모양
- 삼투압 취약성 감소
- 간질환, 폐쇄성 황달 등에서 검출

35
자동혈구계산기에서 혈소판 수치가 낮게 측정될 경우 PB smear를 통해 검경한다. 이때 혈소판 응집 현상(platelet clumping)이 관찰된다.

36 tube 색깔별 특징
- Red : plain tube or SST, 혈병수축 검사, 일반화학, 면역학적 검사
- Yellow : SST, LFT, 일반화학, 면역학적 검사
- Blue : PT, aPTT, 응고검사
- Violet : CBC, 혈액학적 검사
- Green : 삼투압취약성 검사, 혈액가스 검사, 염색체 검사

37 하인츠소체(Heinz body)
적혈구막에 침전된 혈색소의 변성글로불린으로서 crystal violet이나 brilliant cresyl blue(초생체염색) 염색에서 0.2~2.0μm의 봉입체로 나타난다. 선천성 또는 산화약품 투여로 인한 용혈성빈혈이나 G-6-PD 결핍증에서 흔히 발견된다.

38
- 정상 참고치
  - PT : 10~13초
  - aPTT : 25~40초
- PT : 11.3초(정상)
  → 외인계(VIII) 및 공통경로 인자(I, II, V, X)에 이상 없음
- aPTT : 66.4초(연장)
  → 순수 내인계 인자(VIII, IX, XI, XII)의 결핍
- $BaSO_4$ 흡착 혈장으로 보정 시 aPTT : 35.2초(정상)
  → $BaSO_4$ 흡착 혈장은 비타민 K 의존성 인자(II, VII, IX, X)가 제거된 상태이며, I, V, VIII, XI, XII, XIII 등의 인자를 포함
  → 보정 시 aPTT가 정상으로 회복되었으므로, VIII 인자 결핍이 원인으로 예상됨

39 만성골수백혈병(CML ; Chronic Myeloid Leukemia)
- 과립구의 과도한 이상 증식 : 골수모구부터 분엽호중구까지 전 성숙단계 모두 관찰
- PB smer : Myeloblast 10% 미만, 백혈구 수 10만~90만 개 증가, 호산구, 호염기구 증가
- 골수 내 M/E ratio 증가, myeloid cell 증가

40 만성골수백혈병(CML ; Chronic Myeloid Leukemia)
필라델피아 염색체는 9번 염색체와 22번 염색체의 각각에서 일정 부분이 절단된 후 두 조각이 서로 위치를 바꾸어 이동하는 전좌 t(9;22)(q34;q11)에 의해 CML을 발병시킨다.

41 LE(Lupus Erythematosus) 세포
홍반성 난창이라는 자가면역질환 환자에게서 관찰된다. 자홍색의 봉입체를 지닌 호중구의 모습이며, 호중구의 핵은 한쪽으로 배압되어 있다. LE인자라는 자가 항핵 항체의 존재 시 호중구가 이를 탐식하여 LE cell이 관찰된다. 형광항체법인 ANA test로 검출된다. LE 세포의 감별에 tart cell이 있다. tart cell은 단구가 핵의 파편을 탐식한 것이다.

42
Esterase 염색에서 비특이적 esterase(적색)와 특이적 esterase(청색) 모두 양성을 보이는 Dual esterase이다. M4 AML을 감별할 수 있는 특수염색이다.

43 호중구의 핵이 지나치게 과분엽된 hypersegmented cell이 관찰된다. 비타민 B_{12} 결핍으로 DNA 합성 장애를 일으켜 나타나는 거대적모구성 빈혈의 대표적인 특징이다.

44 식염수법에서 응집반응을 보여 검출되는 항체는 anti-P_1, M, N, I, H, Le^b이다.

45 최근 채혈백의 항응고제로는 Adenine이 포함된 CPDA-1 항응고제를 사용한다. 이는 2,3-DPG와 ATP를 정상수준으로 복구시켜, 적혈구 세포의 형태 유지를 연장한다. 유효기간은 35일이며, 운반 시 1~6℃의 온도를 유지해야 한다. 농축혈소판을 분리할 때 삼중백을 사용한다.

채혈백 내 항응고제의 성분 비교						
구 분	Citric acid	Trisod. citrate	Dex trose	NaH_2PO_4	Ade nine	유효 기간
ACD-A	+	+	+	−	−	21일
CPD	+	+	+	+	−	21일
CPDA-1	+	+	+	+	+	35일

46 채혈백 라벨에 필수 표기사항
- 혈액제제 종류, 혈액량, 혈액번호, 혈액형, 채혈일, 유효연월일, 항응고제 종류, 혈액 검사필이다.
- 혈액형에 따른 컬러
  - A : Yellow
  - B : Red
  - O : Blue
  - AB : Black

47 다음 항체동정검사 표에서 anti-B는 검출할 수 없다.

동정혈구	Rh-hr		Kell	Duffy		Kidd		MNS		P	Lewis	
	D	C E c e	K k	Fy^a	Fy^b	Jk^a	JK^b	M S	N s	P_1	Le^a	Le^b

48 anti-A, anti-B, anti-D 시약을 이용하여 A항원, B항원, D항원과 응집반응을 통해 ABO 혈액형을 감별할 수 있다.

임상미생물검사(49~65)

49 수송배지는 각종 가검물을 면봉으로 채취하여 이동하기 위한 배지이다. 즉시 배양이 어려우면 4℃에서 보관한다.

50 - *S.aureus*는 mannitol salt agar에서 mannitol을 분해하여 배지가 노란색이 되며, 화농성 감염을 일으킨다.
- Mannitol salt agar : 7.5% NaCl 발육능. mannitol 분해능 관찰

51 MTM 배지
- vancomycin : 그람양성 막대균 증식 억제
- colistin : 그람음성 막대균 증식 억제
- nystatin : 진균 증식 억제
- trimethoprim lactate : *Proteus* 증식 억제, Swarming 현상 억제

52 *S.typhi*는 XLD agar에서 흑색 집락(주변 적색)을 형성한다.

53 Elek test
- 침강반응을 이용한 독소생성 시험법
- 독소 생성 *C.diphtheriae* + antitoxin → 집락 주위 침강반응
- 침강선 형성 : 독소 생성 균주

54 ESBL은 expanded-spectrum cephalosporin에 대한 내성을 부여하는 β-lactamase(예 TEM-3, TEM-4 및 SHV-1)를 발현한다. 즉, oxyimino side chain으로 extended-spectrum cephalosporin을 가수분해하는 β-lactamase이다. 이러한 cephalosporin에는 cefotaxime, ceftriaxone, ceftazidime, oxyimino-monobactam aztreonam이 포함된다. 따라서 ESBL은 이러한 항생제 및 관련 oxyimino-β-lactam에 다중 내성을 부여한다.

55 *Penicillium*은 피알로형 분생자의 형태를 가지고 있다.

56 멸균법
- 저온살균법 : 62~65℃, 30분
- 간헐멸균법 : 100℃, 3일간 하루 평균 15~30분
- 고압증기멸균법 : 121℃
- 건열멸균법 : 160℃, 1시간
- 화염멸균 : 100℃ 이상
- Bacti-cinerator : 815℃, 5~7초
- 고온-공기오븐 : 160℃, 2시간/170℃, 1시간

57 *M.canis*는 wood's lamp 366nm를 비추면 녹황색 형광색소를 띠는 pteridine을 만든다. 개나 고양이로부터 감염된다.

58 Influenza virus
유행성 질환을 일으키며 매년 항원성 변동을 통해 이전에 면역이 되었거나 감염되었던 유형의 virus에 대한 개인의 감수성에 영향을 미칠 수 있도록 유전학적 구조가 변경된다. 이를 통해 5~10년 주기로 큰 항원성 이동이 일어난다.

59 Corona virus
- ssRNA virus
- 외피의 spike protein이 불규칙하게 돌출

60 말라리아의 종류
- *Plasmodium falciparum*(열대열원충)
- *Plasmodium vivax*(삼일열원충)
- *Plasmodium malariae*(사일열원충)
- *Plasmodium ovale*(난형열원충)
- *Plasmodium knowlesi*(원숭이열원충)

Species\Stage	Falciparum	Vivax	Malariae	Oval
Ring Stage				
Trophozoite				
Schizont				
Gametocyte				

61 편충의 충란
- 방추형의 술통 모양
- 양끝의 투명한 돌출
- 담즙에 착색되면 무색 → 황갈색

62 Immunoelectrophoresis(면역전기영동법)
- 한천 gel 평판에 hole을 만들고 항원액을 넣은 다음, 평판 양끝에 전극을 붙여 전류를 통하게 하면 항원성분은 하전에 따라 양극에서 음극으로 이동하여 분리된다. 분리된 항원의 위치에 따라 침강선이 나타난다.
- Immunoelectrophoresis 과정

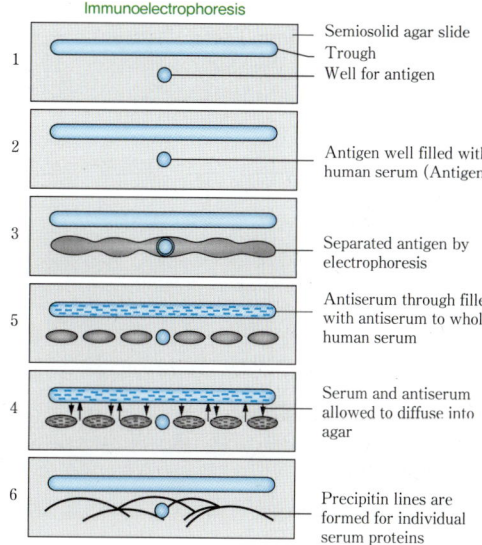

63 화학발광법은 화학반응의 결과로 빛을 방출하는 원리이다. 주로 Luminol(기질)과 HRP(효소)를 이용한다.

64 HBe Ag은 HBV의 전염성 감염지표이다.

65 효소면역법(ELISA)의 경쟁적 반응을 나타내는 그림이다. 경쟁적 반응은 항원농도와 발색강도가 반비례한다.

제 3 회

정답 및 해설

제3회 모의고사(1교시) 해설

문제 P. 106

정답 확인

01	①	02	④	03	①	04	②	05	②	06	③	07	③	08	②	09	④	10	②
11	⑤	12	③	13	①	14	⑤	15	⑤	16	④	17	④	18	⑤	19	②	20	①
21	④	22	④	23	④	24	①	25	②	26	⑤	27	②	28	④	29	⑤	30	③
31	②	32	④	33	②	34	④	35	④	36	③	37	③	38	⑤	39	④	40	③
41	②	42	③	43	①	44	③	45	①	46	④	47	③	48	①	49	①	50	⑤
51	②	52	③	53	④	54	③	55	③	56	⑤	57	③	58	⑤	59	②	60	⑤
61	②	62	③	63	②	64	③	65	③	66	⑤	67	⑤	68	⑤	69	①	70	③
71	⑤	72	③	73	③	74	⑤	75	①	76	③	77	②	78	⑤	79	①	80	④
81	⑤	82	④	83	③	84	②	85	①	86	③	87	③	88	②	89	⑤	90	③
91	①	92	②	93	④	94	②	95	⑤	96	③	97	④	98	①	99	②	100	③

의료관계법규(01~20)

01 국가시험 등(법 제9조 제4항)
국가시험 등에 필요한 사항은 대통령령으로 정한다.

02 결격사유 등(법 제8조)
- 정신질환자. 다만, 전문의가 의료인으로서 적합하다고 인정하는 사람은 그러하지 아니하다.
- 마약 · 대마 · 향정신성의약품 중독자
- 피성년후견인 · 피한정후견인
- 금고 이상의 실형을 선고받고 그 집행이 끝나거나 그 집행을 받지 아니하기로 확정된 후 5년이 지나지 아니한 자
- 금고 이상의 형의 집행유예를 선고받고 그 유예기간이 지난 후 2년이 지나지 아니한 자
- 금고 이상의 형의 선고유예를 받고 그 유예기간 중에 있는 자

03 ② · ③ · ④ · ⑤ 자격정지에 해당한다.

면허의 취소(법 제65조 제1항)
보건복지부장관은 의료인이 다음의 어느 하나에 해당할 경우에는 그 면허를 취소할 수 있다. 다만, 결격사유 · 거짓이나 그 밖의 부정한 방법으로 의료인 면허발급 요건을 취득하거나 국가시험에 합격한 경우에는 면허를 취소하여야 한다.
- 자격정지 처분기간 중에 의료행위를 하거나 3회 이상 자격정지 처분을 받은 경우
- 면허를 재교부받은 사람이 자격정지의 어느 하나에 해당하는 경우
- 면허조건을 이행하지 아니한 경우
- 면허를 대여한 경우
- 사람의 생명 또는 신체에 중대한 위해를 발생하게 한 경우
- 사람의 생명 또는 신체에 중대한 위해를 발생하게 할 우려가 있는 수술, 수혈, 전신마취를 의료인 아닌 자에게 하게 하거나 의료인에게 면허사항 외로 하게 한 경우

04 진료기록부 등의 보존(시행규칙 제15조)
- 2년 : 처방전
- 3년 : 진단서 등의 부본(진단서·사망진단서 및 시체 검안서 등을 따로 구분하여 보존할 것)
- 5년 : 환자 명부, 검사내용 및 검사소견기록, 방사선 사진(영상물 포함) 및 그 소견서, 간호기록부, 조산기록부
- 10년 : 진료기록부, 수술기록

05 의료기관 인증(법 제58조 제1항)
보건복지부장관은 의료의 질과 환자 안전의 수준을 높이기 위하여 병원급 의료기관 및 대통령령으로 정하는 의료기관에 대한 인증(이하 "의료기관 인증"이라 한다)을 할 수 있다.

06 자격의 정지(법 제22조 제1항 및 시행령 제13조)
보건복지부장관은 의료기사 등이 다음의 어느 하나에 해당하는 경우에는 6개월 이내의 기간을 정하여 그 면허자격을 정지시킬 수 있다.
- 품위를 현저히 손상시키는 행위를 한 경우
  - 의료기사 등의 업무 범위를 벗어나는 행위
  - 의사나 치과의사의 지도를 받지 아니하고 의료기사의 업무를 하는 행위
  - 학문적으로 인정되지 아니하거나 윤리적으로 허용되지 아니하는 방법으로 업무를 하는 행위
  - 검사 결과를 사실과 다르게 판시하는 행위
- 그 밖에 이 법 또는 이 법에 따른 명령을 위반한 경우

07 국가시험의 시행과 공고(시행령 제4조 제2항)
국가시험관리기관의 장은 국가시험을 실시하려는 경우에는 미리 보건복지부장관의 승인을 받아 시험일시·시험장소·시험과목, 응시원서 제출기간, 그 밖에 시험 실시에 필요한 사항을 시험일 90일 전까지 공고하여야 한다. 다만, 시험장소는 지역별 응시인원이 확정된 후 시험일 30일 전까지 공고할 수 있다.

08 100만원 이하의 과태료(법 제33조 제2항)
- 실태와 취업상황을 허위로 신고한 사람
- 폐업신고를 하지 아니하거나 등록사항의 변경신고를 하지 아니한 사람
- 제15조 제1항에 따른 보고를 하지 아니하거나 검사를 거부·기피 또는 방해한 자

09 ④ 업무상 알게 된 비밀을 누설한 사람의 죄는 고소가 있어야 공소를 제기할 수 있다.

3년 이하의 징역 또는 3천만원 이하의 벌금(법 제30조 제1항)
- 의료기사 등의 면허 없이 의료기사 등의 업무를 한 사람
- 다른 사람에게 면허를 대여한 사람
- 면허를 대여받거나 면허 대여를 알선한 사람
- 업무상 알게 된 비밀을 누설한 사람

10 정의(법 제2조)
- "감염병의사환자"란 감염병병원체가 인체에 침입한 것으로 의심이 되나 감염병환자로 확인되기 전 단계에 있는 사람을 말한다.
- "감염병의심자"란 다음의 어느 하나에 해당하는 사람을 말한다.
  - 감염병환자, 감염병의사환자 및 병원체보유자(이하 "감염병환자 등"이라 함)와 접촉하거나 접촉이 의심되는 사람(이하 "접촉자"라 함)
  - 검역관리지역 또는 중점검역관리지역에 체류하거나 그 지역을 경유한 사람으로서 감염이 우려되는 사람
  - 감염병병원체 등 위험요인에 노출되어 감염이 우려되는 사람
- "성매개감염병"이란 성 접촉을 통하여 전파되는 감염병 중 질병관리청장이 고시하는 감염병을 말한다.
- "인수공통감염병"이란 동물과 사람 간에 서로 전파되는 병원체에 의하여 발생되는 감염병 중 질병관리청장이 고시하는 감염병을 말한다.

11 필수예방접종(법 제24조 제1항, 제25조 제1항)
특별자치시장·특별자치도지사 또는 시장·군수·구청장은 관할 보건소를 통하여 필수예방접종과 임시예방접종을 실시하여야 한다.

12 고위험병원체(법 제2조 제19호)
"고위험병원체"란 생물테러의 목적으로 이용되거나 사고 등에 의하여 외부에 유출될 경우 국민 건강에 심각한 위험을 초래할 수 있는 감염병병원체로서 보건복지부령으로 정하는 것을 말한다.

13 벌칙(법 제78조)
다음의 어느 하나에 해당하는 자는 3년 이하의 징역 또는 3천만원 이하의 벌금에 처한다.
- 허가를 받지 아니하거나 변경허가를 받지 아니하고 고위험병원체 취급시설을 설치·운영한 자
- 생물테러감염병원체의 변경허가를 받지 아니한 자
- 업무상 알게 된 비밀을 누설하거나 업무목적 외의 용도로 사용한 자

14 보건소장(시행령 제13조 제3항)
보건소장은 시장·군수·구청장의 지휘·감독을 받아 보건소의 업무를 관장하고 소속 공무원을 지휘·감독하며, 관할 보건지소, 건강생활지원센터 및 보건진료소의 직원 및 업무에 대하여 지도·감독한다.

15 보건소의 기능 및 업무(법 제11조 제1항)
- 건강 친화적인 지역사회 여건의 조성
- 지역보건의료정책의 기획, 조사·연구 및 평가
- 보건의료인 및 보건의료기관 등에 대한 지도·관리·육성과 국민보건 향상을 위한 지도·관리
- 보건의료 관련기관·단체, 학교, 직장 등과의 협력체계 구축
- 지역주민의 건강증진 및 질병예방·관리를 위한 다음의 지역보건의료서비스의 제공
  - 국민건강증진·구강건강·영양관리사업 및 보건교육
  - 감염병의 예방 및 관리
  - 모성과 영유아의 건강유지·증진
  - 여성·노인·장애인 등 보건의료 취약계층의 건강유지·증진
  - 정신건강증진 및 생명존중에 관한 사항
  - 지역주민에 대한 진료, 건강검진 및 만성질환 등의 질병관리에 관한 사항
  - 가정 및 사회복지시설 등을 방문하여 행하는 보건의료 및 건강관리사업
  - 난임의 예방 및 관리

16
① 동일한 시·군·구에 2개 이상의 보건소가 설치되어 있는 경우 해당 지방자치단체의 조례로 정하는 바에 따라 업무를 총괄하는 보건소를 지정하여 운영할 수 있다(법 제10조 제2항).
② 보건지소장은 보건소장의 지휘·감독을 받아 보건지소의 업무를 관장하고 소속 직원을 지휘·감독하며, 보건진료소의 직원 및 업무에 대하여 지도·감독한다(시행령 제14조 제2항).
③ 보건지소에 보건지소장 1명을 두되, 지방의무직공무원 또는 임기제공무원을 보건지소장으로 임용한다(시행령 제14조 제1항).
⑤ 건강생활지원센터는 읍·면·동(보건소가 설치된 읍·면·동은 제외)마다 1개씩 설치할 수 있다(시행령 제11조).

17 정의(법 제2조)
- 혈액 : 인체에서 채혈한 혈구 및 혈장
- 헌혈자 : 자기의 혈액을 혈액원에 무상으로 제공하는 사람
- 혈액제제 : 전혈, 농축적혈구, 신선동결혈장, 농축혈소판, 그 밖에 보건복지부령으로 정하는 혈액 관련 의약품
- 채혈금지대상자 : 감염병 환자, 약물복용 환자 등 건강기준에 미달하는 사람으로서 헌혈을 하기에 부적합하다고 보건복지부령으로 정하는 사람

18
「혈액관리법」상 「의료법」에 따른 의료기관이 혈액관리업무를 하고자 할 때에는 보건복지부장관의 허가를 받아야 한다(법 제6조~제6조의2).

19 혈액관리업무 심사평가(시행령 제7조의2 제1~2항)
- 심사평가는 정기평가와 수시평가로 구분하여 실시한다.
- 정기평가는 2년마다 실시하고, 수시평가는 정기평가를 받은 혈액원이 그 평가결과에 따른 평가수준을 지속적으로 유지하고 있는지를 확인할 필요가 있는 경우에 실시한다.

20 특정수혈부작용에 대한 조치(법 제10조 제1항)
의료기관의 장은 특정수혈부작용이 발생한 경우에는 보건복지부령으로 정하는 바에 따라 그 사실을 시·도지사에게 신고하여야 한다.

공중보건학(21~30)

21 ① 공중보건학 : 조직적인 지역사회의 노력을 통해 질병을 예방하고 수명을 연장하며, 신체적·정신적 효율을 증진시키는 기술이자 과학
② 예방의학 : 의학을 기초로 하여 개인 또는 가족 중심으로 질병을 예방하고 건강을 증진시키는 학문
③ 보건의료 : 질병을 예방하고 치료하는 활동
⑤ 건설의학 : 최고 수준의 건강을 목표로 하여 건강을 향상시키기 위한 적극적인 건강관리 방법을 연구하는 학문

22 역학적 연구
- 단면연구 : 여러 종류의 원인요소와 여러 질병을 동시에 조사하므로 단시간에 적은 비용으로 조사가 가능. 원인요소와 질병을 동시에 조사하기 위하여 서로 간의 관련성을 보는 방법으로 상관관계연구
- 기술역학 : 역학조사에서 인적특성을 비롯하여 시간, 장소 등에 대해서 조사하는 제1단계 역학
- 분석역학 : 질병에 대한 단면조사, 기왕조사, 계획조사 등을 수행하여 질병발생의 상호연관성 및 원인을 정량화할 수 있는 역학. 기술역학을 통해 얻은 가설을 검증하는 2단계 역학
- 실험역학(=임상역학) : 질병의 인과관계를 검증하는 데 확실한 정보를 얻는 방법. 반드시 윤리적인 측면을 고려해야 함. 기술역학을 통해 얻은 가설을 검증하는 2단계 역학
- 코호트 연구 : 동일한 특성을 갖는 인구집단으로 시간적 개념을 포함하는 연구. 질병 발생의 위험요인과 상호관련성을 위험도로 정량화하는 연구

조사내용에 따른 분류
- 1단계 역학 : 기술역학적인 조사(자료수집)
- 2단계 역학 : 분석, 실험 역학적인 조사(가설 검증)
- 3단계 역학 : 이론역학적인 조사(결과를 수식화)

23 공기
- 호흡곤란 : O_2 10% 이하 또는 CO_2 7% 이상
- 질식사 : O_2 7% 이하 또는 CO_2 10% 이상

24 항아리형 인구구조
출산 기피에 따라 출생률이 사망률보다 더 낮아서 인구가 감소하는 인구유형으로, 0~14세 인구가 65세 이상 인구의 2배에 이르지 못한다.

25 식품 보존법
- 화학적 처리법 : pH 조절, 삼투압 변화, 항균물질 첨가 등을 통해 식품의 미생물 성장이나 부패를 억제하여 변질을 방지하고 저장기간 연장
  - 염장법 : 소금을 사용하여 미생물의 성장을 억제. 주로 육류와 해산물 보존
  - 당장법 : 설탕을 사용하여 식품의 수분을 제거하고 미생물의 성장 억제
  - 훈연법 : 연기를 활용하여 육류와 생선 보존
  - 산 첨가법 : 식초, 레몬즙 등의 산성물질을 첨가하여 pH를 낮추고 미생물 성장 억제. 발효식품(예 피클) 보존에 사용
  - 천연물 첨가 : 허브, 향신료 등 천연 항균물질을 이용하여 미생물 성장 억제
  - 보존료 사용 : 화학적 보존료를 첨가하여 부패 지연
- 물리적 처리법 : 온도, 수분, 압력 등을 조절하여 식품의 변질을 방지하고 보존기간 연장
  - 가열법 : 고온으로 미생물 사멸
  - 건조법 : 식품 내 수분을 제거하여 미생물 증식 억제
  - 냉동 및 냉장법 : 저온환경을 유지하여 미생물 활동과 효소작용 억제
  - 밀봉법 : 산소 차단을 통해 미생물 증식 억제
  - 통조림법 : 식품 가열 후 밀봉하여 외부 미생물 침입 차단

26 잠함병
이상 고압환경에서의 작업으로 질소성분이 체내 지방조직에 들어가 질소(N_2) 기포가 형성되어 체외로 배출되지 않음으로써 오는 질환을 의미하며, 감압병이라고도 한다.

27 발진열(Murine typhus)
병원체는 리케치아의 일종으로 집쥐에 기생하는 벼룩이 매개체이다. 고열과 전신성의 발진을 주증세로 하며, 발진티푸스와 유사하다. 다발지역은 멕시코만 연안과 남지중해 연안이다.

28 대장균과 일반세균
- 대장균 : 상수의 미생물에 대한 오염지표로 활용하며, 대장균지수가 클수록 병원성 미생물에 의한 오염이 심각함을 의미
- 일반세균 : 멸균 여부의 판단기준, 정수과정에서 세균오염의 지표

29 레이노드 현상(Raynaud's Phenomenon)
진동시설 및 공구의 사용 시 사지의 간헐적인 창백을 보이는 증상이다.

30
이산화탄소(CO_2)는 실내공기오염의 지표로 이용되며, 실내공기질 유지기준은 0.1%(1,000ppm)이다.

해부생리학(31~40)

31
칼슘이온(Ca^{2+})은 화학연접에서 축삭종말 탈분극 시 신경전달물질(acetylcholine)이 연접틈새로 분비되도록 도와주는 물질이다.

32 근육의 수축 현상
- 연축(Twitch) : 문턱(역치) 이상의 단일자극에 의해 일어나는 한 번의 근수축
- 강축(Tetanus) : 빠르게 연속된 자극에 의해 일어나는 근수축

33
쓸개즙과 헤파린의 생성과 관련 있는 장기는 간이며, 간에서 쓸개즙의 생성과 분비를 담당하고, 쓸개는 저장만 하는 것이 특징이다.

34
④ 제8뇌신경(청각신경) : 청각과 평형감각 담당, 내이 신호를 뇌로 전달
① 제3뇌신경(동안신경) : 눈의 움직임과 관련된 신경
② 제5뇌신경(삼차신경) : 얼굴의 감각과 저작근 운동 담당
③ 제6뇌신경(외전신경) : 눈의 외측 직근 지배
⑤ 제10뇌신경(미주신경) : 부교감 기능을 포함한 혼합신경으로, 머리 · 목 · 폐 · 소화관 등에 분포

35
신장(콩팥)의 사구체에서 레닌(renin)이 분비되어 신장 혈류량 감소, 혈압 감소에 영향을 미친다.

36 뇌신경
- 운동신경 : 눈돌림신경(동안신경, III), 도르래신경(활차신경, IV), 갓돌림신경(외전신경, VI), 더부신경(부신경, XI), 혀밑신경(설하신경, XII)
- 감각신경 : 후각신경(후신경, I), 시각신경(시신경, II), 청각신경(청신경, VIII)
- 혼합신경 : 삼차신경(V), 얼굴신경(안면신경, VII), 혀인두신경(설인신경, IX), 미주신경(X)

37 운동성 실어증(Motor aphasia)
가쪽고랑(외측구) 앞쪽의 이마엽[전두엽(Broca 영역)]의 44영역으로, 자기가 말하려는 단어는 알고 있지만 발음이 되지 않는 현상이다.

38 소화 효소
- 단백질 분해효소 : pepsin, trypsin
- 탄수화물 분해효소 : amylase
- 지방 분해효소 : steapsin, lipase

39
랑게르한스섬은 이자(췌장, pancreas)에 있는 내분비 세포들의 덩어리로 이루어져 있다.

40 체인스토크스호흡(Cheyne-Stokes breathing)의 원인
- 호흡중추의 흥분성 저하
- 사망 직전의 호흡
- 수면 중 이상호흡
- 화학물질에 의한 급성중독 시 이상호흡

조직병리학(41~70)

41 중간엽에서 기원하여 뼈, 연조직, 횡문근육 등 비상피성조직에서 기원한 악성종양을 육종이라고 한다.

42 결합조직의 섬유조직은 세망섬유(reticular fiber), 아교섬유(collagen fiber), 탄력섬유(elastic fiber)로 분류된다.

43 만성 울혈일 경우 폐의 폐포 내로 적혈구가 유입되어 오랫동안 머물게 되는데, 이때 대식세포가 적혈구를 잡아먹고 혈철소를 함유하는 세포를 심부전세포라 한다.

44 이자(췌장)의 랑게르한스섬의 β세포는 인슐린을 분비하며 랑게르한스섬 이상으로 인슐린이 제대로 분비되지 못하거나 인슐린이 제 기능을 못하면 혈당량이 높아져 당뇨병에 걸리게 된다.

45 염색체 이상 질환
- 다운증후군(상염색체 이상) : 21번 염색체가 1개 더 많음(trisomy 21), [47,XX(XY),+21]
- 에드워드증후군(상염색체 이상) : 18번 염색체가 1개 더 많음(trisomy 18), [47,XX(XY),+18]
- 터너증후군(성염색체 이상) : 여성에서 X염색체 1개 부족, 바소체 결핍, [45,X]
- 카르시노이드증후군 : 은환원성 세포로부터 유래한 종양에서 분비된 Serotonin에 의해 생기는 증후군
- 마르판증후군 : 상염색체 우성 유전질환으로 결합조직에 결함이 있는 증후군

46 염증 또는 상처 치유와 같은 특수한 상태에 놓이게 되면 섬유모세포는 빠르게 증식하여 활발한 대사활동을 수행한다.

47 민무늬근육은 독립적인 기관을 이루지 않고 피부의 진피와 체벽, 혈관과 내장의 벽의 구성요소로 존재한다.

48 기관은 높이가 다른 여러 모양의 세포로 이루어진 위중층원주상피와 섬모로 이루어져 있다.

49 심장근육세포
- 긴사슬처럼 서로 연결되어 근육섬유를 이루고 있다. 이는 심장근육섬유에서 심장근육세포가 서로 연결되고 있는 부위가 잘 발달되었기 때문인데, 이 부위를 사이원반이라고 한다.
- 심근의 특징은 가로무늬근(횡문근), 제대로근(불수의근), 타원형 단핵세포, 자동성, 원주형 세포, 개대간막(윤반), 긴 절대불응기 등이라 할 수 있다.

50 암 발생빈도는 상행결장 15%, 횡행결장 10%, 하행결장 15%, S상결장과 직장 50%이다.

51 응고괴사
- 괴사의 가장 흔한 형태이다.
- 심근이나 신장경색과 허혈에 의한 저산소증이나 수은 중독 시 신장의 세뇨관에서 단백변성으로 인해 발생하는 괴사이다.

52 악성상피성종양은 Carcinoma, 악성비상피성종양은 Sarcoma이다. 그 외 상피내암종(CIS ; Carcinoma In Situ)의 동의어는 Bowen병, 침윤전암, 비침윤성암, 상피내암, 표면상피암, 0기암이다.

53 자궁경부의 편평세포상피내암종은 상피의 기저막을 아직 침윤하지 않은 상태의 암종으로 정의하며 동의어로 0기 편평세포암(stage 0), 비침윤성암, 초기암종 등으로 불린다.

55 세침흡인검사
유방의 종괴나 경부의 림프절·간·폐·갑상샘 등과 같이 인체의 조직 혹은 기관의 결합조직 내에 병소가 있을 경우 인체 밖으로 연결된 통로가 없으므로 세포들이 자연탈락될 수 없다. 이 경우 세침(22~23gauge)을 부착한 주사기로 병소를 찔러 흡인하여 세포를 채취한다. 이 채취된 세포들이 작은 조직구조를 갖추고 있어 미소생검이라고 한다.

56 전자현미경적 관찰은 glutaraldehyde 및 osmium tetroxide로 고정한다.

57 동결절편법의 주목적
- 급한 외과적 수술 중에 실시한다.
- 신속 정확한 진단을 하기 위해 실시한다.
- 조직화학적 반응, 즉 특수염색에 의한 지방이나 효소 등의 검색이 필요할 때 이용한다.
- 일부 중추신경계 구조의 증명이 필요할 때 이용한다.
- 일부 면역조직화학적 검색이 필요할 때 이용한다.

58 Papanicolaou 분류
- class Ⅰ : 정상
- class Ⅱ : 양성 비정형
- class Ⅲ : 양성 또는 악성으로 판단이 어려운 비정형
- class Ⅳ : 악성이 강하게 의심되는 비정형
- class Ⅴ : 악성으로 확정할 수 있는 비정형

59 유전분의 변색성을 이용한 메탈바이올렛 또는 크리스털 바이올렛 염색이 아밀로이드(유전분) 검출에 사용된다.

60 세포군집절편법
임상에서 채취된 객담, 요, 체액 등의 비산부인과적 검사물을 용기에 넣어 원심분리하여 침전물을 유리슬라이드에 한두 방울 떨어뜨려 도말한 후 즉시 고정한다. 위음성 진단율을 감소시키기 위해 남은 검사물은 버리지 않고 세포를 모아 조직검사와 같이 파라핀 블록으로 제작하고 박절하여 슬라이드로 만드는 방법이다.

61
- 저등급편평상피내병변 : 경도이형성증, HPV
- 고등급편평상피내병변 : 중등도이형성증, 고도이형성증, 상피내암

62 편평세포암은 편평원주접합부에서 발생률이 높다. 여성에게 발생하는 악성종양 중에서 약 1/4~1/3이 생식기에서 발생하는데, 대부분은 자궁경부이다. 자궁경부암의 대부분은 편평상피세포암이며, 선암, 선편평상피세포암 순의 빈도를 보인다.

63 질도말표본에서 렙토트릭스(*Leptotrichia buccalis*)는 균사는 가늘고 길게 보이고 호염성으로 염색되며 포자 형성과 격벽 형성은 없다. 흔히 질트리코모나스(*Trichomonas vaginalis*)와 동반된다.

64 조직화학적 반응으로서 PAS 반응은 당단백질(glycoprotein) 또는 중성당(neutral sugar)을 함유한 점액물질의 검출에 있어서 그 진가를 발휘한다.

65 PCR
DNA 변성, Primer 결합, DNA 합성의 3단계를 이용하여 소량의 DNA를 대량으로 증폭하는 방법이다.
- Denaturation(변성) : PCR의 가장 첫 단계이며, 온도가 높아짐에 따라 DNA의 염기 사이에 있는 수소결합이 끊어져 두 가닥의 DNA가 분리된다.
- Annealing(결합) : 열처리로 한 가닥으로 분리된 DNA 가닥에 Primer가 붙는 과정이다. Primer는 상보적인 염기를 가지고 있는 주형 DNA 염기서열에 결합(Annealing)한다. 이 과정이 바로 PCR의 정확도를 결정짓는 단계로 민감도와 특이성을 결정하는 데 중요하다.
- Extension(합성) : Primer로부터 DNA 원형과 상보적 결합하여 DNA를 합성하는 과정이다.

66 액상세포도말법(Liquid base Cytology, Thin Prep Test)
- 작은 솔(브러시)을 이용하여 자궁경부 표면의 세포를 채취한 뒤, 유리슬라이드에 바르고 알코올로 세포를 고정
- 혈액, 점액, 염증세포 등 이물질을 제거하고 진단에 필요한 세포만 선별
- 슬라이드에 세포를 단층으로 도말하여 현미경 검경

67 산욕기(수유기)
- 방기저세포
- 호르몬 분비가 되지 않아 소아기 때와 비슷한 양상을 보임
- 자궁수축이 일어나는 동안 염증세포(조직구)가 상당히 많이 나타남

68 **Masson trichrome(MT) 염색법**

3가지 염료를 사용하여 근육, 아교섬유, 섬유소 및 적혈구를 선택적으로 염색하는 방법이다.
1) 반드시 Bouin 고정액에 고정한다(매염작용).
2) 핵 염색(Weigert's iron hematoxylin)을 한다.
3) Biebrich scarlet과 acid fuchsin로 처리하면 교원섬유와 근섬유는 모두 적색으로 염색된다.
4) phosphotungstic acid나 phosphomolybdic acid로 탈색 처리하면 교원섬유는 Biebrich scarlet을 밀어낸다.
5) 그 후 aniline blue와 교원섬유기를 결합해서 청색을 나타낸다.
6) 결과적으로 교원섬유는 aniline blue에 의해 청색으로 염색되고, 근섬유와 세포질은 Biebrich scarletacid fuchsin에 의해 적색으로 염색되며 핵은 Weigert's iron hematoxylin에 의해 흑색으로 염색된다.

69 ① 호산성 지수(E.I ; Eosinophilic Index) : 편평상피세포 100개 중에 세포질이 호산성으로 보이는 세포의 수를 백분율로 표현한다. 호산성 지수는 핵농축 지수와 의미가 같다.
② 접힌세포 지수(FCI ; Folded Cell Index) : 세포질이 접힌 성숙세포와 접히지 않은 성숙세포의 비율로 표시한다. 이 지수 산출에 염색성 및 핵 모양은 고려하지 않는다.
③ 핵농축 지수(K.I ; Karyopyknotic Index) : 도말표본에서 표재세포와 중간세포 100개 중에서 핵이 농축되어 있는 세포의 수를 백분율로 표현한 것이다 [예] 30세 임산부의 K.I=0(표재세포 0) Progesterone 혈중 농도가 높음을 의미함].
④ 군집세포 지수(C.I ; Crowded cell Index) : 4개 이상의 세포가 모여 있는 세포군집의 수와 3개까지 모여 있는 세포군집의 수를 비율로 표시한다.
⑤ 성숙 지수(M.I ; Maturation Index) : 도말표본에서 100개의 편평상피세포 중에 포함된 방기저세포(기저곁세포), 중간세포, 표재세포의 비율을 순서대로 백분율로 표시한다.

70 **멜라닌**

정상인의 경우 임신 중 일시적인 MSH 분비 증가로 인해 안면피부, 유방에 많이 침착되며(갈색반), 악성 흑색종, 애디슨병(부신기능저하증), 혈색소증과 같은 질환에서 증가한다. 이에 반해 부신기능항진증, 파킨슨병, 백반증, 백피증 등의 질환에서는 감소한다. 멜라닌 염색은 병리조직학적으로 특히 악성흑색종의 진단에 매우 유용하게 사용되고 있다.

임상생리학(71~100)

71 • 수직면유도 : 팔다리에 부착하는 표준유도(I, II, III) 및 증폭유도(aV_R, aV_L, aV_F)가 해당한다.
• 양극 유도 : 두 전극 간의 전위차를 기록하는 유도로, 표준사지유도(I, II, III)가 해당된다.
• 왼손(-)과 왼발(+) 사이의 전위차를 기록하는 양극 유도 → III 유도

즉, 주어진 특징(수직면 유도, 양극 유도, 왼발과 왼손 사이 전위차)에 모두 해당하는 유도는 III 유도이다.

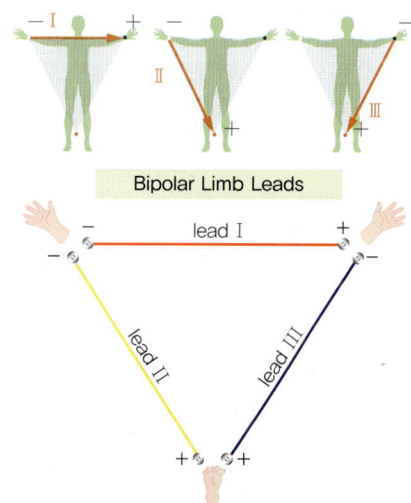

72 **24시간 홀터심전도 검사**
• 심장의 전기적 활동을 24시간 지속적으로 모니터링한다.
• 보통 3채널 또는 12채널 방식과 다극유도를 통해 데이터를 수집한다.
• 비침습적 검사로, 환자가 일상생활을 하면서 심전도를 기록할 수 있다.

73 RR 간격 계산
- 심전도에서 큰 눈금 1칸=5mm
- RR 간격의 큰 눈금 수 : 5칸=25mm
- 기록속도 : 25mm/sec
- RR 간격(초) = $\dfrac{\text{RR 간격(mm)}}{\text{기록속도(mm/sec)}} = \dfrac{25\text{mm}}{25\text{mm/sec}}$ = 1초

심장박동수 계산
- 심장박동수 : 1분(60초) 동안의 박동수
- 심장박동수(회/분) = $\dfrac{60\text{초}}{\text{RR 간격(초)}} = \dfrac{60\text{초}}{1\text{초}}$ = 60회/분

74 ①·②·③ QRS의 형태, 폭, 크기에 변화를 주지만 QRS 소실은 발생하지 않는다.
④ 정상 QRS보다 일찍 발생하며, 넓은 형태로 나타난다. 이는 QRS의 소실과 무관하다.

2도 방실블록
- 심방에서 심실로의 전기신호 전달이 부분적으로 차단되어, 일부 P파 뒤에 QRS 복합체가 나타나지 않는 상태이다.
- 즉, 심방의 자극이 심실로 전달되지 못해 QRS가 소실된다.
- QRS 소실 : 심실의 탈분극을 나타내는 QRS 복합체가 나타나지 않는 현상을 의미한다.

75 ② 우각블록 : V_1, V_2 유도에서 RSR' 패턴(M형)이 주로 나타난다.
③ 좌심실비대 : QRS 전압 증가 및 ST-T 변화 등이 주로 나타난다.
④ 우심실비대 : V_1 유도에서 R파 증가, V_5/V_6 유도에서 S파 증가가 주로 나타난다.
⑤ 후벽심근경색 : V_1~V_3 유도에서 R파 증가 및 ST 하강이 나타난다.

좌각블록 (LBBB ; Left Bundle Branch Block)
- 좌각블록이란, 좌각의 전도장애로 인해 좌심실의 탈분극이 지연된 상태이다.
- 각블록(bundle branch block)에서는 심전도상 2개의 R(R, R')파가 출현하므로, QRS 폭이 0.12초 이상으로 넓어진다.
- 좌각블록(LBBB)은 왼쪽 가슴 유도(V_5, V_6)에서, 우각블록은 오른쪽 가슴 유도(V_1, V_2)에서 2개의 R파가 출현한다.
- V_5, V_6 유도의 특징 : 좌심실을 주로 관찰하는 유도이다.

76 심근허혈 : ST 분절하강

77
- 근전도 혼입 : 근육의 움직임이나 긴장으로 인해 발생하는 전기신호가 심전도에 잡음으로 나타나는 현상이다.
- $_aV_F$ 유도 : 왼발(Left Foot, LF) 전극을 양극(+)으로, 오른팔(RA)과 왼팔(LA) 전극의 평균 전위를 음극(-)으로 하여 기록하는 단극사지유도이다.
- 단극사지유도 : $_aV_F$ 유도는 왼발 전극을 직접 사용하므로, 왼발에 힘이 들어가면 근전도 혼입이 가장 두드러진다.

78 답차운동부하검사에 대한 설명이다.

79 소아의 심장은 오른(우)심실이 상대적으로 발달했다. 그래서 소아의 정상심전도 소견은 우심실 비대의 특징을 가지며, 평균 전기축은 주로 우축편위를 나타낸다. 또, 심박동수가 빠르고, 우심실비대 심전도와 비슷하며, 감도는 1/2로 낮춰 기록된다. 소아나 날씬한 사람의 경우 20cm 정도 투과할 수 있는 3.5~5Mhz 주파수의 탐촉자를 사용한다.

80 뇌 파
- 알파파(8~13Hz) : 후두엽에서 우세한 뇌파. 주로 편안한 이완 상태(명상)나 눈을 감고 있을 때, 시각 관련
- 베타파(14~30Hz) : 집중, 문제 해결, 스트레스, 불안 시 증가
- 델타파(0.5~3Hz) : 깊은 수면 시
- 세타파(4~7Hz) : 얕은 수면이나 깊은 이완 상태
- 감마파(30Hz 이상) : 고차원적인 인지 기능, 정보 처리 및 집중
※ 뇌파 진폭의 단위는 일반적으로 마이크로볼트(μV)로 측정한다.
※ 뇌파에서 주파수 1Hz는 1초 동안 1회의 주기가 반복되는 것을 의미한다. 즉 2Hz는 1초에 2회의 반복을 의미한다.

81 뇌파 전극의 위치와 기능

- C_z, F_z, P_z
  - C_z의 전극위치는 전극 부착 시 제일 먼저 찾아야 하는 기준점이다.
  - 코뿌리점에서 위쪽 10% 되는 지점이 Fp_z(접지전극 부착위치)이다.
  - 얕은 수면기 초기와 중반에서 봉우리파가 C_z에서 가장 높은 진폭으로 출현한다.
- T_7, T_8 : 청각중추에 해당
  - 관자근에 의한 근전도 혼입이 단점이다.
  - 관자부와 마루부 경계에는 베르니케의 감각성 언어중추가 있다.
- C_3, C_4
  - 이마엽에는 브로카의 운동성 언어중추가 있다.
  - 수면방추파가 가장 높은 진폭으로 출현한다.
- Fp_1, Fp_2
  - 눈꺼풀, 눈동자의 움직임 시 δ파형의 인공산물 종류 중 눈전위도가 혼입된다.
  - 뇌줄기 등 깊은 뇌의 병변 시 이마부에 간헐성 δ파 활동이 출현한다.
  - 전신운동발작 또는 회전 뇌전증(눈동자 및 머리 등이 한쪽을 향함) 발작 시 이 부분에서 돌발파가 출현한다.
- O_1, O_2 : 시각영역
  - α파가 가장 잘 나타난다.
  - 얕은 수면초기~얕은 수면기에 뒤통수 부위에 일시적인 예파가 출현한다.
  - 섬광자극에 대한 광자극 유도반응이 출현한다.
  - 뇌줄기 장애 시 뒤통수 부위에 간헐성 δ 율동성 느린 파가 출현한다.

82 쌍극유도법

- 기준전극을 사용하지 않고 두피상의 2개의 활성전극 간의 전위차를 기록하는 방법이다.
- 장점 : 위상역전에 의한 초점 발견 용이, 표면에 가까운 이상파의 대칭부 및 근접부와의 비교 용이, 잡음 혼입이 적음
- 단점 : 파형이 왜곡될 우려, 진폭만으로는 초점 결정이 어려움, 전극거리에 정확성 요구

83 과호흡

- 안정, 각성, 폐안 상태에서 20~30회/분 3분간 실시한 후, 과호흡 종료 후 2~3분간 뇌파를 기록한다. build up(증강)은 과호흡에 의해 기본 파형의 진폭, 서파의 출현율이 증대되는 현상을 말한다.
- 정상 시에는 과호흡 종료 후 30초~1분 이내에 build up이 소실된다. 이상 시에는 과호흡 중 돌발성 이상파 또는 1분 이내에 build up이 소실되지 않고, 3Hz 극·느린파 복합 시 실신발작, 극파군, 돌발성 서파군이 출현한다.

84 비정상 뇌파 파형

- 극파 : 주기 80msec 이하의 날카로운 파
- 예파 : 주기 80~200msec 이상의 날카로운 파
- 다극파 : 극파의 군발, 뇌전증 경련의 대표
- 14Hz와 6Hz의 양성극파 : 뒤통수부와 뒤 관자 부위에 출현, 두통, 뇌기질 병변 등
- 3상성파 : 대사성 질환의 의식장애(간성혼수)

85

① 정상 신생아의 뇌파는 전반적으로 진폭이 낮고(저진폭), 연속적이지 않고 끊기는 양상(불규칙, 비대칭성)을 보이며, 느린 파형(서파)이 우세하게 나타나는 것이 특징이다.

연령에 따른 뇌파 변화

- 신생아기~영유아기(0~5세) : 전체 유도에서 저진폭, 불규칙, 비대칭성의 서파(θ, δ파)가 우세함
- 학동전기(6~9세) : 고진폭의 α파(8~12Hz, 100μV)가 우세함, α파에 대한 진폭의 좌우 차이가 큼, 좌우 비대칭이더라도 반드시 이상 뇌파는 아님
- 학동후기~사춘기(10~15세) : 10Hz 전후(10~12Hz), 30~50μV의 α파가 후두부에서 우세함
- 성인(20~65세) : 성인 뇌파 형태
- 노년기(65세이상) : α파의 주파수 저하, 서파(5~7Hz)의 θ파)가 우세함

86 뇌파 전극의 위치와 명칭

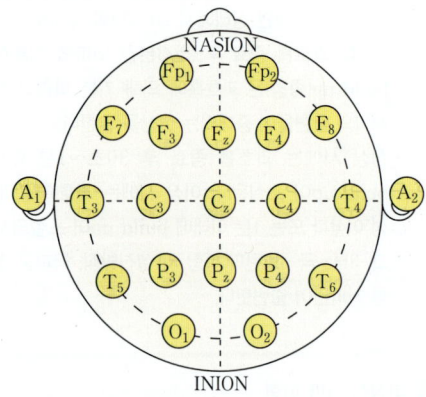

- Fp₁, Fp₂ : 이마극(frontal pole)
- F₃, F₄ : 이마부(frontal)
- C₃, C₄ : 중심부(central)
- P₃, P₄ : 마루부(parietal)
- O₁, O₂ : 뒤통수부(occipital)
- F₇, F₈ : 관자전부(anterior temporal)
- T₃₌₇, T₄₌₈ : 관자중부(middle temporal)
- T₅, T₆ : 관자후부(posterior temporal)
- F_z : 정중이마부(midline frontal)
- C_z : 정중중심부(midline central)
- P_z : 정중마루부(midline parietal)
- A₁, A₂ : 귓불(auricular)

87
감각신경 검사 중 정중신경을 누르며 검사하고 있다.

88 말초신경 전도속도에 영향을 미치는 인자
- 저온상태에서 전도속도는 감소한다.
- 4세 미만 소아와 노인은 전도속도가 감소한다.
- 60세 이상의 노인의 경우 10세 증가하면 운동신경 전도속도는 1m/sec 감소하고, 감각신경 전도속도는 2m/sec 감소한다.
- 피부온도는 32~36℃가 바람직하며, 체온 1℃ 상승 시 2m/sec가량 증가한다.
- 실내온도는 25~35℃가 바람직하다.
- 말초운동신경 속도 측정에는 M파가 이용된다.

89 H-reflex
- 자극강도가 높으면 H파는 소실하고 M파의 진폭이 증가하고 더 높이면 F파가 출현한다. H파는 신생아나 영유아의 경우 대부분의 근육에서 유도하고, 성인에서 뒤정강신경을 역치 자극 후 장딴지근에서 기록한다. 들쪽(구심성) 섬유의 자극에 의하여 운동성 세포를 흥분시킴으로써 일어나는 근육활동전위이다(하지에서 유발).
- 잠복시간이 긴(20~30msec) 파형으로 주로 척수반사 상태의 지표로 이용된다.
- H파는 M파에 비하여 잠복시간이 길기 때문에 시간적으로 M파의 뒤쪽에 나타난다. 또한 H파는 자극역치가 M파에 비하여 낮기 때문에 약한 자극에 먼저 반응하여 출현한다.

90
③ ATPS(Ambient Temperature and Pressure Saturated) : 실온(대기온도)과 대기압에서 수증기가 포화상태인 경우의 기체량을 측정하는 방법으로, 주로 검사실과 실험실 내 가스량 측정에 활용한다.

① ATPD(Ambient Temperature and Pressure Dry) : 대기온도와 대기압에서 수증기가 없는 상태에서의 기체량을 측정한다.

② BTPS(Body Temperature and Pressure Saturated) : 체온(37℃)과 대기압에서 수증기가 포화상태인 경우의 기체량을 측정한다.

④ BTPD(Body Temperature and Pressure Dry) : 체온(37℃)과 대기압에서 수증기가 없는 상태에서의 기체량을 측정한다.

⑤ STPD(Standard Temperature and Pressure Dry) : 표준온도(0℃)와 압력(1기압)에서 수증기가 없는 상태에서의 기체량을 측정한다.

91
보정에 대한 설명이다.

92 환기장애

- 제한성 환기장애 : 1초율 70% 이상, 노력성 폐활량 80% 미만
  - 예) 폐섬유증, 폐울혈, 폐렴, 폐암, 흉막염, 광범성 간질성 폐렴
- 폐쇄성 환기장애 : 1초율 70% 이하, 노력성 폐활량 80% 이상
  - 예) 폐기종, 만성기관지염, 기관지천식, 기도협착

93 용적-시간(노력성 날숨) 곡선

- (가) : 안정호흡 2~3회
- (나) : 최대 들숨
- (다) : 최대 날숨-망설임 없이 세고 빠르게 불어내기
- (라) : 시간에 무관하게 끝까지 내쉬기
- (마) : 검사 종료

94 폐쇄성 환기장애

- 기도 폐쇄에 의해 1초간 내쉬는 호흡의 속도가 떨어짐
- 총폐용량(TLC) 증가, 잔기량(RV) 증가, 1초율 감소, 폐활량 정상
- 곡선의 모양은 급격히 낮아져 뾰족하고 정상보다 아래로 꺼진 곡선
- 폐기종, 만성기관지염, 기관지천식, 기도협착

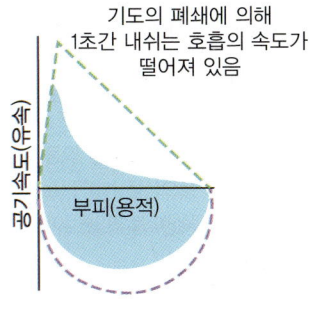

제한성 환기장애

- 폐조직이 파괴되어 폐용적이 감소되어 있음
- 총폐용량(TLC) 감소, 잔기량(RV) 감소, 1초율 정상, 폐활량 감소
- 키가 크고 폭이 좁은 그래프
- 폐섬유증, 폐울혈, 폐렴, 폐암, 흉막염, 광범성 간질성 폐렴

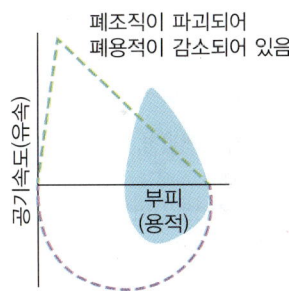

95
수직으로 떨어지는 날숨(=불어내는 숨)이 조기에 종료된 상태이다.

96 만니톨-기관지유발검사

만니톨은 흡입 시 체내에 흡수되지 않고 기도표면에 남아 삼투압을 증가시킨다. 이로 인해 세포 안과 밖의 수분이동과 세포수축이 일어나며, 이러한 환경에서 호산구와 비만세포 등으로부터 히스타민, 류코트리엔, 프로스타글란딘 등 화학매개체를 유도하여 기도평활근 수축 및 기도협착을 발생시킨다.

97 ④ D-mode는 도플러(Doppler)법을 말하며, 탐촉자에서 보낸 연속파가 혈구에 부딪혀 산란한 초음파의 반사파를 잡는 방법으로 주로 혈류 측정이나 태아 심박동수의 계측에 이용된다.

도플러 심장 초음파의 종류
- 색채 도플러 : 빨간색, 파란색, 노란색으로 혈류를 표현
- 간헐파 도플러 : 바닥선 기준 탐촉자로 향하는 혈류는 위(+), 멀어지는 혈류는 아래(-)
- 연속파 도플러 : 빠른 혈류 속도를 측정, 역류평가
- 조직 도플러 : 심장근육의 움직임 속도를 측정, 심장근육상태 평가

98 ① 측정 가능한 제한속도를 초과하여 둘러겹침(뒤바뀜현상)이 일어난다.

간헐파 도플러(PW ; Pulse Wave)
- 하나의 진동자가 일정한 주파수를 지닌 초음파를 발사한 후 반사파가 되돌아오기를 기다린 다음, 이 반사파를 분석한다.
- 특정 깊이에서 오는 반사파의 위치를 알 수 있다.
- 펄스반복주파수(PRF)와 표본용적(sample volume)의 개념이 적용된다.
- 측정 가능한 최대속도의 제한(nyquist limit)이 적용되어 고속혈류 측정이 어렵다.
- 제한속도를 초과할 경우 뒤바뀜현상(둘러겹침, aliasing)이 일어난다.

뒤바뀜현상(둘러겹침, Aliasing) 해결방안
- 바닥선(baseline)을 조정한다.
- 펄스반복주파수(PRF)를 높여준다.
- 연속파 도플러(CW)를 사용한다.

99 다중반사(reverberation)
음향 저항의 차이가 큰 경계면에서 되돌아오는 음의 진폭이 증가되어 수신되는 경우가 있는데 이러한 초음파 빔이 반사체와 탐촉자 사이에서 에너지가 감쇠될 때까지 반복되는 현상을 의미한다.

100 두개경유도플러(뇌혈류초음파, TCD)검사
초음파를 이용하여 두개골 내에 위치한 뇌혈관의 혈류를 측정하는 검사이다. 중간대뇌동맥, 앞대뇌동맥, 앞교통동맥, 척추동맥, 뒤대뇌동맥을 검사한다. 주파수는 2MHz & 4MHz이며, 뇌졸중 및 뇌혈관 협착의 발견, 허혈성혈관장애, 두부손상 후 뇌압증가 상태 및 예후, 두개강 내 측부순환 등을 알 수 있다.

제3회 모의고사(2교시) 해설

임상병리사

문제 P. 123

>>> 정답 확인

01	①	02	④	03	③	04	②	05	②	06	①	07	③	08	②	09	③	10	②
11	④	12	⑤	13	②	14	②	15	①	16	①	17	④	18	③	19	④	20	②
21	⑤	22	⑤	23	①	24	③	25	②	26	①	27	⑤	28	④	29	③	30	④
31	⑤	32	①	33	④	34	②	35	①	36	④	37	②	38	④	39	⑤	40	②
41	③	42	②	43	②	44	②	45	②	46	②	47	②	48	④	49	①	50	②
51	②	52	④	53	⑤	54	③	55	④	56	④	57	③	58	②	59	①	60	②
61	⑤	62	①	63	④	64	⑤	65	①	66	①	67	②	68	③	69	②	70	②
71	③	72	③	73	③	74	③	75	⑤	76	②	77	⑤	78	⑤	79	②	80	④
81	②	82	④	83	②	84	①	85	⑤	86	②	87	⑤	88	①	89	②	90	①
91	④	92	③	93	④	94	③	95	②	96	②	97	①	98	②	99	⑤	100	⑤
101	③	102	③	103	⑤	104	②	105	①	106	②	107	③	108	④	109	⑤	110	①
111	③	112	⑤	113	②	114	⑤	115	④										

임상화학 (01~38)

01 용량피펫(Volumetric pipette)
- 정확한 양을 취하여 시약을 옮길 때 사용
- 시약을 제조 · 희석
- 중앙 팽대부
※ 나머지 pipette 특징 알아두기

02 노르말 농도(N) 구하는 법
- N = M(몰농도) × 당량수(원자가)
- M = 몰수(질량/분자량) / 1L
- [(240/120) / 0.5L] × 2 = 8
  (원자가가 1일 경우 비례식으로 풀 수 있다)

03 비색광도계별 광원의 종류
- 분광광도계 : Tungsten lamp, Halogen lamp
- 형광광도계 : Xenon lamp, Mercury lamp
- 원자흡광광도계 : Hollow cathode lamp

04 약물의 종류
- 강심약 : Digoxin, Digitoxin
- 항부정맥약 : Quinidine
- 항천식약 : Theophylline
- 항우울약 : Imipramine, Desipramine
- 항조울병약 : Lithium
- 면역억제제 : Cyclosporin, Tacrolimus

05 ② mutarotase : α-glucose를 β-glucose로 전환
① hexokinase : glucose를 ATP 존재하에 glucose-6-phosphate로 전환
③ glucose oxidase : glucose를 O_2와 H_2O 존재하에 gluconic acid로 전환
④ amylase : 다당류를 이당류로 가수분해
⑤ peroxidase : 과산화수소(H_2O_2)를 이용해 기질을 탈수소화시키는 반응을 촉매

06 혈청 단백질 전기영동 시 albumin이 +극에 가장 가깝게 이동한다.

07 BUN
- 단백질 대사의 최종 대사산물이다.
- 비단백 질소의 약 50%를 차지한다.

08 신장기능의 지표물질
- BUN : 신장을 통해 배설되어 일정한 혈중농도 유지
- creatinine : 요 중에 항상 일정량 배설(체중 비례)

09 Lipoprotein의 성분
- HDL : protein(50%), phospholipid(28%)
- VLDL : cholesterol(49%), phospholipid(27%), protein(23%)
- LDL : 내인성 triglyceride(60%), phospholipid(23%)
- chylomicron : 외인성 triglyceride(85%)

10 검화(saponification)의 기능
- 비누화=glycerol 유리
- 검화제 : KOH

11 용혈 시 적혈구 안의 많은 성분들이 혈장으로 유출이 되므로 타검사에 영향을 미칠 수 있어 다시 채혈하는 것이 좋다.

12 산-염기 평형 이상
- 대사성 acidosis : pH 감소, HCO_3^- 감소
- 대사성 alkalosis : pH 증가, HCO_3^- 증가
- 호흡성 acidosis : pH 감소, pCO_2 증가
- 호흡성 alkalosis : pH 증가, pCO_2 감소

13 효소의 분류
- 산화환원효소 : LDH, oxidase, catalase, peroxidase
- 전이효소 : AST, ALT, CK, γ-GTP
- 가수분해효소 : amylase, lipase, ACP, ALP, LAP, CHS

14 LDH의 특징
- 2개의 subunit인 심근형(H형)과 골격근형(M형)으로 되는 4량체
- 정반응(lactic acid → pyruvic acid) : pH 8.8~9.8
- 역반응(pyruvic acid → lactic acid) : pH 7.4~7.8
- 유래장기 : LDH_1(심장, 적혈구), LDH_2(신장, 적혈구), LDH_3(폐), LDH_4(위, 태반), LDH_5(간, 골격근)

15 리파아제(lipase)
- 췌장에서 분비
- triglyceride를 glycerol과 fatty acid로 가수분해
- 췌장질환의 진단에 유용

16 bilirubin 측정법
- Malloy-Evelyn : diazo 시약(A 시약 : sulfanilic acid, HCl/B 시약 : sodium nitrite), methanol (indirect → direct), 적자색(핑크색, 종말색)
- Jendrassik-Grof : diazo 시약, fehling 시약, caffein(indirect → direct), ascorbic acid, 파란색(종말색)

17 신장기능검사
- 신장배설기능검사 : Phenolsulfophthalein test(PSP test)
- 사구체기능검사 : GFR test, CCR test

18 갑상샘호르몬
calcitonin, thyroxine, triiodothyronine

19 카테콜아민(catecholamine) 구성 호르몬
dopamine, epinephrine, norepinephrine

20 공복혈당의 정상치는 80~120mg/dL이다.

21 A/G ratio의 특징
- 병적 질환에서 주로 albumin은 감소, globulin은 증가하는 행태
- globulin 감소 : 무감마글로불린혈증

22 HDL은 항동맥 경화작용, LDL은 관상동맥질환과 연관이 있다.

23 변동계수(CV)
- CV = 표준편차 ÷ 평균값
- 변동계수가 낮아진다는 것은 표준편차가 낮아지거나 평균값이 증가한다는 것을 의미
- 정밀도는 평균값과 표준편차로 판단
- 표준편차가 작을수록 정밀도가 높음

24 protein의 성질
- amino acid의 중합체
- amino acid : amino group + carboxyl group
- peptide bond : 물 한 분자가 빠지며 amino group이 carboxyl group과 결합

25 ammonia
- 채혈 후 실온에 방치하면 glutamine 같은 labile amide가 급속히 분해하여 ammonia가 증가한다.
- 개방된 상태로 방치하면 감소한다.

26 Biuret reagent의 성분
- NaOH : pH 조정(Alkali)
- KI : 환원제
- $CuSO_4$: 정색시약
- Na.K.tartrate : 안정제

27 lipoprotein 분획
- 밀도(고–저) : HDL – LDL – IDL – VLDL – chylomicron
- 전기영동(+ −) : HDL – VLDL – IDL – LDL – chylomicron

28 시험지법의 요당검사 원리

$$glucose + O_2$$
$$\downarrow glucose\ oxidase$$
$$gluconic\ acid + H_2O_2\ \ H_2O_2 + chromogen$$
$$\downarrow peroxidase$$
$$oxidized\ chromogen$$

29 Ascorbic acid 검사의 임상적 의의
- 요당, 잠혈반응, 빌리루빈, nitrite, leukocyte esterase 검사에서 위음성을 일으킴
- 요단백검사에서 위양성을 일으킴

30 정상뇨에서 발견되는 결정형 침사
- 산성뇨 : calcium oxalate, calcium sulfate, uric acid, sodium urate, amorphous urate
- 알칼리뇨 : triple phosphate, ammonium urate, calcium phosphate, calcium carbonate, amorphous phosphate

31 정액 내에는 고농도의 fructose가 포함된다.

32 원주(casts)의 주된 생성부위는 먼쪽곱슬세관과 집합관이다(먼쪽곱슬세관 > 집합관).

33 다뇨(polyuria)의 종류
- 당뇨병 : 2,000mL/24hrs, 높은 비중
- 요붕증 : 2,000mL/24hrs, 낮은 비중

34 원주(casts)의 종류 및 관련 질병
- 초자원주(hyaline casts) : 정상인의 요에서 발견 가능
- 상피원주(epithelial casts) : 세뇨관 병변, 세뇨관강 폐쇄
- 과립원주(granular casts) : 만성신염, 네프로제
- 적혈구원주(RBC casts) : 급성신염, 신출혈
- 백혈구원주(WBC casts) : 화농성신염
- 납양원주(waxy casts) : 신장질환, 아밀로이드질환
- 지방원주(fatty casts) : 네프로제(신장질환)
- 유원주(cylindroids) : 정상뇨, 신질환회복기

35 핵붕괴의 종류
- α 붕괴 : 원자핵 안에서 양성자 2개, 중성자 2개가 결합한 α입자(He핵)를 방출
- β 붕괴 : 전자를 방출 혹은 포획하는 현상으로, 방출되는 전자를 β선이라고 함
  - 음전자 붕괴 : (중성자 −1, 양성자 +1) → 원자량 변화 없음, 원자번호 증가
  - 양전자 붕괴 : (양성자 −1, 중성자 +1) → 원자량 변화 없음, 원자번호 감소
  - 전자 포획 : (양성자 −1, 중성자 +1)

36 방사선의 선량 단위
- 큐리(Ci) : 방사능량의 단위(Ci 또는 Bq)
- 조사선량(Roentgen ; R) : 방사선의 조사정도 표시
- 흡수선량(Gray ; Gy) : 에너지의 흡수정도 표시
- 선량당량(Sievert ; Sv) : 생물학적 효과를 고려한 방사선의 흡수량 표시
- 생물학적 효과비(RBE) : 피폭 시 방사선의 종류, 에너지 효과의 양적 차이를 비율로 나타냄
- 방사선의 에너지 단위 : eV(광양자에너지)

37 방사면역측정법(RIA)의 특징
- 특이물질 : antibody
- 표지물질 : antigen
- 경쟁적 반응

38 베타선계측기(액체섬광계측법)는 저에너지 베타선을 내는 핵종(^{3}H, ^{14}C, ^{32}P, ^{35}S 등) 계측에 매우 효과적이다.

혈액학(39~73)

39 혈관 내 용혈(Intravascular hemolysis) 시 결과
- 헤모글로빈 방출 : 혈관 내에서 적혈구가 파괴되면 헤모글로빈이 방출한다.
- 헤모펙신 감소 : 방출된 헤모글로빈은 헤모펙신과 결합하여 헤모펙신 수치가 감소한다.
- 혈색소뇨 증가 : 헤모글로빈이 신장을 통해 배설되며, 혈색소뇨가 발생한다.
- 간접빌리루빈 증가 : 용혈로 인해 간접빌리루빈 수치가 증가한다.
- 그물적혈구 수 증가 : 적혈구 파괴로 체내 조혈기능이 활성화되어, 그물적혈구 수도 증가한다.

40 적혈구 분화의 최초 전구세포는 BFU-E이며, CFU-E는 BFU-E 다음 단계의 적혈구계 전구세포이다.

41 Kleihauer 산용출법
- HbF가 산에 강한 원리를 활용하여 HbF를 검출한다.
- 혈액도말표본을 alcohol에 고정시켜 Citric acid-phosphate buffer(pH 3.2)로 처리하면 HbA는 산에 용해되어 제거되고, HbF는 산에 저항력이 있어 남는다.
- Hematoxylin과 eosin으로 염색하면 HbA가 주혈색소인 정상혈구는 Ghost cell로 나타나고 HbF가 주혈색소인 혈구는 염색되어 붉은색으로 나타난다.

42 Stomatocyte(입모양적혈구)는 알코올중독, 간경변 등 간질환으로 인한 용혈성빈혈에서 나타난다.

43 백혈구의 기능 및 증감
- 호중구
  - 화학주성을 가지고 있어서 감염 시 감염부위로 빠르게 이동
  - 증가 : 급성 감염, 세균성 감염(포도상구균, 폐렴구균), 종양, 울혈, 급성 화농성 질환 등
  - 감소 : 장티푸스, 악성빈혈, 말라리아 등
- 호산구
  - 증가 : Allergy(과민성 상태), 기생충 감염, 천식
  - 감소 : 쿠싱증후군, ACTH 투여 시, 혈액 투석 시
  - Histamine은 호산구 증가증을 유발
- 호염기구
  - 주요기능 : 과민성 반응(Allergy)에 영향을 주고, Histamine 합성·저장
  - 증가 : CML, basophilic leukemia, 천연두
  - 감소 : 갑상샘기능항진증, 급성스트레스
  - Mast Cell(=Tissue Basophil)=비만세포, 조직 호염구
- 림프구
  - 증가 : 바이러스성 감염(인플루엔자, 홍역, 풍진, 간염), ALL, CLL, 다발성골수종, 자가면역질환, 매독 등
  - 감소 : Hodgkin's disease, 알레르기성 질환
- 단핵구
  - 증가 : 세균감염(결핵, 매독), 급성감염의 회복기
  - 감소 : 패혈증 등 고도의 백혈구증, 악성빈혈

44 백혈구

세포	주요기능	조직
단핵구	탐식작용, 항원 제시	대식세포로 분화
림프구	항체 생성(B세포), 세포독성(T세포)	면역기억 담당
호중구	급성염증에서 1차 방어, 탐식작용 기능	—
호염기구	히스타민 분비, 알레르기 반응	비만세포와 유사
호산구	기생충 방어, 알레르기 반응 조절	—

45 감염단핵구증은 EBV(Epstein-Barr Virus)의 감염으로 B-lymphcyte 증식을 자극하여 순환 혈액에서 비정형 림프구가 증가하게 되고, 혈청 내 이호성 항체가 존재한다.

46 피브린이 플라스민에 의해 분해되어 피브린 분해산물(Fibrin Degradation Products ; FDPs)을 만든다.

47 II, VII, IX, X인자는 $BaSO_4$에 흡착시켜 원심침전으로 제거되므로, 흡착 이후 혈장은 I, V, VIII, XI, XII, XIII 인자가 남아 있다.

48 항혈우병 인자
- 항혈우병 인자 A(Antihemophilic factor A) : VIII인자
  - Hemophilia A(고전적 혈우병)에서 VIII 인자 결핍 또는 결손
- 항혈우병 인자 B(Antihemophilic factor B) : IX인자
  - Christmas factor라 하며, 혈우병 B에서는 결핍 또는 결손

49 재생불량빈혈(Aplastic anemia)
- 적혈구의 형태 및 색소 : Normocytic & Normochromic(정상 크기, 정상 색소)
- 범혈구감소증(Pancytopenia) : 적혈구, 백혈구, 혈소판, 망상적혈구 모두 감소
- 골수 : 지방세포 증가, 황골수화, 세포충실도 저하
- 호중구의 감소로 인해 상대적 림프구 증가
- 혈청철(ferritin) 증가로 TIBC 감소
- 혈소판 감소로 BT 연장

50 엽산 결핍에 따른 DNA 합성장애 시 거대적혈모구성 빈혈이 발생된다.

51 급성전골수구성백혈병(APL ; Acute Promyelocytic Leukemia)
- 과립구계 promyelocyte 60% 이상
- Auer body, Faggot cell 관찰
- peroxidase 염색 시 Blue~Brown 양성
- 염색체 이상 M3 : t(15;17)(q22;q12)

52 글란즈만 혈소판무력증(Glanzmann's thrombasthenia)
- 상염색체 열성질환이다.
- 혈소판의 glycoprotein IIb/IIIa의 결핍으로 발생한다.
- 섬유소원(fibrinogen)이 결합하지 못해 혈소판의 응집에 장애를 일으켜 출혈시간(BT)이 연장된다.
- 혈소판응집능검사에서 ADP, collagen, epinephrine에 의한 응집은 일으키지 못하나 ristocetin은 정상적으로 응집한다.

53 정상 말초혈액에서 가장 큰 세포는 단(핵)구이며, 항원 제시 기능을 가지고 있다.

54 (Leukocyte) Alkaline Phosphatase Stain : LAP
- 목적 : CML과 Leukemoid Reaction 감별을 위함
- 원리 : 반응액 중의 기질 naphthol AS-BI phosphate가 ALP 효소작용에 의해 → 나프톨과 인산으로 분해 → 디아조니움염이 결합 → 발색
- 발색 : 효소활성 부위에 불활성의 붉은색 침전물이 형성
- 100개의 호중구를 카운트하여 0~4점을 부여
- 결과 해석
  - LAP score 감소(0~20점) : CML 등
  - LAP score 증가(200~300점) : Leukemoid Reaction 등

55 빈혈
- 철적혈모구빈혈(Sideroblastic Anemia)
  - 원인 : 체내 철분은 충분하지만, 적혈구 생성과정에서 철이 제대로 이용되지 않아 고리철적혈모구 형성
  - 저장철은 축적되나 적혈구로 전환되지 않는 상태
  - 진단 : 골수검사에서 철 염색 시 고리철적혈모구 관찰
- 철결핍빈혈(Iron Deficiency Anemia)
  - 원인 : 체내 철분이 부족하여 헤모글로빈 생성에 필요한 철이 결핍된 상태
  - 진단 : 혈액검사에서 철분 수치 저하, 철 염색 시 저장철 감소 관찰
- 재생불량성빈혈(Aplastic Anemia) : 범혈구감소증, 골수 내 지방세포 증가
- 유전구형적혈구증(Hereditary Spherocytosis) : 적혈구의 막 구조 이상으로 구형적혈구 증가
- 거대적혈모구빈혈(Megaloblastic Anemia) : 비타민 B_{12} 또는 엽산 결핍으로 인한 거대적모구 증가

56
연전형성(rouleau formation)으로 인해 자동혈액분석기 검사결과의 오류 발생 시 생리식염수로 희석하여 재검사한다.

57 도말표본
- 도말이 길고 얇아지는 경우 : 느리게 도말할 때, 낮은 각도로 도말할 때
- 도말이 두꺼워지는 경우 : 빠르게 도말할 때, 혈액 양이 많을 때, 헤마토크리트가 높을 때, 큰 각도로 도말할 때

58 전신홍반루푸스
- 자가면역질환
- LE(Lupus Erythematosus) 세포 관찰
- LE 세포 : 자홍색의 봉입체를 지닌 호중구로, 핵은 한쪽으로 배압
- 체내 LE인자(자가항핵항체) 존재 시 호중구가 변형된 핵을 탐식하여 LE cell(Lupus Erythematosus cell)이 형성됨
- 형광항체법인 ANA test로 검출

59 염색체 표본 제작 순서
1. 분열자극제(PHA ; phytohemagglutinin) 첨가 : 세포배양 시 세포분열 유도
2. colcemid 처리 : 세포 수확을 위해 유사분열 중기에서 정지(방추사 작용 억제와 동원체 분리)
3. 저장액 KCl(0.075%) 처리 : 세포 팽창역할
4. 고정액 Methanol 처리 : 세포 고정
5. Giemsa 염색 : 세포 표본의 전개

60 와파린과 응고인자
- 와파린은 비타민 K 의존 혈액응고인자의 합성을 억제하는 항응고제이다.
- 비타민 K 의존 혈액응고인자 : II(프로트롬빈), VII, IX, X

61 IgG & IgM

구분	IgG	IgM
분류 항체	Anti-Rh, Duffy, kidd, Kell, S,s,Diego	• Anti-A,B,H • Anti-I,P,M,N,Le,Lu
적혈구 응집	불완전 항체	완전 항체
반응 증강제	알부민, 효소, 쿰스, LISS	임신, 수혈
온도	37℃	4~20℃
태반 통과	가능	불가능

62 발작야간혈색소뇨증(PNH)
- 수면 시 혈관 내 용혈로 혈색소변을 보는 질환
- hemosiderin뇨 → 철분 소실 → 황달 발생
- sugar water test : screening test
- sucrose 용혈검사
- Ham 검사(acidified serum lysis test) : 확정검사
- flow cytometry법 : 가장 특이도·민감도가 좋은 검사법으로, 보체방어단백질인 CD55와 CD59 marker 검출

63 ④ ABO 불일치 시 혈청 측의 원인인 비예기항체의 존재를 해결하기 위해 항체선별검사를 진행한다.

ABO 불일치 시 혈청 측 원인
- 혈청 중 비예기항체의 존재
- anti-A, B 역가 감소
- 신생아의 anti-A, B 미생성
- 항체가 너무 높은 지대현상
- 연전 형성

64 직접항글로불린검사로 진단 가능한 질환
- 자가면역용혈빈혈
- 태아신생아용혈질환
- 약물유발용혈빈혈
- 부적합 수혈을 받은 경우

65 Rh 표현형 검사에서 항체와 응집반응을 보인 항원성이 존재함을 알 수 있다.

66 부적격 혈액
- 채혈과정에서 응고 또는 오염된 혈액 및 혈액제제
- 혈액선별검사에서 부적격기준에 해당되는 혈액 및 혈액제제
- 채혈금지대상자 기준 중 감염병 요인, 약물 요인 및 선별검사결과 부적격 요인에 해당하는 자로부터 채혈된 혈액 및 혈액제제
- 심한 혼탁을 보이거나 변색 또는 용혈된 혈액 및 혈액제제
- 혈액용기의 밀봉 또는 표지가 파손된 혈액 및 혈액제제
- CPDA-1 처리가 35일이 초과된 농축적혈구

67 수혈 부작용
- 종류 : 급성 용혈, 지연성 용혈, 발열 반응, 알레르기 반응, 혈액량 과다, 폐부종, 세균오염 등
- 가장 중요한 수혈 부작용 : 급성 용혈성 부작용
- 급성 용혈성 부작용 원인 : ABO 부적합
  → ABO 부적합으로 인해, 공혈자의 적혈구에 수혈자의 항체가 부착되어 적혈구가 파괴된다.
- 증상 : 발열, 오한, 안면홍조, 빈맥, 출혈 등

68 혈액성분제제 종류 및 관리
- 농축적혈구
  - 1~6℃ 냉장고, 채혈일로부터 35일간 유효
  - 총 혈액량의 15% 이상 출혈, 적혈구 부족, 기능 저하 시 사용
- 농축혈소판
  - 혈소판 교반기에서 20~24℃(실온), 120시간(5일간) 보관 가능
  - 전혈로부터 4시간 이내 혈소판 분리
- 신선동결혈장
  - -18℃ 이하 냉동고에서 최대 1년 보관 가능
  - 채혈 후 6시간 이내에 분리동결
  - 30~37℃에서 해동 후 3시간 이내에 사용
- 동결침전제제
  - -20℃ 이하의 냉동고 최대 1년 보관 가능
  - 37℃에서 해동 후 1시간 이내에 사용
  - 칼슘제제와 혼합사용 금지

69 항글로불린검사 시 위음성 및 위양성의 원인

위음성	위양성
불충분한 혈구 세척 항글로불린 시약의 역가 저하 오래 지연된 검사 약한 원침 항체비율 부적절	불완전한 냉항체 존재 세균오염 과도한 원침

70 선천성 면역결핍증이나 골수이식 환자에게 발생할 수 있는 이식편대숙주병(GVHD)을 예방하기 위해 T-림프구 기능을 억제할 수 있는 감마선을 혈액제제에 조사한다. 이는 백혈구 T-림프구의 기능을 억제하여, 수혈에 의한 이식편대숙주병을 예방하기 위한 목적이다.

71 HLA(Human Leukocyte Antigen)
장기이식 시 혈액형 검사와 함께 중요한 항원검사이다. 여러 공여자의 HLA형을 시험하여 적합한 HLA형을 결정하고, 이식거부 반응을 예방하기 위해 반드시 시행해야 한다.

72 타액검사의 원리는 혈구응집억제반응이다. 즉, 타액검사 결과는 비응집 시 그 혈액형 물질이 있음을 증명하는 것이고, 응집 시 그 혈액형 물질이 없다는 것이다.

73 혈액은행에서 혈액냉장고 온도는 매일 점검해야 한다.

임상미생물학(74~115)

74 DNase test
- DNA를 분해하는 DNase 생성능 관찰
- 0.1% toluidine blue 함유 배지에서 colony 주변이 분홍색으로 변하면 양성
- HCl에 의해 colony 주변에 투명대 형성 시 양성
- methyl green 함유 배지에서 투명대 형성 시 양성

75 *E.faecalis* 감별실험
- 6.5% NaCl에서 발육(내성)
- PYR test 양성

76 CTA test는 당분해 시험으로 서로 다른 당이 함유되어 있는 CTA agar에 균을 접종하여 색변화(red → yellow)를 관찰한다.
- *N.gonorrhoeae* : glucose 분해
- *N.meningitidis* : glucose, maltose 분해
- *N.lactamica* : glucose, maltose, lactose 분해

77 *E.coli*는 EMB agar에서 lactose를 분해하여 녹색의 금속성 광택의 집락을 형성한다.

78 ONPG test
β-galactosidase가 ONPG를 lactose로 인식하고 가수분해하여 황색의 ortho-nitrophenol을 생성하면 양성이다(양성 : 황색, 음성 : 무색).

79 *Proteus spp.*의 유주현상(swarming)을 억제하는 방법
- 첨가 : phenylethylalcohol, 0.1% chloral hydrate, 0.1% boric acid, 0.2mM ρ-nitrophenyl glycerol, bile salt
- MacConkey agar, SSagar에 배양(담즙 함유)
- salt free 배지

80 *Vibrio vulnificus*
- 기회감염 : 패혈증, 창상감염
- lactose 분해
- ONPG 양성
- 1~6% NaCl 발육

81 *Helicobacter pylori*
- 미산소성
- 양성 : catalase, oxidase, urease
- sodium hippurate 음성
- 42℃ 비발육

82 *Haemophilus spp.*별 요구하는 발육인자
- *H.influenzae* : X, V
- *H.aegyptius* : X, V
- *H.haemolyticus* : X, V
- *H.ducreyi* : X
- *H.parainfluenzae* : V
- *H.aphrophilus* : 둘 다 요구 안 함

83 Schick test의 특징
- *C.diphtheriae*에 대한 면역상태검사
- 디프테리아 독소를 피내주사 시 항체가 없을 경우 발적(직경 10mm 이상)

84 *Mycobacterium tuberculosis* 배양배지
- 고형배지 : Lowenstein-Jensen Egg, 3% Ogawa Egg, 1% Ogawa Egg, Middlebrook 7H10
- 액체배지 : Sauton, Dubos, Glycerine

85 *Actinomyces israelii*
- 그람양성 막대균
- 미산소성
- catalase 음성, urease 음성
- CDC 배지에서 회백색의 어금니 모양 집락

86 *Clostridium difficile*
- 그람양성 막대균
- 무산소성
- 편재성 아포, 무협막
- 주모성 편모(운동성)
- 선택배지 : CCFA agar
- 위막성 대장균

87 *M.pneumoniae*
- 세포벽이 없고 세 겹의 단위막 보유
- 인공배지에서 발육
- cholesterol 요구
- PPLO 배지에서 증식
- 뽕나무 열매 모양

88 TSI(Triple Sugar Iron) agar의 성분
- glucose 0.1%
- lactose 1%
- sucrose 1%
- phenol red : 지시약

89 접합(Conjugation)의 특징
세균끼리 성선모(sex pili)를 통해 한쪽 세균의 plasmid가 다른 쪽 세균에 복제되어 전달한다.

90 *Erysipelothrix rhusiopathiae*
- 그람양성 무아포성 간균
- 비운동성
- H_2S 생성
- 4~5℃ 비발육
- 유단독 원인균

91 여과멸균은 당, 혈청, 체액, urea 멸균 시 주로 이용되며, 한외여과법을 주로 사용한다.

92 McFarland standard
세균 현탁액의 탁도를 조정하기 위한 기준으로 사용되고 있으며, 세균의 수가 미생물 테스트를 표준화하기 위해 주어진 범위 내에 있도록 하기 위함이다. 주로 McFarland 0.5를 기준으로 항생제 감수성검사를 한다.

93 VP(Voges-Proskauer) test
- 세균이 glucose를 분해하여 acetoin을 생성하는지 확인하기 위한 검사이다.
- acetoin 생성 시 α-naphthol과 40% KOH를 가하면 적색으로 변한다.

94 혈액배양기기에 쓰이는 항응고제는 SPS(Sodium Polyanethol Sulfonate)이다.

95 대표적인 수송배지로 Stuart 수송배지가 있으며, 지시약으로 methylene blue가 들어있다.

96 항산성은 염색 후 산성 알코올에 의해 탈색되지 않는 특성을 말하며, 이는 세포벽이 고분자의 mycolic acid를 다량으로 함유하는 경우 나타난다.

97 *Sporothrix schenckii*
- 이형성(두 형태) 진균
- 25℃에서 배양 시 국화꽃 모양의 사상형
- 37℃에서 배양 시 cigar body 모양의 효모형

98 *C.neoformans*는 협막이 두꺼운 것이 특징이다. India ink는 세포벽이나 협막을 침투하지 못하기 때문에 배경색은 검정색으로 명확하여 협막만 관찰하는 데 유용하다.

99 무격막 기회감염 진균
- *Absidia spp.* : 가근이 포자낭자루의 반대편 양쪽에 존재
- *Mucor spp.* : 가근이 없음
- *Rhizopus spp.* : 가근이 포자낭자루 바로 반대편에 존재

100 외피 비보유 DNA virus
- Parvoviridae : Parvovirus
- Papillomaviridae : HPV
- Polyomaviridae : Human Polyoma virus
- Adenoviridae : Adenovirus

101 HSV(Herpes Simplex Virus)
- HSV-1 : 구순포진(구순헤르페스)
- HSV-2 : 성기헤르페스

102 바이러스의 특징
- 숙주의 복제 시스템을 활용하여 증식
- 인공배지에서 증식 불가
- 핵산과 capsid로 구성
- DNA와 RNA 중 하나의 핵산을 가짐

103 기생충별 중간숙주
- 고래회충(아니사키스) : 바다새우류(제1중간숙주), 해산어류(제2중간숙주)
- 반크롭트사상충 : Culex모기
- 말레이사상충 : Mansonia모기
- 간흡충 : 왜우렁이(제1중간숙주), 담수어(제2중간숙주)
- 폐흡충 : 다슬기(제1중간숙주), 가재(제2중간숙주)
- 유구조충 : 돼지
- 무구조충 : 소
- 광절열두조충 : 물벼룩(제1중간숙주), 담수어류(제2중간숙주)

104 주혈흡충을 제외한 대부분의 흡충류는 자웅동체이다.

105 회충의 생활사
- 소장상부 → 간 → 심장 or 폐 이행 → 소장 중부(성충=소장 기생)
- 1차 탈피(외부) → 2, 3차 탈피(폐) → 4차 탈피(소장)
- 인체감염형 : 자충포장란

106 종양표지자의 종류
- 간암 : AFP(암태아성 종양항원 표지자)
- 대장암 : CEA
- 췌장암 : CA19-9
- 전립선암 : PSA
- 난소암 : CA125

107 Paul-Bunnell 반응은 전염성 단핵구증에서 이호성 항체를 발견하는 검사로 3종류의 이호성항체(전염성 단핵구증 항체, 혈청병 항체, Forssman 항체)를 구별한다.

108 한랭응집소와 적혈구는 4℃에서 응집한다.

109 56℃에서 30분 가열처리를 하면 보체가 불활성화되어 C1q가 항체의 Fc 부위에 결합하지 않아 항원-항체반응에서 불필요한 반응을 제거한다.

110 Helper T cell(Th)은 $CD4^+$ T cell이며, cytotoxic T cell은 $CD8^+$ T cell이다.

111 항원결정기(epitope)는 antibody, B cell, T cell에 의해서 인식되는 antigen의 부위이다.

112 과민반응의 종류
- 제1형 : IgE 연관, 알레르기와 아토피(예 천식, 아나필락시스 등)
- 제2형 : IgG 또는 IgM 연관, 항체매개 과민반응 (예 수혈반응, 태아적모구증, 자가면역용혈빈혈 등)
- 제3형 : 면역복합체 매개 과민반응(예 아르투스 반응, 사구체신염, 류마티스관절염, 전신홍반루푸스 등)
- 제4형 : T 림프구 연관, 지연형 과민반응(예 접촉성 피부염, 이식거부반응, 투베르쿨린 반응 등)

113 보체(complement)
- 고전경로 : (Ag+Ab)+C1q → C4, C2, C3 → C5, C6, C7, C8, C9(MAC)
- 아나필락시스 관여물질 : C3a, C4a, C5a
- 화학주성작용 : C5a
- 옵소닌화 관여 : C3b
- SLE에서 결핍 : C1, C4, C2
- 보체 활성화 관여 : Ca^{2+}, Mg^{2+}

114 B cell은 체액성 면역반응에 관여하며, T cell은 세포성 면역반응에 관여한다.

115 보체는 항체의 CH2 부위를 인식하여 결합한다.

제3회 모의고사(3교시) 해설

임상병리사

문제 P. 140

>>> 정답 확인

01	③	02	②	03	①	04	①	05	⑤	06	④	07	⑤	08	②	09	⑤	10	③
11	③	12	②	13	①	14	⑤	15	③	16	②	17	③	18	②	19	①	20	③
21	④	22	①	23	②	24	⑤	25	④	26	①	27	④	28	②	29	①	30	①
31	④	32	④	33	②	34	⑤	35	③	36	②	37	①	38	①	39	⑤	40	⑤
41	①	42	⑤	43	②	44	④	45	③	46	③	47	③	48	④	49	②	50	①
51	⑤	52	③	53	④	54	③	55	①	56	⑤	57	③	58	①	59	①	60	④
61	④	62	③	63	②	64	④	65	①										

조직·세포병리검사 (1~16)

01 뇌의 액화괴사를 나타내는 사진이다. 액화괴사는 국소 세균 감염이 있을 때 세균의 독소 또는 효소에 의해 조직이 손상받을 때 관찰되며 뇌연화증 또는 뇌의 저산소증 손상이 대표적이다. 뇌와 연관이 큰 괴사이다.

02 술잔세포는 기관의 기능을 보조해주는 점액을 분비한다. 산성단백질을 생성, 분해하여 점액을 형성시킨다.

03 갑상샘세포는 콜로이드가 들어 있는 다양한 크기의 상피성 소포가 있는 것이 특징이다.

04 Warthin-Starry stain
- 나선균을 흑색으로 염색
- *H.pylori*, 매독균을 증명
- 발색제 : silver nitrate
- 환원제 : hydroquinone

05 PTAH stain
- Zenker 고정액 사용
- 근육질환(예 횡문근 종양) 확인
- 교원섬유 : 적색
- 근섬유 : 청색
- 조직성분의 투과성 차이로 염색
- 산화제 : Potassium permanganate

06 파라핀 포매는 고온(약 60℃)에서 수행해야 하므로 효소의 소실, 조직의 경화와 수축의 단점을 보인다.
– 조직포매센터 : 냉각판(0℃ 이하, –1~–5℃), 가온기 (60℃)

07 세포원심침전법(자동도말법)은 특수원심분리용 chamber에 침사를 떨어뜨린 후 1,500rpm으로 5분간 centrifuge하면 직접 용기 밑에 장착된 유리슬라이드에 세포도말이 된다.

08 본 사진은 표층세포이다. 증식기(6~10일)와 배란기(13~14일)에서 많이 볼 수 있으며, 혈중 estrogen의 농도가 높을 때 나타난다.
- 다각형 세포
- 호에오신성 세포질
- 낮은 N/C 비율
- 농축된 핵

09 본 사진은 *Gardnerella vaginalis*에 의해 나타나는 실마리세포(clue cell)이다.
- 짧은 막대 모양 세균으로 성교에 의해 전파되고 무증상 여성의 20%에서 발견
- 세균성 질증 유발

10 본 사진은 소세포암종을 나타낸다. 세포질이 부족하고 치밀한 과색성 염색질과 눈에 띄지 않는 핵소체를 가지고 있다.

11 고도이형성증(HSIL)
HSIL은 세포질이 정상적인 중간세포보다 작거나 거의 완전한 부재 사이에서 크기가 다양하다. 세포질의 양은 dyskaryosis(CIN2 & CIN3)를 구분하는 주요 특징이다. LSIL보다 덜 성숙하기 때문에 N/C 비율이 더 높고 핵은 세포 직경의 50% 이상을 차지한다.

12 NADH-TR은 근육조직을 파랗게 염색한다.
- 1형 근섬유 : SDH, NADH-TR(강하게 염색)
- 2형 근섬유 : myosin ATPase(강하게 염색)

13 Oil red O는 지방을 적색으로 염색시킨다.

14 주사전자현미경으로 세포, 조직, 기관의 표면을 삼차원적으로 관찰할 수 있다.

15 근육세포
- 가로무늬근육(뼈대근육) : 가로무늬가 있는 긴 원통형의 다핵세포로, 수의적으로 조절된다.
- 심장근육 : 가로무늬가 있는 불규칙하게 분지한 세포들이 사이원반에 의해 결합하며, 수의적으로 조절이 안 된다.
- 민무늬근육 : 가로무늬가 없는 방추형세포로 수의적으로 조절이 안 된다.

16 동결절편기(cryostat)
- Paraffin 절편에 비해 항원성이 우수하게 유지된다.
- 지질이 유출되지 않으므로 지방염색이 가능하다.
- 전자현미경 수준의 면역조직 화학염색의 위치 관찰이 가능하다.
- 표본제작 시간이 빠르고 신속한 진단이 가능하다.
- 응급수술용 조직검사에 이용된다.

임상화학검사 (17~32)

17 Volumetric flask는 표준액이나 규정액 등의 시약을 제조 시 사용한다.

18 본 사진은 HPLC의 칼럼(column)이다. 칼럼(column)은 시료를 분리하는 역할을 한다.

19 필름방식(dry chemistry)
- 원리 : 반사율 측정
- 검사진행 온도 : 4℃

20 간경변 시 β-γ bridge(β-globulin과 γ-globulin이 이어짐)가 형성된다.
※ 타 질환 혈청단백 전기영동 변화 알아두기

21 Albumin+BCG는 등전점보다 Acid(pH 4.2) 쪽에서 결합하는 성질이 강하다.
※ Biuret reagent(NaOH, KI, $CuSO_4$, Na.K.tartrate) 성분 및 역할 알아두기
※ 타 protein 측정법 알아두기

22 용혈 시 증가하는 성분
LDH, Aldoase, Fe, ACP, GOT(AST), K, GPT(ALT)

23 Minicon은 소변, 뇌척수액(CSF) 또는 기타 생물학적 용액과 같은 임상검체에서 거대 분자를 농축하도록 설계된 한외여과 장치이다.

24 ICG test는 간기능검사의 이물질배설시험을 위한 검사이다.

25 Purine body의 최종 대사산물인 요산(Uric acid)이 체내에 축적되어 체내에 쌓이면 통풍(Gout)이 발생한다.

26 당화혈색소(HbA_{1c}) 측정에는 보라색 tube(EDTA)를 사용한다.

27 Sulfosalicylic test는 요의 albumin, globulin, Bence-Jones protein을 검출한다.
※ 단백뇨 화학적 검사 더 알아두기
※ 요의 화학적 검사 더 알아두기

28 요에서 *Trichomonas vaginalis*는 운동성 유무로 WBC와 구별할 수 있다.

29 Calcium oxalate는 정팔면체, 덤벨, 난형, 타원형 등 형태가 다양하며, 염산에 용해된다.

30 액체섬광계수기에 쓰이는 동위원소는 ^3H, ^{14}C, ^{32}P, ^{35}S, ^{45}Ca, ^{59}F이다.

31 원자 표기와 구성요소

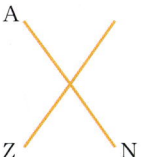

- A : 질량수(원자량=양성자+중성자)
- Z : 원자번호(원자핵을 구성하는 양성자수)
- X : 원소이름(그 원소가 속해 있는 원자핵의 종류 표시)
- N : 원자핵을 구성하는 중성자수(A-Z)

32 전해질은 이온선택전극법으로 검사한다.

혈액학검사(33~48)

33 **Supervital stain 초생체염색**
- EDTA 전혈 + 염색시약 → 1 : 1로 모세관에서 혼합 → 도말검경
- 종 류
  - Brecher법 : New methylene blue + 100mL Citrate-saline
  - Heimeyer-Begemann법 : Brilliant cresyl blue + 0.9% NaCl
  - Pappenheimer법 : Brilliant cresyl blue + 무수알코올
- 초생체염색 시 사용되는 염료
  - Brilliant cresyl blue, New methylene blue
  - Methyl violet, Janus green, Neutral red, Nile blue sulfate

34 CBC 검사에서 혈소판 수치 저하일 때 혈액도말표본에서 혈소판 응집이 관찰된다. 이 경우 혈소판 응집에 의해 수치가 정확하게 측정되지 않았으므로, 항응고제를 sodium citrate로 교체 후 재검사를 실시한다. EDTA 항응고제가 아닌 sodium citrate 항응고제를 사용하면 혈소판 응집 현상이 제거된다.

35 ADP, adrenalin, collagen, ristocetin은 혈소판 응집능을 알아보는 검사이다.

36 LAP(Leukocyte Alkaline Phosphatase Stain) Score
- LAP 염색 후 총 100개의 호중구를 카운트하여 0~4점을 부여한다. 점수와 개수를 곱하여 score를 계산한다.
- 4+×0개=0점, 3+×15개=45점, 2+×30개=60점, 1+×45개=45점, 0×10개=0점
- 점수를 모두 더하여 150점이 LAP score가 된다.

37
- 비특이적 에스테라아제(NSE)검사는 M5 AML에서 단구계 세포가 황색이나 적갈색으로 염색된다.
- Peroxidase 염색은 급성백혈병(AML과 ALL)을 감별하기 위해 호중구, 호산구가 청갈색으로 염색되어 양성반응을 나타내고, Dual esterase는 M4 AML를 감별할 수 있다.

38 필라델피아 염색체 85~95% 양성인 만성골수백혈병 (CML)
필라델피아 염색체는 9번 염색체와 22번 염색체의 각각에서 일정 부분이 절단된 후 두 조각이 서로 위치를 바꾸어 이동하는 전좌 t(9;22)에 의해 CML을 발병시킨다.

39 혼합시야반응(Mixed-field agglutination) 나타나는 아형 : A_3, B_3
- Anti-B에서 혼합시야반응이 관찰되는 경우 : B_3 아형
- 혼합시야반응 : 응집된 적혈구와 응집되지 않은 적혈구가 동시에 관찰되는 반응을 말한다.
- B_3 아형 : B형 subtype(아형) 중 하나로, 적혈구 표면의 B항원 발현이 약해, Anti-B 혈청과 반응 시 혼합시야반응을 보인다.
- 그 외 A형 아형(A_2, A_3, A_2B, A_3B)도 Anti-A에서 혼합시야반응을 보일 수 있으나, Anti-B에서의 혼합시야반응을 보이는 주된 원인은 아니다.

40 적혈구의 중심 창백 부위가 1/3 이상 되며, 적혈구 내 혈색소량이 현저히 부족한 철결핍성빈혈(IDA)을 추측할 수 있다.

41 채혈 tube color별 검사항목

tube 색	Green	Violet	Light blue
항응고제	Heparin	EDTA	Sod. citrate
특징	• 삼투압 취약성 검사 • 염색체 검사 • blood gas 측정	• CBC : 혈구세포수 감별 • PB smear • ESR 2시간 이내 검사 • 혈소판 위성현상이 나타남	응고검사 (PT/aPTT)

42 효소법으로 증강하는 항체는 Anti-Rh, Anti-Lewis, Anti-Lidd이고, 효소처리에 의해 파괴되는 항원은 MNSs, Duffy, Xg^a이다.

43 혈액은행에서 혈액냉장고 온도를 점검하는 그래프이다.

44 사진의 장비는 혈액성분 채혈기이다. 혈소판, 혈장, 적혈구, 백혈구 등의 혈액 중 필요한 특정 성분만을 분리하여 채혈하고, 나머지 혈액성분은 헌혈자에게 되돌려 주는 헌혈방법이다. 혈소판성분 헌혈과 혈장성분 헌혈 등이 있다.

45 투과율이 45%일 때, Hb의 양은 그래프에서 확인할 수 있다.

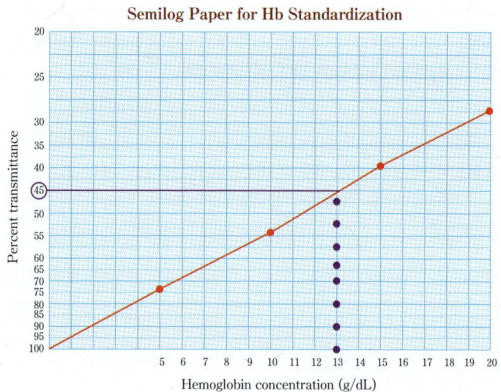

46 선천성 면역결핍증이나 직계가족 수혈 시 골수이식 환자에게 발생할 수 있는 이식편대숙주병(GVHD) 예방을 위해 T-림프구 기능을 억제할 수 있는 감마선을 조사한다.

47 백혈구 여과제거 혈액성분제제
비용혈성 발열반응이나 동종면역 발생, CMV 등을 예방할 수 있다. 즉, 백혈구 내 존재하는 바이러스성 감염 전파 등을 방지할 수 있는 혈액제로, 백혈병 등의 혈액질환 환자 등 면역기능이 저하된 환자에게 시행한다.

48 혈소판은 흔들리는 인큐베이터 교반기에서 20~24℃ (실온) 5일간(120시간) 보관 가능하다.

임상미생물검사(49~65)

49 Simmon's citrate 배지는 세균이 배지 내의 유일한 탄소원으로 Sodium citrate, 질소원으로 ammonium salts를 이용하여 발육하는 능력을 보는 시험이다. 발육 시 BTB에 의해 녹색에서 청색으로 색이 변한다.

50 *Eikenella corrodens*는 그람음성 막대균, Oxidase 양성, 질산염환원 양성, 배지를 파이게 하는 집락(pitting colonies), 락스냄새가 나는 것이 특징이다.

51 *Serratia marcescens*는 prodigiosin(적색색소) 생산, DNase 양성, --++, 젤라틴 양성이 특징인 균이다.

52 *Proteus* 속의 집락은 유주현상(swarming)이 특징이다. 담즙이 함유된 MacConkey agar 또는 SS agar에 배양하면 유주현상이 억제된다.

53 Niacin test는 인형 결핵균이 발육하며 생성한 niacin이 cyanogen bromide와 aniline 시약에 의해 황색으로 변하는 것을 적용한 원리이다. *Mycobacterium tuberculosis*는 인형 결핵균이다.

54 *E.coli O157*은 sorbitol을 비분해하여 Sorbitol-MacConkey agar에서 무색 집락을 형성한다.

55 *Bacillus anthracis*
- 대나무마디 모양
- 협막 보유
- 비용혈
- 탄저병 원인균
- 진주(pearl) 모양 집락

56 Albert's stain은 이염소체 관찰로 *C.diphtheriae*를 동정하기 위한 염색법이다. 이염소체는 진청색, 세포질은 연녹색으로 염색된다. 이염소체는 세균체 내에서 볼 수 있는 미립의 하나로서 염기성 아닐린 색소에 물들어 있으며 탈색이 곤란한 미립으로 흔히 균체의 말단에 있다.

57 *C.perfringens*는 CAMP test에서 화살촉 모양의 증가된 용혈대를 관찰할 수 있다. 이는 *C.perfringens*의 alpha-toxin이 CAMP factor와 상호작용하고 시너지 용혈을 생성하기 때문이다.

58 Nitrate reduction test는 1차 시험에서 alpha naphthylamine, sulfanilic acid를 넣어 적색이면 양성이다. 무색일 경우, 2차 시험으로 zinc powder를 첨가하여 무색이면 양성이다.

59 0.001mL loop 기준 결과판정은 "colony 수 × 1,000=(   )CFU/mL"로 한다.

60 *Candida albicans*
- 후막포자, 분아포자, 가성균사 생성
- sucrose 동화시험 양성
- 발아관 시험 양성 : 혈청이 섞인 시험관에서 37℃ 배양하면 발아관 형성(*C.tropicalis*와 비교 필요)
- ※ *Candida spp.*별 특징 더 알아두기

61 선모충
- 인체감염 원인 : 돼지고기 섭취
- 유충태생
- 진단법 : 근육생검, 면역혈청검사, 염색법(호산구 75~90%)

62 유구조충

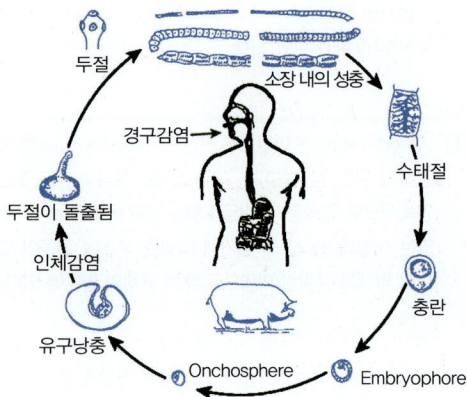

- 두절(Head) : 흡반＋부리에 키틴질의 소구(Hook)
- 인체감염 원인 : 덜 익은 돼지고기 섭취
- 충란 : 원형, 충란 내 3쌍 갈고리
- 길이 : 2~8m, 800~1,000개의 편절로 구성
- 자궁 : 3~5만 개 충란
- 수태편절의 배출
※ 광절열두조충과 무구조충 더 알아두기

63 Polio virus
- ss-RNA virus
- 외피(envelope) 비보유
- 정이십면체 단백질 외피 보유
- 소아마비 원인 virus

64

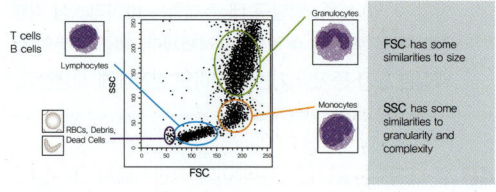

65 antigen/antibody ratio
- Prozone : 항체 과다
- Postzone : 항원 과다

제 4 회

정답 및 해설

제4회 모의고사(1교시) 해설

임상병리사

문제 P. 158

>>> 정답 확인

01	④	02	③	03	①	04	②	05	⑤	06	④	07	③	08	①	09	⑤	10	①
11	①	12	①	13	⑤	14	②	15	①	16	⑤	17	①	18	④	19	④	20	①
21	⑤	22	⑤	23	①	24	②	25	④	26	①	27	④	28	②	29	②	30	③
31	⑤	32	⑤	33	①	34	③	35	①	36	④	37	③	38	①	39	③	40	①
41	④	42	⑤	43	③	44	④	45	①	46	④	47	③	48	③	49	③	50	④
51	①	52	③	53	⑤	54	②	55	⑤	56	②	57	③	58	⑤	59	④	60	①
61	④	62	①	63	④	64	③	65	①	66	①	67	②	68	③	69	③	70	①
71	②	72	①	73	③	74	①	75	③	76	②	77	②	78	①	79	③	80	③
81	⑤	82	①	83	②	84	④	85	④	86	①	87	②	88	③	89	①	90	⑤
91	②	92	①	93	④	94	①	95	①	96	④	97	①	98	⑤	99	②	100	②

의료관계법규 (01~20)

01 의료기관 인증(법 제58조의3 제3항)
인증의 유효기간은 4년으로 한다. 다만, 조건부인증의 경우에는 유효기간을 1년으로 한다.

02 신고(법 제25조 제1항)
의료인은 대통령령으로 정하는 바에 따라 최초로 면허를 받은 후부터 3년마다 그 실태와 취업상황 등을 보건복지부장관에게 신고하여야 한다.

03 ① 시설변경은 정당한 사유가 있으므로 업무개시 명령을 할 수가 없다.

지도와 명령(법 제59조)
• 보건복지부장관 또는 시·도지사는 보건의료정책을 위하여 필요하거나 국민보건에 중대한 위해가 발생하거나 발생할 우려가 있으면 의료기관이나 의료인에게 필요한 지도와 명령을 할 수 있다.
• 보건복지부장관, 시·도지사 또는 시장·군수·구청장은 의료인이 정당한 사유 없이 진료를 중단하거나 의료기관 개설자가 집단으로 휴업하거나 폐업하여 환자 진료에 막대한 지장을 초래하거나 초래할 우려가 있다고 인정할 만한 상당한 이유가 있으면 그 의료인이나 의료기관 개설자에게 업무개시 명령을 할 수 있다.
• 의료인과 의료기관 개설자는 정당한 사유 없이 명령을 거부할 수 없다.

04 진단서 등(법 제17조 제2항)
의료업에 종사하고 직접 조산한 의사·한의사 또는 조산사가 아니면 출생·사망 또는 사산 증명서를 내주지 못한다. 다만, 직접 조산한 의사·한의사 또는 조산사가 부득이한 사유로 증명서를 내줄 수 없으면 같은 의료기관에 종사하는 다른 의사·한의사 또는 조산사가 진료기록부 등에 따라 증명서를 내줄 수 있다.

05 의료관련감염 예방(법 제47조 제1항)
100개 이상의 병상을 갖춘 병원급 의료기관의 장은 의료관련감염 예방을 위하여 감염관리위원회와 감염관리실을 설치·운영하고 보건복지부령으로 정하는 바에 따라 감염관리 업무를 수행하는 전담 인력을 두는 등 필요한 조치를 하여야 한다.

06 면허의 취소 등(법 제21조 제1항)
보건복지부장관은 의료기사 등이 다음의 어느 하나에 해당하면 그 면허를 취소할 수 있다. 다만, 결격사유에 해당하는 경우에는 면허를 취소하여야 한다.
- 다른 사람에게 면허를 대여한 경우
- 면허자격정지 또는 면허효력정지 기간에 의료기사 등의 업무를 하거나 3회 이상 면허자격정지 또는 면허효력정지 처분을 받은 경우

07 면허의 취소 등(법 제21조 제1항 제4호)
면허자격정지 또는 면허효력정지 기간에 의료기사 등의 업무를 하거나 3회 이상 면허자격정지 또는 면허효력정지 처분을 받은 경우 그 면허를 취소할 수 있다.

08 실태 등의 신고(법 제11조 제1항)
의료기사 등은 대통령령으로 정하는 바에 따라 최초로 면허를 받은 후부터 3년마다 그 실태와 취업상황을 보건복지부장관에게 신고하여야 한다.

09 ⑤ 100만원 이하의 과태료에 해당한다.
3년 이하의 징역 또는 3천만원 이하의 벌금(법 제30조 제1항)
- 의료기사 등의 면허 없이 의료기사 등의 업무를 한 사람
- 다른 사람에게 면허를 대여한 사람
- 면허를 대여받거나 면허 대여를 알선한 사람
- 업무상 알게 된 비밀을 누설한 사람

10 고위험병원체(법 제77조 제1호)
고위험병원체의 반입 허가를 받지 아니하고 반입한 자는 5년 이하의 징역 또는 5천만원 이하의 벌금에 처한다.

11 업무 종사의 일시 제한(시행규칙 제33조)
일시적으로 업무 종사의 제한을 받는 감염병환자 등은 콜레라, 장티푸스, 파라티푸스, 세균성이질, 장출혈성대장균감염증, A형간염에 해당하는 감염병환자 등으로 하고, 그 제한 기간은 감염력이 소멸되는 날까지로 한다.

12 감염병에 관한 강제처분(법 제42조 제1항)
질병관리청장, 시·도지사 또는 시장·군수·구청장은 해당 공무원으로 하여금 감염병환자 등이 있다고 인정되는 주거시설, 선박·항공기·열차 등 운송수단 또는 그 밖의 장소에 들어가 필요한 조사나 진찰을 하게 할 수 있으며, 그 진찰 결과 감염병환자 등으로 인정될 때에는 동행하여 치료받게 하거나 입원시킬 수 있다.

13 오염장소 등의 소독 조치(법 제48조 제1항)
육군·해군·공군 소속 부대의 장, 국방부직할부대의 장 및 그 밖의 신고의무자에 해당하는 사람은 감염병환자 등이 발생한 장소나 감염병병원체에 오염되었다고 의심되는 장소에 대하여 의사, 한의사 또는 관계 공무원의 지시에 따라 소독이나 그 밖에 필요한 조치를 하여야 한다.

14 보건의료원(법 제12조)
보건소 중 의료법에 따른 병원의 요건을 갖춘 보건소는 보건의료원이라는 명칭을 사용할 수 있다.

15 보건소의 설치(법 제10조 제1항)
지역주민의 건강을 증진하고 질병을 예방·관리하기 위하여 시·군·구에 1개소의 보건소(보건의료원 포함)를 설치한다. 다만, 시·군·구의 인구가 30만 명을 초과하는 등 지역주민의 보건의료를 위하여 특별히 필요하다고 인정되는 경우에는 대통령령으로 정하는 기준에 따라 해당 지방자치단체의 조례로 보건소를 추가로 설치할 수 있다.

16 지역보건의료계획의 수립 등(법 제7조 제3항)
시장·군수·구청장(특별자치시장·특별자치도지사는 제외)은 해당 시·군·구(특별자치시·특별자치도는 제외) 위원회의 심의를 거쳐 지역보건의료계획을 수립한 후 해당 시·군·구의회에 보고하고 시·도지사에게 제출하여야 한다.

17 목적(법 제1조)
혈액관리업무에 관하여 필요한 사항을 규정함으로써 수혈자와 헌혈자를 보호하고 혈액관리를 적절하게 하여 국민보건의 향상에 이바지함을 목적으로 한다.

18 혈액관리업무(법 제2조 제2호)
"혈액관리업무"란 수혈이나 혈액제제의 제조에 필요한 혈액을 채혈·검사·제조·보존·공급 또는 품질관리 하는 업무를 말한다.

19 서류의 작성 등(시행규칙 제14조 제1~2항)
- 혈액원 등은 다음의 서류를 작성·비치하여야 한다.
  - 헌혈경력 및 검사결과 조회서
  - 부적격혈액처리현황
  - 헌혈자 혈액정보 통보기록
  - 헌혈기록카드
  - 특정수혈부작용발생신고기록
- 기록은 기록한 날부터 10년간 보존하여야 한다.

20 특정수혈부작용에 대한 조치(법 제10조 제3항)
보건복지부장관은 특정수혈부작용의 발생 신고를 통보받으면 그 발생 원인의 파악 등을 위한 실태조사를 하여야 한다. 이 경우 특정수혈부작용과 관련된 의료기관의 장과 혈액원 등은 실태조사에 협조하여야 한다.

공중보건학(21~30)

21 일차보건의료의 접근방법
- 이용의 용이성 : 모든 사람이 쉽게 보건의료를 이용할 수 있어야 함
- 지역사회의 수용성 : 지역사회가 쉽게 받아들일 수 있는 방법이어야 함
- 지역사회의 적극적인 참여 : 보건의료제공자뿐만 아니라 지역사회가 적극적으로 참여하여야 함
- 저렴한 비용 : 지역사회의 지불능력에 맞는 사업이 전개되어야 함

22 물고기의 생존에 필요한 용존산소량(DO)은 일반적으로 최소한 5.0ppm 이상이어야 한다. 수생생물은 충분한 산소를 필요로 하며, 5.0ppm 이하의 용존산소량은 많은 종의 생존에 부적합하다.

23 잠함병(Decompression sickness)
고압환경에서 급속히 정상기압으로 이행할 때, 질소(N_2) 성분이 체내 지방조직에 기포를 형성하여 체외로 배출되지 않음으로써 발생하는 질환으로, 감압병이라고도 한다. 이로 인해 통증, 신경손상, 심한 경우 생명에 위협을 줄 수 있다.

24 지적온도
체온조절에 가장 적절한 온도를 의미한다. 이는 기온, 습도, 기류 등의 환경요소가 결합하여 인간의 쾌적함에 영향을 미치는 지표로, 주관적 온도, 생산적 온도, 생리적 온도로 구분한다.

25 ④ 열사병 : 고온환경에서 작업할 때 체온조절 기전에 문제가 생기면 체온이 비정상적으로 상승함. 체온이 40℃ 이상으로 상승하고, 땀을 흘리지 못하거나 체온조절이 제대로 이루어지지 않을 때 발생하며, 생명에 위협을 줄 수 있는 응급상황
① 열허탈 : 고온환경에서 체온조절이 실패하여 체내 수분과 전해질이 부족해지는 상태
② 열경련 : 고온환경에서 과도한 땀으로 인해 전해질 불균형이 발생하여 근육경련이 일어나는 상태
③ 열피로 : 고온환경에서 장시간 작업으로 인해 피로감이 쌓이는 상태
⑤ 열발진 : 고온환경에서 땀샘이 막혀 발생하는 피부 발진이 일어난 상태

26 단면적 연구
- 정의 : 서로 간의 관련성을 보는 방법으로, 상관관계 연구라고도 함
- 장점 : 여러 종류의 원인요소와 여러 질병을 동시에 조사하므로 단시간에 적은 비용으로 조사 가능
- 단점 : 조사대상이 많이 필요하며, 특정 시점에 조사가 이루어져 질병과 요인 간의 시간적 선후관계가 분명하지 않고 인과관계를 규명하기 어려움

27 비말감염이란 감염된 사람이 기침, 재채기, 대화 등을 통해 비말(작은 물방울)을 방출하고, 이 비말이 다른 사람의 호흡기로 들어가 감염을 일으키는 방식이다. 따라서 사람들이 밀집해 있는 군집 상태에서는 비말이 다른 사람에게 전파될 가능성이 높아진다.

28 ② 총재생산율 : 특정 세대의 여성들이 가임기간 동안 낳을 것으로 예상되는 여자아이의 수를 나타내는 지표로, 인구의 성비와 관련되며, 인구의 지속 가능성 평가에 중요한 역할을 함
① 인구증가율 : 특정 기간 동안 인구의 증가 비율을 나타내며, 출생, 사망, 이민 등을 포함한 종합적인 지표
③ 합계출산율 : 특정 세대의 여성들이 가임기간 동안 낳을 것으로 예상되는 총 아기의 수를 나타내며, 성별 구분 없이 모든 아기를 포함
④ 조출생률 : 특정 기간 동안 인구 1,000명당 태어난 아기의 수를 나타내며, 성별 구분은 없음
⑤ 출생성비 : 태어나는 남자아이와 여자아이의 비율을 나타내는 지표로, 일반적으로 남자아이의 수가 더 많음

29 ② 인사 : 직원의 채용, 배치, 신분보장, 교육, 평가, 승진, 복지 등을 관리하는 과정으로, 조직의 효율성과 효과성을 높이는 중추적인 기능을 함
① 지휘 : 조직 내 목표를 달성하기 위해 직원들을 이끌고 조정하는 과정
③ 기획 : 목표를 설정하고 이를 달성하기 위한 전략을 수립하는 과정
④ 조직 : 자원과 인력을 효과적으로 배치하여 목표를 달성하기 위한 구조를 마련하는 과정
⑤ 예산 : 재정 자원을 계획하고 관리하는 과정

30 ③ 요오드(I) : 갑상샘호르몬인 티록신(T_4)과 트리요오드티로닌(T_3)의 합성에 필수요소로, 체내 에너지 대사, 단백질 합성, 효소 활성조절 등 다양한 생리적 작용에 관여
① 마그네슘(Mg) : 여러 효소의 보조인자로 작용
② 철분(Fe) : 헤모글로빈의 주요성분으로, 산소 운반에 관여
④ 식염(NaCl) : 나트륨과 염소로 구성되어 있으며, 체내 수분균형과 전해질 균형유지에 중요함
⑤ 칼륨(K) : 세포 내 주요 전해질로서 신경 및 근육기능 조절

해부생리학(31~40)

31 넓적다리뼈(대퇴골, femur)
- 인체에서 가장 긴 뼈로, 허벅지 부위에 위치
- 구조적 구분
  - 위끝(Proximal end) : 고관절과 연결되며, 큰돌기와 작은 돌기 존재
  - 몸통(Diaphysis) : 원통형의 구조로, 뼈의 강도를 높임
  - 아래끝(Distal end) : 무릎관절과 연결되며, 관절면이 형성되어 있음
- 특징적인 구조
  - 큰돌기(Greater trochanter) : 대퇴골의 외측에 위치
  - 작은 돌기(Lesser trochanter) : 내측에 위치하며, 주로 장요근의 부착점
  - 거친선(Linea aspera) : 몸통 후면 중앙에 위치한 긴 선
  - 가쪽관절융기(lateral condyle) : 대퇴골의 아래끝에 위치한 구조로, 무릎관절의 가쪽(외측)과 접촉함

32 정상 성인의 심장구조
- 심장벽 : 3층(심장막, 심근, 심내막)으로 구성
- 승모판 : 좌심방과 좌심실 사이에 위치하며, 혈액흐름 조절
- 판막 : 총 4개
  - 승모판 : 좌심방과 좌심실 사이
  - 삼첨판 : 우심방과 우심실 사이
  - 대동맥판 : 좌심실과 대동맥 사이
  - 폐동맥판 : 우심실과 폐동맥 사이
- 가장 두꺼운 구조 : 심근이며, 특히 좌심실의 심근이 가장 두꺼움
- 굴심방결절 위치 : 우심방 상부, 위대정맥과 만나는 곳에 위치

33 귀
- 반고리뼈관(반규관) – 회전감각
- 귓속뼈(이소골) – 진동전달
- 달팽이관(와우관) – 청각기관
- 평형모래 – 위치감각

34 자율신경계
- 교감신경의 작용 : 동공확대, 침분비 억제, 소화운동 억제, 심박동 증가, 혈압 상승, 기관지 확장, 방광수축 억제
- 부교감신경의 작용 : 동공수축, 침분비 촉진, 소화운동 촉진, 심박동 감소, 혈압 하강, 기관지 수축, 방광조임근(방광괄약근) 이완(배뇨)

35 제3뇌실은 사이뇌의 사이에 있는 공간으로, 뇌실사이구멍을 통해 가쪽뇌실과 교통하며, 중간뇌수도관을 통해 제4뇌실과 연결된다.

36 ④ 미주신경(X) : 부교감 기능을 포함한 혼합신경으로, 머리·목·폐·소화관 등에 분포
① 후각신경(I) : 감각신경으로, 후각기능만 담당
② 눈돌림신경(III) : 운동신경으로, 눈의 움직임 담당
③ 혀인두신경(IX) : 혼합신경으로, 주로 혀와 인두의 감각 및 일부 운동기능 담당
⑤ 더부신경(XI) : 운동신경으로, 주로 목과 어깨의 근육에 분포

37 CO 중독 시 친화력이 산소보다 200배 강하므로 저산소증이 나타난다. CO 가스의 최대 허용농도는 0.01%(100ppm)이다. CO 중독 시 95% O_2와 5% CO_2 혼합가스를 흡입한다.

38 ① 토리곁장치(JGA ; Juxtaglomerular Apparatus)에서 레닌(renin)을 분비하여 혈압과 나트륨 농도 조절에 관여한다.
혈압이 낮거나, 나트륨 농도 감소 → 레닌 분비 → 안지오텐신 II 생성 촉진 → 혈관 수축 + 알도스테론 분비 유도 → 혈압 상승

39 뇌하수체후엽호르몬
ADH, oxytocin

40 ① 요도 : 소변과 정액이 지나가는 관이며, 전립샘은 요도를 둘러싸고 있는 구조물이다.
② 정세관 : 고환 내에 위치한다.
③ 정관 : 부고환에서 사정관까지 이어지는 관이다.
④ 요관 : 신장에서 방광으로 소변을 운반하는 관이다.
⑤ 망울요도샘(요도구선) : 요도 아래쪽에 위치한다.

조직병리학(41~70)

41 ④ 지방색전증 : 골절 후 골수의 풍부한 지방에 의한 색전증

색전증
혈전이 99%를 이루고 있으며, 심장과 혈관 내에 형성된 혈전과 기타 유리물질들이 혈류를 타고 말초혈관 내강을 차단하는 현상이다. 색전과 혈전의 원인으로 경색이 유발된다.

42 Leydig's cell = 사이질세포(간질세포, interstitial cell)에서 테스토스테론(남성호르몬)이 분비된다.

43 건락괴사
- 액화괴사 + 응고괴사의 혼합형
- 결핵병소인 육아종의 중앙부에서 볼 수 있는 특이적인 괴사
- 육아종성 염증세포(림프구, 이물형거대세포, 유상피세포)로 둘러싸임

44 염색체 질환
- 성염색체성 질환
  - 터너증후군 : 여성에게서 X염색체 1개 부족, 바소체 결핍, [45,X]
  - 클라인펠터증후군 : 남성에게서 X염색체 2개 이상 보유, [47,XXY]
- 삼염색체성 질환
  - 다운증후군 : 21번 염색체 3개(trisomy 21), [47,XX(XY),+21]
  - 에드워드증후군 : 18번 염색체 3개(trisomy 18), [47,XX(XY),+18]
  - 파타우증후군 : 13번 염색체 3개(trisomy 13), [47,XX(XY),+13]

45 자궁내경부는 자궁 외구부터 자궁 내구까지의 관 형태의 통로를 말한다.

자궁경부
- 외경부 : 비각화성 중층편평상피(핵이 있는 표층세포)
- 내경부 : 단층원주상피, 점액선 형성
- 편평원주접합부
  - 편평상피와 원주상피 사이의 이행대, 암 발생 높음, 검체채취 부위
  - 여성의 연령, 호르몬 분비상태, 임신, 염증, 자궁크기, 선천적 기형 등과 같은 요인들에 따라 변화

46 세침흡인검사

유방의 종괴나 경부의 림프절·간·폐·갑상샘 등과 같이 인체의 조직 혹은 기관의 결합조직 내에 병소가 있을 경우 인체 밖으로 연결된 통로가 없으므로 세포들이 자연탈락될 수 없다. 이 경우 세침(22~23gauge)을 부착한 주사기로 병소를 찔러 흡인하여 세포를 채취한다. 이 채취된 세포들이 작은 조직구조를 갖추고 있어 미소생검이라고 한다.

47 효소 조직화학적 염색을 위한 탈회제 중 산탈회제에 파괴될 수 있는 화학성분의 검출이 필요할 때 사용되는 탈회제는 EDTA-2Na, 마그네슘-구연산 용액이다. 칼슘이온과 선택적으로 킬레이트 결합을 하여 칼슘을 제거하는 탈회액으로 약 10% 수용액을 만들어 사용한다.

48 진단세포학적 검사의 장점
- 신속, 저렴, 간편
- 검체의 반복 채취 가능
- 넓은 면적에 대한 검사
- 암 및 호르몬 치료 효과 판정
- 염증 또는 감염증 진단에 효과적
- 환자의 정신적 부담 경감

49 바소체(Barr body)

농축된 이질염색질(heterochromatin)로서, 핵막의 내측에 부착되어 반월 모양으로 나타난다. 여성의 X염색체 중의 하나에 있는 이질염색질부가 간기에 있는 체세포 핵에 잘 나타난다. 모든 여성은 바소체를 간기의 핵 내에 가지고 있으나 남성은 그렇지 않다. X염색체를 많이 가지고 있으면 그만큼 바소체도 많이 나타난다.

50 Pap stain에서 핵 염색의 방법에는 진행성 염색과 퇴행성 염색으로 구분된다. 진행성 염색은 탈색과정이 없이 착색시키는 방법으로 주로 Mayer hematoxylin 용액을 사용하며, 퇴행성 염색은 과염색 후 탈색과정을 거쳐 착색시키는 방법으로 Harris hematoxylin 용액을 사용한다.

51 Pap 염색법에는 hematoxylin, OG-6, EA용액으로 구성되어 있으며, EA(Eosin-Azure)용액은 Eosin Y, Light green SF, Bismarck brown으로 구성되어 있다.

52 객담검사

폐의 병변이 의심스러울 때 매일 아침 기상 후 양치질 후에 입구가 넓은 객담용기를 사용하여 3일 동안 첫 객담을 연속적으로 검사하여 병적세포의 발견율을 높이는 방법(간단한 기관지암 발견 검사법)이다. 채취된 객담검사물에서 불투명하고 변색된 조직 파편이나 혈성 또는 농성 부분을 주로 도말하여야 하고, 도말표본에서는 호흡기계의 상피세포인 원주세포가 포함되고, 횡격막의 깊숙한 기침을 통하여 폐포에 존재하는 대식세포인 먼지세포가 반드시 관찰되어야 한다. 도말 후 남은 객담은 세포군집절편에 사용된다.

53 곰팡이 GMS 염색(도은염색-유도성 은환원성)

진균세포벽 다당류 → 크롬산으로 산화 → aldehyde기 유리 → methenamine silver에 의해 검은색, 흑색

54 콩고레드염색(Congo red staining)
- amyloid를 증명하는 방법으로 간장·신장·심장·비장·췌장에 존재하는 amyloid와 악성종양, 만성염증성질환 등의 조직에 침착한 amyloid를 Congo red 염료로 염색한다.
- Congo red 염료의 azo기와 amine기는 amyloid의 hydroxyl기와 수소결합을 하여 pinkish red로 나타난다.
- 조직의 두께는 10~12μm 정도로 두껍게 박절하는 것이 염색이 잘 된다.

55 포일겐 반응(Feulgen reaction)

이 반응의 목적은 조직절편 내에서 DNA를 증명하는 데 있다. 핵산을 묽은 산(1N-HCl)으로 60℃에서 가수분해하면 purine과 deoxyribose와의 결합이 끊어져서 aldehyde기가 유리된다. 이 유리된 aldehyde를 Schiff reagent와 반응시키면 적자색을 나타낸다. 이 반응에서 purine과 ribose의 결합은 가수분해되지 않기 때문에 RNA는 염색이 안 된다.

56 PAS 염색

PAS 염색은 고정된 절편을 알코올 및 물로 씻은 후에 0.5% 과요오드산으로 산화(HIO_4로 처리)한다. HIO_4를 충분히 씻어낸 후(알데히드기 유리) Schiff 시약에 담그면 다당류 부분이 붉은색으로 염색되는 특수 염색이다.

57 나일블루(Nile blue) 염색

중성지방은 적색으로, 산성지방(인지질)과 핵은 청색으로 염색하여 감별한다.

58 세포군집절편

임상에서 채취된 객담·요·체액 등의 비산부인과적 검사물을 용기에 넣어 원심분리하여 침전물을 유리슬라이드에 한두 방울 떨어뜨려 도말한 후 즉시 고정한다. 위음성 진단율을 감소시키기 위해 남은 검사물은 버리지 않고 세포를 모아 조직검사와 같이 파라핀 블록으로 제작하고 박절하여 슬라이드로 만든다.

59 말로리 PTAH 염색(Mallory's PTAH stain)

말로리 PTAH 염색은 횡문근육종, 신경계질환 진단에 활용되는 염색법으로 Zenker 고정액에 고정 시 염색성이 우수하다.

- 탈파라핀 → 함수 → 수세
- 매염과정(Zenker 고정액) 후 수세
- 수은색소 제거(Iodine-Sod.thiosulfate)
- 산화(0.25% potassium permanganate)
- 산화제 제거(5% oxalic acid)
- 본염색(PTAH 염색액, phosphotungstic acid+hematoxylin)
- 탈수 → 투명 → 봉입

60 마손삼색염색(Masson trichrome stain)

3가지 염료를 사용하여 근육, 아교섬유, 섬유소 및 적혈구를 선택적으로 염색하는 방법이다. 이 염색은 반드시 Bouin 고정액에 고정한다(매염작용). 교원섬유는 Aniline blue에 의해 청색으로 염색되고 근섬유, 세포질은 Biebrich scarlet-acid fuchsin에 의해 적색으로 염색되며 핵은 Weigert's iron hematoxylin에 의해 흑색으로 염색된다.

61 주상세포(navicular cell)

초기 혈중 progesterone 농도 증가는 도말상에 중간세포들을 증가시키지만 농도가 증가됨에 따라 중간세포의 세포질 내에 노란색의 당원이 침착된다. 이 세포는 쪽배를 닮았다고 하여 주상세포라고 하며, progesterone에 의한 중간세포의 변형이다. 특히, 주상세포의 출현은 혈중 progesterone 농도의 높음을 의미하며 임신 중인 산모의 도말표본에서 많이 관찰된다.

62 방기저세포(parabasal cell)

여성의 성호르몬인 estrogen과 progesterone의 분비가 감소되거나 결핍되는 시기인 폐경기 후, 산욕기, 수유기, 사춘기 이전에 위축된 편평상피의 표면에서 도말되어 관찰된다.

63 Glutaraldehyde 용액

조직의 미세구조 보존효과가 매우 우수하므로 전자현미경 시료의 고정에 사용한다. 그러나 고농도로 사용할 경우 조직이 과고정될 염려가 있다.

64 은이온침투법(Gomori's silver diamine complex for reticulin fiber)

- 산화(Pot.permanganate) : 세망섬유 기질 팽창, 은염 침착 표면적 확장
- 감작(Ferric ammonium sulfate) : 증감, 은침투 전에 처리하여 금속-유기화합물의 형성 촉진
- 은침투(Silver sol) : 암모니아성 은용액, pH 11~12
- 환원(Formalin) : 은염이 침착된 세망섬유를 검게 변화시켜 가시화하기 위한 과정
- 조색(Gold chloride) : 색상 안정화
- 정착(Sod.thiosulfate) : 미반응 상태의 남아있는 은 제거

65 PAM 염색(Periodic Acidmethenamine Silver stain)
바닥막의 구성성분의 하나인 다당류의 1,2 glycol기 (CHOH-CHOH)를 과요오드산(periodic acid, HIO_4)으로 산화하여 디알데히드(dialdehyde, CHO-CHO)를 유리시킨 다음, 이 알데히드를 이용하여 무색의 메데나민-은(methenamine-silver)을 흑색으로 환원시키는 은거울 반응에 기초한 염색이다.

66 말로리 PTAH 염색은 횡문근육종, 신경계 질환 진단에 활용되는 염색법으로 Zenker 고정액에 고정 시 염색성이 우수하다.

67 Osmium tetroxide 염색
Osmium tetroxide(Osmic acid ; OsO_4)는 oleic acid와 같은 불포화지방산에 의해 환원되어 흑색 화합물을 형성한다. 조직절편에 Osmium tetroxide를 작용시키면 지질에 용해된 다음 탄소-탄소의 이중결합에 한 분자의 비율로 결합되면서 흑색의 환원성 화합물을 형성한다. 이 ester는 곧 이어서 다른 이중결합이 결합하여 2개의 대등한 결합을 이룬다. 이렇게 형성된 화합물은 지용제나 유기용매(alcohol, aceton, chlorofom, xylene 등)에 더 이상 용해되지 않기 때문에 paraffin 절편을 이용할 수 있지만 염색 후 합성수지로 봉입하게 되면 Osmium이 산화되어 탈색되기 때문에 영구표본을 만들려면, 수용성 봉입제를 사용하여야 한다.
※ 결과 : Lipid-black, Background-yellow ~brown

68 효소항체법(EIA ; Enzyme immunoassay)
효소를 표지하여 사용하는 면역기법으로, 측정대상의 항원과 반응하는 항체를 peroxidase나 catalase 등을 표지 효소로 활용한다. 표지를 직접 이용하는 경우와 2차 항체를 사용하여 간접적으로 활용하는 경우가 있다.

형광색소(Fluorochrome)법 : Auramine-rhodamine 형광염색
항산성 간균 염색을 위한 형광염색법으로, 검체를 형광염색 시약을 얹어서 15분간 염색하며 형광현미경으로 관찰한다. 결핵균은 황금색 형광을 나타내며 배경은 검은색이다. 항산성 간균의 관찰이 훨씬 용이하며, 염색보강제로 phenol을 사용한다. 형광염색한 슬라이드는 유침시켰던 기름을 자일렌으로 제거하면 carbolfuchsin (Ziehl-Neelsen) 염색을 시행할 수 있다.

69 PAP 염색(Papanicolaou stain) 단계
- 고정 : 95% 에탄올
- 함수 : 고농도(90%) 알코올에서부터 서서히 농도를 낮춰 60% 알코올 과정을 거쳐 수돗물에 수세
- 핵염색 : 헤마톡실린
- 세포질 염색 : OG6, EA50(eosin Y, light green, bismarck brown)
- 탈수 : 무수알코올
- 투명 : 자일렌
- 봉입 : cornflaking 현상(갈색색소의 인공산물)을 막기 위해서는 자일렌이 증발하기 전에 신속히 봉입

70 내인성과 산화효소 활성을 억제하기 위해서는 0.3% H_2O_2를 첨가한 메탄올을 사용하는 방법이 가장 일반적이며, 5mM 과요오드산 수용액을 사용하는 방법 (lsobe 방법), DAB-H_2O_2 반응액에 10mM NaN_3를 첨가하여 사용하는 NaN_3 방법 그리고 0.1% 페닐하이드라진을 첨가한 PBS를 사용하는 방법(Straus 방법)이 있다.

임상생리학(71-100)

71 ① P파 : 심방의 탈분극
③ ST 분절 : 심실의 탈분극 후의 평형 상태
④ QTc 간격 : 심실의 탈분극과 재분극을 포함한 전기적 심실 활동의 시간. 확장이 아님
⑤ QRS군 : 심실의 탈분극

72 심근경색 시 심전도 특징
- 이상 Q파(폭이 넓고 깊음)
- ST 분절 상승
- 관성 T파(T파 역위)

73 Holter 심전도(24시간 심전도, 활동 중 심전도)
- 일과성 부정맥, 허혈성 심장질환을 추적하는 데 효과적이며, 환자는 일기장에 시간, 활동종류, 증상을 기록하며 증상이 있으면 버튼을 누른다.
- 2채널 : 5개 전극, 가슴벽에 쌍극유도, 접지 1개
- 3채널 : 7개 전극, 가슴벽에 쌍극유도, 접지 1개
- 주의사항 : 전기장판 금지, 물침투 금지, 전극 만지지 않기, 파손주의

74 심전도 소견
- 고K혈증 : 텐트형 T파, QRS군의 폭도 넓어짐
- 저K혈증 : T파의 감소 및 역전, U파의 증고, QT 시간연장
- 고Ca혈증 : ST 분절 및 QT 시간단축, T파의 평저, P파의 소실
- 저Ca혈증 : ST 분절 및 QT 시간연장
- WPW 증후군 : PQ 시간단축, 델타파 형성
- 심방세동 : 심방의 불규칙적 흥분, P파의 소실, f파 (300~600회/분), RR 간격 완전 불규칙, 절대성 부정맥
- 심방조동 : 심방의 규칙적인 흥분, P파의 소실, F파 (톱니 모양, 300회/분), RR 간격 비교적 규칙적

75 심실세동
사망 직전의 심전도로, 심실이 끊임없이 불규칙적인 흥분을 하므로 제세동(defibrillation)을 하지 않으면 사망을 일으키게 된다.

76 우흉심(Dextrocardia)
선천적으로 심장이 가슴우리 오른쪽(우측흉곽)에 있는 기형으로 심전도상에서 aV_F 유도를 제외한 모든 유도에서 변화가 있다. 특히 I 유도에서 P파, QRS군, T파가 모두 하향(음성)파로 나타나는데, 그 이유는 정상심장의 왼손과 오른손 전극이 바뀐 경우와 같은 원리이다. 그러므로 I 유도는 기선을 축으로 하여 상하를 반대로 하고, III 유도와 II 유도를 바꿔서 판단하면 된다. 단극가슴유도에서 V_3~V_6의 대칭부위인 오른쪽 가슴부위에서 각각 V_{3R}~V_{6R}을 유도하면 통상과 마찬가지 파형을 얻을 수 있다.

77 답차운동부하 검사의 중지
- 목표심박수는 최대심박수의 85~90%로 하고, 목표심박수에 도달하면 검사를 중지한다.
- 혈압이 계속 100mmHg 이하로 유지되는 경우 검사를 중지한다.
- 1mm 이상 ST가 상승하는 심근경색, 심실성 부정맥, 각블록, 심실세동파가 출현하면 검사를 중지한다

78 심전계의 구성
입력부(교정장치), 증폭부, 기록부(검류계, 열펜, 기록지 이동장치, 시각장치), 전원부로 나뉜다.

79 심실성 조기수축에 대한 설명이다.

80 왼손에 힘이 들어가면 I, III, aV_L 유도에서, 오른손에 힘이 들어가면 I, II, aV_R 유도에서, 왼발에 힘이 들어가면 II, III, aV_F 유도에서 각각 근전도의 혼입을 볼 수 있다.

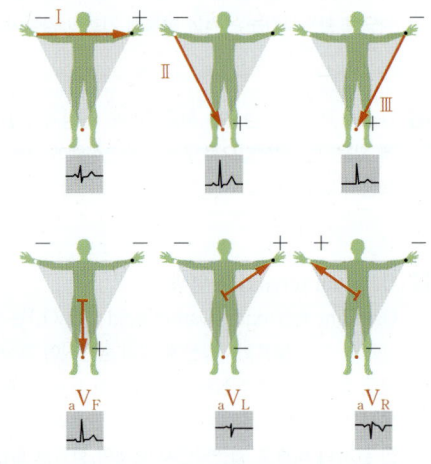

81
- 알파파 억제는 눈뜨기, 빛 불안, 암산 시 출현
- 광범성 출현은 뇌기능의 저하

82 Fp_2-F_4 전극은 이마와 측두부에 위치해 있어, 눈 깜빡임으로 인한 근육활동이 이 전극에 가까운 위치에서 잡음을 유발한다.

83 섬광자극은 안정, 각성, 폐안 상태에서 섬광용 램프(stroboscope)를 눈앞의 20~30cm 위치에서 3~30Hz의 빈도로 빛을 10초 자극하고 10초 휴식하는 것이다. 광자극의 빈도에 동기하여 후두부 우세의 특이한 파형을 광구동이라고 한다. 섬광자극에 의해서 극서파 복합 또는 다극서파 복합(광경련) 등의 이상파를 유발하는 것은 소발작이나 근간대성 발작을 가지는 간질에서 나타난다.

84 뇌파검사 시 관자부에서 불규칙하게 나타나는 인공산물은 입을 가볍게 열도록 하면 해소된다.

85 뇌파검사 시 과호흡 유발법
- 방법 : 안정된 각성상태(편안한 상태)에서 눈을 감은 채, 피검자에게 1분 동안 20~30회 정도의 규칙적인 과호흡을 3분간 실시하게 한다. 과호흡 중과 종료 후, 피검자의 상태와 환자의 노력 정도를 기록하며, 3분간 뇌파를 기록한다.
- 소아에게 유용하며, 대부분 증강(build-up)이 관찰된다.
- 뇌파 특징 : 과호흡에 의해 기본 파형의 진폭이 증가하고, 느린 서파의 출현이 증가한다. 이러한 느린 파가 나타나는 현상을 증강(build-up)이라고 한다.
- 임상적 의의
  - 정상반응 : 과호흡 종료 후 30초~1분 이내 다시 본래의 과호흡 전 배경활동으로 돌아가야 한다. → 증강 소실
  - 이상반응
    ⓐ 지연성 증강 : 과호흡 종료 후 1분 이후에도 계속 build up이 지속되는 경우 → 뇌기능장애
    ⓑ 재증강 : 과호흡 종료 후 쇠퇴했던 서파가 다시 출현 → 모야모야병
    ⓒ 과호흡 중 돌발성 이상파가 나타나거나, 1분 이내에 build up이 소실되지 않음(3Hz)
    ⓓ 극·느린파 복합 : 실신발작, 극파군 또는 돌발성 서파군의 출현

86 ① H파는 감각신경을 자극하여 척수의 반사상태 지표로 활용된다.

H-reflex
- H파는 자극역치가 M파에 비하여 낮기 때문에 약한 자극에 먼저 반응하여 출현하고, 자극을 강하게 하면 H파의 진폭은 감소한다. 즉, 자극강도가 높으면 H파는 소실하고 M파의 진폭이 증가하고 더 높이면 F파가 출현한다.
- H파는 성인에서 뒤정강신경을 역치 자극 후 장딴지근에서 기록한다. 들쪽(구심성) 섬유의 자극에 의하여 운동성 세포를 흥분시킴으로써 일어나는 근육활동전위이다(상지 도출이 어렵고, 하지에서 유발).
- H파는 M파에 비하여 잠복시간(20~30msec)이 길기 때문에 시간적으로 M파의 뒤쪽에 나타난다.
- 중증근무력증의 경우 M파의 진폭이 점차 감소하며, Eaton-lambert 증후군의 경우 M파의 진폭이 점차 증가한다.

87 근전도 검사용 전극에는 피부표면전극과 침전극이 있다.

피부표면전극(평판전극)
- 장 점
  - 근육 전체에 대한 활동전위의 측정
  - 반사활동의 검사
  - 말초신경전도속도(유발근전도) 등에 유용
- 단 점
  - 강한 수축 시에는 전극부위의 근육뿐만 아니라 인접하는 근육군의 전위도 혼입하므로 개개의 신경근 단위(운동단위)의 활동전위를 분리할 수 없음
  - 전극 이상의 정밀도 높은 검사를 하기에는 부적합

침전극
- 장점 : 근육 내에 직접 찔러 넣으므로 직접 근섬유의 신경근 단위의 활동전위를 분리하는 데 유효
- 단점 : 근육 전체의 활동전위를 한 번에 표현하기에는 부적합
- 종류 : 동심형 일심 침전극(신경근 단위), 미소침전극 (신경근 단위 내의 단일근섬유)

88 말초신경전도속도의 공식은 MCV=D(두 자극점 간의 거리, mm)÷T(잠복시간의 차이, msec)이므로 240mm÷4msec=60m/sec가 된다.

89
- 폐활량(VC)=들숨용량(IC)+날숨예비량(ERV)
  4.5L=3.5L+날숨예비량(ERV)
  즉, 날숨예비량(ERV)=1L
- 기능적 잔기량(FRC)=날숨예비량(ERV)+잔기량(RV)
  2.5L=1L+잔기량(RV)
  즉, 잔기량(RV)=1.5L
- 잔기량(RV)은 최대로 노력하여 날숨 후 허파 속에 남아있는 공기량으로, 정상성인의 경우 1,200mL이다. 정상성인의 날숨예비량은 1,200mL로, 기능적 잔기량은 2,400mL이다.
- 폐활량은 들숨용량과 날숨예비량의 합으로 정상성인의 경우 4,800mL=3,600mL+1,200mL이다.

90 폐활량검사 방법
- 안정호흡 2~3회
- 최대 들숨=들숨용량(IC)
- 최대 날숨=폐활량 : 망설임 없이 세고 빠르게 불어내기
- 시간에 무관하게 끝까지 내쉬기
- 적합한 검사 3회 반복

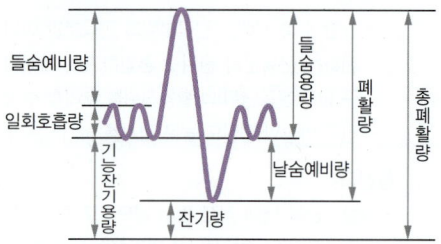

91 폐쇄성 환기장애
- 기도폐쇄에 의해 1초간 내쉬는 호흡의 속도가 떨어짐
- 총폐용량(TLC) 증가, 잔기량(RV) 증가, 1초율 감소, 폐활량 정상
- 곡선의 모양은 급격히 낮아져 뾰족하고 정상보다 아래로 꺼짐
- 폐기종, 만성기관지염, 기관지천식, 기도협착

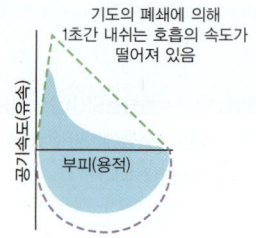

92 폐기량 검사
- 신장, 체중, 성별, 연령, 수검자의 체위(앉은 자세, 선 자세, 바로 누운 자세)에 따라 영향이 있다. 신장과 상관성이 가장 높으며, 선 자세에서 폐활량, 기능적 잔기량 모두 최대이다.
- 연령 증가에 의해 증가 : 기능적 잔기량, 잔기량
- 연령 증가에 의해 감소 : 총폐기량, 들숨예비량, 노력성 폐활량, 폐활량

93 폐확산능 검사
- 가스가 폐포에서 폐모세혈관으로 얼마나 용이하게 퍼지는지의 능력을 보는 것이다. CO 혼합가스(0.3% CO, 10% He, 20% O_2, 70% N_2)를 흡입시키고, 약 10초간 호흡을 정지시켜 그 사이에 혈액 중으로 이동한 CO량을 구하는 방법이다.
- CO가 폐포막 내외에 1mmHg의 분압차가 있을 때 1분간에 그 막을 통해서 이동하는 가스량을 나타낸다(단위 : mL/min/mmHg).
- DLco가 저하되는 경우는 간질성 폐렴, 폐섬유증, 폐기종, 빈혈, 폐수종, 환기혈류의 불균등, 폐절제술 후, 흡연자, 고령자 등이며, 증가되는 경우는 다혈증, 폐울혈, 흉곽질환이 있을 때이다.

94 전동식 kymograph의 회전속도
- 저속도(32mm/min) : 폐기량분획
- 중속도(160mm/min) : 최대환기량
- 고속도(32mm/sec) : 노력성 호기곡선을 기록할 때의 회전속도

95
알레르기반응은 처음에 노출될 때는 아무 반응이 없다가 다시 같은 물질이 몸에 들어오면 기도협착, 혈압 저하 등과 같은 증상을 유발한다.

96
수면다원검사에서 호흡변환기를 통해 호흡노력 여부를 파악한다.

97
심장 끝 4방 단면도를 통해 판막의 역류 관찰 및 혈류 속도 측정, 왼심실 확장기능 평가, 심실과 심방의 용적 측정을 할 수 있는데 이때 탐촉자의 위치는 심장끝창이다. 심장 끝의 맥박이 느껴지는 부위 근처에 위치한다.

98 허 상

조절장치	기 능
부극허상	부극의 위치에 강한 반사체가 있을 경우 주극 안의 실제 구조물의 영상과 같은 선상에 존재하듯이 곡선 모양의 허상
다중반사	강한 반사체가 있을 때 탐촉자와 반사체 사이에 반복적인 반사로 탐촉자의 2배 거리에 나타나는 허상
음향증가	낭종 주위로 초음파 영상이 밝게 증가되어 나타나는 허상
음향 그림자	강한 반사체 뒤쪽으로 검게 나타나는 허상
거울반사	같은 모양으로 마주보듯이 만들어지는 허상
근거리 음장 속화증	• 탐촉자의 가까운 부위에 뿌옇게 번져 보이는 허상 • 단계적 탐촉자에게서 흔히 발생

99 두개경유도플러(뇌혈류초음파, TCD)검사
- 탐촉자 위치 : 뒤통수밑창
- 검사부위 : 뇌바닥 동맥(BA)
- 사용 주파수 : 2MHz 및 4MHz
- 초음파를 이용하여 두개골 내 뇌혈관의 혈류를 측정하는 검사
- 임상적 의의 : 뇌졸중 및 뇌혈관 협착의 발견, 허혈성 혈관장애 진단, 두부손상 후 뇌압증가 상태 및 예후 평가, 두개강 내 측부순환 상태 확인 등

100 온목동맥을 시작으로 속목동맥과 바깥목동맥의 기시부 위까지 탐촉자를 움직이면서 관찰한다.

제4회 모의고사(2교시) 해설

문제 P. 175

>>> 정답 확인

01	②	02	⑤	03	⑤	04	①	05	④	06	①	07	②	08	④	09	①	10	③
11	⑤	12	②	13	③	14	②	15	⑤	16	①	17	③	18	④	19	④	20	②
21	①	22	③	23	⑤	24	④	25	①	26	②	27	⑤	28	①	29	④	30	③
31	⑤	32	①	33	④	34	②	35	③	36	④	37	①	38	④	39	③	40	②
41	⑤	42	④	43	④	44	④	45	④	46	①	47	②	48	④	49	④	50	⑤
51	④	52	③	53	④	54	④	55	②	56	②	57	⑤	58	①	59	④	60	⑤
61	⑤	62	④	63	④	64	④	65	③	66	①	67	①	68	①	69	④	70	②
71	①	72	④	73	④	74	②	75	③	76	③	77	④	78	④	79	③	80	②
81	①	82	④	83	④	84	③	85	②	86	①	87	⑤	88	③	89	③	90	②
91	④	92	⑤	93	④	94	②	95	①	96	①	97	③	98	④	99	③	100	⑤
101	③	102	④	103	④	104	②	105	④	106	①	107	④	108	④	109	①	110	②
111	②	112	③	113	①	114	④	115	①										

임상화학(01~38)

01 큐벳(Cuvette)
- 흡광도 측정에 사용
- 재질 : 석영, 유리, 플라스틱 등
- 표준직경(두께) : 1cm(10mm)

02 비례식을 이용한 몰농도 구하기
$1M : 58.5g/1L = xM : 35.1g/0.1L$
$x = 6$

03 혼탁분석계(Nephelometer)
- 산란광 측정
- 광원부의 90° 위치에서 측정
- 형광광도계와의 비교 : 형광 vs 빛, 파장 2개(형광광도계)
- 비탁계(Turbidometer)와의 비교 : 12~90° vs 90°

04 약물의 종류
- 강심약 : Digoxin, Digitoxin
- 항부정맥약 : Quinidine
- 항천식약 : Theophylline
- 항우울약 : Imipramine, Desipramine
- 항조울병약 : Lithium
- 면역억제제 : Cyclosporin, Tacrolimus

05 당뇨병(Diabetes)
- 제1형 당뇨병 : 소아 당뇨병, β-cell의 파괴로 인슐린을 생산하지 못함, 유전적 소인, 선천적 원인
- 제2형 당뇨병 : 후천적 원인, 인슐린 저항성 발생, 식이성 당뇨병(음식 섭취량으로 인해 증가), 기타 췌장 수술, 감염, 약제 영향

06 단백질 전기영동 분획에 따른 성분
- albumin
- α_1-globulin : HDL(α_1-lipoprotein)
- α_2-globulin : haptoglobin, ceruloplasmin, glycoprotein
- β-globulin : LDL, VLDL, transferrin, hemoglobin, complement, CRP
- γ-globulin : IgG, IgA, IgM, IgD, IgE

07 Berthelot's reagent의 성분
- Phenol red : 정색시약
- NaOCl(Sodium hypochlorite)
- Sodium nitroprusside : 촉매제

08 암모니아(ammonia)
- 간에서 독성이 적은 요소로 합성되어 요 중으로 배설
- 주요질환 : 간성혼수(hepatic coma)

09 Lipoprotein의 정상치
- HDL : 5~30%
- VLDL : 0~35%
- LDL : 45~70%
- chylomicron : 0~2.5%

10 혈중에서 유리지방산(free fatty acid)은 알부민(albumin)과 결합한다.

11 이온 측정법
- Na : glass 전극
- K : valinomycin 전극

12 각 전해질별 측정법
- Cl : Schales-Schales법
- Ca : OCPC법
- Mg : Titan yellow법
- P : Fiske-Subbarow법
- Fe : TPTZ법
※ 시약 추가로 알아두기

13 아밀라아제(amylase)
- 타액형(S형)과 췌장형(P형) 존재
- 사람에게는 α-amylase만 존재
- α-amylase 1분자는 Ca^{2+} 함유, Cl^-에 의해 활성화
- 전분(starch)이 기질로 사용
- 요오드전분반응에서 amylase의 활성치가 높을수록 반응색의 강도는 약해짐(반비례)

14 심근경색 시 상승하는 주요 효소
AST, CK(CK_2, CK_3), LDH(LDH_1)

15 간질환과 연관된 효소
- 증가 : AST, LDH, ALT, ALP, γ-GTP, LAP
- 감소 : cholinesterase

16 간접빌리루빈(indirect bilirubin)과 직접빌리루빈(direct bilirubin)

종류	indirect bilirubin	direct bilirubin
다른 이름	unconjugated bilirubin	conjugated bilirubin
용해성	지용성	수용성
Diazo 반응	간접반응	직접반응
Albumin과 결합능	강하게 결합	약하게 결합
구조	유리형 (free form)	결합형 (bound form)
간 경유 여부	간 경유 전	간 경유 후

17 삼투압 검사(Osmolality test)
- 원리 : 빙점강하
- 입자수에 영향
- 단위 : mOsm/kg

18 Zimmermann 반응
- 17-ketosteroid 측정(예 adrenal androgen)
- 요검체 사용
- 발색시약 : dinitrobenzene

19 요오드(I)를 포함하는 호르몬
갑상샘 호르몬 : thyroxine, triiodothyronine

20 알부민(albumin) 측정법
- HABA : pH 6.2, 종말색 red
- BCG : pH 4.2, 종말색 green

21 인지질(phospholipid)의 측정
phosphorus(4%)×25＝phospholipid

22 물의 순도가 높을 때
- 전기전도도가 낮음
- 전기비저항이 높음

23 원자흡광광도계
- 광원 : hollow cathode lamp
- 측정물질 : 금속이온(Na, Ca, Mg, Zn 등)

24 OGTT
- 공복 시 혈당수치 : 80~120mg/dL
- 당 투여 2시간 후 공복혈당으로 돌아옴
- 당 투여 1시간 후 최고혈당 농도를 나타냄
- 최고혈당 농도 : 160~170mg/dL
- 검사일 전 공복상태에서 채혈
- 2시간 동안 30분 간격으로 채혈하여 검사

25 생물학적 위해(Biohazard)가 발생했을 때 생물학적 감염에 주의하여야 하므로 환자의 검체채취와 연관이 크다.

26 각 측정법의 원리
- pH : 전위차 측정
- pCO_2 : pH 측정에 의한 전위차 측정
- pO_2 : 전류량 측정

27 모세관 전기영동법
- 원리 : 전기삼투
- 모세관에서 물질을 전하량과 분자량에 따라 분리하는 방법

28 시험지법의 ketone body 검사 원리
acetoacetic acid, acetone ＋ sodium nitroprusside

Lange반응[＋glycine(acetone검출 민감도 향상), alkali]
↓
자홍색

29 시험지법의 Leukocyte esterase 검사
- 염증 또는 감염증 여부 확인
- 요 중 esterase의 양은 호중구 수와 연관

30 질환에 따른 비정상 결정형 침사의 종류
- leucine : 간장 손상 시 산성뇨에 출현
- tyrosine : 심한 간 손상 시 산성뇨에 출현
- cystine : 선천적 아미노산 대사장애 시 산성뇨에 출현

31 신장 및 요로계 질환 종류
- Indicanuria : tryptophan의 비정상적인 분해로 요에서 농도 증가
- Porphyrinuria : heme 합성경로에 관여하는 효소의 선천적인 결손이나 후천적인 저해로 전구물질 중 하나인 porphyrin이 축적
- Phenylketonuria : phenylalanine hydroxylase의 결핍으로 phenylalanine을 tyrosine으로 전환할 수 없어 중간 대사산물들이 축적
- Alkaptonuria : homogentisic acid oxidase의 결핍으로 대사가 안 된 homogentisic acid(흑색색소)가 축적
- Melanuria : melanin(멜라닌, 흑색색소)이 소변에 함유

32 요의 보존제
- formalin : 세포성분 보존
- NaF : 요당 정량검사, glycolysis 억제
- toluene : 화학적 성분 보존
- phenol : 장거리 수송용
- boric acid : 세균배양과 세균의 약제 민감성 검사, 호르몬 정량검사
- thymol : 세균이나 효모 발육 억제

33 10% acetic acid를 가하여 기포(CO_2)가 발생하지 않으면 무정형 인산염, 기포가 발생하면 무정형 탄산염이다.

34 요 검체의 종류
- 수시뇨 : 하루 중 아무 때나 채취한 뇨로, 일상검사에 쓰이나 식사 등에 따른 성분변화가 심하다.
- 아침 첫뇨 : 가장 농축된 뇨로, protein, nitrate, 현미경적 검사에 좋다.
- 24시간뇨 : 화학적 정량검사를 위하여 요 보존제를 채뇨 전 미리 채뇨병에 넣는다.
- 12시간뇨 : Addis count에 사용(적혈구, 백혈구, 상피세포, 원주를 정량적으로 계산)된다.
- 오후 2~4시뇨 : urobilinogen 검사에 이용된다.
- 주간뇨와 야간뇨 : 주간뇨 : 야간뇨=3 : 1~4 : 1, 심장질환이나 신장질환 시 주간뇨와 야간뇨의 비율이 비정상이 된다.
- 무균적 중간뇨, 카테터, 치골상부 흡인법 : 세균배양 검사에 사용하며, 채뇨 후 즉시 검사한다. 냉장보관 시 24시간을 넘기면 안 된다.

35 $240 \times (1/2)^{(180/60)} = 30 mCi$

36 방사선의 선량 단위
- 큐리(Ci) : 방사능량의 단위(Ci 또는 Bq)
- 조사선량(R ; Roentgen) : 방사선의 조사정도 표시
- 흡수선량(Gy ; Gray) : 에너지의 흡수정도 표시
- 선량당량(Sv ; Sievert) : 생물학적 효과를 고려한 방사선의 흡수량 표시
- 생물학적 효과비(RBE) : 피폭 시 방사선의 종류, 에너지 효과의 양적차이를 비율로 나타냄
- 방사선의 에너지 단위 : eV(광양자에너지)

37 방사성 동위원소를 차단하는 차폐복은 납(Pb)으로 만들어진다.

38 반감기
- ^{133}Xe : 5.27일
- ^{131}I : 8.04일
- ^{59}F : 45일
- ^{125}I : 60.1일
- ^{99}Tc : 6시간

혈액학(39~73)

39 태아의 조혈기관

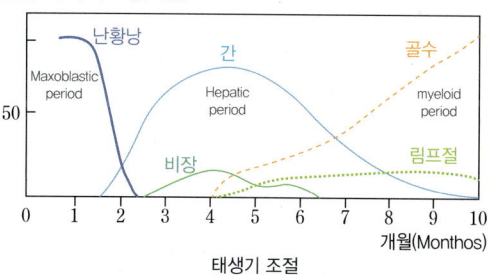

태생기 조절

40 조혈줄기세포는 대표적인 표면항원으로 CD34 양성, CD33과 CD38 음성을 나타낸다. 혈액에 순환하다가 골수로 돌아가는 특성이 있다.

41 낫적혈구(sickle cell)
- 낫적혈구 빈혈은 혈색소 S의 변형으로 인해 발생한다.
- 혈색소 S는 산소가 결합된 상태에서 정상적인 형태를 유지하지만, 산소가 떨어지면 낫 모양으로 변형된다.
- 변형된 낫적혈구는 혈관을 막거나 파괴하여 빈혈, 통증, 감염위험 증가 등의 증상을 초래한다.

42 ④ 초생체염색(supravital stain) 시 그물적혈구의 그물과 Heinz body를 관찰할 수 있다.

초생체염색 시 사용되는 염료
- Brilliant cresyl blue, New methylene blue
- Methyl violet, Janus green, Neutral red, Nile blue sulfate

43 공모양적혈구(spherocyte)
- 작은 적혈구, 소구성(microcytic), 고색소(hyperchromic) 세포
- 혈색소 농축 : 세포내 Na^+ 증가
- 삼투압 취약성 증가
- 유전성빈혈 시

44 ④ 펠거-휴에트이상(Pelger-Huet anomaly) : 호중구의 핵 분엽이 2개 이하의 저분엽 상태, 백혈병, 무과립구증 등
① 독성과립(Toxic granule) : 진한 염기성 흑청색 과립, 심한 감염증, 중독, 화상 시
② 아우어소체(Auer body) : 막대 모양의 소체, 급성 백혈병 시
③ 알더-레일리이상(Alder-Reilly anomaly) : 상염색체상 열성 유전질환, 뮤코다당류의 대사이상증, Azure 과립
⑤ 메이-헤글린이상(May-Hegglin anomaly) : Döhle 소체와 비슷한 푸른색 봉입체, 거대 혈소판을 동반하며, 혈소판 감소증을 보임

45 ④ 중증감염 시 중성구 세포질에서 진한 염기성 흑청색 과립이 관찰되며, 이를 독성과립이라 한다.
① 파펜하이머소체(Pappenheimer body) : 철분을 포함한 과립으로, 철결핍성빈혈, 지중해성빈혈, 철분대사 이상에서 관찰되며 빈혈 원인 진단에 활용된다.
② 하인츠소체(Heinz body) : 헤모글로빈(혈색소)의 변성으로 형성된 응집체이다.
③ 하윌-졸리소체(Howell-Jolly body) : 적혈구 내 존재하는 작은 핵산으로, 거대적혈모구빈혈, 비장기능 저하, 비장 제거 시 관찰된다.
⑤ 아우어(오어)막대(Auer body) : AML(급성골수성백혈병) 환자의 미성숙 백혈구 내에서 관찰되며, 혈액도말검사나 골수생검에서 진단에 중요한 소견으로 사용된다.

46 Giemsa 염색은 '고정' 과정이 필요하므로 Wright 염색에 비해 시간이 더 걸린다.

47 ② 플라스민(plasmin) : 섬유소(fibrin)를 직접 분해하여 섬유소 분해산물(FDP)이나 D-이량체(D-dimer)를 생성한다.
①·⑤ 혈액응고를 억제하는 자연 항응고 물질이다.
③·④ 다양한 단백질 분해효소를 억제하는 물질이다. α_2-고분자글로불린은 플라스민도 억제할 수 있으나 직접 분해하는 효소는 아니다.

48 Protein C는 thrombomodulin과 thrombin에 의해 활성화된다.

49 철결핍빈혈은 작은 적혈구, 저염색성의 특징을 보이며 MCV, MCH, MCHC가 감소한다.

50 ⑤ 급성림프구성백혈병(ALL) 진단에 중요한 면역표현형학적 특징으로, 림프모세포에서 TdT가 양성으로 나타난다. ALL은 미성숙 림프구(림프모세포)가 비정상적으로 증식하는 혈액암이다.

51 다발성골수종(Multiple myeloma)
- 형질세포(B세포)의 증식
- 적혈구의 연전현상 동시 관찰(ESR 증가)
- 검사 소견
  - Normocytic Normochromic Anemia
  - 혈소판 감소(출혈 동반)
  - 전기영동상에서 γ-golbulin 증가(M 단백)
  - 소변검사 : Bence-Jones 단백 검출
  - X선 검사 : Osteoporosis(골다공증)

52 (Leukocyte) Alkaline Phosphatase Stain : LAP
- 목적 : CML과 Leukemoid Reaction 감별을 위함
- 원리 : 반응액 중의 기질 naphthol AS-BI phosphate가 ALP 효소작용에 의해 → 나프톨과 인산으로 분해 → 디아조니움염이 결합 → 발색
- 발색 : 효소활성 부위에 불활성의 붉은색 침전물이 형성
- 100개의 호중구를 카운트하여 0~4점을 부여
- 결과 해석
  - LAP score 감소(0~20점) : CML 등
  - LAP score 증가(200~300점) : 유백혈병반응(Leukemoid Reaction) 등

53 Wright stain에서 청회색의 polychromatophilic(다염성의)한 특성을 갖는 세포는 Polychromatophilia 세포인 그물적혈구 Reticulocyte이다.

54 자동혈구계산기에서 RBC수와 Hb량의 계산으로 MCHC값을 계산하여 산출한다.

55 산소해리곡선

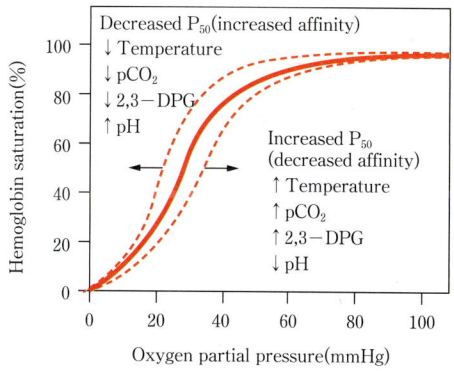

- 산소해리곡선 우측 이동의 원인
  - pH 저하(산성 증가) : 수소이온(H^+) 증가 → 헤모글로빈과 결합 → 산소 친화도 감소(보어 효과)
  - 체온 상승(T 증가)
  - pCO_2 상승
  - 2,3-DPG 증가
- 산소해리곡선 우측 이동의 의미 : 헤모글로빈의 산소 친화도가 감소하여, 조직으로 산소를 더 쉽게 내어주는 상태

56 재생불량성빈혈의 경우 범혈구감소증(Pancytopenia), 골수 내 지방세포 증가, 황골수화, 세포충실도 저하 등으로 골수천자 검사가 필요하다.

57
- 1단계 : PT, aPTT 모두 연장된 경우 공통인계 1, 2, 5, 10인자 결핍을 예측한다.
- 2단계 : 정상혈청 내 존재하는 7, 9, 10, 11, 12인자를 첨가하여 정상으로 보정되었다.
- 3단계 : 10인자를 채워주었을 때 PT, aPTT가 정상이 되었음을 알 수 있다.

58 혈소판의 점착능
GpIb-IX + vWF + collagen

59 혈소판의 응집능
GpIIb-IIIa + fibrinogen + GpIIb-IIIa

60 RDW(Red cell Distribution With)
- 적혈구 집단 내에서 적혈구 크기의 분포 정도를 알아보는 지표이다.
- 적혈구 부동증(anisocytosis)이 있을 때 RDW 수치는 증가한다.
- 빈혈의 진단과 유형을 결정하는 데 유용하다.

61 비만세포는 히스타민(histamine)과 세로토닌(serotonin)을 함유하고 있으며, 세포 붕괴로 세포 안의 물질이 방출되면 조직에 과민반응이 일어난다.

62 A혈구와 응집하는 anti-A, B혈구와 응집하는 anti-B가 존재하는 혈액형은 O형이다.

63 3,400rpm에서 15초간 원심 후 응집 유무를 관찰한다.

64 동결해동적혈구
- 적혈구를 급속동결법(-150∼-196℃)으로 동결시켰다가 필요시에 항온(37℃)수조에 해동하여 사용
- 장기간 적혈구를 보존할 필요가 있는 희귀혈액의 경우에 사용
- 자가수혈용 혈액을 장기간 보관할 경우에 사용

65 ③ 신선동결혈장은 방사선 조사가 필요 없는 혈액제제이다.
- 방사선 조사의 목적 : 혈액제제에 남아있는 림프구를 비활성화시켜, 수혈 관련 이식편대숙주병(TA-GVHD)을 예방하기 위함
- 신선동결혈장(FFP) : 혈장 성분으로, 세포 성분인 림프구가 거의 포함되어 있지 않음

66 교차시험
- 주교차 : 공혈자의 혈구(A 응집원)+수혈자의 혈청(O형에는 Anti A, B) → A 응집원과 Anti-A 응집소 간에 응집이 일어남
- 부교차 : 공혈자의 혈청+수혈자의 혈구 → 비응집

67 ABO혈액형 판정검사 시 현미경상 연전현상이 관찰되면, 가장 먼저 생리식염수를 첨가하여 연전현상이 풀리는지 재확인한다.

68 혼합시야 반응

전체적으로 응집되지 않은 적혈구들 사이에 작은 응집물이 현미경상에서 관찰되는 경우를 말한다. 주로 골수이식 환자, 이형수혈 시, ABO 아형 중 A_3, B_3형일 때, 키메라현상, 백혈병, T_n 다응집일 때 보인다.

69 자가수혈 헌혈자 기준
- 연령 제한 없음
- 혈색소 11.0g/dL, Ht 33%, 혈액비중 1.049 이상
- 수술예정일 72시간 이전 헌혈 완료
- 예외 질환 : 심장질환, 균혈증, HIV 환자는 불가

70 신생아용혈성질환은 신생아와 모체의 혈액형이 부적합할 경우 발생하며, 태아모체출혈이 발생하면 모체가 면역동종항체(IgG)를 생성하여 태아와 신생아의 적혈구를 용혈시키게 된다.

71 농축적혈구, 신선동결혈장, 농축혈소판을 분리하기 위해 삼중백을 사용한다. 헌혈 후 4시간 이내에 혈액분리를 마쳐야 하고, 분리 전까지 실온에서 보관한다.

72 비예기항체 동정검사의 식염수법에서 응집반응을 보여 검출되는 항체는 anti-P_1, M, N, I, H, Le^{b}이다.

73 DAT 검사 시 마지막 항글로불린(AHG) 시약을 넣기 전에 감작되지 않은 항체를 제거하기 위해 혈구를 세척한다.

임상미생물학(74~115)

74 Mannitol salt agar
- D-mannitol : 분해균은 노란색 집락 형성
- 7.5% NaCl : *S.aureus*와 *S.epidermidis* 발육
- phenol red : 빨간색 → 노란색
- *S.aureus* : mannitol을 분해하여 노란색 집락 형성
- *S.epidermidis* : mannitol을 비분해하여 흰색 집락 형성
- *S.saprophyticus* : 7.5% NaCl에 의해 비발육

75 6.5% NaCl test에서 *S.bovis*는 발육을 못하고 *E.faecalis*는 발육한다.

76 MTM agar 성분
- vancomycin : 그람양성 막대균 증식 억제
- colistin : 그람음성 막대균 증식 억제
- nystatin : 진균 증식 억제
- trimethoprim lactate : *Proteus* 증식 억제, Swarming 현상 억제

77 Tetrathionate broth는 *Salmonella* 증균배지다.

78 *Klebsiella oxytoca*는 indole test 양성이고 *Klebsiella pneumoniae*는 indole test 음성이다.

79 Weil-Felix test는 *Proteus vulgaris*의 O antigen이 *Rickettsia*증 환자의 혈청과 특이적으로 응집함을 이용한 실험이다.

80 Kanagawa 현상

사람 또는 토끼의 적혈구를 용혈하고, 말의 적혈구는 용혈하지 않는 *Vibrio parahaemolyticus*를 감별하기 위한 검사이다. 나머지 *Vibrio spp.*는 말의 적혈구도 용혈한다.

81 산소성 그람음성 막대균
- *P.aeruginosa* : oxidase 양성, 운동성, 42℃ 발육, 포도향
- *S.maltophilia* : oxidase 음성, 운동성
- *A.baumannii* : oxidase 음성, 비운동성, 44℃ 발육

82 위성현상(satellitism)
- BAP상에서 *S.aureus* colony 주변에 *H.influenzae*가 달무리를 그리듯이 발육하는 현상
- BAP : X factor 제공
- *S.aureus* : V factor 제공

83 Porphyrin(ALA) test의 특징
- X factor 요구성 균주는 ALA로부터 porphobilinogen이나 porphyrin을 생성하지 못함
- porphyrin 형성 : 적색형광(X factor 요구하지 않는 균)

84
*C.diphtheriae*는 이염소체염색(Albert's stain, Neisser's stain)으로 이염소체를 관찰할 수 있다.

85 *C.perfringenes*
- 그람양성 막대균
- 무산소성
- 편재성 아포, 협막 형성
- 역CAMP test 양성
- 비운동성
- 가스괴저균

86
*Clostridium difficile*의 선택배지는 CCFA agar 이다.

87
요로감염의 진단을 위해서는 10^5/mL 이상은 감염, 10^3/mL 이하는 오염, $10^{4\sim5}$/mL는 불확실로 판정한다.

88
D test는 Erythromycin에 자극되어 *S.aureus*가 유도성 항균제 분해효소를 생성하여 Clindamycin에 유도성 내성을 보이게 되는 경우를 확인하는 검사이다. Erythromycin disk에 인접한 Clindamycin disk의 억제대가 1자 형태로 깎여나가는 것을 유도성 Clindamycin 내성으로 판독한다.

89 Weil-Felix 판정

사용 균종	원인 병원체	질 환
Proteus OX-19	R.prowazekii	발진티푸스
	R.typhi	발진열
Proteus OX-19	R.rickettsii	록키산홍반열
Proteus OX-2		
Proteus OX-K	R.tsutsugamushi	양충병 (털진드기병)
	R.sennetsu	선 열

90
- *N.gonorrhoeae* : glucose 분해
- *N.meningitidis* : glucose, maltose 분해

91 resazurin의 기능
- 지시제 : 산소의 존재 유무 확인
- 양성 : 적색, 호기성
- 음성 : 흰색, 무산소성

92 대표적인 무모균(비운동성)
Shigella spp., *Klebsiella spp.*, *B.anthracis*, *C.perfringens*

93 *Haemophilus spp.*의 병원성
- *H.influenzae* : 화농성 수막염(특히 4세 이하 소아)
- *H.ducreyi* : 연성하감, 궤양성 성병

94 *Vibrio spp.* 분리동정
- *V.cholerae* : TCBS 황색, 0~1% NaCl 증식
- *V.parahaemolyticus* : TCBS 녹색, 1~8% NaCl 증식
- *V.alginolyticus* : TCBS 황색, 1~8% NaCl 증식
- *V.vulnificus* : TCBS 녹색, 1~6% NaCl 증식
- *V.mimicus* : TCBS 녹색, 0% NaCl 증식

95 그람음성 알 막대균별 주요질환
- *H.influenzae* : 화농성 수막염(특히 4세 이하 소아)
- *H.ducreyi* : 연성하감, 궤양성 성병
- *L.pneumophilia* : 재항군인병, 폰티악열
- *B.pertussis* : 백일해
- *G.vaginalis* : 질 감염
- *P.multocida* : 국한성 감염, 폐감염, 패혈증 등의 전신성 감염
- *B.melitensis* : 파상열

96 *L.pneumophilia*의 선택배지는 BCYE agar이다.

97 피부사상균의 특징
- *Microsporum* : 타원형 또는 방추형 대분생자, 적은 곤봉형 소분생자
- *Epidermophyton* : 곤봉형 대분생자, 소분생자 없음
- *Trichophyton* : 연필 모양 대분생자, 많은 포도송이 모양 소분생자

98 LPCB stain의 특징
- Phenol : 세포 사멸
- Lactic acid : 진균의 구조 보존
- Cotton blue : 진균 세포벽의 키틴을 염색
- 영구보존용 표본을 만들기에 적합

99 두 형태 진균의 종류 및 특징
- 25℃에서 사상형, 37℃에서 효모형
- *Sporothrix schenckii* : 사상형은 국화꽃 모양, 효모형은 cigar body 모양
- *Blastomyces dermatitidis* : 구형 또는 서양배 모양의 소분생자
- *Coccioides immitis* : 술통 모양의 분절포자
- *Histoplasma capsulatum* : 초기 구형 또는 서양배 모양의 소분생자, 수주 후 혹 같이 생긴 대분생자 형성
- *Paracoccidioides brasilensis* : 분아포자가 모세포에 여러 개 붙어 있는 배의 타륜 모양
- *Penicillium marneffei* : 이중 윤상체 페니실러스가 조밀

100 외피 비보유 RNA virus
- Picornaviridae : Poliovirus, Coxsakie virus, Echo virus, Enterovirus, Rhinovirus, HAV
- Reoviridae : Rotavirus, Reovirus
- Caliciviridae : Norovirus, HEV

101 Hantaan virus는 신증후군출혈열을 일으킨다.

102 일반적으로 Flavivirus에 속하는 virus가 모기(절지동물)를 매개로 감염된다.
Flaviviridae : Japanese encephalitis virus(일본뇌염), West Nile virus, Dengue fever virus, Zika virus

103 톡소플라즈마증(*Toxoplasma gondii*)
- 종숙주 : 고양이
- 고양이 변이나 육류 생식으로 감염
- 산모의 태반을 통해 태아에 수직감염

104 대장아메바
- 영양형 : 세균·세포 등 탐식, 1~2개의 작은 위족, 운동성 완만 및 결여, 세포질 내 공포
- 포낭형 : 8핵성, 침상형 크로마틴 양체, 불규칙적 크로마틴

105 모기의 체내에서 유성생식이 일어나는 곳은 타액선이다.

106 항원의 종류
- 완전항원 : 면역원성을 일으킬 수 있는 물질
- 불완전 항원 : hapten, 반응성을 가짐
- 면역원성(항원성) : 특이항체를 생성하게 하는 성질
- 반응성 : 자기가 생성한 항체, 림프구와 반응하는 성질
- epitope : paratope와 결합하는 항원의 부위
- paratope : 항원과 결합하는 항체의 초가변 부위
- carrier : hapten이 분자량이 큰 물질과 결합하여 면역원성을 갖게 하는 결합체

107 체액성 면역은 B cell과 연관이 있으며, B cell은 항체(antibody)를 생산하는 형질세포(plasma cell)로 성숙한다.

108 Widal test
- 장티푸스와 파라티푸스 진단에 사용되는 세균응집반응
- 현재 감염 : O항체가 높음, H항체가 낮음
- 과거 감염 : O항체가 낮음, H항체가 높음
- 보균자 : K(Vi)항체가 높음

109 ASO 역가가 상승하는 경우는 성홍열, 류마티스열, 편도선염, 급성사구체신염, 교원병, Group A *Streptococcus*의 감염증이나 보균자일 때이다.

110 MHC class I은 유핵세포에서 발현되어 CD8$^+$ T cell(C_T T cell)을 자극시키고, MHC class II는 항원제시세포에서 발현되어 CD4$^+$ T cell(C_H T cell)을 자극시킨다.

111 immunoglobulin의 역할
- IgG : 태반통과, 신생아 초기감염 방지, 보체 활성화, 감염방어
- IgA : 타액과 점막 등 함유, 초유를 통해 아기에 전달, 점막에서 미생물의 부착과 침입 방지
- IgM : 면역반응에서 가장 먼저 생성, 감염에 대한 1차 방어담당
- IgD : B cell에 항원수용체 기능
- IgE : Allergy 관여, 기생충으로부터 보호

112 혈청 중의 보체성분을 불활성화하기 위하여 56℃, 30분 또는 60~63℃, 3분간 불활성화가 필요하며, 재비동화 시 56℃, 10분간 실시한다.

113 조직적합성 항원(histocompatibility antigen, Human leukocyte antigen)은 백혈구항원계로서 6번 염색체 단완에 위치하고 세포표면에 당단백으로 발현하여 T cell에 항원을 제시하는 역할을 한다. 일치할수록 이식편대숙주병, 이식거부반응의 확률이 줄어든다.

114 한랭혈구응집반응(Cold hemagglutination test)은 4℃ 부근에서 적혈구 응집, 37℃ 부근에서는 응집을 하지 않는 한랭응집소의 역가를 관찰한다. 비정형 폐렴에 감염 시 역가가 상승한다.

115 매독검사의 종류
- 비항원 사용(Cardiolipin) : VDRL, RPR
- 매독항원 사용(균체 성분) : TPI, TPA, FTA-ABS, TPIA, TPHA, TPCF, RPCF

제4회 모의고사(3교시) 해설

정답 확인

01	①	02	②	03	④	04	③	05	⑤	06	①	07	②	08	①	09	⑤	10	③
11	②	12	⑤	13	①	14	③	15	④	16	④	17	⑤	18	③	19	③	20	④
21	①	22	③	23	④	24	①	25	①	26	④	27	②	28	②	29	④	30	⑤
31	④	32	①	33	④	34	③	35	⑤	36	④	37	①	38	④	39	④	40	④
41	①	42	⑤	43	④	44	⑤	45	①	46	⑤	47	⑤	48	③	49	①	50	③
51	③	52	①	53	②	54	③	55	④	56	③	57	②	58	④	59	③	60	②
61	⑤	62	⑤	63	③	64	④	65	②										

조직·세포병리검사 (1~16)

01 위(stomach)의 대만부(greater curvature)를 가위로 절개하고 코르크판에 잘 펴서 곤충핀으로 고정한 다음, 점막표면에 묻어있는 내용물의 성상을 기록한 후 고정액에 담근다.

02 신장(kidney)은 침생검(needle biopsy)을 통해 조직을 채취하며 조직의 빨간색 점들은 사구체이다. 신선한 상태로 시료를 접수하여 즉시 세 분류로 나누어 검사한다.
- 광학현미경(LM) : 포르말린 고정
- 면역형광현미경 : 동결절편
- 전자현미경(EM) : Glutaraldehyde 고정

03 전자현미경의 1차 고정제는 Glutaraldehyde, 2차 고정제는 Osmium tetroxide이다.

04 부유온수조는 45~50℃에서 조직을 완전히 펴서 주름을 제거하는 역할을 한다. 40℃ 이하의 온도에서는 주름이 더 발생할 수 있다.

05 Pap stain
- 순서 : 고정 → 핵염색(hematoxylin) → 세포질 염색(OG-EA) → 청명(xylol)
- Hematoxylin : 산화제(mercuric oxide), 매염제(aluminum)
- Orange G : 각화세포 염색
- EA : eosin(편평상피세포 세포질 염색), light green(방기저세포, 중간세포 등 염색)

06 Masson trichrome stain
- 2차 고정액 : Bouin solution
- 교원섬유 : 청색(aniline blue)
- 핵 : weigert iron hematoxylin
- 원리 : 산성염료의 분자크기에 따른 염색성 차이

07 Fontana masson stain
- 멜라닌, 은환원성 물질 : 흑색
- 환원제가 없어도 자체 은환원력이 있다.

08 Picric acid
- 고정제와 염료의 두 가지 기능
- 글리코겐 보존 역할
- 다른 고정제와 혼합하여 사용
- 건조한 상태로 보관하면 폭발의 위험성

09 대장(큰창자, large intestine)은 술잔세포(Goblet cell)가 발달해 있으며, 결장으로 내려갈수록 많아진다. 창자샘이 밑으로 깊게 발달해 있다.

10 상피세포의 종류

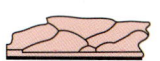
단층편평상피
simple squamous

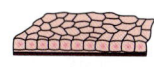
단층입방상피
simple cuboidal

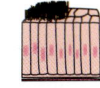
단층원주상피
simple columnar

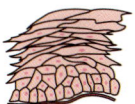
중층편평상피
stratified squamous

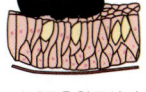
거짓중층원주상피
pseudostratified columnar

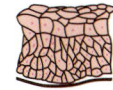
이행상피
transitional

11 본 사진은 cervex brush로, 자궁경부세포를 채취하여 자궁암의 선별검사를 위해 쓰인다.

12 여성 성기의 HSV 감염 시 세포학적 특징
- 다핵세포
- 핵 밀착
- 젖빛 유리 모양
- 핵 내 호산성 봉입체
- 봉입체 주위 투명대

13 각화성 편평세포암종은 조밀하게 각질화된 세포질과 올챙이형 세포를 포함하는 비정형 다형성 세포가 특징이다.

14 성숙지수(M.I)는 "방기저세포 : 중간세포 : 표층세포"로 나누어 백분율로 표시한다.

15 화생이란 정상적으로 분화한 형태의 세포가 형태적으로 다른 세포로 분화하는 것이다. 이는 외부의 자극에 의해 발생할 수 있으나 자극이 없어지면 정상으로 회복할 수 있는 가역적인 변화이다.

16 괴사
- 응고괴사 : 핵은 사라지지만 세포 윤곽은 수일간 보존되며 저산소증 때문에 세포가 죽을 때 뇌를 제외한 모든 조직에서 볼 수 있다.
- 액화괴사 : 단백질이 적고 지방조직이 많을 때 발생하며 뇌의 저산소증 손상 때 볼 수 있다.
- 치즈괴사(＝건락괴사) : 결핵병터와 만성육아종성 염증에서 볼 수 있다.
- 지방괴사 : 급성췌장염 환자에서 볼 수 있다. 췌장의 지방분해효소가 복강 내로 유출되면 지방세포가 죽어 석회화된다.

임상화학검사(17~32)

17 큐벳(Cuvette)은 흡광도 측정 시 사용되며, 표준직경은 10mm(1cm)이다.

18 스펙트럼(Spectrum)
- γ-ray : 0.1nm 이하
- x-ray : 0.1~10nm
- UV : 400nm 이하
- 가시광선 : 400~800nm
- 적외선 : 800nm~0.04cm
- microwave : 0.04~25cm
- radiowave : 25cm 이상

19 본 사진은 HPLC를 나타낸 것이다. 주사기는 시료 주입을 뜻한다.
- HPLC 원리 : 여과와 탈기

20 쌍치법(Twin-plot법)의 특징
- 두 가지 관리혈청으로 평균치와 표준편차를 동시에 측정
- 우연오차와 계통오차 동시 파악
- 정밀도와 정확도 동시 파악

21 야페(Jaffe) 반응
- Jaffe 반응은 creatinine을 측정하기 위한 원리이다.
- 정색시약 : alkaline picrate
- 발색제(흡착제) : Lloyd's 시약
- 색깔 : 등적색(orange red)

22 Ponceau S는 혈청단백을 적색으로 염색시킨다.

23 빌리루빈(bilirubin)의 수치가 높을수록 혈청의 성분이 진한 노란색에 가까워진다.

24 CK isoenzyme별 특징
- CK-BB 유래장기 : 뇌(뇌질환 상승)
- CK-MB 유래장기 : 심근(심근경색 상승)
- CK-MM 유래장기 : 골격근(CK가 상승하는 모든 질환 상승)

25 AST, ALT, γ-GTP 세 가지 효소의 상승은 간(liver)질환과 연관이 크다.

26 비탁계(Turbidimeter)의 측광부는 산란광이 통과하는 일정한 각도(12~90°)에서 산란광의 양을 측정한다.
※ 타 광도계 특징 더 알아두기

27 uric acid는 사방마름모꼴, 숫돌, 쐐기 등 형태가 다양하나 본 사진이 대표적인 모습이다. 가열 또는 NaOH에 용해되며, 통풍의 원인물질이다.

28 티로신(tyrosine)은 심한 간손상 시 산성뇨에서 출현한다. 바늘모양이며, 염산에 용해된다.

29 뇌척수액(CSF) 검사
- 림프구가 가장 많이 분포
- 포도당의 농도는 혈장포도당의 60~70%
- 포도당 수치가 낮으면 세균성 수막염
- 포도당 수치는 정상이나 림프구 수가 증가하면 바이러스성 수막염
- 1번째 검체 : 화학 및 혈청학적 검사용, 냉장보관
- 2번째 검체 : 미생물검사용, 실온보관
- 3번째 검체 : 세포계산용, 냉동보관

30 감마선 계측기는 ^{125}I, ^{131}I, ^{57}Co, ^{59}Fe를 사용한다. 섬광체(Scintillator)로 NaI(TI)를 사용한다.

31 RIA는 항원에 동위원소를 표지하고 있으며, 경쟁적 반응 원리이다.
※ IRMA와 차이점 더 알아두기

32 triple phosphate(인산암모늄마그네슘)
- 프리즘, 관뚜껑, 지붕 등의 모양
- 초산에 용해

혈액학검사 (33~48)

33 채혈 시 채혈자와 환자의 감염을 예방하기 위해 손 씻기 및 장갑 착용은 필수이다.

34 적혈구보다 크기가 작은 혈소판이 뭉쳐있는 것을 혈소판 응집이라 한다. 도말 검경 시 혈소판 응집이 관찰될 경우 자동혈구계산기에서 혈소판 감소 현상이 나타난다.

35 적혈구 내 말라리아와 충란이 ring과 dot 형태로 관찰된다. 말라리아에 감염되어 적혈구가 파괴된다.

36 적혈구 200개 중의 그물적혈구 백분율
그물적혈구 수 × 1/200(개) × 100(%)
= 16 × 1/200(개) × 100(%) = 8.0%

37 LE인자라는 자가항핵항체의 존재 시 호중구가 탐식하여 LE cell이 관찰된다. 이는 형광항체법인 ANA test로 검출된다. LE cell의 감별에 tart cell이 있으며 tart cell은 단구가 핵의 파편을 탐식한 것이다.

38 그림은 세포 중앙에 과녁 모양을 하는 표적적혈구 (target cell)이다.

39 사진의 천자부위는 뒤엉덩뼈능선이다. 뒤엉덩뼈능선은 모든 연령층에서 골수생검과 천자를 하는 부위다. 복장뼈는 엉덩이뼈에 어떤 질환이 있다거나 비만증이 심하여 골수검사가 어려울 경우에만 고려할 수 있다. 생명에 위협이 될 수 있는 골수생검은 시행하지 않으며, 일리노이스 흡인침으로 골수흡인만 시행해야 한다. 또한 15세 이하에서는 실시하지 않고 어른은 가능하다.

40 필라델피아 염색체 85~95% 양성인 만성골수백혈 (CML)
필라델피아 염색체는 9번 염색체와 22번 염색체의 각각에서 일정 부분이 절단된 후 두 조각이 서로 위치를 바꾸어 이동하는 전좌 t(9;22)(q34;q11)에 의해 CML을 발병시킨다.

41 사진은 capillary tube에 혈액을 채취하여 적혈구가 차지하는 용적을 측정할 수 있는 헤마크리트 리딩카드이다.

42 국제표준화비율(INR ; International Normalized Ratio)
- 국제혈액표준화위원회(ICSH)는 조직 thromboplastin이 제조사마다 차이가 나므로 생산 LOT마다 WHO의 국제표준물질(IRP ; International Reference Preparation)과 비교 계산에 의해 결정되는 ISI(International Sensitivity Index)치를 표시하도록 한다. PT ratio에 ISI를 대입하여 계산하여 나온 수치인 INR 값을 표준화된 척도로 이용한다. 최근 PT 시약 내 들어 있는 ISI값을 이용하여, 검사실 내 국제표준화비율(INR)을 구한다.
- $INR = \left(\dfrac{PT\ patient}{PT\ normal}\right)^{ISI}$

43 ④ WBC, RBC, Platelet의 그래프와 수치 모두 정상 참고치 내에 있다.

적혈구(RBC)	약 350만~600만/mm³
백혈구(WBC)	5,000~10,000/mm³
혈소판(PLT)	15만~40만/mm³
헤모글로빈(Hb)	12~18g/dL
헤마토크리트(Hct)	35~50%
ESR	0~20mm/hr

44 신생아 채혈 시 올바른 위치는 발뒤꿈치 바깥쪽이다.

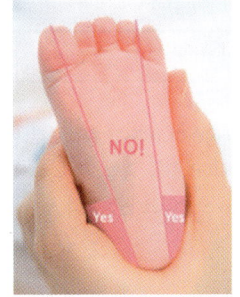

45 ① 시약 Anti-A_1 렉틴에 응집되고, Anti-H에 비응집되는 아형은 A_1 항원이다.
- Anti-A_1 렉틴과 강한 응집을 보이는 것은 $A_1 > A_1B$ 이다.
- Anti-H는 A_1B, A_1에 비응집이며, O에 강한 응집을 보인다.
- Anti-A_1 렉틴 시약은 A_1, A_2 구분에 사용된다.

46 태아신생아용혈질환(HDFN)
Rh 음성인 산모의 아이가 Rh 양성인 경우 산모의 Rh 항체가 태반을 통과하여 둘째 아이의 적혈구를 파괴하여 유산이나 사산의 반응을 보이는 질환으로, 신생아 교환수혈이 필요하다.

47 혈액성분제제 종류 및 관리
- 혈소판 : 혈소판교반기에서 20~24℃(실온) 5일간 (120시간) 보관 가능
- 농축적혈구 : 1~6℃ 냉장고, 채혈일로부터 35일간 유효
- 신선동결혈장 : -18℃ 이하의 냉동고에서 최대 1년 보관 가능
- 동결침전제제 : -20℃ 이하의 냉동고에서 최대 1년 보관 가능

48 사진은 백혈구 여과제거 필터이다.

임상미생물검사(49~65)

49 지시약으로 BTB를 사용하여 배지가 황색으로 변하면 산화(oxidative), 유동파라핀을 중첩 시 황색으로 변하면 발효(fermentative)한다고 판정한다.

50 CIN agar는 *Yersinia enterocolitica*의 선택배지이다. 적색의 집락을 띤다.

51 D-test
erythromycin에 자극되어 *S.aureus*가 유도성 항균제 분해효소를 생성하여 clindamycin에 유도성 내성을 보이게 되는 경우를 확인하는 검사이다. erythromycin disk에 인접한 clindamycin disk의 억제대가 D자 형태로 깎여나가는 것을 유도성 clindamycin 내성으로 판독한다.

52 Bacitracin test는 Bacitracin이라는 항생물질이 Group A만 선택적으로 억제하는 원리를 이용하며, *S.pyogenes*를 동정하기 위한 실험이다.

53 TCBS agar는 *Vibrio spp.* 속의 선택배지이다.
- Yellow colony : *V.cholerae*, *V.alginolyticus*
- Green colony : *V.vulnificus*, *V.parahaemolyticus*, *V.mimicus*

54 ALA(porphyrin) test
X인자를 요구하는 균주가 ALA로부터 porphyrin을 생성하지 못하여 적색 형광의 집락을 형성하지 못하는 것을 이용한 원리이다. V인자 요구균은 적색 형광의 집락을 나타낸다.
- X인자만 요구 : *H.ducreyi*
- V인자만 요구 : *H.parahaemolyticus*, *H.parainfluenzae*
- X&V인자 요구 : *H.influenzae*, *H.aegyptius*, *H.haemolyticus*
- 둘 다 요구하지 않음 : *H.aphrophilus*

55 Tuberculin test
*M.tuberculosis*의 감염을 확인하기 위한 검사이다. PPD를 피내주사(0.1mL) 후 약 48~72시간 뒤에 국소 발적 직경이 10mm 이상이 되면 결핵균 감염을 의심할 수 있다. 중증 결핵환자나 면역력이 저하된 환자는 감염되어도 양성으로 나타나지 않을 수 있다.

56 Bile esculin test
Group D를 동정하기 위한 실험으로, Bile esculin hydrolase를 생성하는 균주는 bile esculin을 가수분해한다. 가수분해를 하는 균주에 1% ferric ammonium citrate를 떨어뜨리면 흑색을 띠게 된다.

57 Bile solubility test
*S.pneumoniae*를 동정하기 위한 실험으로, 자가용해 현상이 촉진되어 용해되면 시험관이 투명하게 변한다.

58 *Paracoccidioides brasiliensis*
37℃에서 분아포자가 모세포에 여러 개 붙어있는 배의 타륜 모양을 띤다.
※ 두 형태 진균(이형성 진균)별 모양 구별 필수 (*B.dermatitidis*, *C.immitis*, *P.brasiliensis*, *H.capsulatum*)

59 *Sporothrix schenckii*
- 사상형(실온) : 국화꽃 모양
- 효모형 : Cigar body(서양담배 모양)
※ 사상형과 효모형 모양 모두 알아두기

60 이질아메바
- 포낭형 : 곤봉 모양의 크로마틴 구조물, 글리코겐 공포, 핵(1~4개), 중심성 핵소체
- 영양형 : 외세포질, 운동성 활발, 위족, 중심성 핵소체, 내세포질(과립, 공포, 리소좀)
- 이질아메바 영양형 : 적혈구 탐식, 3~4개 위족, 운동성 활발
- 대장아메바 영양형 : 세균·세포 등 탐식, 1~2개 위족, 운동성 완만 또는 결여
- 식염수 내 운동성검사 : 운동성 높을 시 이질아메바
- Lugol's iodine stain : 포낭형의 핵, 세포질, 글리코겐 구별, 황색 바탕
※ 대장아메바 더 알아두기

61 람블편모충
- 포낭형 : 포낭 내 편모와 핵 존재
- 영양형 : 서양배 모양, 중심성 핵소체, 핵 2개, 4쌍 편모, 흡반 존재
※ 질편모충, 리슈만편모충 더 알아두기

62
Plaque assay는 virus의 역가측정 검사법이다. Plaque 수와 형태를 통해 phage의 특성과 역가를 측정한다.

63 Rabies virus
- ss-RNA virus
- 광견병(공수병) 원인 virus
- 총알 모양
- 호산성 봉입체(negri body) 검출

64 MHC class의 구조

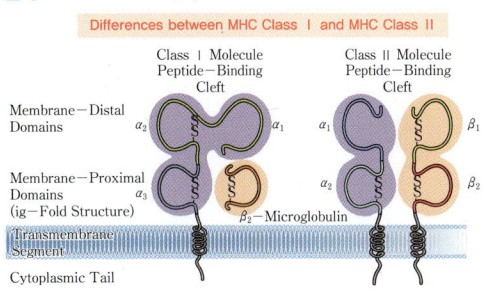

- MHC class I : 모든 유핵세포에 존재
- MHC class II : APC(dendritic cell, macrophage, B cell)에 존재
- 이식거부 반응에 관여

65 Ouchterlony 판독 참조

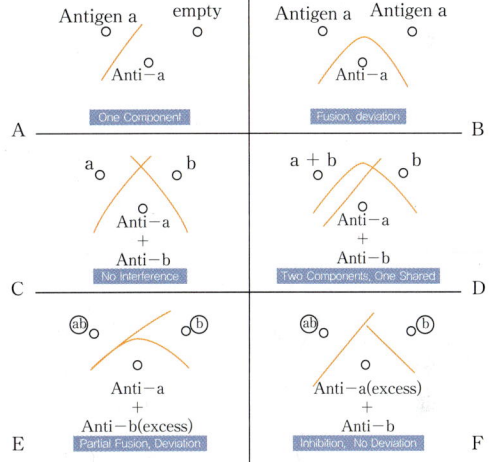

제 5 회

정답 및 해설

제5회 모의고사(1교시) 해설

임상병리사

문제 P. 212

>>> 정답 확인

01	⑤	02	①	03	②	04	⑤	05	①	06	③	07	②	08	①	09	④	10	②
11	①	12	③	13	③	14	②	15	③	16	①	17	⑤	18	④	19	②	20	①
21	⑤	22	②	23	③	24	⑤	25	①	26	②	27	⑤	28	①	29	②	30	⑤
31	⑤	32	②	33	①	34	③	35	④	36	⑤	37	②	38	⑤	39	②	40	②
41	①	42	②	43	②	44	③	45	④	46	②	47	⑤	48	⑤	49	①	50	②
51	②	52	③	53	②	54	③	55	④	56	①	57	②	58	③	59	③	60	③
61	⑤	62	②	63	②	64	④	65	⑤	66	②	67	④	68	⑤	69	②	70	②
71	⑤	72	②	73	⑤	74	④	75	④	76	④	77	④	78	④	79	⑤	80	①
81	⑤	82	①	83	②	84	③	85	⑤	86	⑤	87	④	88	②	89	⑤	90	②
91	②	92	①	93	②	94	⑤	95	④	96	②	97	③	98	②	99	②	100	①

의료관계법규 (01~20)

01 종합병원의 요건(법 제3조의3 제1항)
- 100개 이상의 병상을 갖출 것
- 100병상 이상 300병상 이하인 경우에는 내과·외과·소아청소년과·산부인과 중 3개 진료과목, 영상의학과, 마취통증의학과와 진단검사의학과 또는 병리과를 포함한 7개 이상의 진료과목을 갖추고 각 진료과목마다 전속하는 전문의를 둘 것
- 300병상을 초과하는 경우에는 내과, 외과, 소아청소년과, 산부인과, 영상의학과, 마취통증의학과, 진단검사의학과 또는 병리과, 정신건강의학과 및 치과를 포함한 9개 이상의 진료과목을 갖추고 각 진료과목마다 전속하는 전문의를 둘 것

02
의사는 종합병원·병원·요양병원·정신병원 또는 의원을, 치과의사는 치과병원 또는 치과의원을, 한의사는 한방병원·요양병원 또는 한의원을, 조산사는 조산원만을 개설할 수 있다(법 제33조 제2항).

03 면허 취소(법 제65조 제1항 제6호)
의료인은 일회용 의료기기를 한 번 사용한 후 다시 사용하여서는 아니 되는데, 이를 위반하여 사람의 생명 또는 신체에 중대한 위해를 발생하게 한 경우 보건복지부장관은 그 면허를 취소할 수 있다.

04 의료인의 자격정지 사유(법 제66조 제1항)
- 의료인의 품위를 심하게 손상시키는 행위를 한 때
- 의료기관 개설자가 될 수 없는 자에게 고용되어 의료행위를 한 때
- 일회용 의료기기를 한 번 사용한 후 다시 사용한 때
- 진단서·검안서 또는 증명서를 거짓으로 작성하여 내주거나 진료기록부 등을 거짓으로 작성하거나 고의로 사실과 다르게 추가기재·수정한 때
- 태아 성 감별을 목적으로 임부를 진찰하거나 검사한 때
- 의료기사가 아닌 자에게 의료기사의 업무를 하게 하거나 의료기사에게 그 업무 범위를 벗어나게 한 때
- 관련 서류를 위조·변조하거나 속임수 등 부정한 방법으로 진료비를 거짓 청구한 때
- 부당한 경제적 이익 등을 제공받은 때
- 그 밖에 이 법 또는 이 법에 따른 명령을 위반한 때

05 진단서 등(법 제17조 제1항)

의료업에 종사하고 직접 진찰하거나 검안한 의사, 치과의사, 한의사가 아니면 진단서·검안서·증명서를 작성하여 환자 또는 검시를 하는 지방검찰청검사에게 교부하지 못한다. 다만, 진료 중이던 환자가 최종 진료 시부터 48시간 이내에 사망한 경우에는 다시 진료하지 아니하더라도 진단서나 증명서를 내줄 수 있으며, 환자 또는 사망자를 직접 진찰하거나 검안한 의사·치과의사 또는 한의사가 부득이한 사유로 진단서·검안서 또는 증명서를 내줄 수 없으면 같은 의료기관에 종사하는 다른 의사·치과의사 또는 한의사가 환자의 진료기록부 등에 따라 내줄 수 있다.

06 국가시험 응시제한의 기준(시행규칙 별표 2)

- 응시제한 횟수 1회
  - 시험 중에 대화, 손동작 또는 소리 등으로 서로 의사소통을 하는 행위
  - 허용되지 아니한 자료를 가지고 있거나 이용하는 행위
- 응시제한 횟수 2회
  - 시험 중에 다른 응시한 사람의 답안지 또는 문제지를 엿보고 자신의 답안지를 작성하는 행위
  - 시험 중에 다른 응시한 사람을 위하여 답안 등을 알려주거나 엿보게 하는 행위
  - 다른 사람으로부터 도움을 받아 답안지를 작성하거나 다른 응시한 사람의 답안지 작성에 도움을 주는 행위
  - 답안지를 다른 응시한 사람과 교환하는 행위
  - 시험 중에 허용되지 아니한 전자장비, 통신기기, 전자계산기기 등을 사용하여 답안을 전송하거나 작성하는 행위
  - 시험 중에 시험문제 내용과 관련된 물건(시험 관련 교재 및 요약자료를 포함한다)을 주고받는 행위
- 응시제한 횟수 3회
  - 대리시험을 치르거나 치르게 하는 행위
  - 사전에 시험문제 또는 답안을 타인에게 알려주거나 알고 시험을 치른 행위

07 면허의 등록 등(법 제8조)

- 보건복지부장관은 의료기사 등의 면허를 할 때에는 그 종류에 따르는 면허대장에 그 면허에 관한 사항을 등록하고 그 면허증을 발급하여야 한다.
- 면허의 등록과 면허증에 관하여 필요한 사항은 보건복지부령으로 정한다.

08 ②·③·④·⑤ 면허취소 사유이다.

자격의 정지(법 제22조 제1항 제1호)

보건복지부장관은 의료기사 등이 품위를 현저히 손상시키는 행위를 한 경우에는 6개월 이내의 기간을 정하여 그 면허자격을 정지시킬 수 있다.

09 실태 등의 신고(법 제11조, 시행령 제8조)

- 의료기사 등은 대통령령으로 정하는 바에 따라 최초로 면허를 받은 후부터 3년마다(매 3년이 되는 해의 12월 31일까지) 그 실태와 취업상황을 보건복지부장관에게 신고하여야 한다.
- 보건복지부장관은 보수교육을 받지 아니한 의료기사 등에 대하여 신고를 반려할 수 있다.
- 보건복지부장관은 신고 업무를 전자적으로 처리할 수 있는 전자정보처리시스템을 구축·운영할 수 있다.

10 제2급감염병(법 제2조 제3호)

- 전파 가능성을 고려하여 발생 또는 유행 시 24시간 이내에 신고하여야 하고, 격리가 필요한 감염병을 말한다. 다만, 갑작스러운 국내 유입 또는 유행이 예견되어 긴급한 예방·관리가 필요하여 질병관리청장이 보건복지부장관과 협의하여 지정하는 감염병을 포함한다.
- 결핵, 수두, 홍역, 콜레라, 장티푸스, 파라티푸스, 세균성이질, 장출혈성대장균감염증, A형간염, 백일해, 유행성이하선염, 풍진, 폴리오, 수막구균 감염증, b형헤모필루스인플루엔자, 폐렴구균 감염증, 한센병, 성홍열, 반코마이신내성황색포도알균(VRSA) 감염증, 카바페넴내성장내세균목(CRE) 감염증, E형간염

11 예방접종증명서(법 제27조 제1항)

질병관리청장, 특별자치시장·특별자치도지사 또는 시장·군수·구청장은 필수예방접종 또는 임시예방접종을 받은 사람 본인 또는 법정대리인에게 보건복지부령으로 정하는 바에 따라 예방접종증명서를 발급하여야 한다.

12 제3급감염병(법 제2조 제4호)
- 그 발생을 계속 감시할 필요가 있어 발생 또는 유행 시 24시간 이내에 신고하여야 하는 감염병을 말한다. 다만, 갑작스러운 국내 유입 또는 유행이 예견되어 긴급한 예방·관리가 필요하여 질병관리청장이 보건복지부장관과 협의하여 지정하는 감염병을 포함한다.
- 파상풍, B형간염, 일본뇌염, C형간염, 말라리아, 레지오넬라증, 비브리오패혈증, 발진티푸스, 발진열, 쯔쯔가무시증, 렙토스피라증, 브루셀라증, 공수병, 신증후군출혈열, 후천성면역결핍증(AIDS), 크로이츠펠트-야콥병(CJD) 및 변종크로이츠펠트-야콥병(vCJD), 황열, 뎅기열, 큐열, 웨스트나일열, 라임병, 진드기매개뇌염, 유비저, 치쿤구니야열, 중증열성혈소판감소증후군(SFTS), 지카바이러스 감염증, 매독

13 역학조사(법 제18조 제1항)
질병관리청장, 시·도지사 또는 시장·군수·구청장은 감염병이 발생하여 유행할 우려가 있거나, 감염병 여부가 불분명하나 발병원인을 조사할 필요가 있다고 인정하면 지체 없이 역학조사를 하여야 하고, 그 결과에 관한 정보를 필요한 범위에서 해당 의료기관에 제공하여야 한다. 다만, 지역확산 방지 등을 위하여 필요한 경우 다른 의료기관에 제공하여야 한다.

14 고위험병원체(법 제22조 제1항)
감염병의 진단 및 학술 연구 등을 목적으로 고위험병원체를 국내로 반입하려는 자는 요건을 갖추어 질병관리청장의 허가를 받아야 한다.

15 비용의 보조(법 제24조)
- 국가와 시·도는 지역보건의료기관의 설치와 운영에 필요한 비용 및 지역보건의료계획의 시행에 필요한 비용의 일부를 보조할 수 있다.
- 보조금을 지급하는 경우 설치비와 부대비에 있어서는 그 3분의 2 이내로 하고, 운영비 및 지역보건의료계획의 시행에 필요한 비용에 있어서는 그 2분의 1 이내로 한다.

16 보건소의 기능 및 업무(법 제11조 제1항)
- 건강 친화적인 지역사회 여건의 조성
- 지역보건의료정책의 기획, 조사·연구 및 평가
- 보건의료인 및 보건의료기관 등에 대한 지도·관리·육성과 국민보건 향상을 위한 지도·관리
- 보건의료 관련기관·단체, 학교, 직장 등과의 협력체계 구축
- 지역주민의 건강증진 및 질병예방·관리를 위한 지역보건의료서비스의 제공

17 헌혈환급예치금의 정의(법 제2조 제9호)
"헌혈환급예치금"이란 수혈비용을 보상하거나 헌혈사업에 사용할 목적으로 혈액원이 보건복지부장관에게 예치하는 금액을 말한다.

18 혈액관리업무-채혈업무(시행규칙 제12조 제1호)
- 의사 또는 간호사는 채혈 전에 건강진단을 실시하고 보건복지부장관이 고시하는 헌혈기록카드를 작성하여야 한다.
- 채혈은 채혈에 필요한 시설을 갖춘 곳에서 의사의 지도하에 행하여야 한다.
- 1인 1회 채혈량(항응고제 및 검사용 혈액을 제외한다)은 다음 한도의 110퍼센트를 초과하여서는 아니 된다. 다만, 희귀혈액을 채혈하는 경우에는 그러하지 아니하다.
  - 전혈채혈 : 400밀리리터
  - 성분채혈 : 500밀리리터
  - 2종류 이상의 혈액성분을 동시에 채혈하는 다종성분채혈 : 600밀리리터
- 채혈은 항응고제가 포함된 혈액백 또는 성분채혈키트를 사용하여 무균적으로 하여야 한다.
- 혈액제제제조를 위하여 채혈된 혈액은 제조하기까지 다음의 방법에 따라 관리하여야 한다.
  - 전혈채혈 : 섭씨 1도 이상 10도 이하에서 관리할 것. 다만, 혈소판제조용의 경우에는 섭씨 20도 이상 24도 이하에서 관리할 것
  - 혈소판성분채혈 : 섭씨 20도 이상 24도 이하에서 관리할 것
  - 혈장성분채혈 : 섭씨 6도 이하에서 관리할 것

19 헌혈자의 건강진단 등(시행규칙 제6조 제2항)
신원확인 후에 혈액원은 헌혈자에 대하여 채혈을 실시하기 전에 다음에 해당하는 건강진단을 실시하여야 한다.
- 과거의 헌혈경력 및 혈액검사결과와 채혈금지대상자 여부의 조회
- 문진·시진 및 촉진
- 체온 및 맥박 측정
- 체중 측정
- 혈압 측정
- 빈혈검사(황산구리법에 따른 혈액비중검사, 혈색소검사, 적혈구용적률검사)
- 혈소판계수검사(혈소판성분채혈의 경우에만 해당)

20 혈액관리업무(법 제6조 제1항)
혈액관리업무는 다음의 어느 하나에 해당하는 자만이 할 수 있다. 다만, 보건복지부령으로 정하는 혈액제제 제조업자는 혈액관리업무 중 채혈을 할 수 없다.
- 의료기관
- 대한적십자사
- 보건복지부령으로 정하는 혈액제제 제조업자

공중보건학(21~30)

21
① 의료 : 일반적으로 치료와 관련된 서비스만을 포함하며, 건강증진이나 예방활동은 포함되지 않음
② 2차의료 : 전문의에 의한 진료를 포함하지만, 예방 및 재활서비스는 포함되지 않음
③ 3차의료 : 고도의 전문적 치료를 제공하는 단계로, 예방 및 건강증진 활동은 포함되지 않음
④ 공공보건 : 주로 인구집단의 건강을 증진하고 질병을 예방하는 활동에 초점을 맞추지만, 개인의 재활 서비스까지는 포함되지 않음

22 WHO의 3대 보건지표
조사망율(보통사망률), 평균수명, 비례사망지수(PMI)

23 에너지대사율(RMR ; Relative Metabolic Rate)

RMR	기준	작업강도	예
1 미만	주로 손가락으로 앉아서 하는 작업	경작업	바느질
1~2	주로 앉아서 손가락이나 팔로서 하는 작업	중등작업	사무직, 여성근로자
3~4	손이나 상지작업, 힘·동작, 속도가 작은 작업	강작업	못 박기, 벼 모심기
5~6	일반적인 전신노동, 힘·동작, 속도가 큰 작업	중노동	벼 베기, 중량물 작업
7 이상	중량물 작업을 과격하게 하는 정도	격심작업	—

※ 작업강도가 커지는 데 따라 작업 지속시간이 짧아진다. 예를 들어, RMR이 3일 때는 약 3시간가량의 연속작업이 가능하나, RMR이 7인 경우 약 10분 이상 지속할 수 없다.
※ RMR(에너지대사율) : 작업대사량 ÷ 기초대사량
  * 작업대사량 : 작업 시 소비에너지 − (같은 시간의) 안전 시 소비에너지
※ 노동자의 체력에 비하여 과중한 노동을 하고 있으면 만성피로가 되어 헤르니아(hernia)를 일으키거나 병휴업이나 재해사고가 늘어난다.

24 정신분열증(조현병)
10대 후반에서 20대의 나이에 발병하여 만성적 경과를 보이는 정신적으로 혼란된 상태로, 현실과 현실이 아닌 것을 구별하는 능력의 약화를 유발하는 뇌 질환이다.

25 의료급여의 진료 체계
- 1차 의료기관 : 의원급 및 보건기관(보건소, 보건지소 포함)
- 2차 의료기관 : 병원급 및 종합병원
- 3차 의료기관 : 종합전문 요양기관 또는 종합병원 중 보건복지부장관이 지정

26 ⑤ 후향적 코호트연구 : 과거기록을 바탕으로 특정 집단(예 보험가입자, 군인 등)의 질병 발생률을 원인에 따라 비교 분석
① 실험역학연구 : 연구자가 개입하여 실험을 통해 결과를 관찰하는 방법으로, 주로 임상시험에 활용함
② 단면적 연구 : 특정 시점에서의 데이터를 수집하여 질병의 유병률을 파악하는 것으로, 원인-결과 관계가 불명확함
③ 기술역학연구 : 질병의 분포와 관련된 특성을 기술하는 연구로, 원인규명은 어려움
④ 환자-대조군연구 : 질병이 있는 환자와 없는 대조군을 비교하여 원인과의 연관성을 분석하는 방법으로, 희귀질환이나 잠복기가 긴 질병 연구에 유용함

27 ⑤ 말라리아 : 모기에 의해 전파되는 질병으로, 주로 아프리카와 아시아에서 발생
① 신증후군출혈열 : 쥐와의 접촉을 통해 전파
② 쯔쯔가무시증 : 진드기 전파
③ 발진티푸스 : 이 전파
④ 페스트 : 주로 쥐벼룩 전파

28 재생산율
- 인구 순재생산율이라고도 한다.
- 재생산율 1.0 : 대체출산력 수준이라고 말하며, 인구의 증가나 감소가 이루어지지 않는 상태에 돌입하였다는 의미
- 재생산율 1.0 초과 : 인구의 증가
- 재생산율 1.0 미만 : 인구의 감소

29 인구규제 방법론
- 맬서스주의(Malthusianism) : 만혼, 성순결, 도덕적 억제, 윤리적 억제
- 신맬서스주의(Neo-malthusianism) : 인구억제 방법으로 수태조절(피임), 산아제한 주장

30 단백질
- 아미노산으로 구성
- 신체의 성장·발달, 면역기능, 호르몬 생성 등 다양한 생리적 기능을 지원하며, 효소와 항체의 주요성분이기도 함
- 결핍증
  - 신체발육 부진 : 성장기 아동의 신체발달 저해
  - 빈혈 : 혈액 생성에 필요한 영양소 부족으로 이어져 빈혈 초래
  - 부종 : 혈액 내 알부민 수치 감소로 부종 발생
  - 신체손모증 : 모발의 건강에도 영향을 미쳐 손모증 초래

해부생리학(31~40)

31 황체(Corpus luteum)는 임신 유지와 자궁 내막에 수정란이 착상할 수 있도록 프로게스테론을 분비한다.

32 ② 대동맥구멍 : 대동맥은 심장에서 온몸으로 혈액을 보내는 가장 큰 동맥으로, 출생 후에도 계속 열려 있어야 하는 정상적인 구조물이다(폐쇄되지 않음).

출생 후 폐쇄되는 구조물
태아 순환에서 폐나 간을 우회하기 위해 존재했던 특별한 혈관이나 구멍들로, 출생 후 폐호흡을 시작하면서 더 이상 필요 없어지므로 점차 막히게 된다.
- 정맥관(Ductus venosus) : 배꼽정맥과 하대정맥 연결 → 간 우회
- 타원구멍(난원공, Foramen ovale) : 우심방 → 좌심방 연결 → 폐 우회
- 배꼽(제)동맥(Umbilical arteries) : 태아 → 태반으로 혈액 운반
- 배꼽(제)정맥(Umbilical vein) : 태반 → 태아로 혈액 운반

33 카테콜아민(catecholamine)
교감신경의 흥분을 유도하는 화합물(dopamine, epinephrine, norepinephrine)이다.

34 성곽유두(유곽유두)

혀의 뒷부분에 V자 형태로 배열되어 있으며, 가장 많은 수의 맛봉오리를 포함하고 있어 미각에 중요한 역할을 한다.

35 작은창자(소장) 장선

Lieberkuhn gland, Paneth cell(소화효소 분비), Brunner's gland[HCO_3^-, mucin 분비, 샘창자(십이지장)의 pH 조절]

36 ① 심실충만기 : 심실이 혈액으로 채워지는 시기로, 판막이 열려 있음
② 박출기 : 심실이 수축하여 혈액이 대동맥과 폐동맥으로 박출되는 시기
③ 심방수축기 : 심방이 수축하여 심실로 혈액을 밀어 넣는 시기

등용적성 수축기와 등용적성 확장기

구 분	등용적성 수축기	등용적성 확장기
정 의	심실이 수축하지만 혈액의 이동이 없는 시기	심실이 이완하지만 혈액의 이동이 없는 시기
판막 상태	모든 판막이 닫혀 있음	모든 판막이 닫혀 있음
심실 내압 변화	심실 내압 증가	심실 내압 감소
혈액 이동	없 음	없 음
심장 주기에서의 위치	심실 수축기 시작 직후	심실 이완기 시작 직후
주요 특징	심실의 압력이 대동맥과 폐동맥의 압력보다 높아짐	심실의 압력이 대동맥과 폐동맥의 압력보다 낮아짐

37 사이질세포(간질세포, Leydig cell)
- 고환의 정세관(seminiferous tubule) 사이에 위치하는 세포이다.
- 남성호르몬, 주로 테스토스테론(testosterone)을 분비한다.

38 안구운동에 관여하는 신경
- 눈돌림신경(III, 동안신경) : 위곧은근(상직근), 아래곧은근(하직근), 안쪽곧은근(내측직근), 아래빗근(하사근)
- 도르래신경(IV, 활차신경) : 위빗근(상사근)
- 갓돌림신경(VI, 외전신경) : 가쪽곧은근(외측직근)

39 정자(sperm)는 고환의 정세관 내피세포에서 형성된다.

40 위벽의 세포
- 으뜸세포(주세포) : pepsin, renin, lipase
- 벽세포 : HCl, 비타민 B_{12}, 내인자
- 점액목세포(점액경세포) : mucous
- 은친화세포 : serotonin
- G-세포 : gastrin
- D-세포 : somatostatin

조직병리학(41~70)

41 혈액순환부전
- 충혈 : 동맥과 세동맥이 확장되어 모세혈관으로 혈액이 모여 혈류가 증가하여 빨갛게 된 상태
- 울혈 : 혈액의 흐름이 감소하여 정맥 및 모세혈관에 정체된 상태
  - 폐울혈 : 좌심실 부전
  - 측부순환로 울혈 : 간경변증
- 출혈 : 혈액의 성분이 혈관 밖으로 나가는 것
- 허혈 : 동맥혈이 감소되어 조직에 필요한 혈액이 공급되지 않는 상태
- 혈전 : 혈관이나 심장에 혈액이 굳어져 생긴 덩어리

42 결핵 병소

육아종성 염증세포(림프구, 이물형거대세포, 유상피세포)로 둘러싸이고, 건락괴사가 일어나는 것이 특징이다.

43 파타우증후군
13번 삼염색체에 의하며, 출생아 20,000명당 1명꼴로 발생한다. 남녀의 비는 비슷하고, 산모의 연령이 고령화될수록 빈도가 높아진다. 자연유산에서 자주 발견되며 출생 후에도 발육장애가 심하여 90%는 출생 후 1년 이내에 사망한다. 임상소견은 성장지연과 심한 정신지체를 보이며 무뇌증과 전전뇌증과 같은 중추신경계의 기형, 심장기형과 신장기형을 동반한다. 외형의 가장 큰 특징은 구순열, 구개파열, 소두증, 소안구증, 무안구증, 다지증, 주먹 모양 이상 등이다.

44 심부전세포
심장 기능의 이상으로 폐로 박출량이 줄어들 때 폐조직에 출혈이 생겨 폐포에 있는 대식세포가 적혈구를 탐식하여 세포질 내에 소화되지 않은 혈철소를 포함하고 있는 세포이다.

45 객담검사
폐의 병변이 의심스러울 때 매일 아침 기상 후 양치질을 한 뒤 입구가 넓은 객담용기를 사용하여 3일 동안 첫 객담을 연속적으로 검사하여 병적세포의 발견율을 높이는 방법(간단한 기관지암 발견 검사법)이다. 채취된 객담검사물에서 불투명하고 변색된 조직 파편이나 혈성 또는 농성 부분을 주로 도말하여야 하고, 도말표본에서는 호흡기계의 상피세포인 원주세포가 포함되고, 횡격막을 이용한 깊은 기침을 통하여 폐포에 존재하는 대식세포인 먼지세포가 반드시 관찰되어야 한다. 도말 후 남은 객담은 세포군집절편에 사용된다.

46 단세포샘인 술잔세포가 가장 많은 장기는 큰창자이다. 큰창자는 막창자(맹장), 잘록창자(결장), 곧창자(직장)로 나뉜다. 팽창된 끝부분의 세포질은 점액성 과립을 가지고 있으며, 세포 배출작용에 의해 분비되면 물과 반응하여 끈적한 점액을 만든다. 점액과립은 중성과 산성의 당단백질로 구성되어 있고, PAS 염색에 잘 된다.

47 호산구는 과립구의 일종으로 주로 기생충 감염과 알레르기 질환 시 증가한다.

48 쉬프시약(Schiff's reagent 또는 leucofuchsin)
조직 내의 알데히드 검출에 가장 널리 사용되는 시약으로, 트리아릴메탄(triarylmethane)계 염료인 염기성 푹신(basic fuchsin)을 사용한다.

49 파파니콜라우(Papanicolaou) 염색
- 세포검사실에서 일반염색으로 사용되는 방법으로, 탈락세포학의 아버지인 파파니콜라우 이름에서 유래되었다. 체표면 상피로부터 탈락한 세포를 관찰하기 위해 고안하였다.
- 염색 단계
  - 고정 : 95% 에탄올
  - 함수 : 고농도(90%) 알코올에서부터 서서히 농도를 낮춰 60% 알코올 과정을 거쳐 수돗물에 수세
  - 핵염색 : 헤마톡실린
  - 세포질 염색 : OG-6, EA-50(Eosin Y, Light green, Bismarck brown)
  - 탈수 : 무수알코올
  - 투명 : 자일렌
  - 봉입 : cornflaking 현상(갈색색소의 인공산물)을 막기 위해서는 자일렌이 증발하기 전에 신속히 봉입

50 베데스다 분류(TBS ; The Bethesda System)
- 저등급편평상피내병변(LSIL) : HPV, 경도의 이형성증(CIN I)
- 고등급편평상피내병변(HSIL) : CIN Ⅱ, CIN Ⅲ

자궁경부상피내종양(Cervical Intraepithelial Neoplasia ; CIN) 분류
- CIN I : 경도의 이형성증
- CIN Ⅱ : 중등도의 이형성증
- CIN Ⅲ : 고도의 이형성증과 상피내암(편평상피내암)

51 뼈조직에서 탈회액(강산) 작용으로 조직손상 방지를 위해 반드시 고정 후 탈회를 하며, 탈회제에 파괴될 수 있는 ALP(alkaline phosphatase)를 증명하기 위해 EDTA를 사용한다.

52 Verhoeff's iron hematoxylin
- 탄력섬유 : 흑색
- 주염료 : hematoxylin, 10% ferric chloride, iodine(염료포획제)
- 분별 : 2% ferric chloride(염화제2철) → 퇴행성 염색
- 정착 : sodium thiosulfate

53 수용성 봉입제인 글리세린 젤리(glycerin jelly)를 사용한다.

54 Alcian blue-PAS 염색
산성점액과 중성점액을 감별하는 방법으로 산성당단백질은 청자색, GAG는 청색, 중성점액은 PAS에만 반응하여 적자색으로 염색된다.

55 PTAH(Phosphotungstic acid hematoxylin) 염색
PTAH stain은 Zenker 고정액에 고정한다. 염료인 hematoxylin과 매염제인 phosphotungstic acid가 1 : 20의 비율로 첨가되어 있기 때문에 근섬유는 공기 중에서 산화된 hematein과 매염제가 산화되어 'lake'를 형성한다. 나머지는 tungsten ion에 의하여 주황색으로 나타난다. 근섬유, 섬유소, 신경교섬유, 미토콘드리아, 효소원과립은 청색~청자색으로 나타나고 아교섬유, 기저막은 주황색으로 나타나며 탄력섬유는 청자색으로 나타난다. 특히, 말로리 PTAH 염색은 횡문근육종, 신경계 질환 진단에 활용되는 염색법이다.

56 PAS 양성물질 중 디아스타제에 제거되는 것은 글리코겐뿐이기 때문에 특이적인 방법이라 할 수 있다. 글리코겐은 디아스타제 처리 후 PAS 염색에서 음성반응을 보인다.

57 에폭시 수지(Epoxy resin)는 전자현미경용 시료에 가장 많이 사용되는 수지로, 중합 시 수축이 적고 발포가 없으며 접착성이 좋고 경화 반응이 균일하다.

58 세침흡인검사
세침흡인생검 세포학은 유방의 종괴나 경부의 림프절, 간, 폐, 갑상샘 등과 같이 인체의 조직 혹은 기관의 결합조직 내에 병소가 있을 경우 인체 밖으로 연결된 통로가 없으므로 세포들이 자연탈락될 수 없다. 이 경우 세침(22~23gauge)을 부착한 주사기로 병소를 찔러 흡인하여 세포를 채취한다. 이 채취된 세포들이 작은 조직구조를 갖추고 있어 미소생검이라고 한다.

59 전립선암종은 PAP, PSA, Leu-7의 조직특이성 종양 표지자를 활용하며, 결장선암종은 CEA, CK20의 조직특이성 종양 표지자를 활용한다.

60 PTAH(Phosphotungstic acid hematoxylin)에서 근섬유를 청색으로 착색시키는 것은 본염색의 Hematoxylin이다.

61 니슬소체(Nissle body)
신경세포에 존재하는 RNA 덩어리로 세포의 영양에 관여한다. 니슬소체의 존재 여부는 신경원의 상해나 손상을 평가하는 데 유용하게 이용되며 크기, 형태, 분포는 신경원의 종류에 따라 다르다.

62 조직염색의 주요 목적은 무색의 조직성분들을 색깔로 분리시켜 그것들의 구조, 형태, 배열과 같은 물리적 변화상이나 화학적 성분의 변화상까지 관찰할 수 있도록 하는 데 있다. 염색에 사용되는 염료의 화학적 구조에는 착색하기 위한 이중결합을 가진 원자단이 있는데 이 원자단을 발색단(chromophore group)이라 하고, 이를 포함하는 방향족화합물을 색원체(chromogen)라 한다. 그리고 발색단 자체는 조직이나 세포, 섬유성분과는 친화력이 크지 못하므로 이를 강화시켜 주기 위한 원자단을 조색단(auxochrome)이라 하며 이들은 산이나 알칼리와 결합하여 색소염(salt)을 형성하여 염료의 가용성을 높여주고, 빛을 진하게 해준다. 다시 말하면 조색단은 염료의 염색성을 보다 강하게 해주는 원자단이다.

63 Masson's trichrome stain에서 교원섬유는 Aniline blue에 의해 청색으로 염색되고, 근섬유 및 세포질은 Biebrich scarlet-acid fuchsin에 의해 적색으로 염색되며, 핵은 Weigert's iron hematoxylin에 의해 흑색으로 염색된다.

64 발색물질로 AEC를 사용하면 산화된 적색 종산물이 알코올 용해성이기 때문에 수용성 봉입제를 사용해야 한다. 수용성 봉입제에 해당하는 Glycerin jelly를 사용한다.

65 파라핀 블록 박절 시 일반적으로 가장 적당한 절편의 두께는 4~6μm이고, 조직 또는 기관의 구성이 엉성한 것일수록 절편을 더 두껍게 생산하고 이에 비해 비장 또는 림프절과 같이 세포 성분이 치밀한 조직은 비교적 얇은 절편(3~4μm)이 더 우수하다. 절편이 수직으로 갈라지는 경우는 파라핀 블록에 석회화 물질이 있을 때 발생한다.

66 비만세포(mast cell)를 검출하기 위해 변색성 염료(metachromatic dye)인 Toluidine blue를 사용한다.

67 퇴행성 헤마톡실린 염색에는 원하는 성분 이외의 부분에 결합한 과다한 염료를 선택적으로 제거해야 하는데 이 과정을 분별이라 한다. 핵 및 세포질이 모두 염색되어 있는 과염색 상태의 절편 또는 도말표본을 가볍게 수세한 후 0.5~1% HCL-알코올에 넣어 분별한다.

68 GMS(Grocott-Gomori's methenamine silver stain for fungi)는 균류 세포벽의 탄수화물 성분을 산화제인 Chromic acid로 산화시킨다. 산화 후 형성된 aldehyde기를 Methenamine silver 이온과 반응시키면 aldehyde기가 은이온을 환원시켜 흑색의 금속염을 형성하는 원리이다. 대조염색은 Light green을 사용한다.

69 임신 중에는 중간세포가 군집을 이루는 주상세포(boat type=보트형세포)가 관찰되며 임신기의 성숙지수는 0/95/5이다. 분비기 또한 프로게스테론 효과를 보이며, 중간세포가 증가한다.

70 전자현미경 검경 시 그리드(grid) 위에 초박절된 절편을 올려놓고 검경한다.

임상생리학(71~100)

71 심전도 정상범위
- PR : 0.12~0.20초
- P파 : 0.06~0.1초
- QRS군 : 0.06~0.1초
- T파 : 0.1~0.25초
- PQ 시간 : 0.12~0.20초
- QTc 시간 : 0.30~0.44초
- RR 시간 : 0.6~1.0초

72 심전도 파형

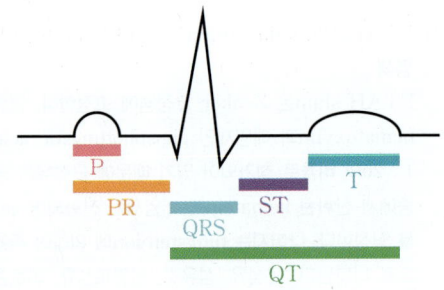

73 ⑤ 교류장애의 주요 원인은 피부전극의 접촉 불량, 전원기구 등의 단선 및 접촉불량이다.
① 증폭기가 불안정하면 기선동요가 발생할 수 있다.
②·③ 검사실의 온도가 너무 낮거나 피검자가 긴장하면 떨림에 의한 근전도 혼입이 생길 수 있다.
④ 실내온도가 높으면 기선동요가 유발될 수 있다.

교류장애(AC Interference)
외부 전기기기나 전선 등에서 발생하는 60Hz(또는 50Hz)의 전기적 잡음이 심전도 기록에 혼입되는 현상을 말한다.

74 답차운동부하검사는 그림과 같이 운동 시 심전도를 검사한다.

75 Holter 심전도(24시간 심전도, 활동 중 심전도)
- 일과성 부정맥, 허혈성 심장질환을 추적하는 데 효과적이며, 환자는 일기장에 시간, 활동종류, 증상을 기록하며 증상이 있으면 버튼을 누른다.
- 2채널 : 5개 전극, 가슴벽에 쌍극유도, 접지 1개
- 3채널 : 7개 전극, 가슴벽에 쌍극유도, 접지 1개
- 주의사항 : 전기장판 금지, 물침투 금지, 전극 만지지 않기, 파손주의

76 운동부하시험
심근경색 환자나 협심증 환자가 가진 운동능력을 평가하고 약물치료의 효과판정이나 생활지도를 목적으로 한다. 부하 중에 점차 혈압이 저하되는 것은 심기능 장해가 심한 예후불량의 징후로, 그대로 부하를 계속하는 것은 위험하므로 중단하는 것이 바람직하다.

77 심전도 파형
- QRS군 : 심실 내의 탈분극을 반영
- T파 : 심실재분극
- ST 분절 : 심근근 전체의 흥분상태, 즉 심실근 흥분의 극기(말기)를 나타냄
- QT 간격 : 전기적 심실수축시간이며 심박동수에 영향을 받음
- P파에 변화가 있으면 심방에 이상
- QRS군에 변화가 있으면 심실에 이상이 있음을 알 수 있음

78 ④ 심장동맥 질환의 경우 협착이 일어나 운동부하를 받으면 허혈성 변화가 심전도에 출현하지만 안정상태에서는 정상 파형이 나타난다.
① · ③ 일반심전도검사, ② · ⑤ 심장초음파검사이다.

79 24시간 홀터심전도는 일과성으로 나타나는 부정맥이나 협심증 발작 시 허혈성 심전도 이상을 발견하는 데 이용한다.

80 뇌 파
- δ파 : 0.5~3Hz, 서파(slow wave), 높은 진폭, 수면 시, 뇌의 활동 저하 시 등장
- θ파 : 4~7Hz, 서파(slow wave), 높은 진폭, 수면 시, 뇌의 활동 저하 시 등장
- α파 : 8~13Hz, 눈을 감을 때 후두부에서 관찰
- β파 : 14~30Hz, 속파(fast wave), 낮은 진폭, 눈을 뜨거나 각성, 암산 등 뇌의 활동 촉진 시 등장
- γ파 : 30Hz 이상, 속파(fast wave), 낮은 진폭, 눈을 뜨거나 각성, 암산 등 뇌의 활동 촉진 시 등장

81
- 알파파 억제는 눈뜨기, 빛 불안, 암산 시 출현
- 광범성 출현은 뇌기능의 저하

82 비정상 뇌파 파형
- 극파 : 주기 80msec 이하의 날카로운 파
- 예파 : 주기 80~200msec 이상의 날카로운 파
- 다극파 : 극파의 군발, 뇌전증 경련의 대표
- 14Hz와 6Hz의 양성극파 : 뒤통수부와 뒤 관자 부위에 출현, 두통, 뇌기질 병변 등
- 3상성파 : 대사성 질환의 의식장애(간성혼수)

83 수면다원검사(Polysomnography)
수면 중 뇌파, 안구운동, 호흡, 근육의 움직임, 심전도 등을 종합적으로 측정하고 동시에 수면 상태를 비디오를 통해 녹화하는 검사이다. 안전하고 편안하게 시행할 수 있는 검사로 수면뿐만 아니라 수면 중 여러 가지 중요한 신체기능도 검사할 수 있다.

84 뇌파 전극 위치와 명칭

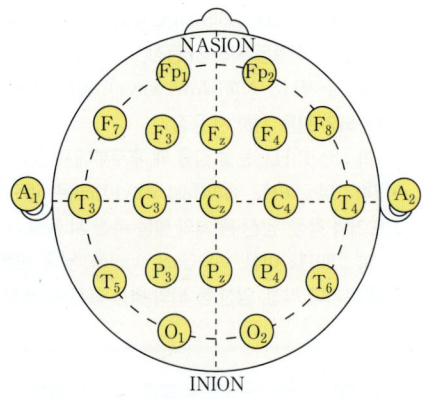

- Fp_1, Fp_2 : 이마극(frontal pole)
- F_3, F_4 : 이마부(frontal)
- C_3, C_4 : 중심부(central)
- P_3, P_4 : 마루부(parietal)
- O_1, O_2 : 뒷통수부(occipital)
- F_7, F_8 : 관자전부(anterior temporal)
- $T_{3=7}$, $T_{4=8}$: 관자중부(middle temporal)
- T_5, T_6 : 관자후부(posterior temporal)
- F_Z : 정중이마부(midline frontal)
- C_Z : 정중중심부(midline central)
- P_Z : 정중마루부(midline parietal)
- A_1, A_2 : 귓불(auricular)

85 뇌파 검사 시 눈운동, 눈떨림 등으로 파형이 흔들릴 때 눈에 거즈를 얹어 안정을 취하도록 한다.

86 ⑤ 몸감각유발전위검사 : 팔 또는 다리의 감각신경에 전기자극을 주었을 때, 감각신경경로를 따라 활성화되는 신경계의 반응을 평가하는 검사이다. 감각신경의 기능을 평가하고, 신경손상이나 질환을 진단하는 데 사용한다.
① 운동유발전위검사 : 운동신경을 자극하여 운동반응을 평가하는 검사이다.
② 시각유발전위검사 : 시각자극에 대한 뇌의 반응을 평가하는 검사이다.
③ 자극유발전위검사 : 일반적으로 다양한 자극에 대한 신경계의 반응을 평가하는 검사이다.
④ 뇌줄기청각유발전위검사 : 청각자극에 대한 뇌의 반응을 평가하는 검사이다.

87 말초신경 전도속도에 영향을 미치는 인자
- 저온상태에서 전도속도 감소
- 4세 미만 소아와 노인은 전도속도 감소
- 피부온도 32~36℃가 바람직하며, 체온 1℃ 상승 시 2m/sec가량 증가
- 실내온도 25~35℃가 바람직함

88 F 파
근육부위의 운동신경 전도속도를 측정하는 데 유효하며, 척수 내 병변의 지표로 이용된다. 최대자극의 강한 자극에 의해서 기록할 수 있으며, 최대자극 강도로 신경을 자극하고, 자극기 음(−)극이 몸 쪽으로 향하게 한다. 정중신경 및 뒤정강신경을 이용한 후기 반응검사 시 나타난다. 10회 이상 자극하여 가장 짧은 잠복기를 측정한다. F파 잠복기의 좌·우 차이가 2.0m/sec이면 신경병증을 의심할 수 있다. 진폭은 M파의 5% 이내이며, 잠복시간은 H파와 유사하다.

89 기립경사검사에 대한 설명이다.

90 수면 중 무호흡은 야간수면다원검사를 실시하여 진단할 수 있다.

91 ② 기관지과민성검사 : 기관지천식 환자의 진단 및 기도의 과민성을 평가하는 검사이다. 마니톨, 메타콜린을 흡입한 후, 폐기능검사를 통해 기관지 반응성을 측정하며, 1초량($FEV_{1.0}$)을 지표로 사용한다.
① 약물알레르기검사 : 특정 약물에 대한 알레르기 반응검사이다.
③ 한랭알레르기검사 : 저온에 대한 알레르기 반응검사이다.
④ 운동부하심폐기능검사 : 운동 중 폐기능을 평가하는 검사로, 천식 진단에 사용될 수 있지만 메타콜린이나 마니톨과 무관하다.
⑤ 알레르기피부반응검사 : 특정 알레르겐에 대한 피부반응검사이다.

92 만성폐기종 등의 폐쇄성 환기장애에서 잔기량(RV)은 증가, 1초율은 감소, 폐활량은 정상이다. 잔기량(RV)은 최대로 노력하여 날숨 후 허파 속에 남아 있는 공기량으로, 총폐용량(TLC)에서 폐활량(VC)을 뺀 값이다. 정상성인의 경우 1,200mL이다. 정상성인의 기능적 잔기량은 2,400mL이다(기능적 잔기량＝잔기량＋날숨예비량).

93 용적-시간(노력성날숨) 곡선

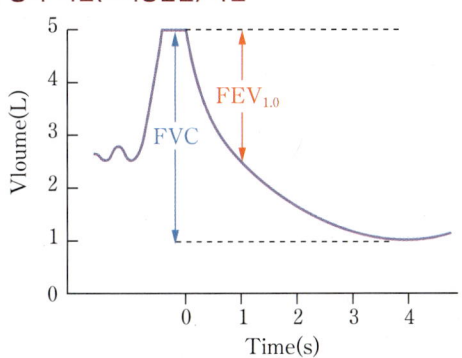

94 흡기-호기 곡선
- (가) 총폐용량
- (나) 안정호흡량＝일회호흡량(TV)
- (다) 들숨예비량(IRV)
- (라) 들숨용량(IC)
- (마) 폐활량(VC)
- 폐활량(VC)＝들숨용량(IC)＋날숨예비량(ERV)
- 들숨용량(IC)＝들숨예비량(IRV)＋일회호흡량(TV)

95 유량용적곡선
- A＋B＋C ＝ 노력성 폐활량(FVC ; Forced Vital Capacity)
- D ＝ 잔기량(RV ; Residual Volume)
- E ＝ 최고호기유량(PEF ; Peak Expiratory Flow)

96 M-mode의 심장초음파에서 승모판막은 그림과 같이 보여진다.

97 M-모드(Motion mode)
- 심초음파에서 사용되는 표시법이다.
- 세로축은 깊이, 가로축은 시간이다.
- 시간변화에 따른 움직이는 물체의 위치 변동을 관찰한다.
- 순간적인 해상력이 높아 심장의 크기와 판막 운동의 변화를 관찰하기에 적합하다.
- 탐촉자의 위치를 고정하고, 일정 시간 내에 반사파의 위치 변화를 기록하여 심장의 움직임을 실시간으로 평가한다.

98
- LA(Left Atrium) : 왼심방
- LV(Left Ventricle) : 왼심실
- RV(Right Ventricle) : 오른심실

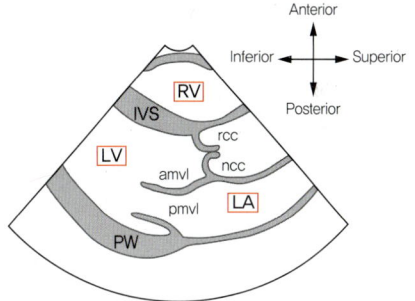

99 두개경유도플러(뇌혈류초음파, TCD)검사에서 대뇌동맥고리를 윌리스고리라고 한다. 중간대뇌동맥, 앞대뇌동맥, 앞교통동맥, 뒤대뇌동맥이 포함된다. 대뇌동맥고리의 변이 중 뒤교통동맥이 가장 많은 변이 요소이며, 척추동맥은 해부학적 변이가 많다.

100 ① A : 뇌바닥동맥, 80~120mm로 동맥 중 가장 깊게 관찰
② B : 속목동맥
③ C : 중간대뇌동맥, 40~60mm
④ D : 바깥목동맥
⑤ E : 온목동맥

제5회 모의고사(2교시) 해설

임상병리사

문제 P. 229

>>> 정답 확인

01	③	02	⑤	03	②	04	③	05	④	06	①	07	②	08	①	09	⑤	10	④
11	⑤	12	③	13	⑤	14	②	15	③	16	①	17	④	18	②	19	①	20	⑤
21	②	22	③	23	②	24	⑤	25	①	26	④	27	①	28	②	29	④	30	⑤
31	③	32	①	33	②	34	⑤	35	①	36	④	37	②	38	②	39	③	40	⑤
41	⑤	42	①	43	⑤	44	②	45	①	46	⑤	47	⑤	48	④	49	②	50	④
51	②	52	③	53	⑤	54	③	55	④	56	⑦	57	③	58	①	59	⑤	60	①
61	②	62	⑤	63	④	64	⑤	65	②	66	①	67	②	68	②	69	②	70	①
71	④	72	⑤	73	②	74	②	75	⑤	76	④	77	⑤	78	⑤	79	③	80	⑤
81	②	82	②	83	④	84	②	85	⑤	86	⑤	87	①	88	④	89	①	90	④
91	①	92	③	93	②	94	③	95	⑤	96	②	97	①	98	②	99	④	100	③
101	⑤	102	①	103	⑤	104	②	105	④	106	④	107	③	108	①	109	⑤	110	①
111	⑤	112	①	113	③	114	②	115	⑤										

임상화학(01~38)

01 SI 단위

접두어	기호	크기
deci	d	10^{-1}
centi	c	10^{-2}
milli	m	10^{-3}
micro	μ	10^{-6}
nano	n	10^{-9}
pico	p	10^{-12}

02 pH 농도 구하기
- pH 계산식 : $pH = -\log[H^+]$
- $pH\ 2 = -\log[10^{-2}]$, $pH = -\log[10^{-4}]$이므로, pH 2는 pH 4보다 수소이온 농도가 10^2배 더 많다.

03 염광광도계
- 광원이 필요 없음
- Na(노랑), Li(빨강), K(보라), Ca(주황), Mg(파랑), Cu(파랑) 측정

04 자동분석법의 종류
- 흐름방식 : 연속흐름방식, 흐름주입방식
- 개별분석방식 : 일괄처리방식, 팩(Pack)방식, 임의접근분석방식, 원심력방식
  - 일괄처리방식 : 연결된 반응관에 시료, 시약을 순서대로 첨가하고 혼합하여 일정 시간 항온조에서 반응시켜 변화 측정
  - 팩방식 : 필요한 팩을 반응경로에 놓으면 팩이 통과하면서 일정량의 시약이 나와 검체와 혼합
  - 임의접근분석방식 : 원하는 항목만 선택할 수 있어 검사소요시간 단축 가능
  - 원심력방식 : 검체와 시약을 원심력을 이용하여 혼합 후 측정
- 필름방식 : 건조상태로 보존된 시약이 액체시료와 만나 화학반응 진행(4℃)

05 경구포도당부하시험(OGTT)
- 공복 시 혈당수치 : 80~120mg/dL
- 당 투여 2시간 후 공복혈당으로 돌아옴
- 당 투여 1시간 후 최고혈당 농도를 나타냄
- 2시간 동안 30분 간격으로 채혈하여 검사
- 최고혈당 농도 : 160~170mg/dL
- 검사일 전 공복상태에서 채혈

06 병적 혈청단백 전기영동상
- 네프로제증후군(신장질환) : α_2-globulin 증가
- 간경변 : β-γ bridge
- 무감마글로불린혈증 : γ-globulin이 거의 없음
- 다발성골수종 : γ-globulin의 증가로 M자 형태

07 urea의 역할
$$urea \xrightarrow{urease} NH_3 + CO_2$$

08 uric acid
- purine body의 최종 대사산물
- 통풍의 원인물질

09 콜레스테롤(cholesterol)
- 주로 간에서 합성
- bile salt & steroid hormone 합성에 필요
- free cholesterol : ester cholesterol = 3 : 7
- LCAT : free cholesterol의 ester화에 관여
- 탄소수 : 27개

10 lipoprotein의 기능
- HDL : cholesterol 운반(말초조직 → 간)
- LDL : cholesterol 운반(간 → 말초조직)
- VLDL : 내인성 TG 운반
- chylomicron : 외인성 TG & cholesterol 운반

11 체액의 전해질
- 세포내액의 주된 양이온 : K
- 세포외액의 주된 양이온 : Na

12 Fiske-Subbarow법(P 측정)
- ammonium molybdate : 발색시약
- aminonaphthol sulfonic acid : 환원제

13 ACP
- 간(75%), 전립선(25%)에서 유래
- 전립선암에서 증가
- 저해물질 : tartrate

14 cholinesterase
- 간에서 합성
- pseudocholinesterase : 최적 pH 8.0~8.5
- true cholinesterase : 최적 pH 7.5~8.0
- 저해제 : 유기인제
- 유기인산 중독증과 연관

15 amylase의 요오드 전분반응검사
- caraway법
- winslow법

16 교질반응(간기능검사, 단백질대사기능검사)
- albumin과 globulin의 양적변화를 침전반응 및 혼탁반응시켜 관찰하는 것
- TTT법, ZTT법, CCF법

17 사구체여과율검사(GFR)
$$CCr\left(\frac{mL}{min}\right) = \frac{\text{요 중 } creatinine \text{ 농도} \times 1\text{분간 요량}}{\text{혈중 } creatinine \text{ 농도}} \times \frac{1.73(\text{성인 평균 체표면 면적})}{\text{개인 체표면 면적}}$$

18 알도스테론(aldosterone)
- 부신겉질호르몬
- 세뇨관에서 Na 재흡수 촉진

19 5-hydroxyindole acetic acid(5-HIAA)
- tryptophan을 원료로 혈중으로 분비되는 serotonin의 대사산물
- 요 중으로 배설

20 루미놀(Luminol)
- 산화하면 화학발광. 즉, 형광을 발생
- 혈액(hemoglobin & hemin)에 예민하게 발광
- 혈흔 감식에 사용

21 혈당검사
- HbA_{1c} : 2~3개월간의 혈당농도 반영
- fructosamine : 1~3주간의 혈당농도 반영

22 단백질 전기영동 분획에 따른 성분
- albumin
- $α_1$-globulin : HDL($α_1$-lipoprotein)
- $α_2$-globulin : haptoglobin, ceruloplasmin, glycoprotein
- $β$-globulin : LDL, VLDL, transferrin, hemoglobin, complement, CRP
- $γ$-globulin : IgG, IgA, IgM, IgD, IgE

23 요 산
- purine body의 최종 대사산물
- 통풍 : 고요산혈증으로 발생

24 비색광도계별 광원의 종류
- 분광광도계 : Tungsten lamp, Halogen lamp
- 형광광도계 : Xenon lamp, Mercury lamp
- 원자흡광광도계 : Hollow cathode lamp

25 약물의 종류
- 강심약 : Digoxin, Digitoxin
- 항부정맥약 : Quinidine
- 항천식약 : Theophylline
- 항우울약 : Imipramine, Desipramine
- 항조울병약 : Lithium
- 면역억제제 : Cyclosporin, Tacrolimus

26 bilirubin 측정법
bilirubin + Diazo 시약 + methanol → azobilirubin (pink, 적자색)

27 LDH의 성질

구 분	정반응 (Lactic acid → Pyruvic acid)	역반응 (Pyruvic acid → Lactic acid)
최적 pH	pH 8.8~9.8 (pH 9.5)	pH 7.4~7.8 (pH 6.0~8.5)
기 질	Lactic acid	Pyruvic acid
보조효소	NAD	NADH
저해제	EDTA, Borate(Sodium boric acid), Oxalate	

28 시험지법의 잠혈반응 검사 원리

blood + H_2O_2 + TMB(tetramethylbenzidine)

heme(peroxidase reaction)

⬇

H_2O + oxidized TMB

29 시험지법의 아질산염(Nitrite) 검사
- 비뇨기계 세균감염 여부 확인
- 임상적으로 유의한 요 중 세균수 : 10^5/mL

30 질환에 따른 비정상 결정형 침사의 종류
- Leucine : 간장 손상 시 산성뇨에 출현
- Tyrosine : 심한 간 손상 시 산성뇨에 출현
- Cystine : 선천적 아미노산 대사장애 시 산성뇨에 출현

31 신장 및 요로계 질환
- Indicanuria : tryptophan의 비정상적인 분해로 요에서 농도 증가
- Porphyrinuria : heme 합성경로에 관여하는 효소의 선천적인 결손이나 후천적 저해로 전구물질 중 하나인 porphyrin이 축적
- Phenylketonuria : phenylalanine hydroxylase의 결핍으로 phenylalanine을 tyrosine으로 전환할 수 없어 중간 대사산물들이 축적
- Alkaptonuria : homogentisic acid oxidase의 결핍으로 대사가 안 된 homogentisic acid(흑색색소)가 축적
- Melanuria : melanin(멜라닌, 흑색색소)이 소변에 함유

32 요의 실온 방치 시 성분변화
- 증가 : 색깔(진한 황색), 혼탁도, 암모니아 냄새, pH(알칼리화), 세균, nitrite
- 감소 : glucose, urobilinogen, bilirubin, ketone body

33 ascorbic acid 검사의 임상적 의의
- 요당, 잠혈반응, 빌리루빈, nitrite, leukocyte esterase 검사에서 위음성을 일으킴
- 요단백 검사에서 위양성을 일으킴
- ※ 요시험지에 쓰이는 검사법 기준으로 해석 필요

34 혈당의 신역치는 160~180mg/dL 이상일 때 소변으로 포도당이 배설된다.

35 방사성 동위원소의 반감기
- ^{14}C : 5,730년
- ^{51}Cr : 27.8일
- ^{125}I : 60.1일
- ^{99}Tc : 6시간
- ^{133}Xe : 5.27일

36 면역방사계수측정법(IRMA)
- 특이물질 : antigen
- 표지물질 : antibody
- 비경쟁적 반응

37 감마선 계측기에 쓰이는 ^{125}I, ^{131}I, ^{57}Co, ^{59}Fe를 생각하면 된다.

38 ② ^{131}I : 갑상샘 검사 및 치료
① ^{14}C : 연대 측정
③ ^{32}P : 진성다혈구증 치료
④ ^{57}Co : Schilling test
⑤ ^{51}Cr : 적혈구 수명 측정

혈액학(39~73)

39 그물적혈구
- 정상 성인의 참고치 : 20,000~80,000/μL
- 골수에서 1~2일 존재한 후 순환혈액에서 1~2일이 지나면 성숙적혈구가 된다.
- 초생체 염색에서 그물구조(ribosome의 RNA)가 관찰된다.
- Wright 염색에서 다염성 적혈구(청회색)로 관찰된다.
- 적혈구의 조혈기능이 항진되었을 경우 그물적혈구가 증가한다.
- 재생불량성 빈혈은 범혈구 감소증이 특징이며, 골수기능 저하 → 조혈모세포 수 감소 → 그물적혈구 감소로 이어진다.

40

운반물질	운반단백질
Iron(Fe^{3+})	Transferrin
Hemoglobin $\alpha\beta$ dimer	Haptoglobin
Metheme	Hemopexin
Bilirubin, Metheme	Albumin

41 지중해빈혈(Thalassemia)
- 작은 적혈구(microcytic), 저색소성(hypochromic)
- anisocytosis, poikilocytosis, basophilic stippling, target cell, Howell-Jolly body, siderocyte 관찰
- 혈색소 합성 저하 : 혈색소 1분자의 polypeptide chain 중의 하나가 제대로 합성되지 못 함 → beta-chain의 손상이 흔하여 beta-thalassemia라 부름
- 혈색소의 전기영동 : HbF(40~60%), HbA_2 증가
- RBC의 삼투압 취약성 감소 : 표적적혈구 증가
- 그물적혈구 증가

42 호염기구는 히스타민 과립을 함유하고 있다.

43 백혈구 성숙 시 특징
- 핵의 염색질은 거칠고 농축
- 핵은 청자색
- 세포의 크기와 N/C ratio 감소
- 핵소체는 소실

44 Döhle body
- 호중구의 세포질에 연청색 봉입체
- 소체는 ribosome RNA
- 중증 감염 시 독성과립과 함께 Döhle body 관찰
- 세균 감염, 화상, 암, 재생불량성빈혈 및 중독증에서 관찰

45 혈소판
거핵모구 → 전거핵구 → 거핵구 → 혈소판 단계로 생성되며, 생성기간은 4~5일이다. 1개의 거핵구에서 평균 1,500~2,000개의 혈소판을 생산·방출한다. 혈소판의 수명은 8~12일이며, 체내 혈소판의 2/3는 순환 혈액에 있고 나머지 1/3은 비장에 체류하며, 비장이 없는 경우 90%가량의 혈소판이 순환혈액에 존재한다. 혈소판이나 적혈구 수명 측정에 주로 chromium 51(51Cr)을 사용한다.

46 ⑤ 펠거-휴에트이상 : 백혈구의 핵이 비정상적으로 2개로 나뉜 형태로, 호중구에서 관찰된다. 상염색체 우성 유전 방식으로 유전된다.
① 독성과립(Toxic granule) : 염증이나 중증감염 시 호중구에서 될소체(Döhle body)와 관찰된다.
② 하월-졸리소체(Howell-Jolly body) : 비정상적인 적혈구 내 DNA 잔여물로, 비장 기능 저하와 관련이 있다.
③ 될소체(Döhle body) : 호중구의 세포질 내 소체로, 감염과 염증 시 나타난다.
④ 하인츠소체(Heinz body) : 산화적 스트레스에 의해 손상된 헤모글로빈의 응집체로, 적혈구 내에서 관찰되는 소체이다.

47 다발골수종에서 형질세포와 함께 적혈구가 원통 모양으로 차곡차곡 쌓여있는 연전형성이 관찰된다. 다발골수종은 혈중 섬유소원 감소, γ-globulin의 증가로 적혈구의 연전형성을 촉진하며, ESR이 현저히 증가한다. 환자의 약 50%의 Bence-Jones 단백뇨 검사에서 양성이 나온다.

48 Dual esterase stain
비특이적 esterase와 특이적 esterase에 동시에 모두 염색되는 염색법이다. 단구계 세포에 강한 반응을 보이는 비특이적 esterase 염색법 중 α-naphthyl butyrate를 기질로 사용하는 염색법과 골수구계 세포에 강한 반응을 나타내는 염색법인 AS-D chloroacetate를 기질로 사용하는 특이적 염색법을 동시에 사용한다. 특히, 급성골수단구성백혈병(FAB-M4)의 진단에는 이중염색법이 유용하다.

49 Smudge cell 또는 Basket cell은 CLL에서 잘 관찰된다.

50 Thrombin time
- 섬유소원(fibrinogen)의 기능적, 양적 이상을 알아보는 검사
- 검사원리 : plasma+thrombin → 응고시간 측정
- 참고치 : 22초 이하
- fibrinogen 농도 감소 : 저섬유소원 혈증, DIC, 간손상
- fibrinogen의 기능적 이상 : 이상섬유소원 혈증

51 이차적혈구증가증(Secondary polycythemia)의 원인은 erythropoietin의 증가이며, 그 원인으로 혈액 내의 산소포화도의 감소 or 산소운반능력 감소의 경우와 간·뇌하수체 등의 종양, 신장암, 쿠싱증후군의 경우가 있다.

52 혈우병 A는 VIII인자(Antihemophilic factor A)의 영향을 받는다. Hemophilia A(고전적 혈우병)에서 VIII인자 결핍 또는 결손 시 내인계인자 검사인 aPTT가 연장된다.

53 정상성인의 혈색소
- 구성 : HbA$_1$ 95% / HbA$_2$ 2~3% / HbF 1~2%
- HbA$_1$
  - 출생 6~16개월 후부터 주된 성인의 혈색소가 된다.
  - 2개의 α-chains와 2개의 β-chains로 구성되며, $\alpha_2\beta_2$로 표시한다.
- HbA$_2$
  - 출생 12개월 후부터 전체 혈색소의 2~3%를 차지한다.
  - 2개의 α-chains와 δ-chains로 구성되며, $\alpha_2\delta_2$로 표시한다.
- HbA$_1$과 HbA$_2$의 비율은 30 : 1이다.

54
Westergren ESR 검사 시 blue tube의 Sod.citrate 항응고제를 사용한다(항응고제 : 혈액 비율＝1 : 4).

55
CML은 필라델피아 염색체가 양성이며, LAP(Leukocyte Alkaline Phosphatase) score가 낮다. 미성숙 백혈구(골수모구, blast)가 30% 이상 나타나는 것은 급성백혈병의 특징적인 소견이다.

56
④ 헤마토크리트(Hct)는 전혈 중 적혈구가 차지하는 백분율(%)이다.
빈혈 환자는 적혈구가 부족하므로 Hct가 감소하고, 반면 진성적혈구증가증에서는 적혈구가 많으므로 Hct는 증가한다. 정상성인의 평균 Hct는 남자 45%, 여자 39%로 남성이 더 높다.

57 자동혈구측정기에서 혈소판 측정 시 흔한 문제 : 혈소판의 응집반응
혈소판의 위성현상은 EDTA tube를 사용할 때 호중구 주위에 혈소판이 위성 모양으로 부착하는 현상이다. 이때 자동혈구측정기에서는 혈소판을 측정하지 못하여 일시적으로 혈소판 감소로 나타나지만 말초혈액 smear를 통해 수기로 측정하면 정상수치로 보정된다. 또는 EDTA 항응고제가 아닌 Sod.citrate 항응고제를 사용하면 혈소판 위성현상이 사라지면서 혈소판 수가 정상으로 측정된다.

58
Aspirin 복용환자는 혈소판의 thromboxane A$_2$ 생성이 억제되어 혈소판 기능이 저하되므로 출혈시간이 연장된다.

59
Sudan black B 염색에서 흑색의 양성반응을 보이는 것은 지질을 함유한 과립구계 세포이다. 급성백혈병(AML과 ALL) 감별에 활용된다.

60 산란광
- 전방 산란광 : 빛의 산란으로 혈구수와 세포 크기를 추정
- 측방 산란광 : 세포의 구조를 추정

61 Donath-Landsteiner 검사
- 발작성한랭혈색소뇨증(PCH) 환자의 혈청 내에서 Donath-Landsteiner antibody(용혈항체)가 존재하는지 확인하는 검사이다.
- 검사의 원리 : Donath-Landsteiner 한랭항체는 한랭 시에는 적혈구에 결합하며 다시 37℃로 가온하면 용혈을 일으킨다.
- Donath-Landsteiner 항체는 2개의 온도에서 용혈되는 2상성(二相性) 용혈항체이다. IgG의 냉식항체에서 P식 혈액형 특이성을 갖는다.

62
Rh 음성이라는 것은 anti-D에 반응하는 D항원이 없다는 의미이므로, 정답은 ⑤이다.

63 CPDA-1
- 유효기간 : 35일
- 성분 : Trisodium citrate, Citric acid, Dextrose, Sod.phosphate, Adenine
- 기존 CPD의 유효기간 21일에서 Adenine이 추가되어 35일로 연장

64 백혈구여과제거혈액
- 수혈 후 발열성 비용혈반응 예방
- 거대세포바이러스(CMV ; Cytomegalovirus) 예방
- HLA 동종면역에 의한 수혈불응증 예방이 가능하므로 다음과 같은 환자에게 투여한다.
  - 면역기능이 저하된 환자
  - 바이러스 감염 예방을 위해 면역억제제를 투여받고 있는 장기이식 환자
  - 백혈병 등의 혈액질환 환자 등

65 ABO 검사
2~5% 환자 혈구부유액 사용(주로 A cell 3% 혈구부유액, B cell 3% 혈구부유액을 만들어 사용)

혈청형 검사
피검자 2~5% 혈구부유액 + 시약 각 1방울 → 3,400rpm, 15초 → 응집 또는 용혈 확인

66 혈소판은 흔들리는 인큐베이터 교반기에서 20~24℃ (실온), 5일간(120시간) 보관 가능하다.

67 신생아 교환 수혈 시
- 1차 교차시험 : 산모의 혈청 + 공혈자의 혈구 → 항글로불린 검사법까지 시행
- 2차 교차시험 : 신생아 혈청 + 공혈자의 혈구

68 anti-A와 anti-B는 자연항체이고, 식염수액에서 응집하는 완전항체이며, IgM 항체이다. 대개 한랭항체로 태반을 통과하지 못한다.

69 이식편대숙주병
장기이식을 하는 경우 환자(숙주)의 거부반응을 막기 위하여 면역억제제를 사용하면 반대로 이식된 장기 쪽의 림프구가 숙주의 체내에 살아남게 되어(engraftment) 세포매개성 세포독성으로 여러 장기의 세포를 공격하여 치명적 증상을 일으키는 질환이다.

사람백혈구 항원(HLA ; Human Leukocyte Antigen)
- 자가세포를 구별하여 유전, 친자 확인에 활용
- 장기이식 후 이식편대숙주병 등을 유발할 수 있음
- 장기이식 시 여러 공여자의 HLA형을 시험하여 적합한 HLA형을 결정하고, 이식거부 반응을 예방하기 위해 반드시 시행해야 함

70 동결해동적혈구
- 적혈구를 급속동결법(-150~-196℃)으로 동결시켰다가 필요시에 항온(37℃) 수조에 해동하여 사용
- 장기간 적혈구를 보존할 필요가 있는 희귀혈액의 경우
- 자가수혈용 혈액을 장기간 보관할 경우에 사용

71 자가대조
- 자가대조를 하는 목적은 자가항체 존재 유무를 확인하기 위함이다.
- 자가대조 시 시험관 구성은 수혈자의 혈구와 수혈자의 혈청이다.

72 최대혈액신청량(MSBOS ; Maximum Surgical Blood Order Schedule)
- 수혈에 필요한 혈액을 수술 72시간 전에 type & screen을 해두고, 수술 중 수혈이 필요하다고 생각될 때 간단한 주교차 시험만 실시하여 수혈한다.
- 교차시험 비율 C/T ratio는 1 : 1이 이상적이나 최대 2.5를 넘지 않도록 한다.

73 전혈 운반 시 10℃ 이하에서 운반한다.

임상미생물학(74~115)

74 mecA 유전자는 세포벽 합성을 저해하는 β-lactam계 항생제 내성과 연관된 유전자이다. penicillin, methicillin, oxacillin계 항생제 등에 내성으로 MRSA(methicillin-resistant Staphylococcus aureus)가 이에 해당한다.

75 *S.pyogenes* 감별실험
- Bacitracin 감수성
- PYR test 양성

S.agalactiae 감별실험
- CAMP test 양성
- Sodium Hippurate 양성

76 *Moraxella catarrhalis*
- 그람음성 쌍알균
- 탄수화물 비분해(*Neisseria spp.*와의 차이점)
- DNase 양성(*Neisseria spp.*와의 차이점)

77 항혈청 검사(widal test)에서 *Salmonella typhi*와 *Salmonella paratyphi C*는 Vi antigen에 의해 응집된다.

78 *Proteus vulgaris*와 *Proteus mirabilis*의 감별점

시 험	*P.vulgaris*	*P.mirabilis*
Indole	+	−
Ornithine	−	+
Citrate	−	+

79 *Yersinia enterocolitica* 분리배지
CIN agar : 분홍색 집락(mannitol 분해), bulls eye(소 눈) 형태

80 *Vibrio cholerae*의 증균배지와 선택배지
- 증균배지 : pH 8.4 Alkaline peptone water
- 선택배지 : TCBS agar

81 산소성 그람음성 막대균
- *P.aeruginosa* : oxidase 양성, 운동성, 42℃ 발육, 포도향
- *S.maltophilia* : oxidase 음성, 운동성
- *A.baumannii* : oxidase 음성, 비운동성, 44℃ 발육

82 *Haemophilus spp.*별 요구하는 발육인자
- *H.influenzae* : X, V
- *H.aegyptius* : X, V
- *H.haemolyticus* : X, V
- *H.ducreyi* : X
- *H.parainfluenzae* : V
- *H.aphrophilus* : 둘 다 요구 안 함

83 *Bordetella pertussis*
- 그람음성 알막대균
- 선택배지 : Bordet-Gengou agar(수은방울 모양)
- 백일해 원인균

84 *B.anthracis* & *B.cereus* & *B.subtilis* 감별점

시 험	*B.anthracis*	*B.cereus*	*B.subtilis*
병원성	탄저균	식중독	안 염
Hemolysis	−	β	β
motility	−	+	+

85 Thioglycollate broth는 혐기성 배지이며, 실온보관이 가능하다.

86 *Clostridium tetani*
- 그람양성 막대균
- 무산소성
- 단재성 아포(북채 모양), 무협막
- 주모성 편모(운동성)
- 탄수화물 비발효
- 파상풍균

87 *Bacillus stearothermophilus*는 아포를 생성하는 균으로 멸균 방법에 대해 가장 내성이 큰 표준화된 세균이다.

88 Gram stain은 peptidoglycan층의 두께에 따른 탈색 속도의 차로 그람양성균과 그람음성균을 비교한다.

89 항균제의 작용기전 및 종류
- 세포벽 합성 저해 : β-lactam계(penicillin, cephalosporin, monobactam, carbapenem 등), Glycopeptide계(vancomycin, teicoplanin 등)
- 단백질 합성 저해 : Aminoglycoside계, MLS계(Macrolide, Lincosamide, Streptogramin), Tetracycline계, Chloramphenicol
- 핵산 합성 저해 : Quinolone계, Fluoroquinolone계
- 물질대사경로 저해 : Sulfonamide, Trimethoprim
- 세포질막의 투과성 변화 : Polypeptide계, Colistin

90 Methyl Red test
- 포도당을 분해하여 강산을 생성하는지 알아보는 시험
- methyl red : 양성은 적색(pH 4 이하), 음성은 황색

91 Weil-Felix 판정

사용 균종	원인 병원체	질 환
Proteus OX-19	R.prowazekii	발진티푸스
Proteus OX-19	R.typhi	발진열
Proteus OX-19	R.rickettsii	록키산홍반열
Proteus OX-2		
Proteus OX-K	R.tsutsugamushi	양충병 (털진드기병)
	R.sennetsu	선 열

92 운동성 시험을 위한 반고체 배지의 agar 함유량은 0.5%이다.

93 그람음성 알막대균별 주요질환
- *H.influenzae* : 화농성 수막염(특히 4세 이하 소아)
- *H.ducreyi* : 연성하감, 궤양성 성병
- *L.pneumophila* : 재향군인병, 폰티악열
- *B.pertussis* : 백일해
- *G.vaginalis* : 질 감염
- *P.multocida* : 국한성 감염, 폐 감염, 패혈증 등의 전신성 감염
- *B.melitensis* : 파상열

94 *V.vulnificus*는 어패류에서 창상감염을 일으키며, lactose를 느리게 분해하여 ONPG 양성이다.

95 나선균별 주요질환
- *C.jejuni, C.coli* : 장염, 설사, 식중독
- *C.fetus* : 간경변 등
- *H.pylori* : 위궤양, 위염
- *Spirillum* : 서교증
- *T.pallidum* : 경성하감(매독)
- *Borrelia* : 재귀열, 라임병
- *L.interrogans* : Weil's병(출혈성 황달)

96 고압증기멸균은 아포 생성균을 멸균하기에 적합하며, 실험실에서 자주 사용하는 멸균법이다.

97 피부사상균
- *Microsporum* : 타원형 또는 방추형 대분생자, 적은 곤봉형 소분생자(*M.canis* : Wood's lamp에서 녹황색 형광색소)
- *Epidermophyton* : 곤봉형 대분생자, 소분생자 없음
- *Trichophyton* : 연필 모양 대분생자, 많은 포도송이 모양 소분생자

98 *Fusarium oxysporum*
- 격막형성 진균
- 대분생자가 바나나 또는 실린더 모양

99 Potassium hydroxide(KOH) 표본 제작법은 세포들의 keratin을 녹여서 진균 관찰이 용이하다.

100 Influenza virus는 Orthomyxoviridae에 속하는 외피 보유 RNA virus이다.

101 Rubella virus
- 외피 보유 RNA virus
- 홍반성 구진, 림프절 비대 발생
- 임산부 감염 시 태아에게 선천성 이상 유발

102 간염바이러스의 감염경로
- HAV : 경구감염
- HBV : 체액, 혈액
- HCV : 혈액

103 말라리아 생활사
- 사람 체내(in RBC) : 무성생식
- 모기 체내 : 유성생식
- 유성생식 순서 : 암컷&수컷 수정 → 접합체(Zygote) → 운동접합체(Ookinete) → 낭포체(Oocyst) → 포자소체(Sporozoite)

104 셀로판후층도말법에서 malachite green은 검경 시 사용하며, 충란 감별을 용이하게 한다.

105 회충의 충란 형태
- 수정란 : 3개층(단백질 외막, 키틴막, 지질막), 돌기상의 알부민
- 불수정란 : 지질막 X, 불규칙적 얇은 단백막, 내부 굴절성 과립
- 탈각란 : 단백질 외막 소실
- 이상란 : 구충제 복용 후 또는 기타 자극에 의한 불규칙 형태
- 자충포장란

106 E rosette
- 사람의 T cell과 양의 적혈구(E)가 결합활성을 나타내는 현상
- T cell의 검출과 분리에 사용

107 디죠지증후군(Di George syndrome)은 22번 염색체의 부분 결손으로 인해서 생기는 복합질환으로, 흉선발달 저하와 T세포 면역 결핍 소견을 보인다.

108 임산부의 요에서는 HCG 호르몬이 대량 방출된다. 마지막 월경으로부터 약 24일경에 검출이 가능하며 40~60일 사이에 최고도에 달하고 120일째부터 혈중 농도와 평행을 유지한다.

109 MHC class I은 유핵세포에서 발현되어 CD8$^+$ T cell(C_T T cell)을 자극시키고, MHC class II는 항원제시세포에서 발현되어 CD4$^+$ T cell(C_H T cell)을 자극시킨다. 대표적인 항원제시세포에는 macrophage, dendritic cell, B cell 등이 있다.

110 보체의 활성화 과정

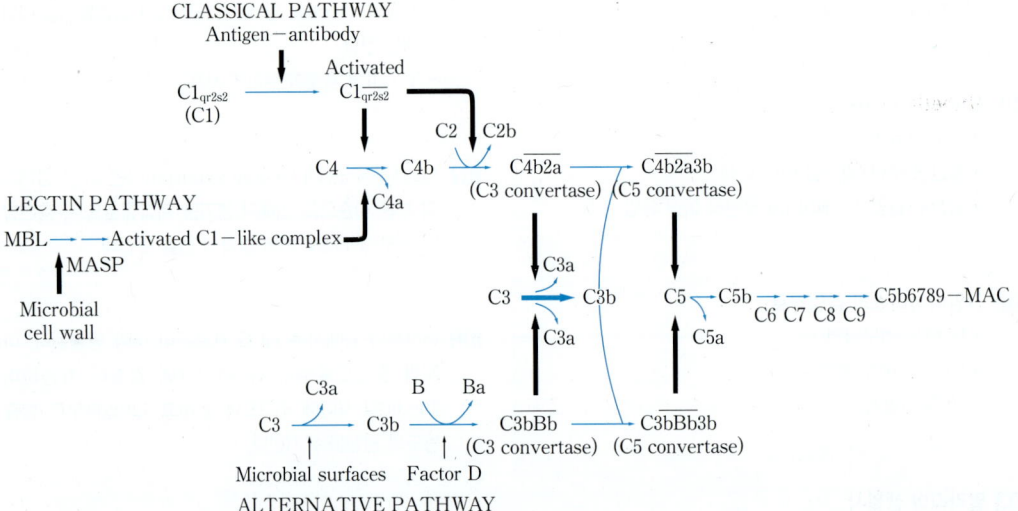

절단된 C4의 조각인 C4b와 C2의 조각인 C2a는 C4b2a 복합체를 형성하여 C3 전환효소가 됨 → C3 전환효소가 C3를 절단하여 C3a와 C3b 조각으로 나눔 → 이 중 C3b 조각이 C3 전환효소(=C4b2a)에 결합하여 C5 전환효소(=C4b2a3b 복합체)를 형성하고, 전환효소는 C5를 절단하여 C5a, C5b의 두 조각으로 나눔

111 과민반응의 종류
- 제1형 : IgE 연관, 알레르기와 아토피(예 천식, 아나필락시스 등)
- 제2형 : IgG 또는 IgM 연관, 항체매개 과민반응 (예 수혈반응, 태아적모구증, 자가면역용혈빈혈 등)
- 제3형 : 면역복합체 매개 과민반응(예 아르투스 반응, 사구체신염, 류마티스관절염, 전신홍반루푸스 등)
- 제4형 : T 림프구 연관, 지연형 과민반응(예 접촉성 피부염, 이식거부반응, 투베르쿨린 반응 등)

112 간염 바이러스
- HAV : 경구감염, 백신 있음
- HBV : 체액과 혈액감염, 백신 있음
- HCV : 혈액감염, 백신 없음
- HDV : HBV가 있어야 감염, HBV 백신으로 예방
- HEV : 경구감염, 백신 없음

113 형질세포(Plasma cell)
B cell이 항원자극을 받아 증식·분화한 세포로서 비장이나 림프절 등의 2차 림프계 조직, 골수, 전신의 결합조직에 분포하며 항체를 생성한다. 주로 IgG, IgA, IgE를 합성한다.

114 HIV
- gp120은 숙주세포의 CD4를 인식
- $CD4^+$ T cell : $CD8^+$ T cell의 비율이 1.0 미만으로 감소
- 호중구 감소
- gp41은 막융합에 이용

115
즉시형 과민반응은 제1형 과민반응이다. IgE는 비만세포를 감작시켜 항원을 인식하고, 비만세포가 탈과립화되어 매개물질이 발생한다. 비만세포는 히스타민, 세로토닌, 헤파린을 함유한다.

제5회 모의고사(3교시) 해설

문제 P. 246

>>> 정답 확인

01	③	02	⑤	03	①	04	⑤	05	②	06	①	07	④	08	③	09	②	10	④
11	⑤	12	①	13	④	14	③	15	①	16	①	17	②	18	⑤	19	④	20	③
21	③	22	①	23	⑤	24	②	25	⑤	26	①	27	③	28	④	29	①	30	①
31	③	32	④	33	②	34	③	35	①	36	①	37	③	38	④	39	⑤	40	⑤
41	①	42	④	43	④	44	⑤	45	②	46	①	47	③	48	②	49	④	50	②
51	①	52	③	53	⑤	54	②	55	②	56	①	57	⑤	58	②	59	③	60	④
61	③	62	①	63	②	64	⑤	65	③										

조직·세포병리검사 (1~16)

01 조직별 Gross cutting 방법
- 위 : 대만부를 가위로 절개하고 코르크판에 잘 펴서 곤충핀으로 고정
- 자궁 : 전방벽에서 T자형으로 절개하고, 자궁강을 양쪽 난관각까지 절개하여 고정
- 신장 : 피질, 수질, 신우가 동일 절편에 나타나도록 수직 또는 수평방향으로 조직편을 절취
- 폐 : 기관지 관 내로 고정액을 주입 또는 기관지를 절개하여 병소를 관통하는 절단면을 만든 다음 고정
- 충수 : 중앙위쪽과 중앙부근에서 각 1개씩의 가로단면 조직편 채취 및 끝부분 1/3을 긴축에 평행하게 세로단면 조직편을 채취
- 안구 : 즉시 고정한 후에 전후방축, 수평축, 수직축을 측정하고 시신경 절단부위의 길이를 기록한 다음 면도날로 후방에서 전방을 향하여 절개

02 생검의 종류
- 표층생검 : 외과용 칼, 면도날로 돌출된 종양의 작은 조직편만 얇게 잘라냄
- 원추생검 : 암이 발견된 자궁경부 조직을 원추 모양으로 조직을 절제
- 근생검 : 겸자를 이용한 절취
- 침생검 : 특수바늘을 이용하여 조직채취(예 간, 신장, 유방, 갑상샘 등)
- 펀치생검 : 특수한 절제겸자를 사용하여 이상조직 채취

03 Verhoeff stain
- 탄력섬유 : 흑색
- 분별제 : ferric chloride

Van Gieson stain
- 교원섬유 : 적색(acid fuchsin)
- 근섬유 : 황색(picric acid)

04 Mucicarmine stain
- 상피성 점액 증명 : 적색
- *Cryptococcus neoformans* 증명(피막염색) ↔ GMS stain과 PAS stain은 균체염색

05 상피세포의 종류

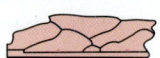
단층편평상피
simple squamous

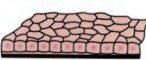
단층입방상피
simple cuboidal

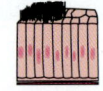
단층원주상피
simple columnar

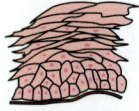
중층편평상피
stratified squamous

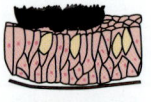
거짓중층원주상피
pseudostratified columnar

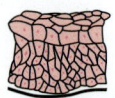
이행상피
transitional

06 본 사진은 거짓중층섬모원주상피세포이다. 바닥막에 접촉하는 원주세포, 상피표면까지 도달하지 못하는 바닥세포 등이 이루어져 본 모습을 나타내게 된다. 점액을 분비하는 술잔세포(goblet cell)도 같이 관찰된다. 코인두, 기관지 등 호흡기계 조직에서 볼 수 있다.

07 셀로이딘 포매
- 용매제로 무수에탄올과 에테르 혼합액 사용
- 클로로포름에 경화
- 활주식 박절기 사용
- 조직의 위축과 경화를 피할 수 있음
- 큰 검체의 포매 가능
- 얇은 박절이 어려움(약 15μm 이상)
- 절편을 유리슬라이드에 붙이지 않고 다루어야 함

08 본 사진은 Routine 10단계(고정~봉입)에서 염색을 자동으로 해주는 장비로, 각 단계별로 well을 넘어가면서 염색을 진행한다.
※ 각 단계별 장비 모습 알아두기

09 본 사진은 탈회를 물리적 방법으로 알아보는 것이다. 탈회는 뼈조직의 칼슘 성분을 제거하여 조직을 연화시키는 과정이다.
- 물리적 확인법 : 꺾어보기, 핀이나 칼로 찌르거나 베어보기
- 화학적 방법 : 탈회액에 5% Ammonium oxalate를 첨가하여 혼탁 여부 확인하기

10 면역조직화학법(또는 면역세포화학법)
- 직접법 : 항체 자체에 형광이나 효소가 표지
- 간접법 : 2차항체에 형광이나 효소가 표지

11 본 사진은 액상세포검사법(Thinprep법)에 관한 것이다. 환자로부터 세포검체를 채취 후 보존액에 분산시켜 단층도말표본을 만들어 검사한다.
- 과정 : 채취 → 분산 → 수집 → 이전 → 염색

12 본 사진은 *Actinomyces* 감염 시 여성에게서 볼 수 있는 털뭉치소체(Gupta body)이다.

13 여성이 *Candida albicans*에 감염되면 표본에서 거짓균사나 포자를 관찰할 수 있다.

14 HSIL은 세포질이 정상적인 중간세포보다 작거나 거의 완전한 부재 사이에서 크기가 다양하다. 세포질의 양은 dyskaryosis(CIN2 & CIN3)를 구분하는 주요 특징이다. LSIL보다 덜 성숙하기 때문에 N/C 비율이 더 높다. HSIL의 핵은 세포 직경의 50% 이상을 차지한다.

15 ① 본 사진은 응고괴사가 일어난 신장이다.

괴사
- 응고괴사 : 핵은 사라지지만 세포 윤곽은 수일간 보존된다. 저산소증 때문에 세포가 죽을 때 뇌를 제외한 모든 조직에서 볼 수 있다.
- 액화괴사 : 단백질이 적고 지방조직이 많을 때 발생한다. 뇌의 저산소증 손상 때 볼 수 있다.
- 치즈괴사(=건락괴사) : 결핵병터와 만성육아종성 염증에서 볼 수 있다.
- 지방괴사 : 급성 췌장염 환자에서 볼 수 있다. 췌장의 지방분해효소가 복강 내로 유출되면 지방세포가 죽어 석회화된다.

16 염색체 구조의 이상 유형
- 전위 : 한 염색체의 분절이 다른 염색체 위치로 이동
- 결손 : 염색체 일부가 상실
- 역위 : 한 염색체의 두 곳이 절단되어 생겨난 분절이 같은 염색체 내에서 180도 바뀌어 재배열
- 고리염색체 : 염색체의 양끝이 잘린 후 손상된 양끝이 융합하여 고리 모양이 만들어짐
- 등위염색체 : 염색체의 한쪽 팔이 모두 소실되고 다른 한쪽 팔이 중복

임상화학검사(17~32)

17 Lambert-Beer's 법칙에 기반한 농도와 흡광도의 관계 그래프이다. 농도와 흡광도는 비례한 관계를 가진다(농도와 투과율은 반비례 관계). x축과 y축 끝의 단위나 명칭을 보고 유추할 수 있다.
- A : Absorption
- mg/% : 농도

18 본 사진의 기구는 Hollow cathode lamp이다. 원자흡광광도계에 쓰인다.
※ 원자흡광광도계 특징 알아두기

19 삼투압 측정은 빙점 강하의 원리를 이용한 것이다.
※ 그래프의 단어 알아두기

20 본 그래프는 X-R 관리도법의 Upward trend를 나타낸 것이다. 이는 표준액의 희석이 주된 원인이다.
- Downward trend : 표준액의 농축
- Upward trend : 표준액의 희석

21 정상인의 HbA_{1c}는 4~6%가 나온다.

22 혈액가스검사는 pCO_2, pO_2, pH, $pHCO_3$ 등을 검사하여 산-염기 평형이상을 확인한다.
- 주사기에 heparin 함유

23 CK-MB는 심근경색의 biomarker이다.
※ 타 질환별 biomarker 알아두기

24 LD isoenzyme별 특징
- LD1 유래장기 : 심장, 적혈구
- LD2 유래장기 : 신장, 적혈구
- LD3 유래장기 : 폐, 비장, 갑상샘
- LD4 유래장기 : 위, 종양, 태반
- LD5 유래장기 : 간, 골격근
※ 타 효소 동종효소별 특징 더 알아두기

25 대표적인 면역억제제로 Cyclosporine, Tacrolimus가 있다.
※ 타 질환별 약물 종류 더 알아보기

26 모세관 전기영동을 나타낸 것이다.
- 원리 : 전기삼투

27 glucose는 glucose oxidase와 peroxidase 두 효소를 이용하여 검사한다.
※ 타 항목의 화학적 검사 더 알아두기

28 지방원주(fatty cast)는 Sudan Ⅲ로 염색 시 적색이 된다. Sudan Ⅲ는 지방을 염색하는 염료이다.
※ 타 원주(cast)별 특징 더 알아두기

29 요를 실온에 방치 시 성분변화
- 증가 : 혼탁도, 암모니아 냄새, pH, 세균, nitrite
- 감소 : glucose, urobilinogen, bilirubin, ketone body

30 가이거계수기는 검사실 오염 여부를 확인하는 방사능측량계이다.

31 개인피폭선량계(포켓선량계)는 펜과 모습이 비슷하다.

32 renin은 신장의 토리곁세포에서 분비되는 단백분해효소이다. angiotensinogen을 angiotensin으로의 전환을 촉매하여 혈압을 조절한다.

혈액학검사 (33~48)

33 채혈 tube color별 검사 항목

tube색	Green	Violet	Light blue
항응고제	Heparin	EDTA	Sod.citrate
항응고 원리	항트롬빈 작용	Ca^{2+} 착염 제거	Ca^{2+} 활성 방지
특징	• 삼투압 취약성 검사 • 염색체검사 • blood gas 측정	• CBC • PBsmear • ESR 2시간 이내 검사 • 혈소판 위성현상 나타남	응고검사 (PT/aPTT)

34 낫모양적혈구(Sickle cell=Drepanocyte)
- 낫 모양의 적혈구
- 혈색소(HbS)를 포함하고 있는 세포
- 삼투압 취약성 ↓

35 그물적혈구는 Wright stain에서 회청색, 초생체염색(Supravital stain)에서 그물 모양이 관찰된다. 빈혈 시 골수조혈 기능이 항진되어 미성숙한 적혈구가 말초혈액으로 방출되면서 관찰된다.

36 세포 size를 나타내는 histogram에서 80~90fL(femtoliter)에 많이 분포하는 세포는 RBC이다.

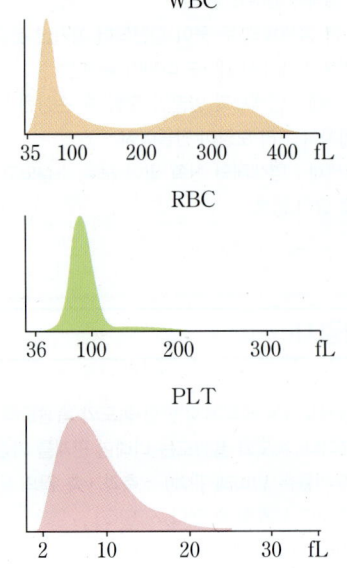

37 혈액과 달리 체액검사의 도말검경 시 세포의 비중이 낮고 세포에 많은 변형이 일어난다. cytocentrifuge(cytospin)는 체액 내 세포를 농축하여 한곳으로 모아주어 슬라이드에 잘 펴서 세포성상을 정확히 관찰할 수 있도록 하는 장점을 가진 장비이다.

38 혼합검사(Mixing Test)
환자의 혈액응고 검사 중 PT 또는 aPTT 결과가 연장될 경우 그 원인이 응고인자 결핍인지 아니면 inhibitor에 의한 것인지를 규명하기 위한 선별검사이다. 정상인의 혈장과 환자의 혈장을 동량 혼합하여 PT와 aPTT를 측정할 경우 환자의 응고인자 결핍에 의해 연장되었던 PT 혹은 aPTT 결과는 정상인의 혈장에 있는 혈액응고인자로 인하여 교정된다.

39 Kleihauer betke test는 태아의 혈색소(HbF)가 성인의 혈색소보다 산에 강하다는 것을 이용한 검사방법이다. 태아의 혈색소 fetal cell은 산에 강하여 Red로 붉게 남아 있다.

40 Bleeding time 출혈시간의 Duke법은 귓불을 란셋으로 절창을 일으킨다. 흐르는 혈액을 30초마다 여과지에 흡수시키고 혈흔이 여과지에 묻지 않을 때까지 소요시간을 측정한다.

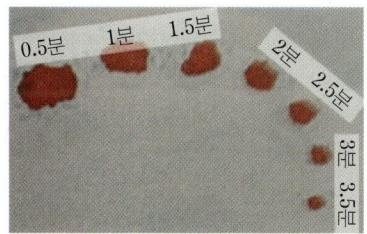

41 ① PFA-200은 혈소판 응집능 검사장비이다.

PFA 100/200 장비(Platelet Function Analyzer)
- 체내에서 발생하는 1차 지혈과정을 체외에서 시뮬레이션하여 혈소판의 기능을 확인
- collagen/EPI, collagen/ADP를 이용해 측정
- 검체 : Sod.citrate의 전혈
- 혈소판이 collagen에 부착 → 혈소판 활성을 위해 물리적 자극을 일으켜 EPI(혹은 ADP)가 혈소판을 활성화 → 응집을 유발하는 폐색 시간을 측정
- 참고치
  - collagen/EPI(81~192초) : 1차 선별용, aspirin의 영향, vWD, 혈소판 질환 검출
  - collagen/ADP(61~104초) : vWD, 혈소판 질환 검출

42 응고인자 Ⅷ만 참고치보다 현저히 감소하여 Ⅷ의 결핍인 혈우병 A를 추정할 수 있다.

43 anti-A와 응집하는 A항원, anti-B와 응집하는 B항원을 갖는 AB형 혈액형, anti-D와 응집하는 D항원을 갖는 Rh(+)형이다.

44 DiaPanel 동정 혈구는 불규칙항체동정검사(Antibody identification) 시 사용된다.

45 도나스-란트슈타이너 검사(Donath-Landsteiner Test)
- 주로 발작성한랭헤모글로빈뇨증(PCH) 진단에 사용되는 검사이다.
- PCH는 한랭용혈소(Donath-Landsteiner 항체, DL 항체)를 원인 자가항체로 하는 자가면역성 용혈성빈혈이다.
- 검사 원리 : 한랭항체는 한랭에서는 적혈구에 결합하고, 다시 37℃로 가온하면 용혈을 일으킨다.

46 자가수혈(Autotransfusion)
- 환자가 수술 전에 자신의 혈액을 미리 채혈해 두었다가 수술할 때 또는 수술 후에 다시 수혈받는 방법
- 혈색소 11.0g/dL 이상, Hct 33% 이상, 혈액비중 1.049 이상일 경우 소아도 가능
- 수술 예정일 72시간 이전에 헌혈 완료
- 단, 심장질환, 균혈증, HIV 환자는 자가헌혈 불가
- 수혈로 인해서 일어날 수 있는 수혈전파성 질환, 수혈거부반응 등 예방

47 혈액성분제제
- 농축적혈구
  - 1~6℃ 냉장고, 채혈일로부터 35일간 유효
  - 총 혈액량의 15% 이상 출혈, 적혈구 부족, 기능 저하
- 농축혈소판
  - 혈소판 교반기에서 20~24℃(실온) 5일간 보관 가능
  - 전혈로부터 4시간 이내 혈소판 분리
- 신선동결혈장
  - -18℃ 이하 냉동고에서 최대 1년 보관 가능
  - 채혈 후 6시간 이내에 분리 동결
  - 30~37℃에서 해동 후 3시간 이내에 사용
- 동결침전제제
  - -20℃ 이하의 냉동고에서 최대 1년 보관 가능
  - 37℃에서 해동 후 1시간 내에 사용
  - 칼슘제제와 혼합사용 금지

48 ABO 혈액형 검사에서 불일치 결과 혈청 측의 원인
- 혈청 중 비예기동종항체의 존재
- anti-A, B 역가 감소
- 신생아의 anti-A, B 미생성
- 항체가 너무 높은 지대현상
- 연전 형성

임상미생물검사(49~65)

49 대변배양 목적
- *Salmonella, Shigella* 검사
- *Vibrio* 검사(5~10월)
- 기타 *C.difficile* 검사 등

배양법
- Selenite broth, Tetrathionate broth : *Salmonella, Shigella*
- TCBS : *Vibrio*

50 위성현상(Satellitism)
S.aureus 집락 주변에서 *H.influenzae*가 발육하는 현상이다. BAP agar는 X factor를 제공하고 *S.aureus*는 V factor를 제공함으로써 이 둘을 모두 필요로 하는 *H.influenzae*가 *S.aureus* 주변에서 발육한다.

51 세균 감수성 검사를 위해 세균 접종량을 표준화한 것이 McFarland이다. 일반적으로 0.5 McFarland를 기준으로 한다.

52 *Erysipelothrix rhusiopathiae*는 비운동성, catalase 음성, H_2S 생성, 4℃ 미발육, 유단독이 특징이다.

53 CAMP test는 β-lysin을 생성하는 *S.aureus*와 CAMP factor를 생성하는 *S.agalactiae*가 만나 화살촉 모양의 용혈대를 생성함으로써 *S.agalactiae*를 동정하는 실험이다.

54 CLO test는 urease test로써 urease를 생성하면 phenol red에 의해 적색으로 나타난다. *H.pylori* 동정에 사용한다.

55 Ziehl-Neelsen's stain
Gram stain이 잘 되지 않는 항산성균의 염색을 할 때 쓰인다. 시약으로 Carbol-fuchsin, Acid alcohol, Methylene blue가 쓰인다. 항산성균은 적색, 다른 균 또는 세포는 청색으로 염색된다.
※ Kinyoun's stain과의 차이점 알아두기
※ Auramine-rhodamine stain 알아두기

56 DNase test
DNase 생성 유무를 관찰하는 실험으로 *S.aureus*가 양성이다. 양성 균주는 1N HCl을 가할 시 투명대 형성, Methyl green 함유배지에서 투명대 형성, 0.1% toluidine blue를 가할 시 핑크색을 나타낸다.

57 Optochin 감수성 시험은 *S.pneumoniae*를 동정하기 위한 시험으로 주로 쓰인다. *S.pneumoniae*는 Optochin에 감수성을 띤다.

58 유전물질의 전달
- 접합(Conjugation) : 성선모(sex pili)를 통해 한쪽 세균의 plasmid가 다른 쪽 세균에 전달
- 형질전환(Transformation) : 세균이 다른 세균의 DNA를 받아들여 자신의 염색체에 삽입하는 현상
- 형질도입(Transduction) : 박테리오파지가 숙주세균의 유전자 DNA의 일부를 받아들여 다른 숙주세균에 감염됐을 경우 이 유전자를 전달하는 현상

59 *Epidermophyton floccosum*
- 곤봉형의 대분생자
- 소분생자 없음
※ 피부사상균별 모양 구별 필수(*Microsporum spp., Epidermophyton spp., Trichophyton spp.*)

60 *Rhizopus*
- 균사는 주로 무격막
- 가근은 포자낭자루의 반대편에 위치
- ※ 무격막 기회감염 진균별 모양 비교 필수(*Absidia*, *Mucor*, *Rhizopus*)

61 요충
- 가장 흔한 접촉 감염성 기생충
- 어린이 감염률 높음, 집단생활에서 많이 발견
- 우리나라에서 선충류 중 가장 높은 감염률
- 충란 : 감씨 모양, 2중 난각
- 성충 : 암컷 8~13mm, 수컷 2~5mm, 두익 존재, 뾰족한 꼬리
- 셀로판후층도말법 : 충란 관찰

62 고래회충(아니사키스)
- 바다포유동물 소화관에 기생
- 제1중간숙주 : 바다새우류
- 제2중간숙주 : 해산어류
- 머리에 천치, 꼬리에 미세돌기 존재
- 물고기 내장 표면에 존재

63 Rotavirus
- ds-RNA virus
- 외피(envelope) 비보유
- 영유아 설사 원인 virus
- 수레바퀴 모양 capsid

64 선천면역
종족면역, 인종면역, 개인의 감수성, 면역차이

후천면역
- 능동면역
  - 자연능동면역 : 감염병에 전염되어 생기는 면역 (예 홍역, 장티푸스)
  - 인공능동면역 : 인공적으로 항원을 투여하여 면역체를 얻는 방법
    ⓐ 생균 : 결핵, 홍역, 볼거리, 풍진, 소아마비(sabin)
    ⓑ 사균 : 간염, 백일해, 소아마비(salk)
    ⓒ 독소형 : 파상풍, 디프테리아
- 수동면역(피동면역)
  - 자연수동면역 : 초유, 태반, 4~6개월
  - 인공수동면역 : 항체를 직접 주사, 효력 즉시
    ⓐ 회복기혈청
    ⓑ 면역혈청
    ⓒ 글로불린
    ⓓ 항독소

65 전신홍반루푸스(SLE ; Systemic Lupus Erythematosus)
- 자가면역질환
- 제3형 과민반응
- 나비 모양의 붉은색 발진
- 광 과민성
- 보체 감소
- ANA 양성
- RA 양성

제 6회

정답 및 해설

제6회 모의고사(1교시) 해설

임상병리사

문제 P. 264

>>> 정답 확인

01	⑤	02	④	03	⑤	04	④	05	⑤	06	③	07	②	08	④	09	④	10	②
11	③	12	①	13	⑤	14	④	15	④	16	③	17	④	18	①	19	②	20	①
21	①	22	④	23	①	24	③	25	⑤	26	④	27	③	28	④	29	③	30	④
31	①	32	①	33	③	34	③	35	①	36	①	37	④	38	③	39	④	40	⑤
41	③	42	②	43	②	44	④	45	④	46	③	47	③	48	③	49	③	50	⑤
51	③	52	②	53	③	54	①	55	②	56	②	57	③	58	③	59	③	60	③
61	⑤	62	③	63	④	64	③	65	③	66	③	67	②	68	③	69	③	70	①
71	④	72	②	73	②	74	①	75	②	76	②	77	③	78	⑤	79	①	80	④
81	①	82	⑤	83	④	84	③	85	①	86	⑤	87	④	88	①	89	③	90	③
91	③	92	⑤	93	②	94	④	95	②	96	②	97	④	98	②	99	④	100	②

의료관계법규(01~20)

01 기록 열람 등(법 제21조 제3항 제3호)

의료인, 의료기관의 장 및 의료기관 종사자는 환자가 아닌 다른 사람에게 환자에 관한 기록을 열람하게 하거나 그 사본을 내주는 등 내용을 확인할 수 있게 하여서는 아니 되지만 환자가 사망하거나 의식이 없는 등 환자의 동의를 받을 수 없어 환자의 배우자, 직계 존속·비속, 형제·자매(환자의 배우자 및 직계 존속·비속, 배우자의 직계존속이 모두 없는 경우에 한정) 또는 배우자의 직계 존속이 친족관계임을 나타내는 증명서 등을 첨부하는 등 보건복지부령으로 정하는 요건을 갖추어 요청한 경우 그 기록을 열람하게 하거나 그 사본을 교부하는 등 그 내용을 확인할 수 있게 하여야 한다

02 면허 조건과 등록(법 제11조 제1항)

보건복지부장관은 보건의료 시책에 필요하다고 인정하면 면허를 내줄 때 3년 이내의 기간을 정하여 특정 지역이나 특정 업무에 종사할 것을 면허의 조건으로 붙일 수 있다.

03 병원급 의료기관(법 제3조 제2항 제3호)

의사, 치과의사 또는 한의사가 주로 입원환자를 대상으로 의료행위를 하는 의료기관으로서 그 종류는 다음과 같다.
- 병 원
- 치과병원
- 한방병원
- 요양병원
- 정신병원
- 종합병원

04 면허 취소(법 제65조 제1항)
보건복지부장관은 의료인이 다음의 어느 하나에 해당할 경우에는 그 면허를 취소할 수 있다. 다만, 결격사유에 해당하게 된 경우와 거짓이나 그 밖의 부정한 방법으로 의료인 면허발급 요건을 취득하거나 국가시험에 합격한 경우 면허를 취소하여야 한다.
- 자격정지 처분기간 중에 의료행위를 하거나 3회 이상 자격 정지 처분을 받은 경우
- 면허를 재교부받은 사람이 자격정지의 사유의 어느 하나에 해당하는 경우
- 면허조건을 이행하지 아니한 경우
- 면허를 대여한 경우
- 사람의 생명 또는 신체에 중대한 위해를 발생하게 한 경우
- 사람의 생명 또는 신체에 중대한 위해를 발생하게 할 우려가 있는 수술, 수혈, 전신마취를 의료인 아닌 자에게 하게 하거나 의료인에게 면허사항 외로 하게 한 경우

05 임상병리사의 업무 범위(시행령 별표 1)
- 기생충학 · 미생물학 · 법의학 · 병리학 · 생화학 · 세포병리학 · 수혈의학 · 요화학 · 혈액학 · 혈청학 분야, 방사성동위원소를 사용한 검사물분야 및 기초대사 · 뇌파 · 심전도 · 심폐기능 등 생리기능 분야의 화학적 · 생리학적 검사에 관한 다음의 구분에 따른 업무
  - 검사물 등의 채취 · 검사
  - 검사용 시약의 조제
  - 기계 · 기구 · 시약 등의 보관 · 관리 · 사용
  - 혈액의 채혈 · 제제 · 제조 · 조작 · 보존 · 공급
- 그 밖의 화학적 · 생리학적 검사

06 면허증의 재발급 신청(시행규칙 제22조 제1항)
의료기사 등이 면허증을 분실 또는 훼손하였거나 면허증의 기재사항이 변경되어 면허증의 재발급을 신청하려는 경우에는 의료기사 등 면허증 재발급 신청서(전자문서로 된 신청서를 포함)에 서류 또는 자료를 첨부하여 보건복지부장관에게 제출하여야 한다.

07 면허의 취소 등(법 제21조 제2항)
의료기사 등이 면허가 취소된 후 그 처분의 원인이 된 사유가 소멸되는 등 대통령령으로 정하는 사유가 있다고 인정될 때에는 보건복지부장관은 그 면허증을 재발급할 수 있다. 다만, 다른 사람에게 면허를 대여한 경우 및 면허자격정지 또는 면허효력정지 기간에 의료기사 등의 업무를 하거나 3회 이상 면허자격정지 또는 면허효력정지 처분을 받은 경우와 관련법에 따른 사유로 면허가 취소된 경우에는 그 취소된 날부터 1년 이내에는 재발급하지 못한다.

08 보수교육(시행령 제11조 제1항)
- 보수교육의 시간 : 매년 8시간 이상
- 보수교육의 방법 : 대면 교육 또는 정보통신망을 활용한 온라인 교육
- 보수교육의 내용 : 다음의 사항
  - 직업윤리에 관한 사항
  - 업무 전문성 향상 및 업무 개선에 관한 사항
  - 의료 관계 법령의 준수에 관한 사항
  - 그 밖에 위와 유사한 사항으로서 보건복지부장관이 보수교육에 필요하다고 인정하는 사항

09 3년 이하의 징역 또는 3천만원 이하의 벌금(법 제30조 제1항)
- 의료기사 등의 면허 없이 의료기사 등의 업무를 한 사람
- 다른 사람에게 면허를 대여한 사람
- 면허를 대여받거나 면허 대여를 알선한 사람
- 업무상 알게 된 비밀을 누설한 사람

10 의사 등의 신고(법 제11조 제3항)
보고를 받은 의료기관의 장 및 감염병병원체 확인기관의 장은 제1급감염병의 경우에는 즉시, 제2급감염병 및 제3급감염병의 경우에는 24시간 이내에, 제4급감염병의 경우에는 7일 이내에 질병관리청장 또는 관할 보건소장에게 신고하여야 한다.

11 의사 등의 신고(법 제11조 제1항)

의사, 치과의사 또는 한의사는 다음의 어느 하나에 해당하는 사실이 있으면 소속 의료기관의 장에게 보고하여야 하고, 해당 환자와 그 동거인에게 질병관리청장이 정하는 감염 방지 방법 등을 지도하여야 한다. 다만, 의료기관에 소속되지 아니한 의사, 치과의사 또는 한의사는 그 사실을 관할 보건소장에게 신고하여야 한다.
- 감염병환자 등을 진단하거나 그 사체를 검안한 경우
- 예방접종 후 이상반응자를 진단하거나 그 사체를 검안한 경우
- 감염병환자등이 제1급감염병부터 제3급감염병까지에 해당하는 감염병으로 사망한 경우
- 감염병환자로 의심되는 사람이 감염병병원체 검사를 거부하는 경우

12 필수예방접종(법 제24조 제1항)

특별자치시장·특별자치도지사 또는 시장·군수·구청장은 관할 보건소를 통하여 필수예방접종을 실시하여야 한다.

13 5년 이하의 징역 또는 5천만원 이하의 벌금(법 제77조)
- 고위험병원체의 반입 허가를 받지 아니하고 반입한 자
- 보유허가를 받지 아니하고 생물테러감염병병원체를 보유한 자
- 의료·방역 물품을 수출하거나 국외로 반출한 자

14 수수료 등(법 제25조)
- 지역보건의료기관은 그 시설을 이용한 자, 실험 또는 검사를 의뢰한 자 또는 진료를 받은 자로부터 수수료 또는 진료비를 징수할 수 있다.
- 수수료와 진료비는 보건복지부령으로 정하는 기준에 따라 해당 지방자치단체의 조례로 정한다.

※ 참 고
- 보건소, 보건지소, 보건의료원, 건강생활지원센터 등의 설치는 지역보건법에 의해 규정되지만, 구체적인 설치기준은 지방자치단체의 조례가 아닌, 법률 또는 대통령령, 보건복지부령 등에 의해 정해진다.
- 지역보건의료기관에서 제공하는 서비스에 대한 수수료와 진료비는 지역주민의 부담과 직결되므로, 보건복지부령의 기준 내에서 각 지방자치단체가 조례로 정하여 지역 실정에 맞게 운영한다.

15 보건소의 설치(법 제10조 제1항)

지역주민의 건강을 증진하고 질병을 예방·관리하기 위하여 시·군·구에 1개소의 보건소(보건의료원을 포함)를 설치한다. 다만, 시·군·구의 인구가 30만 명을 초과하는 등 지역주민의 보건의료를 위하여 특별히 필요하다고 인정되는 경우에는 대통령령으로 정하는 기준에 따라 해당 지방자치단체의 조례로 보건소를 추가로 설치할 수 있다.

16 건강검진 등의 신고(법 제23조 제1항)

다음의 어느 하나에 해당하는 사람이 지역주민 다수를 대상으로 건강검진 또는 순회 진료 등 주민의 건강에 영향을 미치는 행위(이하 "건강검진 등"이라 함)를 하려는 경우에는 건강검진 등을 하려는 지역을 관할하는 보건소장에게 신고하여야 한다.
- 외국의 의료인 면허를 가진 자로서 일정 기간 국내에 체류하는 자
- 의과대학, 치과대학, 한의과대학, 의학전문대학원, 치의학전문대학원, 한의학전문대학원, 종합병원 또는 외국 의료원조기관의 의료봉사 또는 연구 및 시범사업을 위하여 의료행위를 하는 자
- 의학·치과의학·한방의학 또는 간호학을 전공하는 학교의 학생

17 혈액관리업무의 정의(법 제2조 제2호)

"혈액관리업무"란 수혈이나 혈액제제의 제조에 필요한 혈액을 채혈·검사·제조·보존·공급 또는 품질관리하는 업무를 말한다.

18 혈액 등의 안전성 확보(법 제8조 제1항)

혈액원은 헌혈자로부터 채혈, 보건복지부령으로 정하는 헌혈금지약물의 복용 여부 확인의 방법으로 혈액 및 혈액제제의 적격 여부를 검사하고 그 결과를 확인하여야 한다.

19 혈액의 적격여부 검사 등(시행규칙 제8조 제1항)
혈액원은 헌혈자로부터 혈액을 채혈한 때에는 지체 없이 그 혈액에 대한 간기능검사(ALT검사, 수혈용으로 사용되는 혈액만 해당), 비(B)형간염검사, 시(C)형간염검사, 매독검사, 후천성면역결핍증검사, 사람T세포림프친화바이러스(HTLV) 검사(혈장성분은 제외), 그 밖에 보건복지부장관이 정하는 검사를 실시하고, 혈액 및 혈액제제의 적격 여부를 확인하여야 한다.

20 특정수혈부작용의 신고 등(시행규칙 제13조 제1항)
의료기관의 장은 특정수혈부작용이 발생한 사실을 확인한 날부터 15일 이내에 해당 의료기관 소재지의 보건소장을 거쳐 특별시장·광역시장·특별자치시장·도지사·특별자치도지사(이하 "시·도지사"라 함)에게 특정수혈부작용이 발생한 사실을 신고해야 한다. 다만, 사망의 경우에는 지체 없이 신고해야 한다.

공중보건학(21~30)

21 공중보건학
- 정의 : 특정 개인이나 집단이 아닌, 전체 지역사회의 건강을 증진하고 질병을 예방하기 위한 학문
- 주요 목표 : 지역사회의 건강문제를 이해하고 해결하기 위해 인구집단을 대상으로 연구하고 정책을 개발하는 것

22 ④ 이산화탄소 : 농도가 높아지면 환기가 부족하거나 오염이 심각하다는 신호로 해석
①·③ 질소, 수소 : 오염지표로 사용되지 않음
② 산소 : 생명 유지에 필수적이지만, 오염 정도와 무관
⑤ 아황산가스 : 특정 오염원에서 발생

23 활성오니법(Activated Sludge Process)
- 악취나 해충이 발생하지 않는 가장 발전된 형태의 하수처리 방법
- 생물학적 하수처리방법으로, 호기성 세균을 활성화하여 유기물과 영양분을 제거하는 방식
- 환경보호와 수질개선 효과가 있음

24 비교에너지 대사율(Respiratory Metabolic Rate ; RMR)
- RMR : 작업대사량 ÷ 기초대사량
- 작업대사량 : 작업 시 산소 소모량 − 안정 시 산소 소모량
- 작업강도 : 1 미만(경작업), 1~2(중등작업), 3~4(강작업), 5~6(중노동), 7 이상(격심작업)

25 식품의 위생관리에서 가장 중요한 것은 안정성이다. 안정성은 식품의 오염, 부패, 유해물질의 발생을 방지하여 소비자가 건강하게 섭취할 수 있도록 하는 것을 목표로 한다.

26 ④ 환자-대조군연구 : 질병이 있는 환자와 없는 대조군을 비교하여 원인과의 연관성을 분석하는 방법으로, 희귀질환이나 잠복기가 긴 질병 연구에 유용함
① 코호트연구 : 특정 집단을 장기간 추적하여 질병 발생과 노출 요인의 관계를 분석하는 연구방법으로, 시간이 많이 소요됨
② 단면적 연구 : 특정 시점에서의 데이터를 수집하여 질병의 유병률을 파악하는 것으로, 원인-결과 관계가 불명확함
③ 기술역학연구 : 질병의 분포와 관련된 특성을 기술하는 연구
⑤ 실험역학연구 : 연구자가 개입하여 실험을 통해 결과를 관찰하는 방법, 주로 임상 시험

27 ③ 임질은 백신이 없으므로 감염면역만 형성된다.
①·②·④·⑤ 홍역, 백일해, 수두, 유행성 이하선염은 감염면역＋백신면역으로 형성된다.

28 ④ 국민연금 : 가입자가 사고나 질병으로 사망하거나 장애를 입었을 때, 본인이나 유족에게 소득을 보장하여 안정된 생활을 제공하는 제도
① 의료급여 : 저소득층을 위한 의료비 지원 제도
② 산업재해보상보험 : 산업재해로 인한 부상, 질병, 장애, 사망에 대해 치료비와 보상금을 지급하는 제도
③ 건강보험 : 의료비 보장제도로, 소득보장과 무관함
⑤ 고용보험 : 실업 시 소득을 보장하는 제도

29 인구구성 형태

- 피라미드형
  - 아동층이 많고, 상층으로 갈수록 인구가 줄어드는 형태
  - 주로 개발도상국에서 나타남
  - 출생률과 사망률이 모두 높음
  - 인구가 지속적으로 증가할 가능성이 있음
- 종 형
  - 모든 연령층이 균형 있게 분포된 형태
  - 주로 선진국에서 나타남
  - 중장년층과 노년층도 비슷한 비율로 존재함
  - 출생률과 사망률이 거의 균형을 이룸
  - 인구가 안정적인 상태
- 항아리형
  - 중년층이 많고, 노년층이 상대적으로 많으며, 아동층이 적은 형태
  - 주로 경제적 발전이 이루어진 지역에서 나타남
  - 출생률이 감소하고 고령인구가 증가하는 경향
- 별 형
  - 생산연령 인구가 많이 유입되는 형태
  - 다양한 연령층이 고르게 분포하지만 청장년층이 특히 두드러짐
  - 경제활동이 활발한 도시지역에서 주로 나타남
  - 고용기회로 인한 인구증가 경향이 있음
- 기타형
  - 생산연령 인구가 많이 유출되는 형태
  - 주로 농촌지역에서 나타남
  - 지역 소멸의 위험이 있으며, 지속 가능한 지역 유지가 어려움

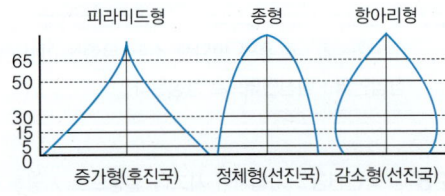

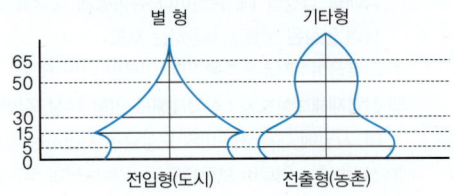

30 포괄수가제(DRG 지불제)

- 의료비 지불제도의 하나로, 의료과정이 유사한 환자군을 진단명으로 구분하고, 미리 책정된 의료비용을 지불하는 방식
- 의료서비스 양에 근거하지 않고 진단명 그룹(DRG)에 따라 정해진 비용을 지급하는 방식(건당 진료비제)
- 장 점
  - 불필요한 진료, 과다 투약, 입원기간 연장 등의 의료남용을 막을 수 있음
  - 진료비 청구 및 심사업무의 간소화로 행정비용을 줄일 수 있음
  - 환자에게 불필요한 검사나 치료를 권장하는 것을 막을 수 있음
- 단 점
  - 최소한의 의료서비스 제공으로 의료의 질과 다양성을 저해함
  - 진료원가를 줄일수록 공급자의 수익 증가

해부생리학(31~40)

31 ① 엉덩뼈 : 귓바퀴면이 있는 볼기뼈로, 골반의 주요 구성요소이다.
② 꼬리뼈 : 척추의 가장 아래에 위치한 부분으로, 볼기뼈가 아니다.
③ 두덩뼈 : 골반의 일부만 귓바퀴면이 없다.
④ 궁둥뼈 : 골반의 일부만 귓바퀴면이 없다.
⑤ 넙다리뼈 : 허벅지의 뼈로, 볼기뼈가 아니다.

32 ① 오른심방 : 위대정맥과 아래대정맥의 혈액이 들어가는 심장 부위이다.
② 왼심방 : 폐에서 산소화된 혈액이 들어오는 곳이다.
③ 오른심실 : 오른심방에서 받은 혈액이 나가는 곳이다.
④ 왼심실 : 산소화된 혈액이 전신으로 나가는 곳이다.
⑤ 심실사이막 : 심실을 나누는 구조물로, 혈액이 들어가는 곳이 아니다.

33 ① 쓸개 : 담즙을 저장하고 농축하는 기관으로, 인슐린과 글루카곤의 분비와는 무관하다.
② 위 : 음식물을 소화하는 기관으로, 인슐린과 글루카곤을 분비하지 않으며, 샘창자와 연결되지만 머리, 몸통, 꼬리로는 구분되지 않는다.
③ 식도 : 음식물을 위로 전달하는 통로로, 인슐린과 글루카곤을 분비하지 않는다.
④ 간 : 담즙을 생성하여 쓸개로 보내는 역할을 한다.

이자(Pancreas)
- 샘창자(십이지장)와 연결되어 있으며, 머리, 몸통, 꼬리로 구분된다.
- 배막(복막) 뒤에 위치한 장기이다.
- 내분비샘(인슐린과 글루카곤 분비)과 외분비샘(소화효소 분비)이 있어 혈당 조절과 소화기능을 한다.

34 왼허파와 오른허파
- 왼허파 : 2개의 엽(상엽과 하엽)으로 구성되며, 심장이 위치한 공간을 고려하여 약간 작고, 심장에 의해 형성된 심장와(heart notch)가 있다.
- 오른허파 : 3개의 엽(상엽, 중엽, 하엽)으로 구성된다.

35 ① 삼차신경(V) : 얼굴의 감각을 담당하는 3가지 감각가지(안구신경, 상악신경, 하악신경)와 저작근의 운동을 담당하는 운동섬유로 구성된 혼합신경이다.
② 후각신경(I) : 후각을 담당하는 감각신경으로, 운동기능은 없다.
③ 시각신경(II) : 시각을 담당하는 감각신경으로, 운동기능은 없다.
④ 속귀신경(VIII) : 청각과 평형감각을 담당하는 감각신경으로, 운동기능은 없다.
⑤ 혀밑신경(XII) : 혀의 운동신경으로, 감각기능은 없다.

36 ① 콩팥(신장) : 혈압이 낮아지면 레닌을 분비하여 안지오텐신 II 생성을 유도하며, 이로 인해 혈관이 수축되고 알도스테론 분비가 촉진되어 수분 재흡수가 증가함으로써 혈압을 상승시킨다.
② 간 : 담즙을 생성하여 쓸개로 보내는 역할을 한다.
③ 부신 : 코르티솔, 알도스테론 등의 호르몬을 분비한다.
④ 심장 : 혈액을 펌프하는 역할을 한다.
⑤ 지라 : 면역기능과 혈액저장 역할을 한다.

37 심장 주기(cardiac cycle)
- 심방수축기(artrial systole)
  - 심전도의 P wave에 해당한다.
  - 심방이 수축하여 심실의 빈 공간을 혈액으로 채운다.
- 느린 심실박출기(reduced ejection phase)
  - 박출이 감소하며, 심실이 수축을 멈추고 심장근육이 재분극한다. 이 과정은 심전도의 T wave에 해당한다.
  - 제2심음(S_2)이 발생한다.
- 등용적성 수축기(iso-volumetric contraction)
  - 심전도의 QRS군에 해당하며, QRS 복합체가 발생하는 시점과 일치한다.
  - 제1심음(S_1)이 발생하는 시기로, 이때 방실판막(심방과 심실 사이의 판막)이 닫히며, 심실 내 압력이 상승한다.
  - 방실판막(좌 승모판, 삼첨판)과 반달판막(우 대동맥판, 폐동맥판)이 모두 닫혀 있어, 심실 내 혈액이 외부로 나갈 수 없고, 심실의 압력이 증가한다.
  - 피의 볼륨은 그대로인 상태에서 심실이 수축하므로, 이를 등용적성 수축기라고 한다.

38 ① 랑게르한스세포 : 면역기능을 담당하는 세포
② 조직구 : 면역세포로, 조직 내에서 병원체 탐식
④ 먼지세포 : 폐에서 이물질을 제거하는 면역세포
⑤ 쿠퍼세포 : 간에 존재하는 대식세포

II형 허파꽈리세포
- 폐포의 표면장력을 낮추어, 호흡 시 폐포가 쉽게 확장되고 수축할 수 있도록 돕는다.
- 허파의 확장을 도와준다.
- 날숨 시 폐포가 서로 달라붙는 현상을 방지하는 물질인 서팩턴트(surfactant)를 분비한다.

39 브루너샘은 십이지장(샘창자)에 위치한 점액분비선이다. 알칼리성 점액과 중탄삼염을 분비하여 위산으로부터 점막을 보호하고, 위산의 분비를 억제하는 호르몬인 창자 가스트론을 분비한다.

40 내이 구조물
- 고막(Tympanic Membrane)
  - 외이와 중이를 구분하는 얇은 막으로, 3개의 층으로 구성
  - 외부에서 오는 소리의 압력을 감지하여 진동으로 변환하고, 이를 중이로 전달
- 이관(Eustachian Tube)
  - 약 35mm 길이의 관으로, 중이와 인후를 연결
  - 중이 내부 압력을 외부와 같게 유지시켜 고막이 정상적으로 진동할 수 있도록 함
- 귓바퀴(Pinna)
  - 다양한 형태의 연골로 구성되어 있으며, 소리의 주파수에 따라 소리를 증폭하여 소리를 모음
  - 소리의 방향 감지
- 달팽이관(Cochlea)
  - 내부에 액체가 차 있는 나선형 구조로, 소리의 진동을 액체를 통해 전달하여 감각세포를 자극
  - 소리를 전기신호로 변환하여 청신경을 통해 뇌로 전달
- 반고리뼈관
  - 3개의 반고리관이 서로 직각으로 배열되어 있으며, 회전운동을 감지하여 뇌에 정보 전달
  - 회전감각 및 균형감각을 유지하는 역할

조직병리학(41~70)

41 만성염증에서는 섬유모세포가 증식하고 콜라겐이 침착되어 섬유화가 진행되며, 이는 조직의 경화를 유발한다.

42 건락괴사는 괴사 조직이 치즈와 같은 외형을 가지며, 결핵에서 전형적으로 관찰된다.

43 미토콘드리아의 팽창은 세포 손상 초기의 가역적 변화로, 적절한 치료 시 회복될 수 있다.

44 C5a는 보체계의 구성요소로, 강력한 백혈구 유인물질(chemoattractant)이다.

45 세포자멸사는 세포 내에서 유전적으로 조절되며 에너지를 필요로 하는 과정으로, 생리적 또는 병리적 조건에서 일어난다.

46 마르판 증후군은 피브릴린-1 유전자의 돌연변이로 인해 발생하는 단일 유전자 질환이다.

47 모계 유전은 난자의 세포질에 존재하는 미토콘드리아 DNA를 통해 이루어진다.

48 연골조직에는 주로 콜라겐 II형이 풍부하게 존재하여 기계적 강도를 제공한다.

49 단층원주상피는 점액을 분비하는 술잔세포를 포함하여 분비 기능에 특화되어 있다.

50 슈반세포는 말초신경계에서 수초를 형성하여 신경자극의 전도 속도를 높이는 역할을 한다.

51 희소돌기아교세포는 중추신경계에서 여러 축삭에 동시에 작용하여 수초를 형성한다.

52 GABA는 중추신경계에서 가장 흔한 억제성 신경전달물질로, 뉴런의 과흥분을 억제한다.

53 T세포는 골수에서 유래하지만 가슴샘(흉선, thymus)에서 성숙하여 기능적인 T세포로 분화된다.

54 형질세포(plasma cell)는 B세포가 항원을 인식한 후 분화하여 항체를 생성한다.

55 수지상세포는 대표적인 항원제시세포(APC)로, MHC class II를 통해 항원을 T세포에 제시한다.

56 PAS 염색은 당질 구조를 적자색으로 염색하여 기저막이나 진균 등의 당 구조를 시각화한다.

57 Prussian blue 염색은 철분(헤모시데린)을 푸른색으로 염색하여 검출할 수 있다.

58 Sudan Ⅲ 염색은 중성지방과 같은 지질 성분을 주황색 또는 적색으로 염색한다.

59 Masson trichrome 염색에서 핵은 일반적으로 자색이나 검정으로 염색되며, 근육과 콜라겐 섬유와 구분된다.

60 Gomori silver 염색은 reticular fiber(그물섬유)를 검출하기 위한 은염색법이다.

61 IgM은 고전적 보체 경로를 강력하게 활성화시키며, 항원과 결합 시 C1q 인식을 유도한다.

62 전신홍반루푸스(SLE)는 다양한 장기와 조직을 공격하는 전신성 자가면역질환이다.

63 Alcian blue 염색은 산성 점액물질(예 황산뮤코다당류)을 파란색으로 염색한다.

64 Ziehl-Neelsen 염색은 항산균, 특히 결핵균(Mycobacterium tuberculosis)을 검출하는 데 사용된다.

65 Reticulin 염색은 간이나 림프절 등에서 그물섬유를 검출하여 조직의 구조를 평가하는 데 사용된다.

66 흑질(substantia nigra)의 신경세포는 도파민을 생성하며, 파킨슨병과 관련이 깊다.

67 후근에는 감각신경세포의 세포체가 위치하며, 척수로 감각 정보를 전달한다.

68 식도는 기계적 마찰을 견디기 위해 중층편평상피로 구성되어 있다.

69 땀샘 도관은 단층입방상피로 구성되어 분비물의 통로 역할을 한다.

70 간세포는 간소엽 중심정맥을 둘러싸며 대사, 해독, 단백질 합성 등을 수행하는 주요 세포이다.

임상생리학(71~100)

71 심근의 기능적 특성은 흥분성, 전도성, 율동성, 수축성, 자동성이 있으며, 이 중 자동성은 심근만이 가지는 고유한 특성이다.

72 ① Ⅰ, Ⅱ, Ⅲ 유도가 해당한다.
③ 양극유도이다.
④ 수직면유도이다.
⑤ 심장의 회전을 직접적으로 측정하지 않는다.

표준사지(팔다리)유도(Standard limb lead : Ⅰ, Ⅱ, Ⅲ)
전극을 오른손, 왼손, 왼발에 연결한 후 심전도를 기록한 것으로 오른발에 연결한 전극은 접지로 사용한다. 두 전극 사이의 전압의 차를 절대치로 기록하는 양극유도방법이다.
- 유도 Ⅰ : 왼손과 오른손 사이의 전위차
- 유도 Ⅱ : 왼발과 오른손 사이의 전위차
- 유도 Ⅲ : 왼발과 왼손 사이의 전위차

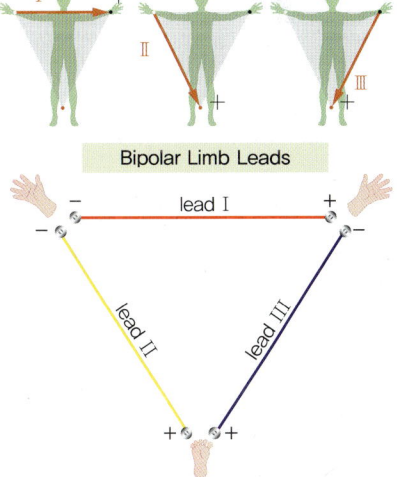

73 비정상 Q파가 심전도 Ⅱ, Ⅲ, aV_F 유도에서 기록되는 경우, 하벽(아래벽) 경색의 가능성이 높다. 그 이유는 각 유도가 심장의 하벽에서 발생하는 전기신호를 잘 반영하기 때문이다.
- Ⅱ 유도 : 왼발과 오른팔 사이의 전위차를 기록하며, 주로 심장의 하벽(아래벽)에서 발생하는 전기신호를 반영한다.
- Ⅲ 유도 : 왼발과 왼팔 사이의 전위차를 기록하며, 심장 하벽에서 발생하는 전기신호를 반영한다.
- aV_F 유도 : 심장 하벽 방향의 전기활동을 감지하며, 심장질환(예 심근경색) 진단에 활용된다.

74 ① 해당 그래프는 접지불량에 의한 노이즈이다.

심전도 인공산물 요인
- 접지불량 : 접지가 제대로 이루어지지 않으면 전기적 노이즈가 증가하여 신호 품질이 저하된다. 이로 인해 심전도 파형이 지글거리며 두껍고 불안정한 형태를 보일 수 있다.
- 호흡운동 : 호흡에 따른 가슴의 움직임으로 인해 잡음이 발생한다.
- 낮은 운동 : 피검자가 움직이지 않고 안정된 상태일 때 심전도 신호가 더 안정적이고 명확하다.
- 높은 습도 : 높은 습도는 피부의 전도성을 증가시켜 전극과 피부 간의 접촉을 개선할 수 있다. 그러나 과도한 습도는 전극의 접착력을 저하시킬 수 있으므로 주의해야 한다.
- 피검자 불안 : 피검자가 불안하거나 긴장하면 심박수가 증가하고, 이로 인해 심전도에서 비정상적인 리듬 변동이 생기거나 호흡패턴에 영향을 미쳐 추가적인 잡음 발생 가능성이 있다.

75 RR 간격 계산
- 심전도에서 작은 눈금 1칸 = 1mm
- RR 간격의 작은 눈금 수 : 25칸 = 25mm
- 기록속도 : 25mm/sec
- RR 간격(초) = $\dfrac{\text{RR 간격(mm)}}{\text{기록속도(mm/sec)}} = \dfrac{25\text{mm}}{25\text{mm/sec}}$ = 1초

심장박동수 계산
- 심장박동수 : 1분(60초) 동안의 박동 수
- 심장박동수(회/분) = $\dfrac{60\text{초}}{\text{RR 간격(초)}} = \dfrac{60\text{초}}{1\text{초}}$ = 60회/분

76 24시간 홀터심전도
- 일과성 부정맥, 허혈성 심장질환을 추적하는 데 효과적이며, 환자는 일기장에 시간, 활동종류, 증상을 기록하며 증상이 있으면 버튼을 누른다.
- 2채널 : 5개 전극, 가슴벽에 쌍극유도, 접지 1개
- 3채널 : 7개 전극, 가슴벽에 쌍극유도, 접지 1개
- 주의사항 : 전기장판 금지, 물 침투 금지, 전극 만지지 않기 등

77 전기축(Electrical Axis)
- 전기축이란 심장 내에서 전기적 활동이 진행되는 평균방향을 말한다.
- 심장 내 전기적 활동 = 심근섬유의 수축을 자극하는 탈분극
- 심장 근육세포는 전기적 신호에 의해 탈분극이 일어나고, 이로 인해 세포 내 칼슘이온 농도가 증가하여 근육섬유가 수축한다. 이러한 전기적인 활동이 진행되는 평균방향을 전기축이라 정의한다.

78 ① 모비츠 I형 : 방실 차단의 일종으로, 차단으로 인한 자극전도장애에 해당한다.
② 심방조기수축 : 심방에서 비정상적인 신호가 발생하는 것으로, 자극전도장애와 무관하다.
③ 심실빈맥 : 심실이 비정상적으로 빠르게 수축하는 부정맥이다.
④ 동빈맥 : 정상적인 심박수보다 빠르고 규칙적인 심박수로, 자극전도장애와 무관하다.
⑤ 심방조동 : 심방이 비정상적으로 빠르게 수축하는 부정맥으로 자극전도장애와 무관하다.

79 ① 부하심전도검사에서 양성 판정기준은 심장허혈을 나타내는 ST분절의 변화에 기반으로, 잠재성 심장동맥질환을 진단하는 데 유용하다. ST분절이 2mm 이상 하강은 심장허혈을 나타내는 중요한 지표로, 부하심전도검사에서 양성 판정기준이다.
② $0° \sim +90°$ 범위의 전기축 : 전기축의 범위는 심장 상태를 평가한다.
③ I, II, III 유도에서 QRS군 양성 : QRS군의 양성 여부는 심장 전도와 관련이 있다.
④ V_3, V_4 유도에서 이행부위 출현 : 이행부위의 출현은 심장 상태를 평가하는 데 도움이 된다.
⑤ II 유도에서 높은 R파 출현 : 높은 R파는 심장 비대와 관련이 있다.

80 뇌 파
- 알파파(8~13Hz) : 후두엽에서 우세한 뇌파. 주로 편안한 이완 상태(명상)나 눈을 감고 있을 때. 시각관련
- 베타파(14~30Hz) : 집중, 문제해결, 스트레스, 불안 시 증가
- 델타파(0.5~3Hz) : 깊은 수면 시
- 세타파(4~7Hz) : 얕은 수면이나 깊은 이완 상태
- 감마파(30Hz 이상) : 고차원적인 인지기능, 정보처리 및 집중
※ 뇌파에서 주파수 1Hz는 1초 동안 1회의 주기가 반복되는 것을 의미한다. 즉, 2Hz는 1초에 2회의 반복을 의미한다.

81 ② α파는 후두부에서 우세하게 나타난다(8~13Hz는 α파의 주파수 범위).
③·④ β파의 주파수는 14~30Hz로, 주로 각성 상태와 집중 상태에서 우세하다.
⑤ δ파는 주로 깊은 수면 상태에서 우세하다.

82 ⑤ 뇌파에서 잡음이 발생하는 원인은 주로 전극의 위치와 관련된 생리적 신호이다. 눈 깜박임은 뇌파검사에서 가장 흔한 잡음의 원인으로, 특히 전두엽에 위치한 Fp_1 전극에서 잡음을 유발한다(귀 부위의 A_1, A_2 전극은 뇌파의 기준 전극으로 0전위).
① 발한은 뇌파 파형에 직접적인 영향을 주지 않는다.
② 딸꾹질은 주로 복부의 움직임과 관련이 있다.
③·④ 혀 운동과 호흡은 뇌파에 영향을 줄 수 있지만, Fp_1에서의 주요 원인은 아니다.

83 뇌파검사 시 과호흡 유발법
- 방법 : 안정된 각성상태(편안한 상태)에서 눈을 감은 채, 피검자에게 1분 동안 20~30회 정도의 규칙적인 과호흡을 3분간 실시하게 한다. 과호흡 중과 종료 후, 피검자의 상태와 환자의 노력 정도를 기록하며, 3분간 뇌파를 기록한다.
- 소아에게 유용하며, 대부분 증강(build-up)이 관찰된다.
- 뇌파 특징 : 과호흡에 의해 기본파형의 진폭이 증가하고, 느린 서파의 출현이 증가한다. 이러한 느린 파가 나타나는 현상을 증강(build-up)이라고 한다.
- 임상적 의의
  - 정상반응 : 과호흡 종료 후 30초~1분 이내 다시 본래의 과호흡 전 배경활동으로 돌아가야 한다. → 증강 소실
  - 이상반응
    ⓐ 지연성 증강 : 과호흡 종료 후 1분 이후에도 계속 build up이 지속되는 경우→ 뇌기능장애
    ⓑ 재증강 : 과호흡 종료 후 쇠퇴했던 서파가 다시 출현 → 모야모야병
    ⓒ 과호흡 중 돌발성 이상파가 나타나거나, 1분 이내에 build up이 소실되지 않음(3Hz)
    ⓓ 극·느린파 복합 : 실신발작, 극파군 또는 돌발성 서파군의 출현

84 ③ 광자극장치(stroboscope)를 이용한 섬광자극 유발법이다.

광자극장치(stroboscope)
- 주파수 1~30Hz 범위를 주로 사용하며, 보통 눈앞 20~30cm의 위치에 놓고 사용한다.
- O_1, O_2 영역은 섬광자극에 의한 광자극유도(광구동) 반응이 잘 나타난다.
- O_1, O_2 영역은 시각영역에 해당하며, α파가 가장 잘 보인다.

85 ① 수면다원검사 : 뇌파, 근전도, 심전도, 호흡운동 등 다양한 데이터로 수면장애 평가
② 와다검사 : 뇌의 기능을 평가하는 검사로, 주로 언어기능과 기억기능 평가
③ 24시간 비디오뇌파검사 : 뇌파를 장시간 기록하는 검사로, 주로 발작의 평가에 사용
④ 유발전위검사 : 특정 자극에 대한 신경계의 반응 측정검사
⑤ 동맥경직도검사 : 혈관의 경직도 측정검사

수면다원검사(Polysomnography)
- 수면 중에 다양한 생리적 변수를 동시에 기록하는 검사로, 다양한 생리적 데이터를 통해 수면의 질과 수면장애를 평가한다.
- 뇌파(EEG) : 뇌의 전기적 활동 기록
- 근전도(EMG) : 근육의 전기적 활동 기록
- 심전도(ECG) : 심장의 전기적 활동 기록
- 눈전위도(EOG) : 눈의 움직임 기록
- 호흡운동 : 호흡의 패턴 기록
- 산소포화도 : 혈액 내 산소농도 측정

86 정중신경의 운동신경전도속도(Conduction Velocity, CV) 계산법

$$CV = \frac{D}{T}$$

- CV : 운동신경전도속도(m/sec)
- D : 자극점과 수신점 사이의 거리(m)
- T : 자극이 가해진 시점부터 수신점에서 전기적 반응이 나타날 때까지의 시간(sec)

즉,
거리(D) = 33cm = 0.33m(미터로 변환)
시간(T) = 6m/sec = 0.006sec(초로 변환)

$$\therefore CV = \frac{D}{T} = \frac{0.33m}{0.006sec} = 55m/sec$$

87 ① 후기반응검사 : 주로 뇌의 후두엽과 관련된 반응을 평가하는 검사이다.
② 눈깜빡반사검사 : 눈의 반사적 깜빡임을 평가하는 검사이다.
③ 얼굴신경전도검사 : 얼굴신경의 전도속도를 측정하는 검사로, 신경-근육 접합부의 기능과 무관하다.
⑤ 몸감각유발전위검사 : 팔 또는 다리 신경에 전기자극을 주었을 때 감각신경경로를 따라 활성화되는 신경계의 반응을 평가한다.

반복신경자극검사
- 중증근무력증의 진단에 매우 중요한 검사이다. 이 질환은 신경-근육 접합부에서의 신호전달에 문제가 생기는 질환으로, 반복적인 자극에 대한 반응을 통해 진단할 수 있다.
- 중증근무력증 환자의 경우 저빈도 자극 시 M파의 진폭이 감소한다.
- 이 검사는 신경-근육 접합부의 기능을 평가하며, 이를 통해 신경-근육 접합부 전후 질환의 감별에 유용하다.
- 저빈도 및 고빈도 자극에 의한 M파 진폭변화를 관찰함으로써, 신경-근육 접합부의 기능적 상태를 평가할 수 있다.

88 ① 몸감각유발전위검사 : 팔 또는 다리의 감각신경에 전기자극을 주었을 때 감각신경경로를 따라 활성화되는 신경계의 반응을 평가하는 검사로, 감각신경의 기능을 평가하고, 신경손상이나 질환을 진단하는 데 사용된다.
② 운동유발전위검사 : 운동신경을 자극하여 운동반응을 평가하는 검사이다.
③ 자극유발전위검사 : 일반적으로 다양한 자극에 대한 신경계의 반응을 평가하는 검사이다.
④ 뇌줄기청각유발전위검사 : 청각자극에 대한 뇌의 반응을 평가하는 검사이다.
⑤ 시각유발전위검사 : 시각자극에 대한 뇌의 반응을 평가하는 검사이다.

89 폐활량(VC) = 들숨예비량(IRV) + 일회환기량(TV) + 날숨예비량(ERV)
즉, 날숨예비량(ERV) = VC − (IRV + TV)
ERV = 4,000mL − (2,100mL + 400mL) = 1,500mL

90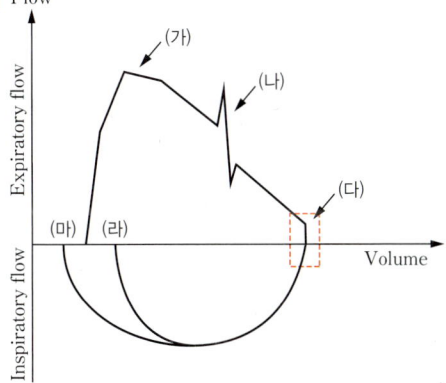

(다) 날숨이 끝나는 지점이다. 갑자기 중단되어 직각으로 떨어지는 그래프를 확인할 수 있다.
(가) 최대한 불어낸 날숨
(나) 추가 날숨이 혼입
(라), (마) 들이마신 숨(흡기)

91
- 곡선에서 1초 지점의 수평선과 곡선이 만나는 지점의 수직 거리 = 1초량($FEV_{1.0}$)
- 1초량($FEV_{1.0}$) : 최대 호기 시작 후 1초 동안에 배출된 공기의 양을 측정한 것이다. 용적-시간 곡선에서 호기 시작 지점에서 1초(sec)가 경과한 지점의 호기량(volume)을 확인하면 된다.
- 1초율($FEV_{1.0}\%$) : (나) 1초량($FEV_{1.0}$)을 (가) 강제(노력성) 폐활량(FVC)으로 나눈 후 100을 곱하여 백분율로 나타낸 것이다. 즉, $FEV_{1.0}\%$는 다음과 같이 계산한 결괏값이다.

$$FEV_{1.0}\% = \left(\frac{FEV_{1.0}}{FVC}\right) \times 100$$

92 ① 강제(노력성)폐활량(FVC) : 최대한 깊게 숨을 들이쉬고, 가능한 한 빨리 내쉬는 동안 폐활량 측정
② 폐확산능(DLco) : 폐에서 가스가 혈액으로 확산되는 능력 측정
③ 총폐용량(TLC) : 폐의 총 용적
④ 기능잔기용량(FRC) : 호흡 주기에서 남아 있는 공기의 양 측정

최대환기량(MVV)
- 호흡의 깊이와 속도를 고려하여 측정하는 폐기능 검사이다.
- 단위는 L/min이다.
- 정상값은 예측값의 80% 이상이다.
- 호흡의 길이는 폐활량의 1/3~1/2 정도이다.
- 일반적으로 12초 또는 15초 동안 깊고 빠른 호흡을 실시하여 측정한다.

93 ① 기도저항검사 : 기도의 저항을 측정하는 검사로, 메타콜린 유발검사와는 다르다.
③ 폐확산능검사 : 폐의 가스교환 능력을 평가하는 검사로, 기관지 천식 진단과는 관련이 없다.
④ 폐용적검사 : 폐의 용적을 측정하는 검사로, 천식 진단과는 직접적인 관련이 없다.
⑤ 체적변동기록검사 : 폐의 체적 변화를 기록하는 검사로, 기관지 천식 진단과는 관련이 없다.

기관지과민성검사
- 기관지 천식 진단에 이용 : 기관지 천식은 기도의 과민성으로 인해 발생하는 질환이므로, 기관지과민성검사가 진단에 활용된다.
- 메타콜린 유발검사법 이용 : 메타콜린은 기관지 수축을 유발하는 약물로, 이를 통해 기도의 반응성을 평가한다.
- 1초량($FEV_{1.0}$)을 지표로 사용 : $FEV_{1.0}$은 1초 동안의 강제 호기량으로, 기도의 폐쇄 정도를 평가하는 데 중요한 지표이다.
- 마니톨(mannitol)을 활용하기도 함 : 마니톨은 삼투압을 이용해 기관지 수축을 유도하는 물질로, 마니톨을 흡입한 후에도 비슷한 방식으로 기관지 반응성을 평가한다.

94 평형기능
- 비디오 눈운동기록법, 주시안진검사(주시눈떨림검사), 자발안진검사(자발눈떨림검사) : 모두 평형기능을 평가하는 검사이다. 이 검사들은 눈의 움직임을 통해 내이의 평형감각과 관련 신경계의 기능을 평가하는 방법이다.
- 회전의자검사(Rotary Chair Test) : 주로 전정계의 기능을 평가하기 위해 사용된다. 환자가 회전하는 의자에 앉아 있을 때, 눈의 움직임을 관찰하여 전정 기능의 이상을 관찰한다.
- 동적자세검사(Dynamic Posturography) : 환자가 다양한 자세와 움직임을 취할 때 평형기능을 평가한다. 시각, 전정, 체성감각의 통합 기능을 평가하는 데 사용된다.

95 ② 기립경사검사 : 혈관미주신경성 실신을 진단하는 데 유용한 검사이다. 검사방법은 환자가 기립했을 때 혈압과 심박수의 변화를 관찰하여 자율신경계의 반응을 평가한다. 혈관미주신경성 실신은 주로 기립 시 혈압이 급격히 떨어지는 경우에 발생하므로, 기립경사검사가 진단에 유용한다.
① 인체동작분석검사 : 신체의 움직임을 분석하는 검사이다.
③ 추종운동검사 : 시각적 추적 능력을 평가한다.
④ 등자반사검사 : 주로 척수 반사를 평가한다.
⑤ 비디오두부충동검사 : 주로 전정기능을 평가한다.

96 ② depth : 초음파 장비에서 구조물을 확대하는 조절장치이다. 초음파 장비에서 이미지를 얻는 깊이를 조절하는 기능으로, 특정 구조물을 더 잘 보기 위해 초음파의 탐지 깊이를 조정할 수 있다.
① gain : 신호의 강도를 조절하여 이미지의 밝기를 조절한다.
③ dynamic range : 이미지의 명암 대비를 조절하여 다양한 신호강도를 표현한다.
④ TGC(Time Gain Compensation) : 깊이에 따라 신호의 강도를 조절하여 이미지의 균일성을 개선한다.
⑤ frame rate : 초음파 이미지의 프레임 속도를 조절한다.

97 ① · ② 간헐파형, 연속파형 도플러 : 혈류의 속도를 측정하는 방식이다.
③ A-모드 : 깊이에 따른 반사파의 강도를 나타내는 방식으로, 주로 깊이 정보를 제공한다.
⑤ B-모드 : 2차원 이미지를 생성하는 방식이다.

M-모드(Motion mode)
- 심초음파에서 사용되는 표시법이다.
- 세로축은 깊이, 가로축은 시간이다.
- 시간변화에 따른 움직이는 물체의 위치 변동을 관찰할 수 있다.
- 순간적인 해상력이 높아 심장의 크기와 판막 운동의 변화를 관찰하기에 적합하다.
- 탐촉자의 위치를 고정하고 일정 시간 내에 반사파의 위치 변화를 기록하여, 심장의 움직임을 실시간으로 평가한다.

98 눈동맥(Opthalmic Artery, OA)
- 펄스파 깊이 : 40~55mm
- 평균혈류속도 : 10~30cm/sec
- 혈류방향 : 탐촉자로 다가오는 혈류방향(상향파)이며, M-mode 상에서는 적색으로 표시
- 저혈류 · 고저항 형태, 뾰족한 파형

99 ① 뇌바닥동맥 : 뇌의 여러 부위에 혈액 공급
② 눈동맥 : 눈에 혈액 공급
③ 바깥목동맥 : 얼굴과 목에 혈액 공급
⑤ 척추동맥 : 척수와 뇌간에 혈액 공급

대뇌동맥고리(Willis circle)
뇌의 기저부에 위치한 혈관구조로, 뇌에 혈액을 공급하는 주요 동맥들이 연결되어 있다.
- 앞대뇌동맥(Anterior cerebral artery)
- 앞교통동맥(Anterior communicating artery)
- 중대뇌동맥(Middle cerebral artery)
- 후대뇌동맥(Posterior cerebral artery)
- 후교통동맥(Posterior communicating artery)

100 두개경유도플러 초음파검사 측정 변수와 지표
- 박동성 지수(PI)
  - 혈관벽의 저항에 의한 맥압의 변화
  - (수축기 혈류속도-확장기 혈류속도)÷평균 혈류속도
- 저항 지수(RI)
  - 혈관의 저항을 평가하는 지표
  - (수축기 혈류속도-확장기 혈류속도)÷수축기 혈류속도
- 혈류 가속도(FA)
  - 혈류의 변화율을 나타내는 지표(파형 중 수축기 상승곡선의 경사도)
  - (수축기 혈류속도-확장기 혈류속도)÷시간차이
- 평균 혈류속도(MV)
  - 혈류량에 비례, 단면적에 반비례
  - [수축기 혈류속도+(확장기 혈류속도×2)]÷3
- 대뇌반구 지수(CHI)
  - 대뇌혈류 및 기능성 평가를 나타내는 지표

제6회 모의고사(2교시) 해설

문제 P. 281

>>> 정답 확인

01	②	02	③	03	③	04	②	05	④	06	③	07	③	08	②	09	②	10	②
11	③	12	④	13	④	14	①	15	⑤	16	③	17	②	18	②	19	④	20	④
21	②	22	④	23	③	24	③	25	②	26	③	27	②	28	③	29	③	30	③
31	③	32	③	33	②	34	③	35	③	36	③	37	③	38	③	39	③	40	③
41	③	42	②	43	④	44	⑤	45	④	46	④	47	②	48	①	49	③	50	③
51	⑤	52	⑤	53	⑤	54	③	55	①	56	②	57	⑤	58	④	59	①	60	⑤
61	①	62	④	63	④	64	⑤	65	③	66	②	67	③	68	③	69	②	70	①
71	③	72	⑤	73	④	74	⑤	75	④	76	①	77	③	78	③	79	①	80	④
81	②	82	②	83	④	84	②	85	③	86	③	87	③	88	①	89	③	90	③
91	④	92	③	93	④	94	③	95	③	96	④	97	①	98	③	99	①	100	③
101	③	102	④	103	②	104	②	105	②	106	②	107	③	108	③	109	③	110	①
111	③	112	③	113	③	114	①	115	⑤										

임상화학(01~38)

01 브롬크레졸그린(BCG)법은 알부민과 특이적으로 반응하여 푸른색 복합체를 형성하므로 알부민 정량에 일반적으로 사용된다.

02 ALT(alanine aminotransferase)는 주로 간세포에 존재하며, 간 손상의 지표로 널리 사용된다.

03 Biuret 반응은 단백질의 펩타이드 결합과 구리이온이 알칼리 조건에서 반응해 보라색 착화합물을 형성하는 원리를 이용한다.

04 Friedewald 공식은 총 콜레스테롤, HDL, 중성지방 값을 이용해 LDL을 계산하는 데 사용된다.

05 요산은 푸린 계열 핵산(아데닌, 구아닌)의 대사 결과 생성되며, 고요산혈증은 통풍의 원인이 된다.

06 Hexokinase는 글루코스를 G-6-P로 전환하며, 정확도 높은 방법으로 혈당 측정에 사용된다.

07 Heat and acetic acid test는 단백질이 열에 의해 응고되는 성질을 이용해 소변 내 단백질을 검출한다.

08 정상적인 소변의 pH는 4.5~8.0이며, 식이와 대사상태에 따라 변할 수 있다.

09 ^{99m}Tc-pertechnetate는 갑상샘에 선택적으로 흡수되어 갑상샘 기능 및 구조 진단에 활용된다.

10 ^{131}I는 베타선과 감마선을 방출하며 갑상샘암이나 과기능 치료에 사용되는 치료용 방사성 요오드이다.

11 탈수 시 혈중 수분이 감소하므로 상대적으로 단백질 농도가 증가하여 총단백 수치가 높아진다.

12 직접 빌리루빈은 간에서 글루쿠론산과 결합되어 수용성 형태로 전환된 형태이다.

13 철 결핍 시 저장철인 페리틴 농도가 가장 먼저 감소하며, 진단에 유용한 지표이다.

14 간에서 암모니아를 요소로 전환하는 기능이 저하되면 혈중 암모니아가 증가하게 된다.

15 HbA_{1c}는 적혈구 수명(약 120일)을 반영하여 약 2~3개월간의 평균 혈당을 평가한다.

16 acetoacetate는 케톤체 중 하나이며, 소변 내 케톤 검사에서 검출 가능한 대표적인 물질이다.

17 소변의 황갈색은 빌리루빈이 포함되어 있을 가능성이 크며, 간 기능 이상과 관련된다.

18 $^{99m}Tc-MDP$는 뼈에 흡수되어 뼈대사 상태를 평가하는 데 사용되며, 뼈 스캔에 활용된다.

19 SPECT는 감마카메라를 회전시켜 방사성 동위원소 분포의 3차원 영상 정보를 제공한다.

20 ^{18}F는 양전자 방출 동위원소로, PET 영상에서 포도당 대사를 평가하는 데 사용된다(예 FDG).

21 부갑상샘호르몬(PTH)은 혈중 칼슘 농도를 증가시키는 주요 조절 호르몬이다.

22 담도 폐쇄 시 간세포 외 담즙 흐름이 막혀 ALP가 혈중으로 증가한다.

23 CK-MB는 심근세포에 특이적으로 존재하며, 심근경색 시 혈중 농도가 상승한다.

24 요소는 간에서 암모니아를 해독하여 생성되며, 신장을 통해 배설된다.

25 크레아티닌은 근육 대사산물로 신장에서 여과되므로, 신장 기능 상태의 지표로 사용된다.

26 단백질은 정상적으로 소변에 거의 존재하지 않으며, 검출 시 신장 이상을 시사할 수 있다.

27 전해질 농도는 소변의 삼투 농도와 관련되어 특정 중량을 결정하는 주요 요인이다.

28 소변 내 혈색소는 갈색 또는 적갈색 침전물로 나타나며 용혈성 질환과 관련 있다.

29 $^{18}F-FDG$는 포도당 유사체로 세포 대사율이 높은 암세포에 선택적으로 축적된다.

30 반감기는 방사성 핵종의 방사능이 절반으로 감소하는 데 걸리는 시간으로, 투여시기를 결정하는 데 중요하다.

31 혈액 채취 시 용혈이 발생하면 세포 내 칼륨이 혈청으로 유출되어 실제보다 높게 측정된다.

32 통풍은 요산 결정이 관절에 침착되어 염증을 일으키는 질환이며, 고요산혈증이 주된 원인이다.

33 소변 내 단백질이 많을 경우 표면장력이 변해 거품이 생길 수 있으며, 신장질환의 징후일 수 있다.

34 당뇨병성 케톤산증에서는 인슐린 결핍으로 지방이 분해되어 케톤체가 다량 생성되고 소변으로 배출된다.

35 ^{99m}Tc-DTPA는 신장을 통해 여과되므로 GFR(사구체여과율) 평가에 유용하게 사용된다.

36 반감기가 짧으면 체내 잔류시간이 줄어 방사선 피폭을 최소화할 수 있어 안전성이 높다.

37 Sievert(Sv)는 인체의 생물학적 방사선 효과를 고려한 피폭량 단위로 사용된다.

38 연장갑(납이 포함된 장갑)은 방사선 차폐 효과가 있어 동위원소 취급 시 중요한 보호장비이다.

혈액학(39~73)

39 **골수모세포(myeloblast)의 형태학적 특징**
- 핵 : 크고 둥글며, 색이 엷고, 뚜렷한 핵막과 여러 개의 핵소체 관찰
- 세포질 : 넓고 엷은 파란색이며, 리보솜이 많고 헤모글로빈이 없음
- 형태 : 둥글거나 타원형이며, 경계가 뚜렷하고, 상대적으로 큼
- 핵과 세포질 비율(N/C ratio) : 핵이 세포질에 비해 크며, 보통 4:1 또는 3:1 정도
- 과립 : 초기에는 과립이 거의 없으며, 세포 성숙과정 중 증가

40 **태아 조혈기관의 발달 단계**
- 배아기(1~2개월)
  - 난황주머니(Yolk Sac) : 태아의 초기 조혈기관으로, 수정 후 약 3주부터 조혈 시작
- 간기(2~7개월)
  - 간(Liver) : 약 6주부터 조혈이 활발해지며, 4~5개월경에 가장 활발한 조혈기관이 됨. 간에서는 적혈구, 백혈구, 혈소판 등이 생성
  - 비장(Spleen) : 간과 함께 조혈에 기여하며, 주로 3~6개월 사이에 조혈기능 활발
- 골수기(5개월~출생 후)
  - 골수(Bone Marrow) : 약 5개월경부터 조혈기능을 시작하여 출생 후에는 골수가 주된 조혈기관이 되며, 성인이 될 때까지 계속해서 혈액세포를 생성

41 **혈색소 F**
- 태아혈색소, fetal Hb
- 태아기에 주된 혈색소
- 출생 시 70%를 차지, 성인이 되면서 감소하여 1~2%를 차지
- 2개의 α-chains, 2개의 γ-chains로 구성($\alpha_2\gamma_2$로 표시)
- 산과 알칼리에 내성을 지니고 있음

42 **구형적혈구(spherocyte)**
- 작은 구상의 세포
- 소구성(microcytic), 고색소(hyperchromic)
- 세포막의 단백질 결핍으로 삼투압 취약성 증가
- 혈색소 농축 : 세포 내 Na^+ 증가
- 유전성 구상적혈구증, 면역용혈성빈혈 시 증가

43 ④ 하월-졸리소체(Howell-Jolly body) : 적혈구 내 존재하는 작은 핵산으로, 거대적혈모구빈혈, 비장기능 저하, 비장 제거 시 관찰된다.
① 하인츠소체(Heinz body) : 헤모글로빈(혈색소)의 변성으로 생성된 침착물로, DNA를 포함하지 않기 때문에 Feulgen 반응에서 음성이다.
② 호염기반점(Basophilic stippling) : 세포 내에서 RNA가 풍부한 구조물이다.
③ 혈색소결정체(Hemoglobin crystal) : 혈색소가 결정 형태로 응집된 것으로, 주로 HbC병, HbSC병 등 특정 헤모글로빈 이상에서 관찰된다.
⑤ 파펜하이머소체(Pappenheimer body) : 철분을 포함한 과립으로, 지중해성 빈혈, 철분 대사이상에서 관찰되며, 빈혈 원인 진단에 활용된다.

Feulgen 반응(Feulgen reaction stain)
- 원리 : 세포 내 DNA가 적색으로 양성 반응
- 목적 : DNA 증명 및 세포의 핵 염색
- DNA의 당인 디옥시리보오스와 반응
- 특징 : RNA는 염색되지 않음(Feulgen 반응은 DNA에 특이적)
- 용도 : 세포주기에서 DNA 양을 평가하는 데 활용, 세포분열, 유전자 연구, CMV 증명에 활용

44 IgE 매개 면역반응에 관여하는 세포
- 호산구(eosinophils), 호염기구(basophils)
- 비만세포(Mast Cells)
- T세포(T Cells) : 특히 Th$_2$세포. B세포의 IgE 생산을 촉진하고 호산구의 활성화를 유도
- B세포(B Cells) : IgE 항체를 생성하는 세포

백혈구의 백분율
- 중성구(Neutrophils) : 약 50~70%
- 림프구(Lymphocytes) : 약 20~40%
- 단핵구(Monocytes) : 약 2~8%
- 호산구(Eosinophils) : 약 1~4%
- 호염기구(Basophils) : 약 0~1%

45 Prussian blue 염색
- 목적 : 세포나 골수 내 저장철의 정도를 판단
- 원리 : acid ferrocyanide + 3가 철이온(ferric iron, Fe^{3+}) 반응 → 짙은 청색(prussian blue)의 ferric ferrocyanide 생성
- 결과 : deep blue로 염색되는 것은 철과립(Pappenheimer 소체)
- 임상적 의의 : 철분 과립, 철결핍성 빈혈, 지중해성 빈혈, 철분대사 이상 및 빈혈 원인 진단에 활용

46 ④ 아스피린 : 혈소판 응집 억제제, 혈소판 활성 억제
① 트롬빈 : 피브리노겐 → 피브린으로 전환, 응고인자 활성화 촉진
② 섬유소원 : 혈액 응고에 관여
③ 콜라겐 : 혈소판 활성화 및 점착에 관여
⑤ 리스토세틴 : 혈소판 응집을 유도하는 물질

47 혈소판의 점착 및 응집 기능
- 점착(GPIb-IX) : 출혈 방지를 위한 첫 단계
  - 수용체 : GPIb-IX
  - 기능 : 혈관 손상 시 혈소판이 von Willebrand Factor(vWF)와 결합하여 손상된 혈관에 부착
- 응집(GPIIb/IIIa) : 혈소판 플러그 강화
  - 수용체 : GPIIb/IIIa
  - 기능 : 활성화된 혈소판이 fibrinogen(섬유소원)과 결합하여 서로 응집

혈소판 기능에 영향을 주는 주요 물질
- 섬유소원(Fibrinogen) : 응집 촉진
- 세로토닌(Serotonin) : 응집 촉진
- 프로트롬빈(Prothrombin) : 트롬빈 전구체
- 콜라겐(Collagen) : 점착 역할
- 리스토세틴(Ristocetin) : 응집 유도
- 헤파린, 아스피린, 항트롬빈-Ⅲ : 혈소판의 활성 억제

48 I인자(fibrinogen)
- 혈액응고 인자 중 혈장 내 농도가 가장 높은 인자이다.
- 혈장 내에서 fibrinogen은 응고과정에서 중요한 역할을 하며, 혈액이 응고될 때 섬유소(fibrin)로 전환되어 혈전 형성에 기여한다.
- 적혈구 침강속도(ESR)를 증가시킨다.
- 연전 형성 : fibrinogen이 혈액의 점도를 증가시키고, 적혈구를 응집시킨다.

49 아우어소체(Auer body)
- 막대 모양의 적자색으로 염색된 소체
- 급성백혈병 시 골수모구(myeloblast)에서 출현

50 진성적혈구증가증(PV ; Polycythemia Vera)
- 혈색소 농도 : 남성 17g/dL 이상, 여성 15g/dL 이상
- 적혈구용적률(Hematocrit) : 남성 50% 이상, 여성 45% 이상
- 백혈구 및 혈소판 수치 : 증가
- EPO 수치 : 정상 또는 낮은 수준
- 골수 검사 : 미성숙 세포의 증가 관찰
- JAK2 유전자 검사 : JAK2 V617F 돌연변이는 약 95% 환자에서 발견

51 감염단핵구증(Infectious Mononucleosis)
- 비정형 림프구 증가 : 10% 이상 증가, Epstein-Barr virus(EBV) 감염에 반응하여 증가
- 백혈구 수 증가 및 림프구 비율 상승(10,000/μL 이상)
- AST와 ALT 수치 상승
- Heterophile 항체 검사 : Monospot test 양성

52 ① 다발골수종(MM ; Multiple Myeloma) : 비정상적인 형질세포(다핵성) 증가, M단백질의 존재, 연전형성, 세포질 내 면역글로불린 과립, 골수 섬유화
② 털세포백혈병(HCL ; Hairy Cell Leukemia) : 털세포(비정상적인 B세포) 증가, 혈소판 감소증
③ 진성적혈구증가증(PV ; Polycythemia Vera) : 적혈구 수 증가, 헤모글로빈 농도 상승, 혈액 점도 증가, 골수의 적혈구 전구세포(미성숙세포) 증가
④ 만성골수세포백혈병(CML ; Chronic Myeloid Leukemia) : 백혈구 수 증가(특히 다양한 성숙단계의 과립구 증가), 필라델피아 염색체

급성골수세포백혈병(APL ; Acute Myeloid Leukemia)
- 형태학적 특징 : 미성숙 백혈구(골수구)의 증가, Auer body(아우어소체) 관찰
- 골수구계 염색 MPO(myeloperoxidase)와 SBB(sudan black B) 염색에서 강한 양성반응
- t(15;17) 염색체, PML-RARA 유전자 존재

53 응고인자 검사
- PT : 외인성 경로(프로트롬빈, 혈액응고 인자 VII 평가)
- aPTT : 내인성 경로(혈액응고 인자 VIII, IX, XI, XII 평가)
- 결과 해석 : 즉, aPTT가 연장되었지만 PT가 정상인 경우, 내인성 경로에 관련된 인자 중 결핍
※ 필수암기
 - 내인성 경로 : XII, XI, IX, VIII
 - 외인성 경로 : VII
 - 공통 경로 : X, V, II, I

54 높은 적혈구 용적률은 혈액의 점도를 증가시켜 응고검사 결과에 영향을 준다. 이 경우, 항응고제의 양을 줄이면 혈액의 점도를 낮추고, 검사결과의 정확성을 높일 수 있다.

55 초생체염색(supravital stain)으로 검출되는 세포
그물적혈구(그물=RNA), Heinz body

56 각 지수(Index) 의미
- MCV(Mean Corpuscular Volume) : 평균 적혈구 용적
 - RBC의 총 부피를 RBC 수로 나눈 값
 - 참고치 : 82~92(fl)
- MCH(Mean Corpuscular Hemoglobin) : 평균 적혈구 혈색소량
 - 혈색소량(Hb)을 RBC 수로 나누어 계산
 - 참고치 : 28~32(pg)
- MCHC(Mean Corpuscular Hemoglobin Concentration) : 평균 적혈구 혈색소 농도
 - 혈색소량(Hb)을 적혈구의 총 부피로 나눈 값
 - 참고치 : 32~36(%)
- RDW(Red Cell Distribution Width) : 적혈구 분포 폭, 적혈구 크기의 변동성 지표
- PDW(Platelet Distribution Width) : 혈소판 분포 폭, 혈소판의 크기 변동성 지표

57 sodium dithionite 용해도 검사
- 메트헤모글로빈 확인 : 나트륨 디티오니트가 양성인 경우 메트헤모글로빈의 존재 가능성이 높다.
- 혈색소 전기영동검사를 통해 메트헤모글로빈의 비율을 확인해본다.
- 혈색소 전기영동검사 : 정상 혈색소(예 HbA)와 비정상 혈색소(예 HbS, HbC 등)의 비율을 확인 가능하다.

58 정상 성인의 골수도말검사에서 myeloid : erythroid (M : E) ratio는 평균 약 3 : 1이다. 백혈구(myeloid 계열)는 면역기능을 수행하며, 수명이 짧고 빠르게 교체되기 때문에 적혈구(erythroid 계열)보다 골수 내에서 더 많이 생성된다.

59 급성골수세포백혈병(AML) FAB 분류_ M5 : 단핵구성 백혈병
- M5a(미분화형)와 M5b(분화형)으로 구분된다.
- 단핵구 및 미성숙 세포가 증가한다.
- NSE 염색(비특이적 에스터 분해효소)에서 양성반응을 보이며, 이는 단핵구 계통의 존재를 나타낸다.
- NaF 저해시험에서 NSE의 활성이 억제된다.

60 혼합검사
- 목적 : PT와 aPTT가 모두 연장된 경우 혈액응고 인자의 결핍 여부 및 항응고제의 존재를 평가하기 위해 시행
- 방법 : 환자의 혈장과 정상 혈장을 1:1 비율로 혼합
- 결과 판독
  - 보정되는 경우(정상화) : 응고인자 결핍(정상 혈장이 결핍인자 보완)
  - 보정이 안 되는 경우(연장) : 응고인자 결핍이 아님 (항응고제나 특정인자의 항체 존재 가능성)

61 만성골수성백혈병(CML)
- 발병 기전 : BCR-ABL 유전자의 형성으로 CML 발생
- 염색체 : 필라델피아 염색체(22번 염색체)
- CML 환자 85~95%에서 필라델피아 염색체 양성
- 전좌 : t(9;22)(q34;q11) → 9번과 22번 염색체의 절단 후 위치 변경

62 Rh 항원체계에서 면역원성이 강한 순서
D(가장 강함) > c > C > E > e(가장 약함)

Rh D 항원(IgG 유형, 태반 통과)
- 혈액형 Rh 양성(+)과 Rh 음성(-)의 결정에 중요한 항원으로, 수혈 시 적합성을 판단한다.
- 수혈반응(hemolytic transfusion reaction) 및 신생아 용혈성 질환(HDN ; hemolytic disease of the newborn)의 주요 원인이다.
- Rh 음성 여성이 Rh 양성 태아를 임신할 경우 D 항원에 대한 항체가 형성되면, 태아의 적혈구가 파괴될 수 있다(HDN).

63 ④ 혈액형 A형의 유전형은 A항원이 존재, B항원은 존재하면 안 된다.

표현형 A의 유전형 2가지
- AA : A항원이 두 개 존재
- AO : A항원이 하나와 O항원이 하나 존재

64 Bombay(Oh)형
- 혈구형 검사(Anti-A, Anti-B 비응집) : 적혈구에 A항원과 B항원이 모두 없어 O형으로 추정된다.
- 혈청형 검사(A cell, B cell, O cell 모두 응집) : 혈청에 anti-A, anti-B, anti-H 항체가 있다.
- A항원, B항원이 없고 Anti-A, Anti-B, Anti-H 항체를 모두 가진 혈액형은 Bombay(Oh)형의 특징이다.
- Bombay형은 H항원을 생성하지 못하므로 A, B항원도 형성되지 않는다. 이 때문에 혈구형 검사에서는 O형처럼 보이지만, H항원에 대한 항체를 가지고 있어서 H항원이 있는 모든 적혈구(A, B, O형 적혈구)와 반응하여 응집이 나타난다.

65 간접항글로불린법(IAT ; Indirect Antiglobulin Test)
- 혈액 내 항체의 존재를 확인하기 위해 사용되는 검사 방법으로, Rh(D) 항원에 대한 항체 존재 여부를 확인하여 수혈 안전성 확보를 위해 실시해야 한다.
- Weak D형은 Rh(D) 양성으로 판정한다.
- Weak D형은 일반적으로 실온식염수법에서 반응성이 약하다.

66 이식편대숙주병(GVHD)
- 수혈받는 면역세포(T세포)가 수혈자의 조직을 공격하는 질환이다.
- 선천성 면역결핍증이나 직계가족 수혈 시 골수이식 환자에게 발생한다.
- 백혈구 T-림프구 기능을 억제하여 수혈에 의한 이식편대숙주병을 예방할 수 있다.
- T-림프구 기능을 억제를 위해 감마선(방사선)을 조사한다.

67 농축혈소판과 성분채혈혈소판

구 분	농축혈소판	성분채혈혈소판
보관온도	20~24℃	20~24℃
유효기간	제조 후 120시간	제조 후 120시간

68 자가수혈(Autotransfusion)
- 환자가 수술 전에 자신의 혈액을 미리 채혈해 두었다가, 수술할 때 또는 수술 후에 다시 수혈받는 방법이다.
- 혈색소 11.0g/dL 이상, Hct 33% 이상, 혈액비중 1.049 이상일 경우 소아도 가능하다.
- 희귀 혈액형 환자의 필요 충족 : 희귀 혈액형을 가진 환자에게는 자가수혈이 특히 유리하다.
- 수술 예정일 72시간 이전에 헌혈을 완료해야 한다.
- 단, 심장질환, 균혈증, HIV 환자는 자가헌혈이 불가하다.
- 수혈로 인해서 일어날 수 있는 간염, 수혈전파성 질환, 수혈거부반응 등 예방 가능하다.
- 동종면역의 가능성도 적고, 동종항체로 인한 용혈성, 발열성 및 과민성 수혈부작용 등 예방 가능하다.

69 비예기항체검사에서 원주응집법(column agglutination)
- 적혈구 항체를 극세미립 유리구슬이나 젤의 포착효과에 기반을 두어 단클론 항체가 들어있는 칼럼 내에서 반응시킨 후 원심분리하여 생긴 적혈구 띠를 반정량적으로 판독하는 검사법이다.
- 불규칙 항체검사의 진단 정확성은 민감도와 특이도 면에서 우수하다.
- 기존 시험관법에 비해 객관적이며, 검사 소요시간을 43~86% 단축시킨다.
- 한랭항체의 검출감도는 낮다.
- 원주응집법에서는 응집된 적혈구가 젤의 상부에 위치한다.

70 ② 항체용출검사 : 특정 항체가 혈액 내에서 용출되는지를 확인하는 검사
③ 교차시험 : 수혈 전, 수혈자와 공혈자의 혈액이 매칭되는지를 확인하는 검사
④ 약제유발용혈검사 : 약물에 의해 유발된 용혈을 확인하는 검사
⑤ 직접항글로불린검사 : 혈액 내의 항글로불린을 확인하는 검사

Type & Screen(T&S) 검사 = 혈액형 검사(ABO Type) + 항체 선별검사(Ab screening)
- 혈액형 검사 : 환자의 ABO 혈액형과 Rh 인자를 확인하여, 수혈 시 적합한 혈액을 선택할 수 있도록 한다.
- 항체 선별검사 : 환자의 혈액 내에 비예기 항체(이전에 노출되지 않은 항원에 대한 항체)가 있는지를 검사한다.

71 교차시험
- 주교차 : 공혈자의 혈구 + 수혈자(환자)의 혈청(공구 + 환청)
- 부교차 : 공혈자의 혈청 + 수혈자(환자)의 혈구(공청 + 환구)

72 HLA(Human Leukocyte Antigen)
- 조직세포, 혈소판, 백혈구의 표면에 존재한다.
- 자가세포를 구별하는 역할을 한다.
- 장기이식 후 성공률과 생존율에 중요하다.
- 장기 및 골수이식 시 이식된 장기나 세포가 수용자의 면역시스템에 의해 거부되지 않도록 하는 중요한 항원이다. 따라서 여러 공여자의 HLA형을 시험하여 적합한 HLA형을 결정해야 하며, 이식거부 반응을 예방하기 위해 반드시 시행해야 한다.
- 혈액형 검사 및 HLA 타입검사를 통해 이식 적합 여부를 반드시 확인한다.

73 혈액제제

제제종류	보존온도	보존기간
전 혈	1~6℃	• CPDA 보존액 : 채혈 후 21일 • CPDA-1 보존액 : 채혈 후 35일
농축적혈구	1~6℃	전혈과 동일
신선동결혈장	-18℃ 이하	채혈 후 1년
농축혈소판	20~24℃	제조 후 120시간
백혈구제거적혈구	1~6℃	제조 후 24시간
세척적혈구	1~6℃	제조 후 4시간

임상미생물학(74-115)

74 *Escherichia coli*는 그람음성 간균으로, 포도당을 발효하는 대표적인 장내세균이다.

75 *Bacillus anthracis*는 다당류로 구성된 폴리-D-글루탐산 캡슐을 형성하여 병원성을 증가시킨다.

76 MacConkey 배지는 pH 지시약인 중성적색을 포함해 유당 분해에 따라 색 변화가 나타난다.

77 *Campylobacter jejuni*는 닭의 장내에서 자라며, 42℃ 미호기성 조건에서 최적으로 배양된다.

78 *Staphylococcus aureus*는 그람양성 포도상 구균이며, 카탈라제와 코아귤라제 양성이다.

79 India ink 염색은 *Cryptococcus*의 다당질 캡슐을 검출하는 데 사용된다.

80 *Candida albicans*는 위균사(pseudohyphae)를 형성하여 진균 감별에 중요한 단서가 된다.

81 진균은 대부분 25℃에서 최적 성장하며, 곰팡이 배양 시 이 온도를 유지한다.

82 HIV는 역전사효소를 통해 RNA를 DNA로 전환하여 숙주 유전체에 삽입하는 특징이 있다.

83 HBV는 부분 이중가닥 DNA를 가진 유일한 간염 바이러스로, 역전사효소도 함께 갖는다.

84 *Mycobacterium tuberculosis*는 세포벽에 미콜산을 포함하여 항산성 염색에서 양성을 보인다.

85 *Enterococcus faecalis*는 그람양성 쌍구균으로, 장내에서 발견되는 기회감염균이다.

86 혈액배지는 알파, 베타, 감마 용혈반응을 통해 세균을 분류하는 데 유용하게 사용된다.

87 *Histoplasma*는 조류 분변과 관련된 토양에서 포자를 흡입함으로써 감염된다.

88 *Aspergillus fumigatus*는 분생포자(포자낭에서 유래)를 통해 공기 중에 퍼지며, 흡입 시 폐감염을 유발할 수 있다.

89 Dermatophyte는 각질층을 영양분으로 삼아 주로 피부, 손톱, 발톱을 감염시킨다.

90 CPE는 바이러스 감염 세포에서 나타나는 형태학적 변화로, 감염 여부를 간접적으로 확인할 수 있다.

91 홍역은 호흡기를 통해 전파되며, 전염성이 매우 높다.

92 Rotavirus는 영유아에서 흔한 바이러스성 장염의 원인으로, 탈수와 설사를 유발한다.

93 항원 이동(antigenic shift)은 유전자 재조합으로 인해 발생하며, 팬데믹 인플루엔자의 원인이 된다.

94 Botulinum 독소는 신경근 접합부에서 아세틸콜린 분비를 억제하여 마비를 유발한다.

95 *Salmonella typhi*는 선택배지인 SS agar와 Bismuth sulfite agar에서 검출에 용이하다.

96 *Streptococcus pyogenes*는 카탈라제 음성이며, 사슬 형태로 배열되는 그람양성 구균이다.

97 *Candida*가 혈류로 퍼지는 경우 혈액배양을 통해 감염 여부를 확인할 수 있다.

98 *Mucor*는 당뇨병 환자에서 주로 부비동이나 폐에 침범하는 치명적인 곰팡이다.

99 KOH 검사는 각질층을 제거하고 진균의 균사와 포자를 관찰하기 위한 간단한 검사법이다.

100 HCV는 단일가닥 양성 RNA 바이러스로, 복제를 위해 역전사 과정을 거치지 않는다.

101 광수증은 Rabies virus 감염 시 신경계 증상으로 나타나는 특징적인 증상이다.

102 Adenovirus는 상기도에 감염되어 인두염, 결막염 등을 유발한다.

103 Papillomavirus(HPV ; Human papillomavirus)는 피부와 생식기의 사마귀 및 자궁경부암과 관련된다.

104 Varicella-zoster virus는 수두 감염 후 잠복했다가 재활성화되면 대상포진을 유발한다.

105 콜레라 독소는 장내 세포에서 cAMP를 증가시켜 수분과 전해질 분비를 촉진시켜 설사를 유발한다.

106 요소호흡검사는 H. pylori가 요소분해효소를 가지는 특성을 이용한 비침습적 진단법이다.

107 *Shigella* 감염은 장 점막을 파괴하여 고열과 혈변을 유발한다.

108 *Sporothrix*는 장미 가시 등으로 인한 피부 손상을 통해 피하조직에 감염된다.

109 *Pneumocystis* 감염은 면역저하 상태, 특히 HIV/AIDS 환자에서 폐렴 형태로 흔히 나타난다.

110 *Microsporum*은 피부 사상균으로 주로 피부와 털에 감염되어 백선(무좀)을 유발한다.

111 COVID-19의 병원체는 SARS-CoV-2로, 2019년 이후 전 세계적으로 유행한 바이러스이다.

112 HBsAg(Surface antigen)을 포함한 백신은 B형간염에 대한 효과적인 예방수단이다.

113 Poliovirus는 분변-경구 경로로 전파되며, 위장관에서 증식 후 신경계에 침범할 수 있다.

114 EBV는 전염성 단핵구증(감염성 단핵구증, 일명 '키스병')의 원인 바이러스이다.

115 HSV-1은 구강주위 물집이나 궤양을 유발하는 가장 흔한 단순포진 바이러스이다.

제6회 모의고사(3교시) 해설

문제 P. 298

정답 확인

01	①	02	②	03	③	04	②	05	③	06	③	07	②	08	①	09	④	10	③
11	③	12	③	13	②	14	②	15	③	16	②	17	②	18	③	19	③	20	④
21	②	22	②	23	④	24	②	25	②	26	③	27	③	28	③	29	①	30	③
31	③	32	②	33	①	34	①	35	②	36	④	37	⑤	38	③	39	②	40	②
41	①	42	⑤	43	①	44	③	45	②	46	⑤	47	③	48	④	49	②	50	①
51	④	52	④	53	③	54	③	55	④	56	③	57	③	58	①	59	②	60	③
61	④	62	③	63	②	64	③	65	③												

조직·세포병리검사(1~16)

01 사진에서는 간세포 내 공포화된 공백이 관찰되며, 이는 지방이 축적되어 나타나는 지방변성의 전형적인 소견이다.

02 핵비대, 과염색성, 세포질 비율 변화가 관찰되며, 이는 고등급편평상피내병변(HSIL)에 해당하는 핵 형태학적 이상이다.

03 PAS 염색은 당질 성분에 특이적으로 반응하여, 기저막 및 당단백질이 붉은색 또는 자홍색으로 염색된다.

04 슬라이드가 염색까지 완료된 상태라면 마운트를 위해 자일렌 등의 시약을 사용한 투명화 과정이 필요하다.

05 과염색성은 염색농도가 진해지고 핵 내 크로마틴이 조밀하게 보이며, 악성세포의 전형적 특징이다.

06 Ziehl-Neelsen 염색에서 붉은색 막대 모양으로 염색되는 것은 항산균인 *Mycobacterium tuberculosis* 를 의미한다.

07 성숙한 호중구는 다엽성 핵(세절화된 형태)을 가지며, 이는 과립구의 말기 성숙 특징이다.

08 생식 중심은 면역반응이 활발한 부위로서 림프절의 피질에서 관찰되며, 중심부가 밝게 보인다.

09 Masson trichrome 염색은 결합조직인 콜라겐 섬유를 청색으로 염색하여 섬유화 병변을 평가한다.

10 Herpes simplex virus 감염 시 핵이 다수 관찰되며, 염색 패턴도 특징적으로 보이는 다핵세포가 나타난다.

11 호산성 세포질은 분화된 중층 편평상피세포에서 주로 나타나며, Papanicolaou 염색에서 주황 또는 붉은 빛을 띤다.

12 Koilocytosis는 핵 주위에 공포 같은 투명한 띠가 형성되는 세포로, HPV 감염의 대표적인 세포 소견이다.

13 결핵에서는 육아종성 염증이 나타나며, 림프구와 대식세포의 집합 및 중심 괴사 소견이 특징이다.

14 세포가 공기 중에 노출되어 건조되기 전에 즉시 고정해야 세포구조가 보존된다.

15 절편 두께 불균형은 마이크로톰의 나이프가 마모되거나 손상되었을 때 주로 발생한다.

16 수온이 너무 높을 경우 절편이 지나치게 팽창하여 주름이 생기고 조직의 형태가 왜곡될 수 있다.

임상화학검사 (17~32)

17 Hexokinase와 G6PD 반응을 연계한 방식에서는 NADPH의 생성량을 측정하여 Glucose 농도를 구한다.

18 요 pH가 비정상적으로 높으면 저장 지연으로 인한 요소 분해와 암모니아 증가가 의심된다.

19 Jendrassik-Grof 방법은 빌리루빈과 diazotized sulfanilic acid가 반응하여 azobilirubin을 형성한다.

20 TSH 감소와 T_3, T_4 증가 소견은 갑상샘 기능항진증(그레이브스병 등)을 시사한다.

21 감마영역의 뚜렷한 증가는 다발성골수종 등의 단일클론성 감마글로불린증을 시사한다.

22 유로빌리노겐은 적혈구 파괴가 증가할 때 함께 증가하며, 이는 간을 통해 소변으로 배설된다.

23 ^{99m}Tc-MDP는 뼈 조직에 선택적으로 흡수되며, 골 대사를 평가하는 뼈 스캔에 사용된다.

24 Jaffe 반응은 아세토아세트산(케톤체)과도 반응하여 위양성 결과를 줄 수 있다.

25 알부민은 간에서 합성되므로 만성 간질환에서는 합성 저하로 인해 농도가 감소한다.

26 LDH-1 > LDH-2 패턴은 심장손상, 특히 심근경색에서 특징적으로 나타나는 역전현상이다.

27 백혈구가 의심되는 경우 현미경 검사를 통해 백혈구 수 및 균 유무를 확인할 수 있다.

28 소변 단백 양성은 사구체막의 투과성이 증가된 경우로, 신증후군 등의 가능성이 있다.

29 ^{99m}Tc-MAA는 폐의 미세혈관을 따라 분포되어 폐관류 상태를 영상화하는 데 사용된다.

30 EDTA는 칼슘을 킬레이트하여 결합시키므로 실제보다 낮은 수치가 나타날 수 있다.

31 Rothera 반응은 아세톤과 아세토아세트산을 검출하는 데 민감하여 케톤 검출에 유용하다.

32 18F-FDG는 포도당 대사 활성이 높은 암세포에 집중적으로 흡수되며, 암 진단 및 병기 결정에 활용된다.

혈액학검사 (33~48)

33 항응고제가 들어있는 보라색(EDTA) 튜브임에도 불구하고, 응고가 형성된 상태의 사진이다. 주로 Blood collection 이후, Blood와 EDTA가 충분히 Mix되지 않을 때 응고가 발생한다.

34 혈액배양은 감염이 의심되는 경우 미생물을 검출하기 위한 검사이므로, 오염의 위험이 크기 때문에, 최우선으로 채취하는 것이 중요하다.

35 ② ideal zone은 B이며, 혈구 형태가 낱낱이 잘 관찰되는 부위이다. 그림과 같이 좌우상하로 여러 시야를 관찰한다.

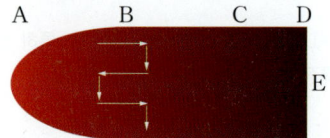

- A : smear가 얇아서 다양한 혈구를 관찰하기 어렵다.
- C, D : smear가 두꺼워 혈구 관찰이 어렵다.
- E : 혈액을 떨어뜨린 부위로 혈구가 뭉쳐 있어 관찰이 어렵다.

36 EDTA는 혈소판 기능에 영향을 미쳐 응집을 일으키기도 한다. 이후 Sodium citrate tube로 교체하여 재채혈하면, 혈소판 응집의 영향을 받지 않아서 정확한 혈소판 측정이 가능하다. 자동혈구측정 시에도 마찬가지다. EDTA tube는 사진과 같은 응집현상으로 인해 혈소판 수치 측정이 안 되는 가성혈소판 감소가 나타날 수 있다. 이후 Sodium citrate 재채혈하여 검사하면 응집이 풀려서 정상 혈소판 수치로 교정된다.

37 거핵구(Megakaryocyte)
- 거핵구는 혈소판을 생성하는 큰 세포로, 주로 골수에서 관찰된다.
- 1개의 거핵구에서 평균 1,500~2,000개의 혈소판을 생산 및 방출한다.
- 크기 : 매우 큰 세포로, 직경 50~100μm
- 핵 : 다핵성으로, 여러 개의 핵이 합쳐져 있는 형태
- 생성단계 : 거핵모구 → 전거핵구 → 거핵구 → 혈소판
- 생성기간 : 4~5일

38 FISH 검사는 특정 DNA 서열을 탐지하기 위해 형광 프로브를 사용하는 기술이다. 염색체의 구조적 이상을 확인할 수 있어서 유전질환, 종양, 염색체 이상 등을 진단한다. 그밖에 Gene mapping(유전자 지도화)을 통해 유전자의 위치를 확인하는 데 사용되고, 양수세포의 직접 배양법에 활용하여 모체혈액 내 태아세포도 확인할 수 있다.

39 ② 사진은 전형적인 형질세포와 적혈구가 붙어있는 연전형성을 관찰할 수 있는 다발성골수종 도말 표본이다.

다발성골수종(Multiple myeloma)
- 형질세포(B세포)의 과다 증식
- 적혈구의 연전현상 동시 관찰(ESR 현저히 증가)
- 검사 소견
  - Normocytic Normochromic Anemia
  - 혈소판 감소(출혈 동반), 혈중 섬유소원 감소
  - 전기영동상에서 γ-globulin 증가(M 단백)
  - 소변검사 : Bence-Jones 단백 검출
  - X선 검사 : Osteoporosis(골다공증)

40 염색체 표본 제작 순서
1. 분열자극제(PHA ; phytohemagglutinin) 첨가 : 세포배양 시 세포분열 유도
2. colcemid 처리 : 세포 수확을 위해 유사분열 중기에서 정지(방추사 작용 억제와 동원체 분리)
3. 저장액 KCl(0.075%) 처리 : 세포 팽창 역할
4. 고정액 Methanol 처리 : 세포 고정
5. Giemsa 염색 : 세포 표본의 전개

41 아우어소체(Auer body)
- 막대 모양의 적자색으로 염색된 소체
- 급성백혈병 시 골수모구(myeloblast)에서 아우어소체 출현

42 ⑤ 초생체염색(supravital stain)을 이용해 그물적혈구 내의 그물(ribosomal RNA)을 관찰한 사진으로, 염색에는 New methylene blue가 사용된다.

초생체염색 시 사용되는 염료
- Brilliant cresyl blue, New methylene blue
- Methyl violet, Janus green, Neutral red, Nile blue sulfate

43 (가) 섬유소 용해계 경로

피브리노겐(fibrinogen)이 피브린(fibrin)으로 전환되어 혈전이 형성된 후, 섬유소 용해계가 시작된다. 혈관 내피세포에서 플라스미노겐(plasminogen)이 활성화되어 플라스민(plasmin)으로 전환되며, 이는 조직 플라스미노겐 활성화제(tPA ; tissue Plasminogen Activator)에 의해 촉진된다. 플라스민은 피브린을 분해하여 섬유소(fibrin)와 섬유소 분해 생성물(FDPs ; Fibrin Degradation Products)을 생성하여 혈전이 용해된다.

(나) 섬유소 분해 생성물(FDPs)

FDPs의 농도는 해당 시약을 통해 측정할 수 있으며, 이를 통해 섬유소 용해의 정도를 평가할 수 있다.

44 원주응집법(column agglutination) 판독방법

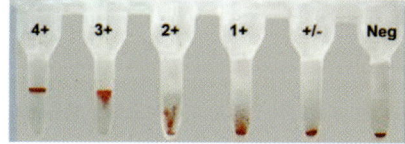

- 원주응집법에서는 양성반응 시 응집반응이 강할수록 겔 상부에 위치한다.
- 즉, 사진에서 DCe에 강한 응집반응을 관찰할 수 있다.
- 기존 시험관법에 비해 객관적이며, 검사 소요시간을 43~86% 단축할 수 있다.
- 한랭항체의 검출감도는 낮다.

45 수혈 부작용 및 백혈구여과제거 적혈구의 필요성

- 가장 흔한 수혈 부작용 : 발열(수혈 후 몇 시간 이내에 발생)
- 백혈구여과제거 적혈구(Leukocyte Reduced RBC)
  - 농축적혈구에서 백혈구 성분만을 제거하고, 적혈구는 그대로 포함된 혈액성분제제
  - 백혈구 제거를 통해 발열성 수혈 부작용을 줄이며, 면역기능이 저하된 환자에게 발생할 수 있는 바이러스 감염을 최소화함
- 백혈구여과제거혈액을 사용하는 이유
  - 수혈로 인한 발열성 비용혈성 수혈 부작용 예방
  - 사람백혈구항원(HLA)에 대한 동종면역 형성 예방
  - 장기이식 환자와 같이 면역억제제를 투여받는 경우
  - 항암제 치료 등으로 면역기능이 저하된 환자
  - 백혈구 내 존재하는 거대세포바이러스(CMV) 또는 사람 T-세포백혈병바이러스(HTLV) 감염의 예방

46 ⑤ Anti-Fy_a : 비예기항체 동정검사에서 효소 처리된 시약을 사용했을 때 반응이 증가한다. Fy_a 항원은 효소에 의해 노출되는 구조적 변화로 인해 항체와의 결합이 강화된다.

① · ③ · ④ Anti-E, Anti-N, Anti-S : 효소 처리에 의해 반응이 약간 감소한다.

② Anti-M : M 항원은 단백질 구조에 의존하기 때문에, 효소 처리에 의해 반응이 감소한다.

47 세척적혈구

- 적혈구를 세척하여 혈장 단백질과 백혈구를 제거한 혈액제제이다.
- 알레르기 반응의 위험을 줄이는 데 도움이 되며, 이러한 반응이 있었던 환자의 다음 수혈 시 세척적혈구를 사용하는 것이 적절하다.

48 O형 적혈구 제제는 응급상황에서 가장 일반적으로 사용된다. 혈액형 검사나 교차시험을 시행할 수 없는 위급한 상황에서는 항-A 및 항-B 항체가 비교적 낮은 O형 농축적혈구 제제를 사용하여 A형, B형, AB형 환자에게도 비교적 안전하게 수혈할 수 있다.

임상미생물검사(49-65)

49 MacConkey agar는 그람음성 막대균의 선택 배지로 유당 분해 여부에 따라 분홍색으로 집락이 나타난다.

50 *Streptococcus pyogenes*는 혈액 배지에서 베타 용혈(완전 용혈) 반응을 나타내는 대표적인 균이다.

51 *Cryptococcus neoformans*는 다당질 캡슐을 가지며, India ink 염색에서 투명한 Halo로 나타난다.

52 HAV는 주로 오염된 음식물이나 물을 통해 분변-경구 경로로 전파된다.

53 SARS-CoV-2의 항원검사는 일반적으로 비인두 도말(NP swab) 검체를 사용한다.

54 FITC는 면역형광법에서 항체에 결합되어 형광현미경에서 시각화하는 데 사용된다.

55 Sabouraud dextrose agar는 산성 환경에서 진균 성장을 유도하는 특수배지이다.

56 4세대 항원/항체 동시검사는 조기 HIV 감염을 높은 민감도로 진단할 수 있다.

57 E-test는 농도 구배를 가진 스트립을 통해 최소저해농도(MIC)를 시각적으로 확인할 수 있는 방법이다.

58 *Candida*는 그람양성 진균으로, 그람염색을 통해 효모형 세포와 위성균사를 관찰할 수 있다.

59 바이러스는 숙주세포 내에서만 증식 가능한 절대 세포 내 기생체이므로 일반배양이 어렵다.

60 균사는 다세포 진균에서 세포 형태와 성장 패턴을 구분하는 데 중요한 구조이다.

61 HBsAg는 B형간염 백신에서 면역반응을 유도하는 주요 표면항원이다.

62 보체는 비특이적 면역계의 구성요소로, 병원체에 빠르게 반응하여 염증반응을 유도한다.

63 cut-off value는 검사결과가 양성인지 음성인지 구분하는 기준값으로 사용된다.

64 *Mycobacterium*의 세포벽에 존재하는 마이콜산은 산과 알코올에 견디는 항산성을 부여한다.

65 EBV(Epstein-Barr Virus)는 전염성 단핵구증의 주요 원인 병원체이다.

좋은 책을 만드는 길, 독자님과 함께하겠습니다.

2025 시대에듀 임상병리사 최종모의고사

개정4판1쇄 발행	2025년 08월 20일 (인쇄 2025년 06월 20일)
초 판 발 행	2021년 09월 03일 (인쇄 2021년 07월 19일)
발 행 인	박영일
책 임 편 집	이해욱
저 자	이지혜 · 장정권
편 집 진 행	노윤재 · 윤소진
표지디자인	조혜령
편집디자인	장성복 · 조성아
발 행 처	(주)시대고시기획
출 판 등 록	제10-1521호
주 소	서울시 마포구 큰우물로 75 [도화동 538 성지 B/D] 9F
전 화	1600-3600
팩 스	02-701-8823
홈 페 이 지	www.sdedu.co.kr
I S B N	979-11-383-9444-4 (13510)
정 가	36,000원

※ 이 책은 저작권법의 보호를 받는 저작물이므로 동영상 제작 및 무단전재와 배포를 금합니다.
※ 잘못된 책은 구입하신 서점에서 바꾸어 드립니다.

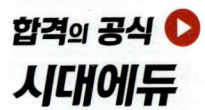

위생사 면허증 취득은 시대에듀와 함께!

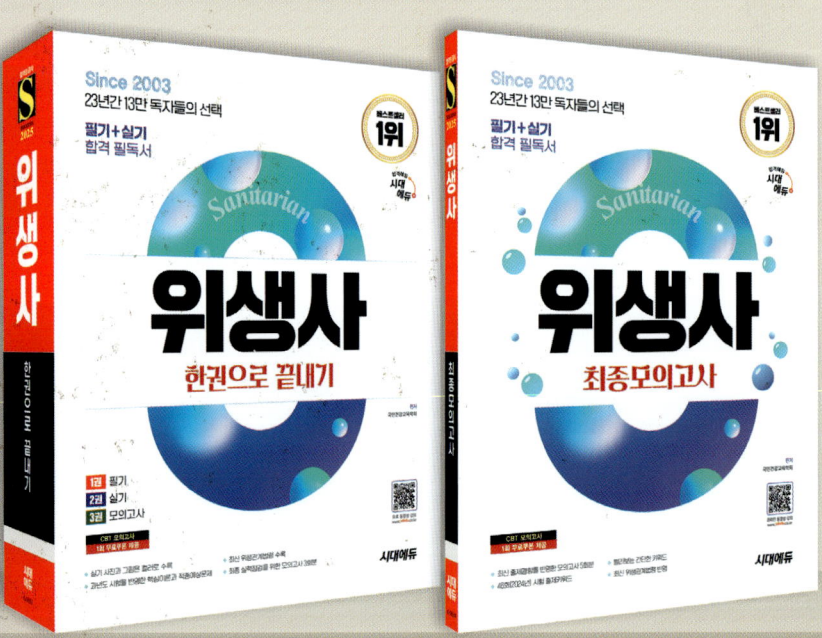

- 과년도 시험을 반영한 핵심이론
- 시험에서 만나볼 적중예상문제
- 컬러풀한 사진, 그림 수록
- 최종 실력점검을 위한 모의고사 3회분
- 최신 위생관계법령 반영
- 빨리보는 간단한 키워드
- 2024년 시험 출제키워드 분석

- 출제예상 모의고사 5회분 수록
- 핵심만 콕콕 짚은 해설
- 최신 위생관계법령 반영
- 빨리보는 간단한 키워드
- 2024년 시험 출제키워드 분석

위생사 한권으로 끝내기
| 가격 | 42,000원

위생사 최종모의고사
| 가격 | 25,000원

시대에듀와 함께!
보건교육사 3급
자격증을 취득해보세요!

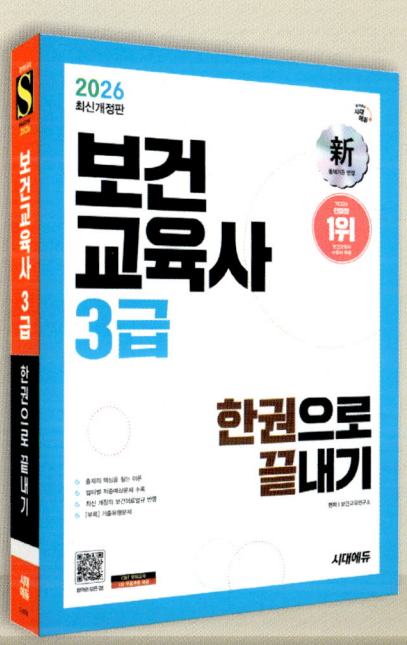

- 과목별 핵심이론 및 적중예상문제 수록
- 실전대비 기출유형문제 수록
- 최신 개정의 보건의료법규 반영
- 시험에 출제된 내용 '★ 표시'

보건교육사 3급 한권으로 끝내기
| 가격 | 36,000원

※ 도서의 이미지 및 세부사항은 변경될 수 있습니다.

나는 이렇게 합격했다

자격명: 위험물산업기사
구분: 합격수기
작성자: 배*상

나는 할수있다 69년생 50중반 직장인 입니다. 요즘 자격증을 2개정도는 가지고 입사하는 젊은친구들에게 일을 시키고 지시하는 역할이지만 정작 제자신에게 부족한점이 많다는것을 느꼈기 때문에 자격증을 따야겠다고 결심했습니다. 처음 시작할때는 과연되겠냐? 하는 의문과 걱정이 한가득이었지만 시대에듀 인강을 우연히 접하게 되었고 잘 차려진 밥상과 같은 커리큘럼은 뒤늦게 시작한 늦깎이 수험생이었던 저를 합격의 길로 인도해주었습니다. 직장생활을 하면서 취득했기에 더욱 기뻤습니다.

합격은 시대에듀

감사합니다! ♥

당신의 합격 스토리를 들려주세요.
추첨을 통해 선물을 드립니다.

QR코드 스캔하고 ▷▷▶
이벤트 참여해 푸짐한 경품받자!

베스트 리뷰	상/하반기 추천 리뷰	인터뷰 참여
갤럭시탭 / 버즈 2	상품권 / 스벅커피	백화점 상품권

합격의 공식
시대에듀